CASOS CLÍNICOS
EM MEDICINA DE FAMÍLIA E COMUNIDADE

CB046758

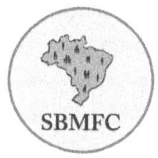 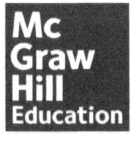 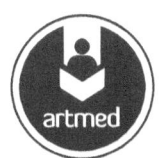

A Artmed é a editora oficial da Sociedade Brasileira de Medicina de Família e Comunidade

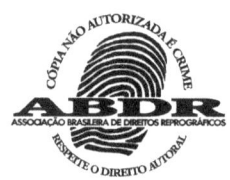

T756c Toy, Eugene C.
       Casos clínicos em medicina de família e comunidade / Toy, Briscoe, Britton ; tradução: Rita Brossard de Souza Pinto ; revisão técnica: Nulvio Lermen Junior. – 3. ed. – Porto Alegre : AMGH, 2013.
       xviii, 621 p. : il. ; 23 cm.

       ISBN 978-85-8055-269-0

       1. Medicina. 2. Medicina de família e comunidade. I. Briscoe, Donald. II. Britton, Bruce. III. Título.

                                                    CDU 614

Catalogação na publicação: Ana Paula M. Magnus – CRB 10/2052

3ª Edição

CASOS CLÍNICOS
EM MEDICINA DE FAMÍLIA E COMUNIDADE

TOY • BRISCOE • BRITTON

Tradução:
Rita Brossard de Souza Pinto

Revisão técnica desta edição:
Nulvio Lermen Junior
Médico de família e comunidade.
Mestre em Políticas e Gestão em Saúde pela Universidade de Bolonha, Itália.
Presidente da Sociedade Brasileira de Medicina de Família e Comunidade (SBMFC).

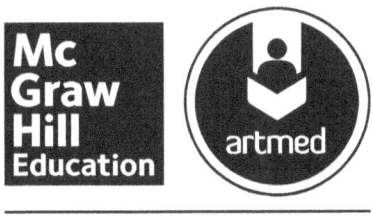

AMGH Editora Ltda.
2013

Obra originalmente publicada sob o título *Case Files Family Medicine*, 3rd Edition
ISBN 0071753958 / 9780071753951

Original edition copyright (c) 2012, The McGraw-Hill Global Education Holdings, LLC, New York, New York 10020. All rights reserved.

Portuguese language translation copyright (c)2013, AMGH Editora Ltda., a division of Grupo A Educação S.A. All rights reserved.

Gerente editorial: *Letícia Bispo de Lima*

Colaboraram nesta edição

Editor: *Alberto Schwanke*
Assistente editorial: *Mirela Favaretto*
Arte sobre capa original: *Márcio Monticelli*
Preparação de originais: *Ana Rachel Salgado*
Leitura final: *Débora Benke de Bittencourt*
Editoração: *Armazém Digital® Editoração Eletrônica – Roberto Carlos Moreira Vieira*

NOTA

A medicina é uma ciência em constante evolução. À medida que novas pesquisas e a experiência clínica ampliam nosso conhecimento, são necessárias modificações no tratamento e na farmacoterapia. Os autores desta obra consultaram as fontes consideradas confiáveis, num esforço para oferecer informações completas e, geralmente, de acordo com os padrões aceitos à época da publicação. Entretanto, tendo em vista a possibilidade de falha humana ou de alterações nas ciências médicas, os leitores devem confirmar estas informações com outras fontes. Por exemplo, e em particular, os leitores são aconselhados a conferir a bula de qualquer medicamento que pretendam administrar, para se certificar de que a informação contida neste livro está correta e de que não houve alteração na dose recomendada nem nas contraindicações para seu uso. Essa recomendação é particularmente importante em relação a medicamentos novos ou raramente usados.

Reservados todos os direitos de publicação, em língua portuguesa, à
AMGH EDITORA LTDA., uma parceria entre GRUPO A EDUCAÇÃO S.A.
e MCGRAW-HILL EDUCATION
Av. Jerônimo de Ornelas, 670 – Santana
90040-340 – Porto Alegre – RS
Fone: (51) 3027-7000 Fax: (51) 3027-7070

É proibida a duplicação ou reprodução deste volume, no todo ou em parte, sob quaisquer formas ou por quaisquer meios (eletrônico, mecânico, gravação, fotocópia, distribuição na Web e outros), sem permissão expressa da Editora.

Unidade São Paulo
Av. Embaixador Macedo Soares, 10.735 – Pavilhão 5 –
Cond. Espace Center – Vila Anastácio
05095-035 – São Paulo – SP
Fone: (11) 3665-1100 Fax: (11) 3667-1333

SAC 0800 703-3444

IMPRESSO NO BRASIL
PRINTED IN BRAZIL
Impresso sob demanda na Meta Brasil a pedido de Grupo A Educação.

AUTORES

Eugene C. Toy, MD
The John S. Dunn, Senior Academic Chair and Program Director
The Methodist Hospital Obstetrics and Gynecology Residency Program
Houston, Texas
Vice Chair of Academic Affairs
Department of Obstetrics and Gynecology
The Methodist Hospital–Houston
Clinical Professor and Clerkship Director
Department of Obstetrics and Gynecology
University of Texas Medical School at Houston
Houston, Texas

Donald Briscoe, MD
Director, Family Medicine Residency Program and Chair
Department of Family Medicine
The Methodist Hospital—Houston
Medical Director
Houston Community Health Centers, Inc.
Houston, Texas

Bruce Britton, MD
Clinical Associate Professor and Family Medicine Clerkship Director
Department of Family and Community Medicine
Eastern Virginia Medical School
Portsmouth, Virginia

Aman Haider, MD
Chief Resident
Family Medicine Residency Program
Department of Family Medicine
The Methodist Hospital-Houston
Houston, Texas

Colette Lo, MD
Resident
Department of Family Medicine
Eastern Virginia Medical School
Norfolk, Virginia

Devon A. Shick, MD
Eastern Virginia Medical School
Portsmouth Family Medicine
Portsmouth, Virginia

Enjoli Benitez, MD, MPH
Resident
Family Medicine Residency Program
Department of Family Medicine
The Methodist Hospital-Houston
Houston, Texas

Grace W. Kim, MD
Resident
Family Medicine Residency Program
Department of Family Medicine
The Methodist Hospital-Houston
Houston, Texas

Isabelle Chughtai-Harvey, MD
Faculty Physician
Family Medicine Residency Program
Department of Family Medicine
The Methodist Hospital-Houston
Houston, Texas

Kate Gallagher, MD
Chief Resident
Eastern Virginia Medical School
Portsmouth Family Medicine
Portsmouth, Virginia

Ryan Light, MD
Resident
Eastern Virginia Medical School
Portsmouth Family Medicine
Portsmouth, Virginia

DEDICATÓRIA

Aos meus maravilhosos sócios na Legacy Southwest Community Health Clinic, incluindo nossos líderes Dr. Richard Beech e Sr. Jack Parker; aos excelentes profissionais de enfermagem Bernie, Cornell, Carlisa e Kathy; e a minhas fenomenais ecografistas Patty e Kelly – vocês e seus associados são verdadeiros heróis, fornecendo cuidados médicos aos necessitados a cada dia.

– ECT

A Cal, Casey e Heather.

– DB

Aos estudantes, residentes, corpo docente e pacientes do EVMS: os melhores professores que poderia ter. E a May e Sean, por sua paciência e amor infinitos.

– BB

AGRADECIMENTOS

O currículo que evoluiu para as ideias desta série foi inspirado por dois talentosos e comprometidos estudantes, Philbert Yau e Chuck Rosipal, que já concluíram seus estudos médicos. Foi um prazer trabalhar com o Dr. Don Briscoe, um líder e professor dedicado, compassivo e brilhante, e o Dr. Bruce Britton, um excelente professor e comunicador. Sou profundamente grato à minha editora, Catherine Johnson, cuja experiência e visão ajudaram a moldar esta série. É louvável a crença da McGraw-Hill no conceito do ensino por meio de casos clínicos; também sou grato a Catherine Saggese por sua excelente habilidade na produção, e a Cindy Yoo por sua capacidade editorial. Agradeço a Tania Andrabi pelo gerenciamento de projeto eficiente e preciso. Sou grato a Linda Bergstrom, que acrescenta motivação ao programa de residência. No Methodist Hospital, agradeço o imenso incentivo dos Drs. Marc Boom, Dirk Sostman, Judy Paukert, Alan Kaplan e Debby Chambers. No St. Joseph Medical Center, agradeço a liderança e o apoio do Sr. Patrick Mathews, da Sra. Marivel Lozano e do Dr. Thomas Taylor. Acima de tudo, sou grato a minha sempre amorosa esposa, Terri, e aos nossos quatro maravilhosos filhos – Andy, Michael, Allison e Christina – por sua paciência, estímulo e compreensão.

Eugene C. Toy, MD

DIRETORIA DA SBMFC (2012-2014)

Nulvio Lermen Junior	Presidente
Thiago Gomes Trindade	Vice-presidente
Paulo Poli Neto	Secretário-geral
Cleo Borges	Diretor Financeiro
Ademir Lopes Junior	Diretor de Comunicação
Daniel Knupp	Diretor de Pesquisa e Pós-Graduação *Lato sensu*
Roberto Umpierre	Diretor de Graduação e Pós-Graduação *Strictu sensu*
Juliana Oliveira Soares	Diretora Científica
Emílio Rossetti Pacheco	Diretor de Titulação
Oscarino dos Santos Barreto Junior	Diretor de Exercício Profissional
Nilson Massakazu Ando	Diretor de Medicina Rural

APRESENTAÇÃO À EDIÇÃO BRASILEIRA

Uma das principais competências de um bom médico de família e comunidade (MFC) é a habilidade de lidar com os problemas frequentes da população, mesmo que se apresentem, muitas vezes, de forma pouco distinta. Nesse sentido, o MFC deve sempre ter em mente a importância do desenvolvimento contínuo de suas habilidades clínicas para atingir melhores resultados para a saúde da população que assiste.

Casos clínicos em medicina de família e comunidade é um livro diferenciado, uma vez que apresenta casos envolvendo situações frequentes, no intuito de expor questões relacionadas ao dia a dia do MFC na atuação na Atenção Primária à Saúde, mantendo o foco na prática clínica. Em razão disso, vale destacar que, pela maneira como foi elaborado, apresenta especial valor no treinamento de residentes, pois exercita o raciocínio clínico do futuro especialista, o que pode ajudar no seu desenvolvimento como profissional.

A SBMFC apoia a Artmed na publicação de obras voltadas ao desenvolvimento profissional do MFC, sejam elas nacionais ou traduzidas. Esta é mais uma das obras de relevância internacional que os profissionais brasileiros tem agora à disposição em língua portuguesa, enriquecendo o bom acervo construído por esta parceria nos últimos anos.

Nulvio Lermen Junior
Presidente da Sociedade Brasileira de
Medicina de Família e Comunidade (SBMFC)

PREFÁCIO

Agradecemos todas as gentis observações e sugestões dos muitos estudantes de medicina nos últimos três anos. Sua receptividade positiva foi um incentivo extraordinário. Nesta 3ª edição de *Casos clínicos: em medicina de família e comunidade*, conservamos o formato básico do livro. Foram feitas melhorias, com a atualização de muitos capítulos. Novos casos incluem Abuso de substâncias, Asma, Apneia do sono, Osteoporose, Manejo da dor crônica, e Inchaço dos membros inferiores. Revisamos os quadros clínicos com a intenção de aperfeiçoá-los; entretanto, suas apresentações "da vida real" moldadas em experiências clínicas verdadeiras são corretas e instrutivas. As questões de múltipla escolha foram cuidadosamente revistas e reformuladas para assegurar que auxiliem na efetiva testagem do conhecimento. Por meio dessa 3ª edição, esperamos que o leitor continue a sentir prazer em aprender como diagnosticar e tratar os pacientes por meio de casos clínicos simulados. Certamente é um privilégio sermos professores de um número tão grande de estudantes, e é com humildade que apresentamos esta edição.

Os Autores

SUMÁRIO

SEÇÃO I
Como abordar problemas clínicos 1

1. Abordagem ao paciente...2
2. Abordagem à solução de problemas clínicos 6
3. Abordagem pela leitura..8

SEÇÃO II
Casos clínicos...13

SEÇÃO III
Lista de casos 587

Lista por número do caso 589
Lista por tópico (em ordem alfabética) 590

Índice 593

INTRODUÇÃO

Dominar o conhecimento cognitivo em um campo como medicina de família e comunidade é uma tarefa complexa. Mais difícil ainda é utilizar esse conhecimento e fazer inferências a partir dele, obter e filtrar os dados clínicos e laboratoriais, desenvolver um diagnóstico diferencial e, finalmente, formular um plano racional de tratamento. Com frequência, para conquistar essas habilidades, o estudante aprende melhor à beira do leito, guiado e instruído por professores experientes, e inspirado por leituras atentas e autodirigidas. Está perfeitamente claro que nada substitui a educação à beira do leito. Infelizmente, em geral as situações clínicas não abrangem toda a extensão da especialidade. Talvez a melhor alternativa seja um caso clínico cuidadosamente elaborado e concebido para estimular a abordagem clínica e a tomada de decisão. Buscando atingir esse objetivo, construímos uma coleção de vinhetas clínicas para ensinar abordagens diagnósticas ou terapêuticas relevantes para a medicina de família. Ainda mais importante, as explicações dos casos enfatizam os mecanismos e os princípios subjacentes, em vez de meramente perguntas e respostas para memorização.

Esse livro é organizado visando à versatilidade: para permitir que o estudante "em cima da hora" revise de forma rápida os cenários e verifique as respostas correspondentes, bem como para o estudante que deseja explicações que o instiguem e o leve a tomar um caminho mais completo. As respostas são organizadas do mais simples para o mais complexo: um resumo dos pontos relevantes, as respostas diretas, uma análise do caso, uma abordagem ao tópico, um teste de compreensão ao final para reforço e ênfase e uma lista para maiores leituras. As vinhetas clínicas são propositalmente colocadas em ordem aleatória, a fim de simular o modo como os pacientes reais chegam ao profissional. A Seção III inclui uma lista de casos, para auxiliar o estudante que deseja testar seus conhecimentos em determinada área ou revisar um tópico, incluindo definições básicas. Por fim, intencionalmente não usamos um formato de questões de múltipla escolha nos cenários de casos porque o mundo real não oferece pistas (ou distrações). Mesmo assim, várias questões de múltipla escolha estão incluídas no final de cada cenário, para reforçar conceitos ou introduzir tópicos relacionados.

COMO OBTER O MÁXIMO PROVEITO DESSE LIVRO

Cada caso foi concebido para simular um encontro com um paciente com perguntas abertas. Às vezes, a queixa do paciente é diferente da questão mais preocupante, e, às vezes, são fornecidas informações que fogem ao tema. As respostas estão organizadas em quatro partes distintas.

TÓPICO I

1. O **Resumo** identifica os aspectos proeminentes do caso, filtrando as informações mais importantes. O estudante deve formular seu próprio resumo do caso antes de consultar as respostas. Uma comparação com o resumo ajudará a melhorar sua capacidade individual de enfocar os dados importantes e, ao mesmo tempo, de descartar de forma apropriada as informações irrelevantes, uma habilidade fundamental na solução de problemas clínicos.
2. Uma **Resposta direta** é fornecida para cada pergunta.
3. A **Análise do caso**, que compreende duas partes:

   a) **Objetivos do caso**: Uma lista dos dois ou três princípios mais importantes que são cruciais para um profissional no manejo do paciente. Mais uma vez, desafia-se o estudante a inferir sobre os objetivos do caso depois da revisão inicial do cenário, o que ajuda a aguçar suas habilidades clínicas e analíticas.
   b) **Considerações**: Uma discussão dos pontos relevantes e uma breve abordagem ao paciente específico.

TÓPICO II

A **Abordagem ao processo patológico**, que contém duas partes distintas:

a) **Definições ou fisiopatologia**: Terminologia ou pontos correlatos de ciência básica pertinentes para o processo patológico.
b) **Abordagem clínica**: Uma discussão da abordagem ao problema clínico em geral, incluindo quadros, figuras e algoritmos.

TÓPICO III

As **Questões de compreensão** para cada caso são compostas de várias questões de múltipla escolha que reforçam o material ou introduzem conceitos novos e correlatos. Questões sobre material não encontrado no texto são explicadas nas respostas.

TÓPICO IV

As **Dicas clínicas** são uma lista de vários pontos clinicamente importantes que resumem o texto e permitem a revisão rápida do material.

SEÇÃO I

Como abordar problemas clínicos

1. Abordagem ao paciente
2. Abordagem à solução de problemas clínicos
3. Abordagem pela leitura

1 Abordagem ao paciente

Aplicar o "aprendizado formal" a uma situação clínica específica é uma das tarefas mais desafiadoras em medicina. Para fazer isso, o clínico precisa não só memorizar informações, organizar fatos e recordar grandes volumes de dados, como também aplicar tudo isso ao paciente. O propósito do presente texto é facilitar esse processo.

O primeiro passo, também conhecido como estabelecer a base de dados, envolve a coleta de informações, que inclui fazer a anamnese, realizar o exame físico e obter exames laboratoriais seletivos, exames específicos e/ou exames de imagem. Sempre é preciso ter tato e respeito ao entrevistar os pacientes. Um bom clínico também sabe como fazer a mesma pergunta de várias formas diversas, usando terminologias diferentes. Por exemplo, pacientes podem negar ter "insuficiência cardíaca congestiva", mas responderão afirmativamente que estão sendo tratados para "água nos pulmões".

> **DICA CLÍNICA**
>
> ▶ Em geral, a anamnese é isoladamente o instrumento mais importante para chegar a um diagnóstico. É impossível enfatizar em demasia a arte de obter essa informação de maneira completa, sensível e sem julgamentos.

ANAMNESE

1. **Informações básicas:**
   a. **Idade:** Algumas condições são mais comuns em certas idades. Por exemplo, a dor torácica em um paciente idoso é mais preocupante em termos de coronariopatia que a mesma queixa em um adolescente.
   b. **Gênero:** Alguns distúrbios são mais comuns em homens, como aneurismas da aorta abdominal. Por sua vez, problemas autoimunes, como púrpura trombocitopênica idiopática crônica ou lúpus eritematoso sistêmico, são mais comuns em mulheres. A possibilidade de gravidez também precisa ser considerada em qualquer mulher em idade reprodutiva.
   c. **Etnia:** Alguns processos mórbidos são mais comuns em certos grupos étnicos (como diabetes melito tipo 2 na população hispânica).

> **DICA CLÍNICA**
>
> ▶ A medicina de família e comunidade ilustra a importância do cuidado longitudinal, ou seja, acompanhar o paciente em diferentes fases e estágios da vida.

2. **Queixa principal:** O que traz esse paciente ao hospital? Houve alguma mudança em uma condição crônica ou recorrente, ou esse é um problema totalmente novo? Devem-se registrar a duração e o caráter da queixa, os sintomas associados e os

fatores de exacerbação ou alívio. A queixa principal gera um diagnóstico diferencial, e as possíveis etiologias devem ser exploradas por meio de mais perguntas.

> **DICA CLÍNICA**
>
> ▶ A primeira linha de qualquer apresentação deve incluir *idade, etnia, gênero, estado civil* e *queixa principal*. Exemplo: Homem branco de 32 anos, casado, queixa-se de dor abdominal baixa com 8 horas de duração.

3. **História médica pregressa:**
   a. Doenças importantes, como hipertensão, diabetes, doença reativa das vias aéreas, insuficiência cardíaca congestiva, angina ou acidente vascular encefálico (AVE) devem ser detalhadas.
      i. Idade do paciente no início, gravidade, envolvimento do órgão final.
      ii. Medicações tomadas para doença específica, incluindo qualquer mudança recente e razão para mudança(s).
      iii. Última avaliação da condição (p. ex., quando foi o último teste de estresse ou cateterismo cardíaco do paciente com angina?)
      iv. Que médico ou clínica acompanha o paciente para esse problema?
   b. Doenças menos importantes, como infecções respiratórias superiores recentes.
   c. Faça perguntas sobre todas as hospitalizações, mesmo as triviais.
4. **História cirúrgica pregressa**: Data e tipo de procedimento realizado, indicação e resultado. Distinção entre laparoscopia e laparotomia. Liste o nome e endereço do cirurgião e do hospital. Correlacione as informações com as cicatrizes cirúrgicas no corpo do paciente. Descreva qualquer complicação, incluindo complicações anestésicas, intubações difíceis, etc.
5. **Alergias**: Registre reações a medicações, incluindo gravidade e relação temporal à medicação. Deve-se distinguir hipersensibilidade imediata de uma reação adversa.
6. **Medicações**: Faça uma lista de medicações, dose, via e frequência de administração e duração do uso. Todos os remédios são relevantes, sejam eles receitados por médico, de venda livre e/ou fitoterápicos. Se o paciente estiver tomando antibióticos, é importante notar que tipo de infecção está sendo tratada.
7. **História de imunização**: A vacinação e a prevenção de doenças são um dos objetivos principais do médico de família; portanto, é crucial registrar as imunizações recebidas, incluindo datas, idade, via e reações adversas, se houver.
8. **História de exames de rastreio**: A vigilância custo-efetiva de doenças comuns ou neoplasias é outra responsabilidade fundamental do médico de família. Anotações organizadas nos prontuários são importantes para uma abordagem temporalmente eficiente nessa área.
9. **História social:** Ocupação, estado civil, apoio familiar e tendências para depressão ou ansiedade são importantes. Registre também o uso ou abuso de drogas ilícitas, tabaco ou álcool. A história social é importante, incluindo fatores de estresse conjugal, disfunção sexual e preferência sexual.

10. **História familiar**: Muitos problemas médicos importantes são transmitidos geneticamente (como hemofilia, anemia falciforme). Além disso, uma história familiar de condições como câncer de mama e cardiopatia isquêmica pode ser um fator de risco para o desenvolvimento dessas doenças.
11. **Revisão de sistemas**: Faça uma revisão sistemática, porém focalizada nas doenças potencialmente fatais e nas mais comuns. Por exemplo, em um homem jovem com uma massa testicular deve ser questionado sobre a ocorrência de trauma na área, perda ponderal e sintomas infecciosos. Em uma mulher idosa com fraqueza generalizada, devem-se buscar sintomas sugestivos de cardiopatia, como dor torácica, falta de ar, fadiga ou palpitações.

EXAME FÍSICO

1. **Aparência geral**: Estado mental, alerta *versus* obnubilado, ansioso, com dor, em sofrimento, interação com outros familiares e com o examinador.
2. **Sinais vitais**: Registre a temperatura, a pressão arterial, as frequências cardíaca e respiratória. Uma saturação de oxigênio é útil em pacientes com sintomas respiratórios. Frequentemente, peso e altura são colocados nessa seção, calculando-se o índice de massa corporal (peso em kg/altura em metros ao quadrado = kg/m^2).
3. **Exame de cabeça e pescoço**: Procure evidências de trauma, tumores, edema facial, bócio e nódulos de tireoide e sopros carotídeos. Em pacientes com alteração do estado mental ou lesão encefálica, o tamanho, a simetria e a reatividade pupilar são importantes. Inspecione as membranas mucosas buscando palidez, icterícia e evidências de desidratação. Palpe os linfonodos cervicais e supraclaviculares.
4. **Exame das mamas**: Faça a inspeção para ver simetria e retração da pele ou do mamilo, bem como a palpação de possíveis massas. Avalie a existência ou não de secreção mamilar e examine as regiões axilar e supraclavicular.
5. **Exame cardíaco**: Determine o *ictus cordis* (IC) e ausculte o coração no ápice e na base. É importante notar se o ritmo auscultado é regular ou irregular. Caracterize bulhas (incluindo B_3 e B_4), sopros, estalidos e frêmitos. Sopros sistólicos de fluxo são bastante comuns como resultado de aumento do débito cardíaco, mas sopros diastólicos significativos são incomuns.
6. **Exame pulmonar**: Examine os campos pulmonares de forma sistemática e meticulosa. Registre estridor, sibilos, crepitações e roncos. O clínico também deve buscar evidências de consolidação (sons respiratórios brônquicos, egofonia) e aumento do esforço respiratório (retrações, respiração abdominal, uso da musculatura acessória).
7. **Exame abdominal**: Inspecione o abdome em busca de cicatrizes, distensão, massas e alterações de cor. Por exemplo, o sinal de Grey-Turner de hematoma nos flancos pode indicar hemorragia intra-abdominal ou retroperitoneal. A ausculta deve identificar ruídos intestinais normais ou de alta intensidade e hiperativos ou hipoativos. Faça a percussão em busca de macicez móvel (indicando ascite). A seguir, a palpação cuidadosa deve começar longe da área de dor e avançar incluindo todo o abdome à procura de aumento de sensibilidade, massas, or-

ganomegalia (i.e., baço ou fígado) e sinais peritoneais. Observe a presença de defesa muscular e se ela é voluntária ou involuntária.
8. **Exame das costas e da coluna vertebral:** Avalie o dorso quanto à simetria, aumento de sensibilidade e massas. Os flancos são particularmente importantes para avaliar dor à percussão que possa indicar nefropatia.
9. **Exame genital:**
   a. **Mulheres:** Inspecione a genitália externa, e a seguir use o espéculo para visualizar a cérvice e a vagina. Um exame bimanual deve tentar obter sensibilidade ou dor à movimentação cervical, delimitar o tamanho uterino, verificar a presença de massas ou desconforto à palpação de anexos (ou estruturas anexas) e ovários.
   b. **Homens:** Examine o pênis, buscando hipospádias, lesões e secreção. Palpe o escroto, buscando aumento de sensibilidade e massas. Se houver uma massa, a transiluminação pode distinguir entre massas sólidas e císticas. Palpe cuidadosamente a região inguinal buscando saliências (hérnias) em repouso e com provocação (tosse, em pé).
   c. **Exame retal:** Um exame retal revela massas na pelve posterior e pode identificar sangue macroscópico ou oculto nas fezes. Em mulheres, nódulos e aumento da sensibilidade no ligamento uterossacral podem ser um sinal de endometriose. O exame pode identificar o útero posterior e massas palpáveis no fundo de saco. No homem, deve-se palpar a glândula prostática, buscando aumento de sensibilidade, nódulos e aumento de volume.
10. **Extremidades e pele:** Registre a presença de derrames articulares, aumento de sensibilidade, erupções cutâneas, edema e cianose. Também é importante observar o enchimento capilar e os pulsos periféricos.
11. **Exame neurológico:** Pacientes que chegam com queixas neurológicas requerem uma avaliação completa, incluindo estado mental, nervos cranianos, força, sensibilidade, reflexos e função cerebelar.

> **DICA CLÍNICA**
> ▶ Uma compreensão profunda da anatomia funcional é importante para otimizar a interpretação dos achados do exame físico.

12. **A avaliação laboratorial depende das circunstâncias**
    a. O hemograma completo (HC), pode avaliar anemia, leucocitose (infecção) e trombocitopenia.
    b. Painel metabólico básico: eletrólitos, glicose, nitrogênio ureico plasmático (BUN, do inglês *blood urea nitrogen*)* e creatinina (função renal).

---

* N. de R.T. A ureia sérica é a forma comumente usada no Brasil, com valores normais de 15 a 45 mg/dL. A literatura mundial geralmente descreve resultados sob a forma de nitrogênio ureico sanguíneo, ou nitrogênio ureico plasmático (BUN – *blood urea nitrogen*), cujos valores normais correspondem a cerca da metade da ureia sérica (8 a 25 mg/dL).

c. Exame de urina e/ou urocultura para avaliar hematúria, piúria ou bacteriúria. Um teste de gravidez é importante em mulheres em idade reprodutiva.
d. Aspartato aminotransferase (AST), alanina aminotransferase (ALT), bilirrubina, fosfatase alcalina para função hepática, amilase e lipase para avaliar o pâncreas.
e. Marcadores cardíacos (isoforma miocárdica da creatinoquinase [CK-MB], troponina, mioglobina) em caso de suspeita de doença arterial coronariana (DAC) ou outra disfunção cardíaca.
f. Níveis de fármacos, como paracetamol, **em caso de possível *overdose*.**
g. A gasometria arterial fornece informações sobre oxigenação, dióxido de carbono e pH.

13. **Auxiliares diagnósticos**
    a. Eletrocardiograma em caso de suspeita de isquemia cardíaca, arritmia ou outra disfunção cardíaca.
    b. A ultrassonografia é útil para avaliar processos pélvicos em mulheres (como doença inflamatória pélvica, abscesso tubo-ovariano) e para diagnosticar cálculos biliares e outras patologias da vesícula. Com a adição do Doppler de fluxo em cores, pode-se detectar trombose venosa profunda e torção de ovário ou testículo.
    c. A tomografia computadorizada (TC) é útil para avaliar o cérebro quanto a massas, sangramentos, AVEs e fraturas de crânio. A TC do tórax pode avaliar massas, coleções líquidas, dissecções da aorta e êmbolos pulmonares. A TC abdominal pode detectar infecções (abscesso, apendicite, diverticulite), massas, aneurismas aórticos e cálculos ureterais.
    d. A ressonância magnética (RM) ajuda a identificar muito bem planos de tecidos moles. No departamento de emergência, é mais comumente usada para afastar compressão da medula vertebral, síndrome da cauda equina e abscesso ou hematoma epidural.
    e. **Exames de rastreio**: Perfil lipídico ou painel lipídico em jejum pode demonstrar o nível de colesterol, incluindo os níveis de lipoproteína de baixa densidade (LDL), que têm significância prognóstica na DAC; glicose em jejum e as provas de tireoide podem ser importantes; em muitos centros, a densitometria óssea é o teste de escolha para monitorar a densidade mineral óssea; a mamografia é o exame de escolha para avaliar o câncer de mama subclínico; o enema baritado com duplo contraste e a colonoscopia são usados para detectar pólipos ou neoplasia de colo.

2 Abordagem à solução de problemas clínicos

SOLUÇÃO CLÁSSICA DE PROBLEMAS CLÍNICOS

Em geral, existem quatro passos distintos que o médico de família realiza para resolver de forma sistemática a maioria dos problemas clínicos:

1. Fazer o diagnóstico

2. Avaliar a gravidade da doença
3. Tratar conforme o estágio da doença
4. Acompanhar a resposta do paciente ao tratamento

FAZER O DIAGNÓSTICO

Chega-se ao diagnóstico por meio da avaliação cuidadosa do paciente, análise das informações, determinação de fatores de risco e elaboração de uma lista de possíveis diagnósticos (diferenciais). Em geral, uma longa lista de possíveis diagnósticos pode ser cortada até sobrarem poucos que sejam mais prováveis ou mais sérios, com base no conhecimento e na experiência do clínico e em testes seletivos. Por exemplo, um paciente com queixa de dor abdominal superior e uma história de uso de anti-inflamatórios não esteroides (AINEs) pode ter doença ulcerosa péptica; outro paciente com dor abdominal, intolerância a alimentos gordurosos e distensão abdominal pode ter colelitíase. Um terceiro indivíduo com um dia de dor periumbilical que agora se localiza no quadrante inferior direito pode ter apendicite aguda.

> **DICA CLÍNICA**
> ▶ O primeiro passo na solução de problemas clínicos é fazer o diagnóstico.

AVALIAR A GRAVIDADE DA DOENÇA

Depois de estabelecido o diagnóstico, o próximo passo é caracterizar a gravidade do processo mórbido. Em outras palavras, descrever o "quão grave" é a doença. Isso pode ser simplesmente determinar se um paciente "está mal" ou "não está mal". O paciente com uma infecção urinária está séptico ou estável para terapia ambulatorial? Em outros casos, pode-se usar um estadiamento mais formal. Por exemplo, usa-se o estadiamento do câncer para a avaliação rigorosa da extensão da neoplasia.

> **DICA CLÍNICA**
> ▶ O segundo passo na solução de problemas clínicos é estabelecer a gravidade ou o estágio da doença, o que costuma ter impacto sobre o tratamento e/ou prognóstico.

TRATAR CONFORME O ESTÁGIO

Muitas doenças são caracterizadas por estágios ou gravidade, porque isso afeta o prognóstico e o tratamento. Por exemplo, um homem jovem anteriormente saudável com pneumonia e sem sofrimento respiratório pode ser tratado com antibióticos orais em casa. Uma pessoa idosa com enfisema e pneumonia provavelmente seria hospitalizada para antibióticos intravenosos (IV). Um paciente com pneumonia e insuficiência respiratória provavelmente seria intubado e admitido à unidade de terapia intensiva (UTI) para maior tratamento.

> **DICA CLÍNICA**
>
> ▶ O terceiro passo na solução de problemas clínicos é individualizar o tratamento para se ajustar à gravidade, ou ao "estágio" da doença.

ACOMPANHAR A RESPOSTA AO TRATAMENTO

O passo final na abordagem à doença é acompanhar a resposta do paciente à terapia. Algumas respostas são clínicas, como a melhora (ou ausência de melhora) da dor de um paciente. Outras respostas podem ser acompanhadas por exames (como o monitoramento do hiato aniônico em um paciente com cetoacidose diabética). O clínico deve estar preparado para saber o que fazer se o paciente não responder da forma esperada. O passo seguinte será tratar novamente, reavaliar o diagnóstico ou fazer outro exame mais específico?

> **DICA CLÍNICA**
>
> ▶ O quarto passo na solução de problemas clínicos é monitorar a resposta ou a eficácia do tratamento, que pode ser medida de diferentes formas – sintomaticamente ou com base no exame físico ou outros testes. Para o médico de emergência, os sinais vitais, a oxigenação, o débito urinário e o estado mental são os parâmetros-chave.

3 Abordagem pela leitura

A abordagem pela leitura orientada por problemas clínicos é diferente da pesquisa clássica "sistemática" de uma doença. Os pacientes raramente chegam com um diagnóstico claro; portanto, o estudante deve desenvolver a habilidade de aplicar informações de compêndios ao cenário clínico. Como o fato de ler com um propósito aumenta a retenção de informações, o estudante deve ler com o objetivo de responder questões específicas. Existem várias perguntas fundamentais que facilitam o pensamento clínico. São elas:

1. Qual é o diagnóstico mais provável?
2. Como você confirmaria o diagnóstico?
3. Qual deve ser o passo seguinte?
4. Qual é a melhor estratégia de rastreio nessa situação?
5. Quais são os fatores de risco para essa condição?
6. Quais são as complicações associadas ao processo mórbido?
7. Qual é a melhor terapia?

> **DICA CLÍNICA**
>
> ▶ Ler com o propósito de responder as sete questões clínicas fundamentais aumenta a retenção de informação e facilita a aplicação do "conhecimento formal" ao "conhecimento clínico".

QUAL É O DIAGNÓSTICO MAIS PROVÁVEL?

O método de estabelecer o diagnóstico foi discutido na seção anterior. Um modo de determinar o diagnóstico mais provável é desenvolver "abordagens-padrão" para vários problemas clínicos comuns. É útil entender as causas mais comuns de diversas apresentações, como "a descrição da pior dor de cabeça da vida é preocupante para uma hemorragia subaracnóidea" (ver Dicas clínicas ao final de cada caso).

O cenário clínico seria algo como:

Mulher de 38 anos chega com uma história de dois dias de cefaleia pulsante unilateral com fotofobia. Qual é o diagnóstico mais provável?

Sem nenhuma outra informação em que se basear, o estudante notaria que essa mulher apresenta uma cefaleia unilateral com fotofobia. Usando a informação "causa mais comum", o estudante faria uma suposição informada de que a paciente tem enxaqueca. Se, em vez disso, notasse que a paciente tem "a pior dor de cabeça de sua vida", o estudante usaria a Dica clínica:

A descrição da pior dor de cabeça da vida é preocupante para uma hemorragia subaracnóidea.

> **DICA CLÍNICA**
>
> ▶ A causa mais comum de uma cefaleia pulsante unilateral com fotofobia é enxaqueca, mas a principal preocupação é a hemorragia subaracnóidea. Se o paciente descrevê-la como "a pior dor de cabeça da minha vida", aumenta a preocupação com um sangramento subaracnoide.

COMO VOCÊ CONFIRMARIA O DIAGNÓSTICO?

No cenário anterior, suspeita-se que a mulher "com a pior dor de cabeça" tenha uma hemorragia subaracnóidea. Esse diagnóstico pode ser confirmado por uma TC de crânio e/ou punção lombar. O estudante deve aprender as limitações de diversos exames diagnósticos, especialmente quando usados precocemente em um processo mórbido. A punção lombar (PL) **mostrando xantocromia (hemácias) é o padrão-ouro para o diagnóstico de hemorragia subaracnóidea, mas pode ser negativa precocemente no curso da doença.**

Qual deve ser o passo seguinte? Essa questão é difícil, porque existem muitas possibilidades para o próximo passo. A resposta pode ser obter mais informações diagnósticas, estadiar a doença ou introduzir terapia. Com frequência, é uma pergunta mais desafiadora que "Qual é o diagnóstico mais provável?", porque as informações podem ser insuficientes para estabelecer um diagnóstico, e o passo seguinte pode ser procurar mais informações diagnósticas. Outra possibilidade é que existam informações suficientes para um diagnóstico provável, e o próximo passo seja estadiar a doença. Finalmente, a resposta mais apropriada pode ser tratar. Assim, a partir dos dados clínicos, é preciso julgar em que ponto estamos:

1. Fazer o diagnóstico → 2. Estadiar a doença →
3. Tratar conforme o estágio → 4. Acompanhar a resposta

Frequentemente, ensina-se ao estudante a "regurgitar" as mesmas informações que alguém escreveu sobre uma dada doença, mas ele não tem a habilidade de identificar o passo seguinte. A melhor forma de aprender esse talento é à beira do leito, em um ambiente de apoio, com liberdade para fazer suposições informadas, e com *feedback* construtivo. Uma amostra de cenário poderia descrever o processo de pensamento do estudante da seguinte forma:

1. **Fazer o diagnóstico:** "Com base na informação de que disponho, acredito que o paciente tenha uma obstrução de intestino delgado devido a aderências, *porque* chega com náusea e vômitos, distensão abdominal e ruídos intestinais hiperativos e de alta intensidade, e apresenta alças dilatadas de intestino delgado ao raio X."
2. **Estadiar a doença:** "Não acredito que o quadro seja grave, pois ele não apresenta febre, evidência de sepse, dor intratável, sinais peritoneais ou leucocitose."
3. **Tratar conforme o estágio:** "Portanto, meu próximo passo é tratar sem qualquer tipo de alimentação ou hidratação oral, drenagem por sonda nasogástrica (NG), líquidos IV e observação."
4. **Acompanhar a resposta:** "Quero acompanhar o tratamento avaliando sua dor (pedir que classifique a dor numa escala de 1 a 10 todos os dias), sua função gastrintestinal (perguntar se teve náusea ou vômitos ou eliminou gases), sua temperatura, exame abdominal, bicarbonato sérico (para acidemia metabólica), leucocitose e reavaliação em 48 horas."

Em um paciente similar, quando a apresentação clínica não está clara, talvez o próximo melhor passo possa ser o diagnóstico, como um estudo radiológico oral contrastado para avaliar a existência de uma obstrução intestinal.

DICA CLÍNICA

▶ Geralmente, a indagação vaga "Qual é seu próximo passo?" é a questão mais difícil, porque a resposta pode ser diagnóstica, de estadiamento ou terapêutica.

QUAL É A MELHOR ESTRATÉGIA DE RASTREIO NESSA SITUAÇÃO?

Um importante papel do médico de família é o rastreamento de condições comuns e/ou perigosas quando podem existir intervenções para alívio da doença. Custo-efetividade, facilidade da modalidade de rastreio, ampla disponibilidade e existência de intervenções são algumas das questões importantes. Idade, gênero e fatores de risco para o processo mórbido em questão têm um papel. Em geral, a idade é um dos mais importantes fatores de risco para câncer. Por exemplo, para câncer de mama, a mamografia está amplamente recomendada em mulheres acima dos 50 anos[*]. Essa técnica de imagem está amplamente disponível, é barata, segura, diminui a mortalidade e é custo-efetiva.

QUAIS SÃO OS FATORES DE RISCO PARA ESSE PROCESSO?

Compreender os fatores de risco ajuda o profissional de saúde a estabelecer um diagnóstico e a determinar como interpretar exames. Por exemplo, compreender a análise de fatores de risco pode ajudar no manejo de uma mulher de 55 anos com anemia. Se a paciente tiver fatores para câncer de endométrio (como diabetes, hipertensão, anovulação) e queixar-se de sangramento pós-menopausa, provavelmente apresenta carcinoma de endométrio e deve fazer uma biópsia endometrial. Senão, o sangramento colônico oculto é uma etiologia comum. Se for usuária de AINEs ou ácido acetilsalicílico, então úlcera péptica é a causa mais provável.

> **DICA CLÍNICA**
>
> ▶ Ser capaz de avaliar fatores de risco ajuda a orientar os exames e a desenvolver o diagnóstico diferencial.

QUAIS SÃO AS COMPLICAÇÕES DESSE PROCESSO?

Os clínicos devem conhecer as complicações de uma doença, de forma a compreender como acompanhar e monitorar o paciente. Às vezes, o estudante precisa fazer o diagnóstico a partir de pistas clínicas e depois aplicar seu conhecimento sobre as consequências do processo patológico. Por exemplo, "homem de 26 anos queixa-se de inchaço e dor do membro inferior direito após um voo transatlântico" e sua ultrassonografia com Doppler revela uma trombose venosa profunda (TVP), um processo cujas com-

---

[*] N. de R.T. No Brasil, é a partir de 50 anos que se inicia o rastreio para mulheres sem fatores de risco para câncer de mama. Deve ser feito até os 69 anos, a cada 2 anos, se não houver alterações.

plicações incluem embolia pulmonar (EP). Compreender os tipos de consequências também ajuda o clínico a estar ciente dos perigos para um paciente. Se o paciente apresenta qualquer sintoma consistente com uma EP, uma cintilografia de ventilação/perfusão ou TC com imagens angiográficas do tórax podem ser necessárias.

QUAL É O MELHOR TRATAMENTO?

Para responder a essa pergunta, o clínico precisa não apenas chegar ao diagnóstico correto e avaliar a gravidade da condição, mas também ponderar a situação para determinar a intervenção apropriada. Para o estudante, saber doses exatas não é tão importante como compreender a melhor medicação, via de aporte, mecanismo de ação e possíveis complicações. É importante para o estudante ser capaz de verbalizar o diagnóstico e as razões para o tratamento.

> **DICA CLÍNICA**
>
> ▶ O tratamento deve ser lógico e baseado na gravidade da doença e no diagnóstico específico. Uma exceção a essa regra é uma situação de emergência, como insuficiência respiratória ou choque, quando o paciente precisa de tratamento imediato, enquanto a etiologia ainda está sendo investigada.

RESUMO

1. Não existe substituto para uma anamnese e um exame físico meticulosos.
2. Há quatro passos na abordagem clínica ao paciente do médico de família: fazer o diagnóstico, avaliar a gravidade, tratar com base na gravidade e acompanhar a resposta.
3. Há sete perguntas que ajudam a transpor o espaço entre o livro-texto e a arena clínica.

REFERÊNCIA

Taylor RB, David AK, Fields SA, Phillips DM, Scherger JE. *Family Medicine: Principle and Practice.* 7th ed. New York, NY: Springer-Verlag; 2007.

SEÇÃO II

Casos clínicos

CASO 1

Um novo paciente, um homem de 52 anos, vem ao seu consultório para um exame físico de rotina. Não tem nenhuma história clínica significativa e não toma nenhuma medicação regularmente. Seu pai morreu aos 74 anos por ataque cardíaco. Sua mãe tem 80 anos e é hipertensa. Dois irmãos mais jovens não têm nenhuma condição clínica crônica conhecida. Não fuma, não ingere álcool, não usa drogas e não faz exercícios. Ao exame, sua pressão arterial é de 127/82 mmHg, pulso de 80 batimentos por minuto (bpm), frequência respiratória de 18 movimentos respiratórios por minuto (mpm), altura de 1,70 m e peso 86,25 kg. O exame físico cuidadoso não revela nenhuma anormalidade.

▶ Que exame(s) de rastreamento de cardiovasculopatias deve(m) ser recomendado(s) para esse paciente?
▶ Que teste(s) de rastreamento de câncer deve(m) ser recomendado(s)?
▶ Que imunizações devem ser recomendadas?

RESPOSTAS PARA O CASO 1:
Manutenção da saúde no homem adulto

Resumo: Um homem de 52 anos, sem nenhum problema clínico ativo, é avaliado em seu "exame anual". Não tem queixas e seu exame físico é normal.

- **Exames recomendados para o rastreamento de condições cardiovasculares:** Aferição da pressão arterial (rastreamento de hipertensão) e solicitação de perfil lipídico (rastreamento de dislipidemia).
- **Exames recomendados para o rastreamento de câncer:** Sangue oculto nas fezes, sigmoidoscopia flexível (com ou sem sangue oculto), colonoscopia ou enema baritado com duplo contraste para rastreamento de câncer colorretal; não há evidências suficientes para recomendar o rastreamento universal ou não de câncer de próstata por meio do exame do antígeno prostático específico (PSA).
- **Imunizações recomendadas:** Toxoide tetânico, toxoide diftérico reduzido e vacina acelular de *pertussis* (dTpa), se nunca recebeu uma antes ou último reforço de vacina contra tétano e difteria (dT) há mais de 10 anos, ou se requer reforço da proteção contra *pertussis*; vacina de influenza anualmente, no outono ou inverno*.

ANÁLISE

Objetivos

1. Conhecer os componentes de uma visita de manutenção da saúde num adulto.
2. Aprender a rotina de exames de rastreamento e imunizações recomendadas para homens adultos.

Considerações

O paciente descrito é um homem saudável de 52 anos. A manutenção da saúde deve visar à prevenção de futuras doenças. Em geral, a abordagem inclui imunizações, rastreamento de câncer e de doenças comuns. Geralmente, deve-se iniciar o rastreamento do câncer de colo a partir dos 50 anos. A vacina contra influenza deve ser recomendada anualmente, e a vacina contra tétano a cada 10 anos. A vacina acelular contra *pertussis* também é recomendada, uma vez que a imunidade à *pertussis* de muitos adultos vai declinando, tendo-se notado surtos ocasionais de coqueluche. Como as doenças cardiovasculares são a causa mais comum de mortalidade nessa faixa etária, o rastreamento de cardiovasculopatias ou fatores de risco é apropriado.

---

*N. de R.T. No Brasil, segundo o Ministério da Saúde, o calendário de vacinação recomendado em 2013 para o adulto de 20 a 59 anos é:

- Hepatite B (para grupos vulneráveis) 3 doses
- Dupla tipo adulto (dT) – difteria e tétano/uma dose a cada 10 anos
- Febre amarela/uma dose a cada 10 anos
- Tríplice viral (MMR) para vacina sarampo, caxumba e rubéola/dose única. Ver mais em bvsms.saude.gov.br/bvs/dicas/51vacinacao.html
- Imunizações.

ABORDAGEM À Manutenção da saúde

DEFINIÇÕES

EXAME DE RASTREAMENTO: Dispositivo ou exame de avaliação que deve ter custo-efetividade com alta sensibilidade e possa ser usado em uma população ampla, a fim de identificar pessoas com a doença.

MANUTENÇÃO DA SAÚDE: Cuidados preventivos para os pacientes antes do desenvolvimento de doenças.

ABORDAGEM CLÍNICA

Por muitos anos, um dos alicerces dos cuidados primários de saúde era o "exame anual", que frequentemente consistia em um exame físico completo, exames de sangue, incluindo hemograma completo (HC) e painéis bioquímicos e, com frequência, raio X de tórax e eletrocardiograma (ECG) anuais. O conceito de "exame anual" ou "consulta de manutenção da saúde" ainda é importante; entretanto, os componentes do exame se alteraram com o tempo.

Os propósitos da consulta de manutenção da saúde são identificar as preocupações de saúde daquele paciente individual, manejar as condições clínicas atuais do paciente, identificar os riscos de futuros problemas de saúde, realizar exames de rastreamento de saúde racionais e custo-efetivos e promover um estilo de vida saudável. A prevenção divide-se em primária e secundária. A **prevenção primária** é uma intervenção concebida para prevenir uma doença antes que ocorra. Geralmente envolve a identificação e o manejo de fatores de risco para uma doença. Exemplos seriam o uso de estatinas para reduzir o colesterol lipoproteína de baixa densidade (LDL), a fim de diminuir o risco de doença arterial coronariana (DAC), ou a remoção de pólipos de colo para prevenir o desenvolvimento de câncer de colo. A **prevenção secundária** é uma intervenção que visa reduzir a recorrência ou a exacerbação de uma doença. Um exemplo de prevenção secundária é o uso de estatinas depois de um infarto do miocárdio (IM), de modo a reduzir o risco de um segundo infarto.

O **rastreamento efetivo** de doenças ou condições de saúde deve satisfazer vários critérios estabelecidos. Primeiro, a doença deve ter uma **prevalência suficientemente alta** na população para que o esforço de rastreamento valha a pena. É preciso que exista um período em que a pessoa é assintomática, mas a doença ou fator de risco possam ser identificados. É preciso haver um teste disponível para a doença que tenha **sensibilidade e especificidade suficientes, seja custo-efetivo e aceitável** para os pacientes. Finalmente, é necessário haver uma intervenção que possa ser feita durante o período assintomático que previna o desenvolvimento da doença ou reduza a morbidade/mortalidade do processo mórbido.

A United States Preventive Services Task Force (USPSTF) é um painel independente de peritos em cuidados primários e medicina preventiva que revisa as evidências e faz recomendações sobre a efetividade de serviços clínicos preventivos, especificamente nas áreas de rastreamento, imunização, medicações preventivas e aconselhamento. As recomendações da USPSTF são o "padrão-ouro" para a medicina preventiva clínica. As recomendações da USPSTF estão gratuitamente disponíveis *online* em www.ahrq.gov/clinic/prevenix.htm. A USPSTF classifica suas recomendações em cinco categorias, a fim de refletir o poder das evidências e o benefício global de uma intervenção. Nas recomendações emitidas após maio de 2007, novas definições de classificação incluem níveis de certeza sobre o benefício líquido de uma intervenção e "sugestões para a prática".

Grau da recomendação	Definição	Sugestão para a prática
A	Há grande certeza que a intervenção oferece um benefício líquido substancial.	Ofereça ou forneça esse serviço.
B	Há grande certeza que o benefício líquido da intervenção é moderado ou certeza moderada que é moderado a substancial.	Ofereça ou forneça esse serviço.
C	Podem existir considerações que apoiem o fornecimento desse serviço para um dado paciente. Há grande ou moderada certeza que não existe benefício ou prejuízo líquido.	Ofereça ou forneça esse serviço apenas se existirem outras considerações que apoiem a oferta ou fornecimento para aquele indivíduo.
D	Há uma grande ou moderada certeza que não há um benefício líquido ou que os danos são maiores que os benefícios.	Desestimule o uso desse serviço.
I	As evidências são insuficientes ou as evidências disponíveis são tão fracas que é impossível ponderar o saldo de benefícios e danos, não sendo possível fazer recomendações a favor ou contra o serviço.	Se o serviço for oferecido, os pacientes devem entender a incerteza quanto ao saldo de benefícios e danos.

EXAMES DE RASTREAMENTO

Doenças cardiovasculares

As doenças do sistema cardiovascular são a principal causa de óbito em homens adultos, e o manejo de seus fatores de risco reduz tanto sua morbidade quanto mortalidade. A USPSTF recomenda fortemente (Nível A[1]) o rastreamento de adultos para **hipertensão** por meio da aferição da pressão arterial, uma vez que isso causa pouco dano e o manejo da hipertensão é efetivo para reduzir o risco de doenças cardiovasculares. A USPSTF também recomenda fortemente (Nível A) o rastreamento de **distúrbios lipídicos** em homens a partir dos 35 anos e em mulheres a partir de 45 anos, e recomenda (Nível B) o rastreamento de adultos acima dos 20 anos que tenham risco aumentado de doenças cardiovasculares. O rastreamento pode tomar a forma de níveis de colesterol total e colesterol lipoproteína de alta densidade (HDL)

---

[1] Denota uma nova definição de grau.

não em jejum ou de perfis lipídicos em jejum que incluam colesterol lipoproteína de baixa densidade (LDL). Recomenda-se (Nível B) ultrassonografia para avaliar a existência de **aneurisma da aorta abdominal** para homens entre 65 e 75 anos que foram tabagistas. Não há recomendação (Nível C) de rastreamento de aneurisma da aorta abdominal em homens que nunca fumaram e há uma recomendação contrária (Nível D) para mulheres, independentemente da história de tabagismo.

O uso de rotina de ECG, testes de esforço ou tomografia computadorizada (TC) para cálcio coronariano não é recomendado (Nível D) para o rastreamento de **DACs** em adultos com baixo risco de eventos coronarianos. As evidências para recomendações contra ou a favor dessas modalidades (Nível I) em adultos com risco mais alto de eventos coronarianos são insuficientes. O rastreamento para **arteriopatias periféricas** em adultos assintomáticos não é recomendada (Nível D), devido à baixa prevalência do problema em adultos assintomáticos e à falta de evidências de melhora dos resultados por meio do tratamento em um estágio assintomático.

Câncer

Adultos (homens e mulheres) acima dos 50 anos são fortemente aconselhados (Nível A[1]) a fazer o rastreamento de **câncer colorretal**, que pode ocorrer por meio de exames de sangue oculto nas fezes (SOF) usando cartões de guáiaco em três evacuações sucessivas coletadas em casa, sigmoidoscopia flexível com ou sem testes de sangue oculto nas fezes ou colonoscopia. Não há intervalos ótimos claros para a testagem, mas em geral recomenda-se a realização do exame de SOF uma vez por ano, sigmoidoscopia a cada 3 a 5 anos e colonoscopia a cada 10 anos. Um resultado anormal de SOF ou sigmoidoscopia leva à realização de uma colonoscopia.

Atualmente, a USPSTF julga que as evidências para a recomendação a favor ou contra o rastreamento de rotina (Nível I[1]) para o **câncer de próstata** usando o exame digital ou o antígeno prostático específico (PSA) em homens abaixo de 75 anos são insuficientes. Embora o exame melhore a detecção do câncer de próstata, a evidência em favor de melhora de resultados é inconsistente. Também se atribui uma classificação de Nível I ao rastreamento para o **câncer de pulmão** usando TCs, radiografias de tórax, citologia do escarro ou uma combinação deles, e ao rastreamento para câncer de tireoide, câncer de pele (I[1]) ou câncer oral.

O rastreamento de câncer **vesical**, **testicular** ou **pancreático** em adultos assintomáticos não é recomendado (Nível D). O rastreamento de câncer de próstata em homens assintomáticos acima de 75 anos também não é recomendado (Nível D).

Outras condições de saúde

Recomenda-se o rastreamento de **obesidade** por meio da aferição do índice de massa corporal (IMC) e fornecimento de aconselhamento e intervenções comportamentais intensivos para a promoção de perda ponderal para todos os adultos (Nível B[1]). Não há evidência suficiente em favor da recomendação de rastreamento de adultos assintomáticos para **diabetes melito tipo 2** (Nível I[1]), embora seja recomendada (Nível B[1]) para adultos com hipertensão ou hiperlipidemia. Recomenda-se rastreamento

---
[1] Denota uma nova definição de grau.

de **depressão** (Nível B[1]) caso existam mecanismos para garantir um diagnóstico preciso, tratamento e acompanhamento. O rastreamento e o aconselhamento para identificar e promover a interrupção do **uso de tabaco** são fortemente recomendados (Nível A[1]), assim como para identificar e prevenir o **abuso de álcool** (Nível B).

IMUNIZAÇÕES

Assim como nas consultas de puericultura, o fornecimento de imunizações adequadas para a idade e a condição é um componente importante dos cuidados de adultos sadios. As recomendações de imunizações mudam de tempos em tempos, e a fonte mais atualizada de recomendações para vacinas é o Advisory Committee on Immunization Practices[*]. Seus calendários de imunização são amplamente divulgados e estão disponíveis na página do Centers for Disease Control and Prevention (CDC), www.cdc.gov, entre outros.

O CDC recomendou recentemente que todos os adultos entre 19 e 65 anos de idade devem receber um reforço de dTpa em vez de uma dose de dT, devido ao declínio da imunidade contra a *pertussis* e a presença de um número crescente de casos de *pertussis* nos EUA. Os adultos que não receberam um reforço de dT nos últimos 10 anos ou mais e que nunca receberam uma dose de dTpa na idade adulta devem receber um reforço com dTpa. Pessoas que podem necessitar de um aumento de proteção contra *pertussis*, incluindo profissionais de saúde, pessoas que cuidam de crianças ou que preveem um contato mais íntimo com crianças de até 1 ano de idade, também devem receber um reforço de dTpa. Recomenda-se um intervalo de dois anos desde a última dose de dT, embora um intervalo menor possa ser usado, se necessário.

Em uma atualização de 2010, o CDC recomenda a vacinação contra a **influenza** para todas as pessoas de 6 meses de idade ou mais, substituindo uma recomendação de vacinação com base em fatores de risco.

Recomenda-se que todos os adultos de 65 anos ou mais recebam a vacina **polissacarídica contra o pneumococo**, em dose única, assim como adultos abaixo dos 65 anos que sejam alcoólatras ou tabagistas; tenham patologias crônicas cardiovasculares, pulmonares (incluindo asma), renais ou hepáticas, diabetes, imunodeficiência ou asplenia funcional. Recomenda-se uma única revacinação após cinco anos para aqueles com comprometimento imunitário e asplenia. Também se recomenda uma única revacinação para pessoas acima de 65 anos, se foram vacinados há mais de cinco anos ou se tinham menos de 65 anos no momento da vacinação inicial.

Outras vacinações podem ser recomendadas para populações específicas, embora não para todos os adultos. A vacinação contra a **hepatite B** deve ser recomendada para pessoas em alto risco de exposição, incluindo profissionais de saúde, pessoas expostas a sangue e hemoderivados, pacientes em diálise, usuários de drogas intravenosas, pessoas com múltiplos parceiros sexuais ou DSTs recentes e homens que fazem sexo com homens. Recomenda-se a vacina contra a **hepatite A** para pessoas com hepatopatia

---

[1] Denota uma nova definição de grau.
[*] N. de R.T. No Brasil quem determina o calendário base de vacinação do adulto e do idoso é o Ministério da Saúde, disponibilizado pelo portal da saúde e atualizado quase anualmente.

crônica, uso de fatores de coagulação, com exposição ocupacional ao vírus da hepatite A, usuários de drogas IV, homens que fazem sexo com homens ou pessoas que viajam a países onde a hepatite A é endêmica. A vacinação contra a **varicela** é recomendada para todas as pessoas sem história confiável de imunização ou doença, que apresentam resultados soronegativos a exames que testam a imunidade à varicela e que estão em risco de exposição ao vírus da varicela. Recomenda-se a vacina contra o **meningococo** para pessoas em grupos de alto risco, moradores de casas de estudante de faculdades e recrutas militares, pessoas com certas deficiências de complemento, asplenia funcional ou anatômica, ou que viajem a países onde a doença é endêmica.

ESTILO DE VIDA SAUDÁVEL

Juntamente com a discussão de rastreamento e promoção da suspensão do tabagismo e a prevenção do abuso do álcool, os médicos devem promover outros aspectos da vida saudável. Demonstrou-se consistentemente que o **exercício** reduz o risco de patologia cardiovascular, diabetes, obesidade e mortalidade global. Mesmo o exercício moderado, como caminhar por 30 minutos na maioria dos dias da semana, tem um efeito positivo sobre a saúde. Os benefícios aumentam com o aumento do volume de exercício realizado. Estudos realizados sobre o aconselhamento de pessoas fisicamente inativas a se exercitar demonstraram resultados inconsistentes. Entretanto, os benefícios do exercício são claros e devem ser promovidos. O aconselhamento para a promoção de uma **dieta** saudável em pessoas com hiperlipidemia, com outros fatores de risco para doenças cardiovasculares ou com outras condições relacionadas à dieta é benéfico. O aconselhamento intensivo por médicos ou, quando apropriado, o encaminhamento a conselheiros dietéticos ou nutricionistas podem melhorar os resultados da saúde. Em pacientes selecionados, recomendações sobre **sexo seguro**, incluindo o uso de preservativos, podem ser apropriadas para reduzir o risco ou a recidiva de doenças sexualmente transmissíveis. Finalmente, todos os pacientes devem ser estimulados a usar **cintos de segurança** e a evitar dirigir sob influência de álcool ou drogas, uma vez que acidentes automobilísticos continuam a ser uma importante causa de morbidade e mortalidade em adultos.

QUESTÕES DE COMPREENSÃO

1.1 Um homem de 52 anos vem ao ambulatório para um *checkup* anual. Tem boa saúde e sua história familiar é relativamente sem particularidades. Qual das seguintes doenças deve ser alvo de exames de rastreamento?
   A. Câncer de próstata.
   B. Câncer de pulmão.
   C. Aneurisma da aorta abdominal.
   D. Câncer de colo.

1.2 Um homem de 62 anos com diagnóstico recente de enfisema vem a seu consultório no final do outono para um exame de rotina. Não recebe nenhuma imunização há mais de 10 anos. Quais das seguintes imunizações seriam mais apropriadas para esse indivíduo?
   A. Somente tétano-difteria (dT).
   B. dTpa, pneumococos e influenza.

C. Pneumococos e influenza.
D. dTpa, pneumococos, influenza e meningococo.

1.3 Um homem sedentário de 49 anos marcou uma consulta porque seu melhor amigo morreu de IM aos 50 anos. Pergunta sobre um programa de exercício e perda de peso. Ao aconselhá-lo, qual das seguintes afirmações sobre o exercício é mais correta?
A. Para ser benéfico, o exercício deve ser realizado diariamente.
B. Não se demonstrou que caminhar como exercício melhore significativamente os resultados clínicos.
C. Não se demonstrou de forma consistente que aconselhar pacientes a se exercitar aumente o número de pacientes que fazem exercício.
D. O exercício intenso não apresenta benefícios de saúde em relação ao exercício leve a moderado.

RESPOSTAS

1.1 **D.** A USPSTF atribui uma recomendação de Nível A[1] ao rastreamento de câncer de colo, oferecido ou fornecido rotineiramente a todos os adultos acima de 50 anos. Há evidências insuficientes para recomendações contra ou a favor do rastreamento de rotina de câncer de pulmão ou próstata. O rastreamento de aneurisma da aorta abdominal é recomendado para homens entre 65 e 75 anos de idade com história de tabagismo.

1.2 **B.** Em um adulto com pneumopatia crônica, recomenda-se uma vacinação única com a vacina contra o pneumococo e a vacinação anual contra influenza. Deve-se recomendar um reforço de dTpa a todos os adultos que não tiveram um reforço de dT nos últimos 10 anos e nunca receberam uma vacina dTpa na idade adulta.

1.3 **C.** Os benefícios do exercício são claros. O exercício diminui fatores de risco cardiovasculares, aumenta a sensibilidade à insulina, diminui a incidência da síndrome metabólica e reduz a mortalidade cardiovascular, independentemente da obesidade. Os benefícios de aconselhar pacientes sobre exercício não são tão claros e o aconselhamento não parece aumentar o número de pacientes que fazem exercícios.

DICAS CLÍNICAS

▶ Não existem "exames de sangue de rotina" ou uma "radiografia de tórax de rotina". Todos os exames solicitados devem ter evidências em favor de seus benefícios.
▶ Recomendações de alta qualidade baseadas em evidências para serviços preventivos de saúde estão disponíveis em www.uspreventiveservicestaskforce.org.

REFERÊNCIAS

Blaha, MJ, Bansal S, Rouf R, Golden SH, Blumenthal RS, Defilippis AP. A Practical "ABCDE" Approach to the Metabolic Syndrome. *Mayo Clin Proc*. August 2008;83(8): 932-943.
Centers for Disease Control and Prevention Web site: http://www.cdc.gov.
United States Preventive Services Task Force Web site: http://www.uspreventiveservicestaskforce.org.

---

[1] Denota uma nova definição de grau.

CASO 2

Um homem de 52 anos chega a seu consultório para uma consulta por demanda livre devido à tosse e à falta de ar. Você o conhece muito bem, devido a múltiplas consultas nos últimos anos por motivos similares. Ele tem uma "tosse de fumante" crônica, mas relata que nos últimos dois dias sua tosse aumentou, a cor do escarro mudou de branco para verde e teve de aumentar a frequência de uso do seu inalador de salbutamol. Nega ter febre, dor torácica, edema periférico ou outros sintomas. Sua história clínica é significativa por hipertensão, vasculopatia periférica e duas hospitalizações por pneumonia nos últimos cinco anos. Tem uma história de fumar 60 maços/ano e continua a fumar dois maços de cigarro por dia.

Ao exame, apresenta-se em sofrimento respiratório moderado. Sua temperatura é 36,9°C, sua pressão arterial é 152/95 mmHg, pulso de 98 bpm, frequência respiratória de 24 mpm e saturação de oxigênio de 94% em ar ambiente. Seu exame pulmonar é significativo por sibilos expiratórios difusos e uma fase expiratória prolongada. Não há sinais de cianose. O restante de seu exame é normal. Uma radiografia de tórax feita no consultório mostra um diâmetro anteroposterior aumentado e cúpulas diafragmáticas achatadas, mas fora isso os campos pulmonares estão limpos.

▶ Qual é a causa mais provável da dispneia deste paciente?
▶ Que tratamento(s) agudo(s) é(são) mais apropriado(s) nesse momento?
▶ Que intervenções seriam mais úteis para reduzir o risco de exacerbações agudas dessa condição?

RESPOSTAS PARA O CASO 2:
Dispneia (doença pulmonar obstrutiva crônica)

Resumo: Um homem de 52 anos com uma longa história de tabagismo apresenta-se com dispneia, aumento da produção e mudança na natureza do escarro, tosse e sibilos.

- **Causa mais provável dos sintomas atuais:** Exacerbação aguda de doença pulmonar obstrutiva crônica (DPOC)
- **Tratamento apropriado da exacerbação:** Antibióticos, broncodilatadores, corticosteroides sistêmicos
- **Intervenções para reduzir exacerbações:** Parar de fumar, broncodilador de ação prolongada, corticosteroides inalatórios, vacina contra a influenza e vacina polissacarídica contra o pneumococo

ANÁLISE

Objetivos

1. Ser capaz de diagnosticar e determinar o estágio da DPOC em adultos.
2. Conhecer o manejo da DPOC estável e de exacerbações da DPOC.

Considerações

Duas das causas mais comuns de dispneia e sibilos em adultos são asma e DPOC. Pode haver uma sobreposição substancial entre as duas doenças, pois pacientes com asma crônica podem com o tempo desenvolver doença obstrutiva crônica. Como na maioria das situações clínicas, a história do paciente em geral fornece as informações-chave para o diagnóstico apropriado. A asma frequentemente se apresenta mais cedo, pode ou não estar associada ao tabagismo, e caracteriza-se por exacerbações episódicas com retorno a um funcionamento pulmonar basal relativamente normal. A DPOC, por outro lado, tende a se apresentar na meia-idade ou mais tarde, costuma ser resultado de uma longa história de tabagismo, e é uma patologia lentamente progressiva, na qual o funcionamento pulmonar medido nunca retorna ao normal.

No contexto de uma exacerbação aguda, a diferenciação entre uma exacerbação de asma e uma exacerbação de DPOC não é necessária para determinar o manejo imediato. A avaliação do paciente que chega com dispneia deve sempre começar pelos ABCs – Vias **a**éreas, **r**espiração (*breathing*) e **c**irculação. Deve-se fazer intubação com ventilação mecânica quando o paciente for incapaz de proteger sua própria via aérea (p. ex., quando há redução do nível de consciência), quando está ficando cansado devido ao volume de trabalho necessário para superar a obstrução das vias aéreas ou quando não for possível manter uma oxigenação adequada.

Tanto para exacerbações de asma quanto DPOC, os pilares da terapia médica são oxigênio, broncodilatadores e esteroides. Todos os pacientes dispneicos devem fazer uma avaliação de seu nível de oxigenação. Ao exame, devem-se notar a presença de sinais clínicos de hipoxemia, como cianose perioral ou digital. Também deve-se obter níveis objetivos de oxigenação, usando oximetria de pulso ou gasometria arterial. A hipoxemia deve ser abordada pelo fornecimento de oxigênio suplementar. Os β_2-agonistas inalados, mais comumente o salbutamol, podem rapidamente resultar em broncodilatação e redução da obstrução da via aérea. A adição de um agente anticolinérgico inalado, como o ipratrópio, pode funcionar em sinergia com um β-agonista. Os corticosteroides administrados por via sistêmica (oral, intramuscular ou intravenosa) agem para reduzir a inflamação das vias aéreas subjacente à exacerbação aguda. Os efeitos clinicamente significativos dos esteroides demoram horas; consequentemente, eles devem ser usados com broncodilatadores, porque esses últimos agem rapidamente. Os esteroides usados em combinação com broncodilatadores melhoram de forma significativa os resultados em curto prazo no manejo de exacerbações agudas da asma e DPOC.

ABORDAGEM À
Doença pulmonar obstrutiva crônica

DEFINIÇÕES

BRONQUITE CRÔNICA: Tosse e produção de escarro na maioria dos dias por pelo menos três meses durante pelo menos dois anos consecutivos.

ENFISEMA: Falta de ar, causada pelo aumento dos bronquíolos respiratórios e alvéolos, secundário à destruição de tecido pulmonar.

ABORDAGEM CLÍNICA

Avaliação

Define-se DPOC como obstrução das vias aéreas que não é totalmente reversível, em geral progressiva e associada à bronquite crônica, ao enfisema, ou a ambos. A etiologia mais comum é o **tabagismo**, que está **associado a aproximadamente 90% dos casos de DPOC**. Outras etiologias da DPOC incluem exposição passiva à fumaça de cigarro ("fumante secundário") e exposições ocupacionais a poeiras ou a produtos químicos. Uma causa rara de DPOC é a deficiência genética de α_1-**antitripsina**, mais comum em brancos, que deve ser considerada quando há desenvolvimento de enfisema em faixas etárias mais baixas (< 45 anos), especialmente em não fumantes. A DPOC é uma patologia de inflamação das vias aéreas, tecido pulmonar e vasculatura. As alterações patológicas incluem hipertrofia de glândulas mucosas com hipersecreção, disfunção ciliar, destruição do parênquima pulmonar e remodelagem das vias aéreas. Os resultados dessas alterações são um estreitamento das vias aéreas, causando uma obstrução fixa destas, *clearance* deficiente de muco, tosse, sibilos e dispneia.

O sintoma inicial mais comum da DPOC é a tosse, a princípio intermitente e que mais tarde tende a se tornar uma ocorrência diária. A tosse com frequência produz um muco branco espesso. Os pacientes se apresentam com episódios intermitentes de tosse cada vez pior, com mudança na cor do muco, de transparente para amarelo/verde, muitas vezes com sibilância. Essas exacerbações costumam ser causadas por infecções virais ou bacterianas.

À medida que a DPOC progride, a função pulmonar continua a se deteriorar e a dispneia se desenvolve. A dispneia é o sintoma primário de apresentação da DPOC. A dispneia também tende a piorar com o tempo – inicialmente ocorrerá somente a esforços significativos, depois com qualquer esforço e finalmente em repouso. **Quando há desenvolvimento de dispneia, a função pulmonar (medida pelo volume de expiração forçada no primeiro segundo [VEF_1]) já está reduzida para cerca da metade e a DPOC está presente há anos.**

O exame de um paciente com DPOC leve ou moderada fora de uma exacerbação costuma ser normal. À medida que a doença progride, com frequência os pacientes apresentam "tórax em barril" (aumento do diâmetro anteroposterior do tórax) e bulhas cardíacas distantes, em resultado da hiperinflação pulmonar. O murmúrio vesicular também pode estar distante, sendo possível notar sibilos expiratórios com uma fase expiratória prolongada. Durante uma exacerbação aguda, os pacientes frequentemente parecem ansiosos e taquipneicos; podem usar a musculatura respiratória acessória, em geral têm sibilos ou crepitações e podem apresentar sinais de cianose.

Raios X de tórax em pacientes com DPOC costumam ser normais até que a doença esteja avançada. Em casos mais graves, pode-se ver hiperinflação pulmonar com um aumento do diâmetro AP e achatamento das cúpulas diafragmáticas. Bolhas (áreas de destruição do parênquima pulmonar) também podem ser vistas à radiografia em casos mais avançados da doença.

O teste diagnóstico primário da função pulmonar é a espirometria. No processo normal de envelhecimento, tanto a capacidade vital forçada (CVF – medida do volume total de ar que pode ser expirado após uma inspiração máxima) quanto o VEF_1 sofrem uma redução gradual ao longo do tempo. Em pulmões com funcionamento normal, a razão VEF_1/CVF é maior do que 0,7. **Na DPOC, tanto a CFV quanto o VEF_1 estão reduzidos, e a razão VEF_1/CFV é menor do que 0,7**, indicando uma obstrução das vias aéreas. **Define-se reversibilidade como um aumento de VEF_1 maior que 12% ou 200 mL.** O uso de um broncodilatador pode resultar em alguma melhora tanto da CVF quanto do VEF_1, mas nenhum dos dois voltará ao normal, estabelecendo o diagnóstico de obstrução fixa. Usando essas medidas, podemos avaliar a gravidade da DPOC, o que pode auxiliar a determinar o tratamento (Quadro 2.1).

Manejo da DPOC estável

As metas do manejo da DPOC são aliviar sintomas, prevenir/retardar a progressão da doença, reduzir/prevenir/tratar exacerbações e complicações. Vários componen-

Quadro 2.1 • CLASSIFICAÇÃO DA GRAVIDADE DA DPOC

Estágio	Classificação	Achados	Tratamento
0	Em risco	Tosse, produção de escarro Espirometria normal	Vacinas, abordar fatores de risco (exposição à fumaça de cigarro, poeiras/produtos químicos ocupacionais ou fumaça doméstica (cozinha/aquecimento)
I	DPOC leve	$VEF_1/CVF < 0,7$ $VEF_1 \geq 80\%$ previsto Com ou sem sintomas	Broncodilatadores de ação curta
II	DPOC moderada	$VEF_1/CVF < 0,7$ VEF_1 50 a 80% do previsto Com ou sem sintomas	Broncodilatadores de ação prolongada
III	DPOC grave	$VEF_1/CVF < 0,7$ VEF_1 30 a 50% do previsto Com ou sem sintomas	Esteroides inalatórios
IV	DPOC muito grave	$VEF_1/CVF < 0,7$ $VEF_1 < 30\%$ do previsto $VEF_1 < 50\%$ do previsto com hipoxemia crônica	Oxigenoterapia em longo prazo e considerar intervenções cirúrgicas

Adaptado de *National Heart, Lung and Blood Institute/World Health Organization. Global initiative for chronic obstructive lung disease.* Resumo executivo atualizado em 2009. Disponível em: www.goldcopd.org.

tes do tratamento são comuns a todos os estágios da DPOC, enquanto o tratamento farmacológico é orientado pelo estágio da doença.

Todos os pacientes com DPOC devem ser estimulados a abandonar o tabagismo. A função pulmonar de fumantes diminui mais rapidamente que a de não fumantes. **Embora deixar de fumar não leve a uma melhora significativa na função pulmonar, torna a velocidade da deterioração posterior igual à de um não fumante.** O abandono do tabagismo também reduz os riscos de outras comorbidades, incluindo doenças cardiovasculares e neoplasias. O Caso 7 discute o abandono do tabagismo com maior profundidade. Todos os pacientes com DPOC devem receber as vacinas apropriadas. Os pacientes com pneumopatias crônicas e todos os fumantes devem receber a vacina contra o pneumococo. A vacinação contra a influenza, indicada anualmente para todas as pessoas acima de 6 meses, reduz a frequência e as complicações de exacerbações. Deve-se encorajar o exercício regular e os esforços para manter o peso corporal normal.

O uso de broncodilatadores de ação curta, usados conforme necessário, é o tratamento recomendado no estágio I da DPOC. Incluem β_2-agonistas (salbutamol) e anticolinérgicos (ipratrópio). **Preferem-se as medicações inaladas às orais**, pois tendem a ter menos efeitos colaterais. A escolha do agente específico baseia-se na disponibilidade, na resposta individual e nos efeitos colaterais.

No estágio II da DPOC, deve-se acrescentar um broncodilatador de ação prolongada. Os agentes comumente usados nos EUA são salmeterol (um β_2-agonista inalado) e tiotrópio (um anticolinérgico inalado). Outras opções são as metilxantinas orais (aminofilina, teofilina), mas elas apresentam janelas terapêuticas mais estreitas (alta toxicidade) e múltiplas interações medicamentosas, tornando seu uso menos comum. O uso de broncodilatadores de ação prolongada é mais conveniente e mais efetivo que o de agentes de ação curta, mas são muito mais caros e não substituem a necessidade de agentes de ação curta para a terapia de resgate em exacerbações.

Os esteroides inalatórios (fluticasona, triamcinolona, mometasona, etc.) não afetam a velocidade da queda da função pulmonar na DPOC, mas reduzem a frequência de exacerbações. Por essa razão, **recomendam-se esteroides inalatórios para os estágios III e IV da DPOC com exacerbações frequentes.** O manejo em longo prazo com esteroides orais não é recomendado, pois não há evidências de benefícios e eles podem causar múltiplas complicações (miopatia, osteoporose, intolerância à glicose, etc.).

Recomenda-se a oxigenoterapia no estágio IV da DPOC, se houver evidências de hipoxemia ($Pao_2 \leq 55$ mmHg ou $Sao_2 \leq 88\%$ em repouso) ou quando a Pao_2 for menor ou igual a 60 mmHg e houver policitemia, hipertensão pulmonar ou edema periférico, sugerindo insuficiência cardíaca. **A oxigenoterapia é a única intervenção que demonstrou diminuir a mortalidade, devendo ser usada por pelo menos 15 h/dia.**

Manejo de exacerbações da DPOC

As exacerbações agudas da DPOC são comuns, e geralmente apresentam-se com alterações no volume ou na coloração do escarro, tosse, sibilos e aumento da dispneia. As infecções virais e bacterianas são um fator precipitante comum de exacerbações agudas de DPOC. Devem-se excluir diagnósticos que possam causar sintomas similares (como embolia pulmonar, insuficiência cardíaca congestiva, infarto do miocárdio), a fim de instituir a terapia apropriada.

Deve-se avaliar a gravidade da exacerbação pela anamnese, exame físico, determinação da oxigenação e testes focalizados. Deve-se administrar oxigênio, a fim de manter a saturação acima de 90% ou níveis de Pao_2 por volta de 60 mmHg. Os pacientes com sintomas mais graves, comorbidades, alteração do estado mental, incapacidade de autocuidados em casa ou cujos sintomas não respondem imediatamente a tratamentos no consultório ou na emergência hospitalar devem ser internados.

Todas as exacerbações agudas devem ser tratadas com broncodilatadores de ação curta. Podem-se usar combinações de agentes de ação curta com diferentes mecanismos de ação (i.e., β-agonistas e anticolinérgicos) até a melhora dos sintomas. **Esteroides sistêmicos encurtam o curso da exacerbação e podem reduzir o risco de recidiva.** Recomenda-se uma dose de esteroides de 40 mg de prednisolona (ou equivalente) por 10 a 14 dias.

Exacerbações associadas a um aumento do volume de escarro ou escarro purulento devem ser tratadas com antibióticos. As bactérias mais comumente envolvidas são *Pneumococcus, Haemophilus influenzae* e *Moraxella catarrhalis*. Em exacerbações mais leves, é apropriado um tratamento com agentes orais dirigidos contra esses agentes patogênicos. Em exacerbações graves, bactérias gram-negativas (*Klebsiella, Pseudomonas*) também podem ter um papel, de modo que a cobertura antibiótica deve ser mais ampla.

QUESTÕES DE COMPREENSÃO

2.1 Uma mulher de 38 anos chega com piora progressiva de dispneia e tosse. Nunca foi fumante, não tem nenhuma exposição conhecida à fumaça passiva, e não tem nenhuma exposição ocupacional a produtos químicos. Testes de função pulmonar mostram pneumopatia obstrutiva que não responde a broncodilatadores. Quais dos seguintes itens é a etiologia mais provável?
   A. Exposição doméstica ao radônio.
   B. DPOC.
   C. Deficiência de α_1-antitripsina.
   D. Asma.

2.2 Um homem de 60 anos é diagnosticado com DPOC moderadamente grave (estágio II). Admite uma longa história de tabagismo e ainda fuma. Ao aconselhá-lo sobre os benefícios de abandonar o tabagismo, qual das seguintes afirmações é mais correta?
   A. Sua função pulmonar terá uma melhora significativa.
   B. Sua função pulmonar atual não mudará, mas a velocidade de declínio da função pulmonar será mais lenta.
   C. Sua função pulmonar e a taxa de queda permanecerão iguais, mas haverá benefícios cardiovasculares.
   D. Sua função pulmonar se aproximará da de um não fumante da mesma idade.

2.3 Um paciente seu de 68 anos, sabidamente portador de DPOC e com provas de função pulmonar mostrando um VEF_1 de 40% do previsto, tem apresentado exacerbações frequentes de seu quadro. A SaO_2 por oximetria de pulso é 91%. Qual dos seguintes esquemas terapêuticos é o mais apropriado?
   A. Salmeterol inalado duas vezes ao dia e salbutamol conforme necessário.
   B. Salbutamol oral diariamente e fluticasona inalada duas vezes ao dia.
   C. Fluticasona inalada duas vezes ao dia, tiotrópio inalado duas vezes ao dia e salbutamol inalado conforme necessário.
   D. Fluticasona inalada duas vezes ao dia, tiotrópio inalado duas vezes ao dia, salbutamol inalado conforme necessário e oxigenioterapia em domicílio.

2.4 Um homem de 59 anos com uma história conhecida de DPOC chega com piora da dispneia. Ao exame, está sem febre e com diminuição do murmúrio vesicular bilateral. Nota-se que apresenta turgência da veia jugular (TVJ) e edema 2+ com cacifo nos membros inferiores. Qual dos seguintes itens é a causa mais provável de sua dispneia crescente?
   A. Exacerbação da DPOC.
   B. Pneumonia.
   C. *Cor pulmonale*.
   D. Pneumotórax.

RESPOSTAS

2.1 **C.** Esse paciente tem uma obstrução fixa de vias aéreas consistente com DPOC. A obstrução de vias aéreas da asma seria pelo menos parcialmente reversível por testes com um broncodilatador. Deve-se considerar deficiência de α_1-antitripsina em um paciente mais jovem que desenvolve DPOC, especialmente se não houver nenhum outro fator de risco identificável.

2.2 **B.** O abandono do tabagismo não resultará na reversão do dano pulmonar já ocorrido, mas pode resultar em um ritmo mais lento da diminuição da função pulmonar. Na verdade, abandonar o tabagismo pode fazer a taxa de declínio voltar à de um não fumante.

2.3 **C.** Esse paciente tem DPOC em estágio III com exacerbações frequentes, e será mais bem tratado pelo uso regular de um broncodilatador de ação prolongada (como tiotrópio) e um esteroide inalatório (como fluticasona), juntamente com um broncodilatador inalatório de ação curta, conforme necessário.

2.4 **C.** TVJ e edema de membros inferiores são sugestivos de *cor pulmonale*, que é a insuficiência cardíaca direita devida a pressões cronicamente elevadas na circulação pulmonar. A insuficiência cardíaca direita causa aumento na pressão atrial direita e na pressão diastólica final do ventrículo direito, que por sua vez causam a congestão hepática, turgência da veia jugular e edema de extremidades inferiores.

DICAS CLÍNICAS

▶ Todos os fumantes devem ser aconselhados sobre os benefícios de abandonar o tabagismo antes de desenvolver uma DPOC sintomática; quando surgem os sintomas, o VEF_1 dos pacientes já terá diminuído aproximadamente 50%.

▶ Ao avaliar um paciente dispneico, sempre se lembre de avaliar os ABCs – vias **a**éreas, respiração (***b****reathing*), **c**irculação.

REFERÊNCIAS

Hunter MH, King DE. COPD: Management of acute exacerbations and chronic stable disease. *Am Fam Physician*. 2001;64:603-612, 621-622.

National Heart, Lung and Blood Institute/World Health Organization. Global initiative for chronic obstructive lung disease. Executive summary. Updated 2009. Available at: http://www.goldcopd.com/Guidelineitem.asp?l1=2&l2=1&intId=2205. Accessed October 20, 2010.

Reilly JJ, Silverman EK, Shapiro SD. Chronic obstructive pulmonary disease. In: Fauci AS, Braunwald E, Kasper DL, et al. *Harrison's Principles of Internal Medicine*. 17th ed. New York, NY: McGraw-Hill; 2008:1635-1643.

CASO 3

Um homem branco de 45 anos chega a seu consultório queixando-se de dor no joelho esquerdo desde a noite anterior. Diz que a dor teve início súbito após o jantar; três horas depois, era grave. Nega qualquer trauma, febre, sintomas sistêmicos ou episódios similares anteriores. Tem uma história de hipertensão, para a qual toma hidroclorotiazida (HCTZ). Admite ter consumido uma grande quantidade de vinho no jantar de ontem.

Ao exame, sua temperatura é 36,6°C, pulso 90 bpm, frequência respiratória de 22 mpm e pressão arterial de 129/88 mmHg. Exame cardiopulmonar sem particularidades. O paciente reluta em fletir o joelho esquerdo, estremecendo de dor ao toque, e tem amplitude de movimentos (ADM) passiva. O joelho está edemaciado, quente ao toque, com eritema da pele sobre o mesmo. Não há crepitação ou deformidade aparente. Nenhuma outra articulação está envolvida. Não há aumento de linfonodos inguinais. O hemograma revela 10.900 leucócitos/mm^3, sendo normal no restante.

- Qual é o próximo passo diagnóstico?
- Qual é o diagnóstico mais provável?
- Qual é o próximo passo terapêutico?

RESPOSTAS PARA O CASO 3:
Dor articular

Resumo: Este é um paciente de 45 anos que chega com início súbito de dor monoarticular, não traumática, evoluindo rapidamente para dor grave. Nega qualquer trauma, sinais sistêmicos de doença ou episódio anterior. A história de uso de HCTZ e de beber muito vinho na noite de início dos sintomas é importante. Seus sinais vitais são estáveis e ele não parece sistemicamente doente. Há dor ao movimento e ao toque do joelho esquerdo, com edema, eritema e calor evidentes. Nenhuma outra articulação está envolvida. Seu leucograma não é indicativo de um processo infeccioso agudo.

- **Próximo passo diagnóstico**: Aspiração articular para exame do líquido articular, a fim de identificar cristais e excluir infecção.
- **Diagnóstico mais provável**: Gota induzida por cristais do joelho esquerdo.
- **Próximo passo terapêutico**: Anti-inflamatório não esteroide (AINE) e analgésicos; pode-se considerar o uso de colchicina.

ANÁLISE

Objetivos

1. Ter um diagnóstico diferencial para dor articular não traumática, com base na apresentação clínica.
2. Estar familiarizado com os exames diagnósticos mais comuns para as condições anteriores e ter uma razão para solicitá-los.
3. Conhecer as opções mais comuns de tratamento na apresentação aguda de gota e artrite infecciosa, bem como o manejo crônico de artrite reumatoide e de osteoartrite.

Considerações

Esse homem de 45 anos chega com início súbito de dor monoarticular. **O primeiro diagnóstico a excluir é o de infecção articular.** Uma articulação torna-se séptica por inoculação sanguínea, infecção por contiguidade (a partir de ossos ou tecidos moles) ou inoculação direta durante trauma ou cirurgia. A exclusão de uma etiologia infecciosa é da maior importância, uma vez que pode haver destruição da cartilagem nas primeiras 24 horas de infecção. Nesse caso, a história do paciente e o cenário clínico não são em favor de uma causa infecciosa, embora não se possa excluí-la somente pela anamnese e pelo exame físico.

Existem várias outras informações adicionais que orientam o diagnóstico nesse caso. A maioria dos ataques de gota ocorre entre os 30 e 50 anos em homens, e um pouco mais tardiamente em mulheres pós-menopausa (50-70 anos). O recente aumento de consumo de álcool pelo paciente pode ser considerado um fator exacerbante. Outros fatores que também podem aumentar o risco de um ataque de gota incluem trauma, cirurgia ou uma refeição pesada (especialmente se rica em purinas, como carne vermelha, fígado ou frutos do mar), que induza hiperuricemia. Finalmente, a história de uso de um **diurético tiazídico** pelo paciente também é importante, pois esses fármacos **podem induzir hiperuricemia**.

O exame de um aspirado articular é essencial para o diagnóstico. A **aparência macroscópica do líquido não é muito específica**, pois tanto um aspirado séptico quanto uma artrite induzida por cristais altamente condensada podem ter uma aparência espessa, amarelada ou de um branco de giz. Para diagnosticar a artrite induzida por cristais, é necessário que a microscopia polarizante revele cristais de urato monossódico (UMS), com aparência de agulhas e birrefringência fortemente negativa. Outros cristais que podem ser vistos são o **pirofosfato de cálcio di-hidratado, hidroxiapatita de cálcio e oxalato de cálcio**.

- **Pirofosfato de cálcio di-hidratado:** Em forma de bastão, romboide, birrefringência fracamente positiva.
- **Hidroxiapatita de cálcio:** À microscopia eletrônica, inclusões citoplasmáticas não birrefringentes.
- **Oxalato de cálcio:** Aparência bipiramidal, birrefringência fortemente positiva; vistos principalmente em pacientes com nefropatia em estágio terminal.

Na artrite induzida por cristais, a leucocitose no aspirado articular é em média 2.000 a 60.000/µL, com menos de 90% de neutrófilos, enquanto uma articulação séptica terá em média 100.000 leucócitos/µL (25.000 a 250.000 células), com mais de 90% de neutrófilos. Deve-se fazer uma cultura do aspirado determinado como induzido por cristais, a fim de afastar uma infecção coexistente.

ABORDAGEM A
Dor/Inchaço articular não traumático

DEFINIÇÕES

ARTRITE GOTOSA: Condição de excesso de ácido úrico, levando à deposição de cristais de UMS nas articulações, especialmente no hálux.

PSEUDOGOTA: Condição de dor e inflamação articulares devidas a **cristais de pirofosfato de cálcio di-hidratado nas articulações**, que pode ser diagnosticada pela análise de cristais em forma de bastões, romboides, com birrefringência fracamente positiva.

ABORDAGEM CLÍNICA

Dependendo da etiologia, a dor pode estar presente em uma, duas ou mais articulações. É importante considerar a idade, história médica e perfil medicamentoso do paciente. Também é preciso levar em conta o estilo de vida e a história social do paciente, pois certas atividades podem predispô-lo a infecções específicas. Entre **os principais diagnósticos que devem ser considerados em uma articulação inchada não traumática estão gota (ou qualquer artrite induzida por cristais), artrite infecciosa, osteoartrite** e **artrite reumatoide**. As causas mais comuns de artrite monoarticular aguda em adultos incluem trauma, cristais e infecção.

Apresentação clínica

O primeiro episódio de gota frequentemente pode ser confundido com celulite. Apresenta-se com inchaço e dor, em geral de uma única articulação, acompanhados por eritema e calor. **Classicamente, um ataque de gota envolve a articulação metatarsofalângica do hálux**, chamada **podagra**, mas pode envolver qualquer articulação do organismo. Alguns casos não tratados têm resolução espontânea em 3 a 10 dias, sem nenhum sinal ou sintoma residual. **Durante um ataque agudo, o nível sérico de ácido úrico pode ser normal ou mesmo baixo**, provavelmente em resultado da deposição dos cristais de urato. Os níveis de ácido úrico, entretanto, são úteis para monitorar a terapia hipouricêmica entre ataques. Raios X podem mostrar alterações císticas na superfície articular, com lesões em saca-bocados e calcificações de tecidos moles. Esses achados são inespecíficos e também são encontrados na osteoartrite e na artrite reumatoide.

Uma infecção bacteriana costuma envolver apenas uma articulação (> 90% dos casos). As três articulações mais comumente afetadas são joelho, quadril e ombro. Uma artrite monoarticular *crônica* ou o envolvimento de duas ou três articulações podem ser causados por fungos ou micobactérias. No caso de artrite poliarticular (mais de três articulações) aguda, a etiologia pode ser endocardite ou infecção gonocócica disseminada.

As infecções bacterianas de uma articulação ocorrem mais comumente em pessoas com artrite reumatoide. A inflamação articular crônica, acoplada ao uso de esteroides, predispõe esse grupo a infecções pelo *Staphylococcus aureus*. Pacientes HIV-positivos podem desenvolver infecções articulares por pneumococos, salmonela ou mesmo por *Haemophilus influenzae*. Usuários de drogas intravenosas têm maior probabilidade de adquirir uma infecção por estreptococos, estafilococos, gram-negativos ou *Pseudomonas*.

A ADM da articulação é uma manobra importante do exame físico. **Uma articulação séptica apresenta uma ADM muito limitada devido à dor** associada ao derrame articular e febre. Entretanto, uma celulite, bursite ou osteomielite próxima em geral mantêm a ADM de uma articulação. Mais de 90% dos aspirados de uma articulação séptica apresentam cultura positiva.

A osteoartrite (OA) é mais comumente encontrada em pessoas acima de 65 anos (68% dos pacientes) e está associada a trauma, história de uso repetitivo da articulação e obesidade (especificamente para a OA do joelho). Afeta primariamente a cartilagem, mas termina por lesar a superfície óssea, sinóvia, menisco e ligamentos. A apresentação clínica comum é a de uma dor vaga e contínua profunda. Em geral, seu início gradativo e é exacerbada pela atividade e aliviada pelo repouso. Mais tardiamente, a dor tende a ser constante. Ao exame físico, pode-se sentir uma crepitação óssea à ADM passiva. Pode haver um pequeno derrame articular e atrofia da musculatura periarticular. Em estágio avançado, é encontrada deformidade articular com diminuição da ADM. **A radiografia costuma ser normal no início**, com desenvolvimento gradual de esclerose óssea, cistos subcondrais e osteófitos.

A artrite reumatoide (AR) é outra patologia comum que pode afetar pessoas em qualquer faixa etária, mas que em geral se apresenta inicialmente entre os 30 e 55 anos. Sua apresentação pode ser variada, desde uma artrite monoarticular intermitente a uma poliartrite cuja intensidade progride de forma gradual, causando incapacidade. Afeta mais mulheres que homens (3:1), e o tratamento costuma depender do estágio da doença no momento do diagnóstico. Entre os exames laboratoriais que podem ser anormais em pacientes com AR, estão fator reumatoide (FR) e anticorpos antiproteína citrulinada (anti-cCP) positivos, velocidade de hemossedimentação (VHS) elevada, proteína C-reativa elevada, anemia, trombocitose e baixa albumina. O nível de hipoalbuminemia em geral está correlacionado à gravidade da doença. O autoanticorpo anti-cCP é mais específico que o FR; adicionalmente, um anticCP positivo pode preceder em muitos anos as manifestações clínicas da doença.

Em 2010, o American College of Rheumatology e a European League Against Rheumatism (ACR/EULAR) desenvolveram uma nova abordagem para o diagnóstico de AR enfocando características encontradas nos estágios iniciais da doença. Segundo essa nova classificação, diagnostica-se AR se a pessoa apresenta sinovite (inchaço) em pelo menos uma articulação, excluindo-se todas as outras causas de sinovite, e tenha um escore individual de seis pontos ou mais (máximo de 10 pontos). Esse escore individual baseia-se tanto em fatores clínicos quanto laboratoriais, incluindo: número e local das articulações envolvidas, anormalidades sorológicas (FR e anti-cCP), elevação de marcadores da resposta de fase aguda (proteína C-reativa e VHS) e duração dos sintomas (Quadro 3.1).

Tratamento

A analgesia é um importante fator a considerar na terapia de todas as condições anteriormente descritas. No caso de um ataque agudo de gota, os fármacos principalmente usados são colchicinas, AINEs e glicocorticoides. Na população idosa, devemos levar em conta a possibilidade das complicações gastrintestinais dessas medicações. Para reduzir esses riscos, esteroides intra-articulares, bolsas de gelo e baixas doses de colchicina são usados com mais frequência. Em pacientes com ataques recorrentes de gota, pode-se usar medicação crônica a fim de manter os níveis séricos de ácido úrico abaixo de 5 mg/dL. Para a terapia de manutenção, costuma ser utilizado probenecida, que aumenta a excreção urinária do ácido úrico, ou alopurinol, que reduz a produção de ácido úrico.

Uma **articulação séptica requer cirurgia** para a drenagem de material infeccioso, seguida de antibióticos IV. O *S. aureus* resistente à meticilina (MRSA) em geral exige vancomicina, mas a cobertura antibiótica depende dos organismos específicos isolados.

> **Quadro 3.1 • CRITÉRIOS ACR/EULAR PARA O DIAGNÓSTICO DE ARTRITE REUMATOIDE**
>
> 1. Sinovite (inchaço) presente em pelo menos uma articulação
> 2. Exclusão de todos os outros diagnósticos de sinovite clínica
> 3. Escore individual > **6 pontos, alcançado com base nos seguintes critérios:**
>   a. Envolvimento articular: uma articulação grande[a] (nenhum ponto), 2-10 articulações grandes (1 ponto), 1-3 articulações pequenas[b] +/- articulação grande (2 pontos), 4-10 articulações pequenas +/- articulação grande (3 pontos), > 10 articulações (5 pontos)
>   b. Sorologia: FR **e** anti-CCP negativos (nenhum ponto), FR **ou** anti-CCP fracamente positivos (2 pontos), FR **ou** anti-CCP altamente positivos (3 pontos)
>   c. Reagentes de fase aguda: proteína C-reativa normal **e** VHS normal (nenhum ponto), proteína C-reativa anormal **ou** VHS anormal (1 ponto)
>   d. Duração dos sintomas: < 6 semanas (nenhum ponto), ≥ 6 semanas (1 ponto)

[a] Articulações grandes incluem ombros, cotovelos, quadris, joelhos e tornozelos.
[b] Pequenas articulações incluem punhos, MCF, IFP, 2ª a 5ª MTFs e interfalângicas do polegar.
Dados de Aletaha D, Neogi T, Silman AJ, et al. Rheumatoid arthritis classification criteria. Arthritis Rheum. 2010;62(9); 2569-2581.

O tratamento de artropatias degenerativas envolve exercícios de mobilidade, manutenção de amplitude de movimentos apropriada e perda de peso, se apropriado. Injeções intra-articulares de corticosteroides podem fornecer alívio por períodos variáveis, mas só devem ser administradas a cada 4 a 6 meses, a fim de evitar a destruição da cartilagem. As cirurgias, como prótese articular, geralmente estão reservadas para pessoas com doença grave que afeta suas funções quotidianas.

A terapia da artrite reumatoide envolve múltiplas modalidades. Educação e aconselhamento do paciente a respeito da progressão da doença, opções de tratamento e implicações para o estilo de vida são essenciais. Exercícios para manter a mobilidade articular e a força muscular são muito importantes, uma vez que a história natural da AR é o desenvolvimento de uma rigidez articular que se torna incapacitante. Fisioterapia e terapia ocupacional são importantes para abordar áreas específicas em que o paciente possa precisar de dispositivos adicionais para desempenhar atividades da vida diária.

Muitas categorias farmacológicas diferentes são usadas na AR, incluindo AINEs, glicocorticoides, **fármacos antirreumáticos modificadores da doença (FMARDs), anticitoquinas** e **analgésicos tópicos**. Os FMARDs incluem sulfasalazina e metotrexato. Infliximab e etanercept são exemplos de anticitoquinas. Os esquemas de tratamento são individualizados, e com frequência incluem uma combinação de dois ou três desses agentes. Os fármacos são efetivos, mas deve-se monitorar a possível hepatotoxicidade.

QUESTÕES DE COMPREENSÃO

3.1 Um homem de 26 anos chega com febre, disúria e dor no joelho esquerdo. Relata ser sexualmente ativo, com uma nova parceira; a última relação foi há duas semanas. Ao exame físico, está afebril e seu joelho esquerdo está eritematoso, inchado e sensível. Nega história prévia de artrite. Qual dos seguintes itens é o melhor passo a seguir?

A. HC com leucograma.
B. Raios X do joelho.
C. Aspiração do líquido sinovial.
D. Nível sérico de ácido úrico.

3.2 Uma mulher de 44 anos tem história de cinco meses de mal-estar e rigidez de mãos matinal que melhora ao longo do dia. Nota que as duas mãos estão envolvidas na altura dos pulsos. Os testes laboratoriais iniciais mostram VHS elevado e anti-CCP altamente positivo. Qual dos seguintes tratamentos tem maior probabilidade de levar ao melhor resultado em longo prazo para essa paciente?

A. Alopurinol.
B. Ibuprofeno.
C. Naproxeno.
D. Metotrexato.
E. Ceftriaxona intravenosa.

3.3 Um homem de 52 anos queixa-se de dor bilateral nos joelhos há cerca de um ano. Seu IMC é 40 kg/m². Qual das seguintes alternativas apresenta a melhor terapia?

A. Alopurinol.
B. Ibuprofeno.
C. Metotrexato.
D. Ceftriaxona intravenosa.
E. Glicocorticoides orais.

3.4 Um homem de 35 anos com hipertensão chega com início súbito de dor no hálux direito. Qual das seguintes alternativas apresenta o melhor tratamento?

A. Ibuprofeno.
B. Metotrexato.
C. Colchicina.
D. Antibióticos intravenosos.

RESPOSTAS

3.1 **C.** A artrite infecciosa está no alto do diagnóstico diferencial, devido ao perigo de artrite gonocócica. A história apoia esse diagnóstico. Esse paciente necessita de aspiração articular, à procura de diplococos gram-negativos e cristais, bem como para obter uma amostra para cultura. Ele provavelmente exigirá drenagem cirúrgica da articulação inchada e antibióticos IV.

3.2 **D.** Rigidez matinal, envolvimento das mãos e artrite simétrica são características comuns de AR. Segundo a ACR/EULAR, essa paciente satisfaz os critérios para o diagnóstico de AR de apresentação recente, pois tem envolvimento articular, sorologia positiva, elevação de reagentes de fase aguda e duração dos sintomas por mais de seis semanas. A terapia com FMARD, como o uso de metotrexato,

estaria indicada. O metotrexato, como um agente modificador da doença, alteraria a história natural da doença, em vez de apenas tratar os sintomas.
3.3 **B.** A obesidade é um fator de risco para osteoartrite, que é comum nos joelhos e apresenta-se com início gradual e piora dos sintomas. Juntamente com exercício e esforços para perder peso, um AINE, como ibuprofeno, pode fornecer alívio sintomático.
3.4 **C.** A artrite gotosa frequentemente se inicia no hálux ("podagra"), e o uso de HCTZ, um tratamento comum para hipertensão, também pode aumentar o risco. A colchicina pode fornecer um tratamento agudo efetivo.

> **DICAS CLÍNICAS**
>
> ▶ Uma articulação com vermelhidão e aumento **deve** ser aspirada a fim de afastar uma infecção articular.
> ▶ Trauma, infecção e cristais são as causas mais comuns de monoartrite aguda em adultos.

REFERÊNCIAS

Aletaha D, Neogi T, Silman AJ, et. al. Rheumatoid arthritis classification criteria. *Arthritis Rheum*. 2010;62(9);2569-2581.

Canoso J. Crystal-induced arthritis. In: Canoso JJ, ed. *Rheumatology in Primary Care*. Philadelphia, PA: Saunders WB; 1997:150-158.

Canoso J. Rheumatoid arthritis. In: Canoso JJ, ed. *Rheumatology in Primary Care*. Philadelphia, PA: Saunders WB; 1997:59-63.

Cush JJ, Lipsky PE. Approach to articular and musculoskeletal disorders. In: Fauci AS, Braunwald E, Kasper DL, et al, eds. *Harrison's Principles of Internal Medicine*. 17th ed. New York, NY: McGraw-Hill; 2008:2149-2158.

Helfgott SM. Evaluation of the adult with monoarticular pain. Up to Date, version 18.3. Updated September 2010.

Mochan E, Ebell MH. Predicting rheumatoid arthritis risk in adults with undifferentiated arthritis. *Am Fam Physician*. 2008;77:1451-1453.

CASO 4

Uma mulher de 22 anos que nunca esteve grávida vem à consulta depois que um teste doméstico de gravidez foi positivo. Não possui nenhuma história clínica significativa. Perguntada, diz que não tem certeza da data de sua última menstruação. Nega qualquer sintoma e está preocupada, pois não sentiu o bebê se mexer até agora. Também está preocupada porque fez radiografias dentárias recentemente, antes de descobrir que estava grávida. Nega o uso de drogas, álcool ou tabaco. Pergunta quando pode fazer uma ultrassonografia e um exame genético para afastar síndrome de Down.

- Em que momento dos cuidados pré-natais indica-se uma ultrassonografia?
- Que estudos laboratoriais estão indicados de rotina em uma primeira consulta pré-natal?
- Qual é o risco à gestação com base na exposição à radiação sofrida pela paciente?
- Qual é o melhor momento para o rastreamento com um teste de trissomia?

RESPOSTAS PARA O CASO 4:
Cuidados pré-natais

Resumo: Uma primigrávida de 22 anos sem nenhuma história clínica significativa anterior chega para sua primeira consulta pré-natal. Tem muitas perguntas referentes a seus cuidados e fez radiografias dentárias recentemente.

- **Indicações para uma ultrassonografia na gestação:** Segundo o American College of Obstetricians and Gynecologists (ACOG), obter uma ultrassonografia não é obrigatório no pré-natal de rotina de baixo risco. A ultrassonografia está indicada para a avaliação de incerteza quanto à idade gestacional, discrepâncias tamanho/data, sangramento vaginal, gestações múltiplas ou outras situações de alto risco[*].
- **Estudos laboratoriais recomendados na primeira visita pré-natal:** Hemograma completo (HC), antígeno de superfície da hepatite B (HBsAg), exame de HIV, rastreamento de reagina plasmática rápida (RPR) para sífilis, exame simples de urina e urocultura, anticorpos de rubéola, tipagem sanguínea e fator Rh com rastreamento de anticorpos, esfregaço de Papanicolaou (citopatológico) e *swab* cervical para gonorreia e *Chlamydia*.
- **Risco para a gestação com base na exposição à radiação por radiografias dentárias:** O risco para o bebê aumenta quando a exposição à radiação for maior do que 5 rad; a exposição à radiação por radiografias dentárias de rotina é 0,00017 rad.
- **Melhor momento para o rastreamento de trissomia:** As opções para rastreamento de trissomia incluem: exame da translucência nucal (TN) no primeiro trimestre por ultrassonografia ou um exame combinado TN e marcadores séricos hCG e proteína plasmática A associada à gestação (PAPP-A), entre 10 e 13 semanas, e um rastreamento tríplice (AFP, hCG, estriol) ou quádruplo (rastreamento tríplice mais inibina-A) no segundo semestre, entre 16 e 18 semanas de gestação, mas que pode ser realizado entre 15 e 20 semanas de gestação, se necessário. Evidências emergentes mostram que a combinação de resultados do rastreamento do primeiro e segundo semestres melhora a taxa de detecção da trissomia; consequentemente, durante a primeira visita pré-natal deve-se discutir o melhor momento para o rastreamento.

ANÁLISE

Objetivos

1. Aprender os componentes do aconselhamento pré-concepção e da visita pré-natal inicial.
2. Conhecer os testes de rastreamento recomendados e os intervalos das consultas pré-natais de rotina.
3. Aprender os aspectos psicossociais relevantes do fornecimento de cuidados pré-natais, incluindo temas importantes de aconselhamento.

---

[*] N. de R.T. No Brasil, usa-se essa mesma indicação que foi aprovada pelo Ministério da Saúde e pela FEBRASGO, que regulamenta as indicações obstétricas e ginecológicas.

Considerações

Os cuidados pré-natais ou antenatais oferecem a oportunidade tanto para realizar exames clínicos apropriados quanto para fornecer aconselhamento e orientação antecipatória. A gestação pode ser um momento de ansiedade, e com frequência as pacientes têm muitas perguntas. Um dos objetivos dos cuidados pré-natais é fornecer educação apropriada, a fim de contribuir para a redução da ansiedade e ajudar as mulheres a serem participantes ativas em seu próprio cuidado.

ABORDAGEM AOS Cuidados pré-natais

DEFINIÇÕES

IDADE MATERNA AVANÇADA: Grávidas que terão 35 anos ou mais na data provável do parto (DPP).

ISOIMUNIZAÇÃO: Desenvolvimento de anticorpos específicos em resultado de estimulação antigênica por material das hemácias de outro indivíduo. Por exemplo, isoimunização Rh significa uma mulher Rh-negativa que desenvolve anticorpos antid (fator Rh) em resposta à exposição ao antígeno Rh (D).

BACTERIÚRIA ASSINTOMÁTICA (BA): 100.000 ufc/mL ou mais de um agente patogênico puro em uma amostra de jato médio de urina, sem sintomas clínicos. A BA em gestantes aumenta o risco de pielonefrite aguda, parto prematuro e baixo peso ao nascer; portanto, a detecção precoce é importantíssima e o tratamento é obrigatório.

ACONSELHAMENTO GENÉTICO: Processo educacional fornecido/prestado por um profissional de saúde para indivíduos e famílias que tenham uma doença genética ou estejam em risco de tal doença. É concebido para dar aos pacientes e suas famílias informações sobre suas condições reais ou potenciais e ajudá-los a tomar decisões informadas.

TRANSMISSÃO VERTICAL: Passagem de infecções da mãe ao feto, no útero, durante o parto ou no pós-parto.

TESTES ANTENATAIS: Procedimento que busca identificar se o feto está em risco de insuficiência útero-placentar e morte perinatal. Alguns deles são o teste de não estresse e o perfil biofísico.

ABORDAGEM CLÍNICA

Pré-concepcional

Nos EUA, a primeira consulta pré-natal frequentemente tem lugar com oito semanas de gestação ou mais; entretanto, o maior risco para o desenvolvimento fetal ocorre antes desse momento. **Uma consulta pré-concepcional é a oportunidade ideal para que a paciente discuta com seu médico qualquer questão relacionada à possível gestação ou contracepção ocorrendo em um período de um ano da gestação.** A consulta pré-concepcional pode ser incluída durante consultas por diferentes motivos, incluindo problemas de fertilidade, contracepção, avaliação periódica de saúde, amenorreia recente, ou especificamente para aconselhamento pré-concepcional. Grosseiramente, metade das pacientes com um teste de gravidez negativo pode apresentar algum risco que poderia afetar adversamente uma futura gestação. Como cerca de 50% das gestações são não planejadas ou não intencionais, os médicos devem considerar o potencial de gravidez ao escrever cada receita médica.

As mulheres que desejam engravidar devem ser aconselhadas a evitar, sempre que possível, agentes potencialmente nocivos, como radiação, drogas, álcool, tabaco, medicamentos de venda livre (MVL), fitoterápicos e outros agentes ambientais. A **exposição à radiação acima de 5 rad está associada a danos fetais. Os procedimentos radiológicos mais comuns, incluindo radiografias dentárias, torácicas e de extremidades, expõem o feto somente a frações muito pequenas dessa quantidade de radiação.** Os fetos são particularmente sensíveis à radiação durante os estágios iniciais de desenvolvimento, entre 2 e 15 semanas após a concepção. Sempre que possível, o abdome e a pelve devem ser protegidos, fazendo-se radiografias somente quando os benefícios forem maiores que o risco potencial. Não se comprovou que estudos de ressonância magnética causem dano, mas não são recomendados durante a gestação, se puderem ser evitados. Não se demonstrou que a ultrassonografia seja nociva.

As mulheres devem evitar MVL, fitoterápicos, vitaminas, minerais e produtos nutricionais até que esses sejam liberados por seu obstetra. Também devem ser instruídas a começar uma suplementação de ácido fólico pelo menos um mês antes de tentar conceber. **Para mulheres de baixo risco, recomenda-se 400 a 800 µg de ácido fólico/dia, a fim de reduzir o risco de defeitos do tubo neural.** Recomendam-se doses mais altas em presença de certos fatores de risco. Para mulheres com diabetes melito ou epilepsia, recomenda-se 1 mg de ácido fólico por dia. **Uma mulher que teve um filho com defeito do tubo neural deve tomar 4 mg de ácido fólico/dia.**

Pode-se oferecer rastreamento genético específico a mulheres com determinados antecedentes étnicos. Pode-se oferecer rastreamento de traço falciforme a mulheres africanas e afro-americanas. Antecedentes franco-canadenses ou de judeus asquenazi são uma indicação para rastreamento de portadores de Tay-Sachs. Pode-se oferecer rastreamento de talassemia para mulheres do sudeste da Ásia ou do Oriente Médio, e para fibrose cística a mulheres brancas e judias asquenazi.

As mulheres que terão 35 anos ou mais na data prevista de parto devem ser educadas sobre o risco relacionado à idade, particularmente o risco aumentado de síndrome de Down. Devem ser informadas sobre os rastreamentos e exames diagnósticos existentes, assim como o período apropriado em que cada um pode ser realizado.

As mulheres com condições clínicas como diabetes, asma, doenças da tireoide, hipertensão, lúpus, tromboembolia e convulsões devem ser encaminhadas a profissionais experientes no manejo de gestações de alto risco. As mulheres com transtornos psiquiátricos devem ser manejadas conjuntamente com um psiquiatra e conselheiro/terapeuta, a fim de se beneficiarem de terapia farmacológica e comportamental. Essas pacientes podem exigir consultas mais frequentes. As pacientes com dependência de drogas, tabaco ou álcool devem ser educadas sobre os riscos e encaminhadas a centros de reabilitação/tratamento, a fim de abandonar a droga antes da concepção. Também se deve fazer educação sobre nutrição e exercício adequados durante a gestação. O aconselhamento pré-concepcional também pode abordar questões como prontidão financeira, apoio social durante a gestação e o período pós-parto, e questões de violência doméstica.

Consulta pré-natal inicial

A consulta inicial deve abordar todos os conceitos da visita pré-concepcional, caso essa não tenha ocorrido. Idealmente, a consulta inicial deve ser no primeiro trimestre. Nessa visita, deve-se fazer uma boa anamnese e exame físico detalhado, exames laboratoriais obstétricos iniciais e aconselhamento sobre a logística dos cuidados pré-natais. A anamnese deve iniciar com uma determinação da data da última menstruação (DUM) e sua confiabilidade. **Uma das informações mais cruciais é a correção da data.** Usa-se o primeiro dia da DUM para obter a data provável do parto (DPP), usando a regra de Naegele (subtrair três meses do primeiro dia da DUM e somar sete dias). Considera-se que a DUM é confiável quando satisfaz os seguintes critérios: a data é certa, a última menstruação foi normal, não houve uso de contraceptivos no último ano, a paciente não teve nenhum sangramento desde a DUM, e sua menstruação é regular. Se esses critérios não forem satisfeitos, deve-se realizar uma ultrassonografia. O ACOG estabeleceu outros critérios que podem ser usados com vistas a garantir a maturidade do feto no momento do parto, que incluem ultrassonografia precoce e o momento do teste de gravidez positivo.

Deve-se sempre fazer a anamnese com atenção particular para a história médica, gestações anteriores, resultado dos partos, complicações da gravidez, complicações neonatais e peso ao nascer. A história ginecológica deve enfocar a história menstrual, o uso de contraceptivos e a história de doenças sexualmente transmissíveis (DSTs). Alergias, medicações atuais – tanto prescritas quanto de venda livre – e o uso de substâncias também devem ser investigados. A história social deve considerar se a gravidez foi planejada, não planejada ou não intencional. Também cabe uma discussão de apoios sociais para a paciente durante o pré-natal e o pós-parto. Deve-se obter a história genética da família da paciente e de seu parceiro, se conhecida.

O exame inicial deve ser completo e avaliar a altura, o peso, a pressão arterial, a tireoide, as mamas e o exame físico geral e pélvico. Devem-se fazer exames específicos da gestação, incluindo uma estimativa da idade gestacional pelo tamanho uterino ou altura do fundo uterino e uma tentativa de ouvir os batimentos cardíacos fetais por fetoscópio Doppler. Deve-se poder ouvir os batimentos cardíacos fetais com 10 semanas de gestação, usando um fetoscópio Doppler portátil. A recomendação da pelvimetria não é mais considerada necessária, mas pode ser útil ter uma determinação subjetiva dos riscos de problemas durante o parto.

Os exames laboratoriais iniciais (Quadro 4.1) devem incluir tipagem sanguínea e grupo Rh, com painel de anticorpos, situação quanto à rubéola, HIV, antígeno de superfície de hepatite B, RPR, exame de urina, urocultura, Papanicolaou, *swab* cervical para gonorreia e *Chlamydia* e HC.

Deve-se abordar a logística das consultas pré-natais. Um protocolo típico inclui consultas mensais até 28 semanas de gravidez, quinzenais de 28 a 36 semanas e semanais de 36 semanas de gestação até o parto. As consultas devem ser mais frequentes

Quadro 4-1 • RESUMO DE EXAMES LABORATORIAIS PRÉ-NATAIS, SUAS IMPLICAÇÕES E AVALIAÇÃO

Exame laboratorial	Achados	Implicações	Próximo passo	Comentários
Hemoglobina	< 10,5 g/dL	Parto prematuro Baixos estoques fetais de ferro Identificar talassemia	Leve: teste terapêutico com ferro Moderado: ferritina e eletroforese da Hb	
Rubéola	Negativo	Não imune à rubéola	Ficar longe de pessoas doentes, vacinar no pós-parto	Vacina de vírus vivos atenuados no pós-parto
Tipagem sanguínea	Qualquer tipo	Pode ajudar o pediatra a identificar uma incompatibilidade ABO		
Fator Rh	Negativo	Pode ser suscetível à doença por Rh	Se o rastreamento de anticorpos for negativo, aplicar RhoGAM com 28 semanas, após qualquer trauma, complicação obstétrica ou procedimento invasivo e se o bebê for Rh+, bem como depois do parto	RhoGAM (imunoglobulina D) 300 μg IM x 1 dose com 28 semanas de gestação ou nas primeiras 72 horas após trauma, complicação, procedimento ou parto
Painel de anticorpos	Positivo	Pode indicar isoimunização	Identificar o anticorpo, depois seu título	Lewis vive, Kell mata, Duffy morre
Elisa HIV	Positivo	Pode indicar infecção por HIV	Western blot ou PCR; se positivo, inicie antirretrovirais, ofereça cesárea eletiva ou AZT (zidovudina) IV durante o parto	A intervenção reduz a transmissão vertical de 25 a 2% Inicia-se terapia antirretroviral no segundo trimestre
RPR ou VDRL	Positivo	Pode indicar sífilis	Anticorpo específico, como MHA-TP e, se positivo, estadiamento da doença	Menos de 1 ano, Penicilina IM x 1; > 1 ano ou desconhecido, penicilina IM semanal x 3
Gonorreia	Positivo	Pode causar parto prematuro, cegueira	Ceftriaxona 125 mg IM x 1 dose	
Chlamydia	Positivo	Pode causar cegueira neonatal, pneumonia	Azitromicina 1 g VO x 1 ou amoxicilina 500 mg PO 8/8 h x 7 dias	
Antígeno de superfície da hepatite B	Positivo	Paciente é infectante	Verifique provas de função hepática e sorologia de hepatite	Bebê precisa de HBIG e vacina de hepatite B

(continua)

Quadro 4-1 • RESUMO DE EXAMES LABORATORIAIS PRÉ-NATAIS, SUAS IMPLICAÇÕES E AVALIAÇÃO (continuação)

Exame laboratorial	Achados	Implicações	Próximo passo	Comentários
			para determinar se portador crônico ou hepatite ativa	
Urocultura	Positivo	25% das bacteriúrias assintomáticas podem causar pielonefrite	Tratar com antibióticos e repetir urocultura	Se o organismo for SGB, administrar penicilina durante o parto
Papanicolaou	Positivo	Somente um câncer invasivo alteraria o manejo	ASC-US = repetir o exame pós-parto; LSIL, HSIL = colposcopia	HPV reflexivo não recomendado em ASC-US
Translucência nucal (TN) (10-13 semanas) ou teste combinado (TN, hCG, e PAPP-A)	Positivo	Pode indicar trissomia	Ofereça cariótipo, ultrassonografias de acompanhamento, biópsia de vilosidades coriônicas (BVC) ou rastreamento no segundo trimestre	TN aumentada significa risco aumentado, não diagnóstico definitivo
Rastreamento de trissomia (15-20 semanas)	Positivo	Em risco de trissomia ou defeitos do tubo neural	Ultrassonografia básica para datação; se as datas forem confirmadas, oferecer amniocentese genética	Razão mais comum para rastreamento sérico anormal: erro de datas
Rastreamento de diabetes de 1 hora (26-28 semanas)	Positivo (elevado > 140)	Pode indicar diabetes gestacional	Faça TTG de 3 horas	Cerca de 15% das pacientes rastreadas serão positivas
Teste de tolerância à glicose de 3 horas	Dois valores anormais	Diabetes gestacional	Tente dieta ADA, monitore a glicemia; se elevada, pode precisar de remédios ou insulina	Cerca de 15% das mulheres com teste de diabetes (CG) de 1 hora anormal terão diabetes gestacional
Cultura SGB (35-37 semanas)	Positivo	Colonização do trato genital por SGB	Penicilina durante o parto	Ajuda a prevenir sepse precoce, pneumonia ou meningite do recém-nascido por SGB

Elisa, enzimaimunoensaio; PCR, reação em cadeia de polimerase; ASC-US, célula escamosa atípica de significado incerto; LSIL, lesão intraepitelial escamosa de baixo grau; HSIL, lesão intraepitelial escamosa de alto grau.
Reproduzida, com permissão, de Toy EC, Baker B, Ross P, Jennings J. Caso Files: Obstetrics and Gynecology. 3rd ed. New York, NY: McGraw-Hill; 2009.

caso surja qualquer problema, ou se todas as questões não forem abordadas durante as consultas marcadas.

O **ACOG não estipula ultrassonografias de rotina em pacientes sem complicações.** A ultrassonografia é considerada precisa para estabelecer a idade gestacional, o número de fetos, a viabilidade e a localização da placenta. Portanto, deve-se fazer ultrassonografia em pacientes sem critérios confiáveis de datação, com uma discrepância entre crescimento uterino medido e esperado, e em caso de uma gestação pós-datada, suspeita de gestação gemelar, suspeita de problemas placentares, anormalidades cromossômicas ou outros problemas. Para estimativas de idade gestacional, a margem de erro da ultrassonografia é de uma semana no primeiro trimestre, duas semanas no segundo trimestre e três semanas no terceiro trimestre. Se as datas por ultrassonografia e DUM apresentarem diferenças maiores, deve-se recalcular a data de parto com base nos achados ecográficos.

A consulta deve terminar com uma explicação adequada de todas as preocupações da paciente e seu parceiro. As mulheres devem ser informadas que, em uma gestação sem complicações, a atividade sexual não está associada a qualquer dano, embora possam existir condições surgindo durante uma gestação que desaconselham a atividade sexual. Antes que a paciente saia do consultório, deve-se marcar a próxima consulta. A paciente também deve ser educada sobre precauções de parto prematuro, sinais de gravidez ectópica e situações em que se deve chamar o médico ou ir à unidade de rastreamento obstétrico para avaliação.

Consultas subsequentes

Em consultas pré-natais de acompanhamento, preocupações ou perguntas feitas pela paciente devem ser respondidas. O examinador deve perguntar questões especificamente direcionadas a sintomas sugestivos de complicações, que incluem hipertensão gestacional, pré-eclâmpsia, infecções (urinárias, vaginais, etc.), comprometimento fetal, placenta prévia/descolamento prematuro de placenta e parto prematuro ou rotura prematura de membranas. A cada visita, a paciente deve ser perguntada sobre sangramento vaginal, perda de líquido, dores de cabeça, alterações visuais, dor abdominal, disúria, edema facial ou de extremidades superiores, secreção vaginal e sensação subjetiva de movimentos fetais.

Em cada consulta subsequente, o exame deve incluir peso, pressão arterial, medida da altura uterina e batimentos cardíacos fetais usando um Doppler portátil. Além disso, deve-se realizar um exame de urina a cada consulta, para determinar a presença de proteína, glicose ou infecção.

Testes e estudos laboratoriais subsequentes

Entre 15 a 20 semanas de gestação (de preferência entre 16 e 18 semanas), deve-se oferecer às pacientes um teste de múltiplos marcadores, que faz rastreamento de trissomia 21, trissomia 18 e defeitos do tubo neural. As duas modalidades mais comuns de rastreamento do feto para essas anomalias são o rastreamento tríplice e o quádruplo. O rastreamento tríplice verifica os níveis séricos de gonadotrofina coriônica humana (hCG), estriol não conjugado e α-fetoproteína; o quádruplo inclui ainda a inibina-A. **O rastreamento tríplice tem sensibilidade de aproximadamente 65 a 69% e especificidade de 95% na detecção de aneuploidia.** O quádruplo aumenta a sensibilidade para aproximadamente 80%, sem reduzir a especificidade. A causa mais comum para um rastreamento sérico falso-positivo é uma datação incorreta da idade gestacional. Durante o primeiro trimestre, pode-se medir a translucência nucal do feto por ultrassonografia, combinada com níveis de análogos séricos maternos (i.e., hCG livre e proteína plasmática A associada à gestação [PAPP-A]). Esses exames podem ser realizados entre 10 a 14 semanas de gestação; sua sensibilidade e especificidade são determinadas pelo ponto de corte de risco usado (p. ex., para a trissomia 21, a sensibilidade é de 85,2% quando a especificidade é 90,6%; com uma especificidade de 95%, a sensibilidade é 78,7%). As mulheres devem ser informadas sobre as limitações de sensibilidade e especificidade dos exames, as implicações psicológicas de um resultado positivo, o impacto potencial de dar à luz um filho com síndrome de Down, os riscos associados ao diagnóstico pré-natal e ao aborto no segundo trimestre, e os atrasos inerentes ao processo.

Deve-se oferecer diagnóstico pré-natal por amniocentese ou biópsia de vilosidades coriônicas (BVC) a mulheres com risco aumentado de aneuploidia. Esse grupo inclui aquelas que terão mais de 35 anos por ocasião do parto, com feto único (mais de 32 anos no momento do parto em uma gestação gemelar), mulheres com um feto portador de uma anomalia estrutural importante identificada por ultrassonografia, mulheres com marcadores ecográficos de aneuploidia (incluindo aumento da espessura nucal); mulheres que tiveram uma gestação anterior afetada, casais com uma translocação, inversão cromossômica ou aneuploidia conhecida, e mulheres com um rastreamento sérico materno positivo. A amniocentese pode ser realizada após 15 semanas de gestação e está associada a um risco de 0,5% de abortamento espontâneo. A BVC é feita entre 10 e 12 semanas de gestação e tem um risco de 1 a 1,5% de abortamento espontâneo. A BVC pode estar associada a defeitos de redução de membro transverso (1 por 3.000 a 1 por 1.000 fetos). Também se deve oferecer teste de α-fetoproteína no soro materno a mulheres que farão BVC, para testar defeitos do tubo neural. Mulheres acima de 35 anos no momento do parto podem optar por rastreamento sérico e ultrassonografia antes de decidir se farão a amniocentese. **Embora o risco de trissomia do 21 aumente com a idade materna, estima-se que as mães de 75% dos fetos afetados tenham menos de 35 anos no momento do parto.**

O ACOG e a American Diabetes Association recomendam o rastreamento de todas as gestantes para o diabetes gestacional com 24 a 28 semanas de gestação, exceto mulheres em baixo risco (p. ex., menos de 25 anos, grupo étnico de baixo risco, peso pré-gestacional normal, sem história de metabolismo anormal da glicose, nenhum mau resultado obstétrico prévio e nenhum parente em primeiro grau com diabetes). O rastreamento é padrão nos EUA, com 94% dos médicos relatando rastreamento universal.

Entre 24 e 28 semanas de gestação, as pacientes devem fazer um rastreamento de diabetes gestacional com um teste de carga de 50 g de glicose com duração de 1 hora. A maioria das diretrizes considera um valor acima de 140 mg/dL como anormal, enquanto estudos novos defendem o uso de um valor de 135 mg/dL. Um valor de 200 mg/dL ou mais geralmente é diagnóstico de diabetes gestacional. Quando o rastreamento é positivo, deve-se realizar um teste de tolerância à glicose (TTG) de três horas (após um jejum noturno), administrando-se à paciente uma carga de 100 mg de glicose e obtendo amostras de glicemia em jejum e em 1, 2 e 3 horas; dois valores positivos entre os quatro geralmente estabelecem o diagnóstico de diabetes gestacional. Um diagnóstico de diabetes gestacional impacta a gestação, mas também aumenta o risco de diabetes tipo II na paciente ao longo da vida.

Com 28 semanas de gestação, obtém-se novas amostras de RPR e hemoglobina/hematócrito nas pacientes em risco de sífilis e anemia, respectivamente. Além disso, uma paciente Rh-negativa deve receber a imunoglobulina Rho(D) (RhoGAM) nesse momento; também deve receber imunoglobulina Rho(D) no parto e em qualquer caso de trauma. Deve-se oferecer uma dose de imunoglobulina Rho(D) a mulheres Rh-negativas não sensibilizadas após um aborto espontâneo ou induzido, interrupção de gravidez ectópica, BVC, amniocentese, cordocentese, versão cefálica externa, trauma abdominal e sangramento no segundo ou terceiro trimestres. A administração de imunoglobulina Rho(D) pode ser considerada antes das 12 semanas de gestação em mulheres com ameaça de abortamento com embrião vivo, mas a aloimunização Rh é rara.

Os Centers for Disease Control and Prevention (CDC) e o ACOG recomendam que se ofereça a **todas as mulheres rastreamento de estreptococos do grupo B (SGB) por cultura vaginorretal com 35 a 37 semanas de gestação** e que mulheres colonizadas sejam tratadas com antibióticos IV no momento do parto ou rotura das membranas, a fim de reduzir o risco de infecção neonatal por SGB. O **método adequado de coleta consiste em passar um *swab* na vagina inferior, área perineal e reto**. Entre 10 e 30% das mulheres testadas terão colonização por SGB. Como a bacteriúria com SGB indica uma forte colonização materna, devem-se oferecer antibióticos intraparto a mulheres com bacteriúria por SGB, sem necessidade de cultura retovaginal. Similarmente, devem-se oferecer antibióticos intraparto a mulheres com outro filho diagnosticado com infecção por SGB.

Se uma paciente não entrar em trabalho de parto até 42 semanas de gestação, deve-se considerar a indução do parto, a fim de reduzir o risco de mortalidade e morbidade neonatal. Vários estudos mostraram redução de riscos com indução em 41 semanas de gestação. O ACOG recomenda testes de bem-estar fetal duas vezes por semana em gestações prolongadas, a partir da 42ª semana de gravidez.

Vacinações durante a gravidez

Deve-se oferecer a vacina trivalente de influenza IM a mulheres que estarão no terceiro trimestre durante a temporada de influenza. A vacina contra a influenza é segura em qualquer estágio da gestação, desde que não haja alergia a nenhum de seus componentes. A vacinação com toxoide tetânico também pode ser administrada com segurança durante a gravidez. As vacinas contra a varicela, rubéola e a vacina intranasal de vírus vivos atenuados contra a influenza não são aconselhadas durante a gestação. Gestantes não imunes à rubéola devem ser vacinadas contra a doença após o nascimento do bebê.

QUESTÕES DE COMPREENSÃO

4.1 Uma mulher de 24 anos vem para a primeira consulta pré-natal. Com base na DUM, está com nove semanas de gestação, porém maiores perguntas mostram que não tem certeza do primeiro dia da DUM. Qual dos seguintes itens seria a estimativa mais acurada de sua idade gestacional?

A. Usar sua DUM se consistente com o tamanho uterino.
B. Uma ultrassonografia de primeiro trimestre.
C. Uma ultrassonografia de segundo trimestre.
D. Um nível quantitativo de hCG sérica.

4.2 Uma gestante de 38 anos vem para sua primeira consulta com 12 semanas de gestação. Pede um "rastreamento genético", porque está preocupada com sua idade materna avançada. Não quer nenhum teste invasivo que possa causar um possível aborto. Qual dos seguintes itens é a conduta mais apropriada a oferecer a essa paciente?
   A. Se não houver história pessoal ou familiar de defeitos genéticos, nenhum rastreamento é necessário.
   B. Colher sangue para rastreamento tríplice ou quádruplo, pois a paciente tem idade materna avançada.
   C. Rastreamento por translucência nucal e testes de hCG e proteína plasmática A associada à gestação (PAPP-A).
   D. Ofereça à paciente biópsia de vilosidades coriônicas.

4.3 Uma mulher de 28 anos com uma história de epilepsia vem para uma consulta pré-concepcional. Qual dos seguintes itens é o conselho mais importante para essa paciente?
   A. Rastreamento de diabetes antes da gravidez.
   B. EEG normal antes da concepção.
   C. Suplementação de folato antes da concepção.
   D. Suspender a medicação para epilepsia antes da gravidez e durante o primeiro trimestre.

4.4 Verifica-se que uma mulher de 28 anos G1P0 com 16 semanas de gestação é Rh-negativa. Qual dos seguintes itens é o próximo passo mais apropriado para essa paciente?
   A. Administrar RhoGAM agora.
   B. Verificar o painel de anticorpos da paciente (Coombs indireto).
   C. Marcar uma amniocentese para avaliar a presença de isoimunização.
   D. Aconselhar a paciente a interromper a gravidez.

RESPOSTAS

4.1 **B.** Uma ultrassonografia no primeiro trimestre é correta em um intervalo de ±1 semana para data gestacional e seria a avaliação mais precisa de idade gestacional entre as opções listadas.

4.2 **C.** Com a idade gestacional de 10 a 13 semanas, pode-se realizar rastreamento de trissomia no primeiro trimestre por ultrassonografia, procurando uma área ecolucente atrás do pescoço fetal, chamada translucência nucal. Essa medida, juntamente com hCG e PAPP-A sérico, pode fornecer uma avaliação de risco para trissomia.

4.3 **C.** Mulheres com uma história de epilepsia devem receber uma suplementação de 1 mg de ácido fólico por dia, a fim de ajudar a prevenir defeitos do tubo neural. Em geral, as medicações para a epilepsia devem ser continuadas, embora o tipo de medicação possa ser mudado. Por exemplo, o uso de ácido valproico está associado a uma taxa relativamente alta de defeitos do tubo neural e, se possível, deve-se usar outro fármaco.

4.4 **B.** Para mulheres Rh-negativas, o próximo passo é determinar o painel de anticorpos ou teste de Coombs indireto. Se o painel de anticorpos for negativo, não há nenhuma isoimunização, e administra-se RhoGAM com 28 semanas de gestação e no parto, se o bebê for confirmado como Rh-positivo. Administra-se RhoGAM para impedir isoimunização. Se o painel de anticorpos for positivo e a identidade do anticorpo é confirmada como Rh (antid), então a determinação de seu título ajudará a saber a probabilidade de defeito fetal. Um título baixo pode ser observado, enquanto um título alto deve levar a mais exames, como ultrassonografia e possivelmente amniocentese.

DICAS CLÍNICAS

▶ Com frequência, a primeira consulta pré-natal é marcada depois de ocorrida a organogênese fetal. Por essa razão, uma consulta pré-concepcional pode ser muito benéfica. Além disso, ao prescrever qualquer fármaco, os médicos devem considerar a possibilidade de que qualquer mulher em idade reprodutiva possa engravidar.

▶ Deve-se oferecer aconselhamento genético a qualquer mulher que *terá* 35 anos ou mais na data provável de parto (DPP).

▶ A suplementação com ácido fólico é importante para todas as mulheres, e a dose diária recomendada baseia-se em fatores de risco individuais, como terapia anticonvulsivante ou uma gestação anterior com um defeito do tubo neural.

▶ Se todos os critérios forem satisfeitos, pode-se usar a regra de Naegele para determinar a DPP (subtraia três meses, adicione sete dias). Se houver qualquer incerteza, deve-se confirmar a data por ultrassonografia, de preferência no primeiro trimestre.

REFERÊNCIAS

Briscoe D, Nguyen H, Mencer M, et al. Management of pregnancy beyond 40 weeks' gestation. *Am Fam Physician*. 2005;71(10):1935-1941.

Brundage SC. Preconception health care. Am Fam Physician. 2002;65(12):2507-2514.

Graves JC, Miller KE, Sellers AD. Maternal serum triple analytic screening in pregnancy. *Am Fam Physician*. 2002;65(5):915-920.

Institute for Clinical Systems Improvement (ICSI). *Health Care Guideline: Routine Prenatal Care.* Bloomington, MN: Institute for Clinical Systems Improvement (ICSI); July 2010.

Kirkham C, Harris S, Grzybowski S. Evidence-based prenatal care: part I. General prenatal care and counseling issues. *Am Fam Physician*. 2005;71(7):1307-1316.

Kirkham C, Harris S, Grzybowski S. Evidence-based prenatal care: part II. Third-trimester care and prevention of infectious diseases. *Am Fam Physician*. 2005;71(8):1555-1560.

National Collaborating Centre for Women's and Children's Health. *Antenatal Care: Routine Care for the Healthy Pregnant Woman*. London: RCOG Press; June 2008.

Veterans Health Administration, Department of Defense. DoD/VA *Clinical Practice Guidelines for the Management of Uncomplicated Pregnancy*, version 2.0. Washington, DC: Department of Veteran Affairs; 2009.

Wapner R, Thom E, Simpson JL, et al. First-trimester screening for trisomies 21 and 18. *N Engl J Med*. 2003;349:1405-1413.

CASO 5

Uma mãe leva seu filho, um menino de 6 meses, ao seu consultório para uma consulta de rotina de puericultura. A mãe está preocupada porque ele ainda não diz "mama", porque o bebê de sua melhor amiga disse "mama" aos 6 meses. Após uma gravidez sem complicações de uma mãe G1P1 de 23 anos, o bebê nasceu de parto vaginal espontâneo, a termo, e não apresentou complicações no período neonatal. É seu paciente desde o nascimento. Seu crescimento e desenvolvimento têm sido apropriados até agora, e as imunizações de rotina estão em dia. Teve uma infecção das vias aéreas superiores com 5 meses, tratada sintomaticamente. Não há história familiar de qualquer distúrbio de desenvolvimento, audição ou fala. Desde o nascimento, o menino é alimentado com leite artificial infantil enriquecido com ferro. Cereais e outros alimentos infantis foram introduzidos a partir dos quatro meses. Ele vive com seus pais, que não são fumantes.

Ao exame, ele é um bebê vigoroso, com peso e comprimento no percentil 50 e perímetro cefálico no percentil 75. Seu exame físico é normal. Ao exame de desenvolvimento, vê-se que ele senta sem apoio por um breve período de tempo, estende uma mão para sua lanterna de exame, usa a palma da mão num movimento de varredura para pegar um pequeno biscoito e o leva à boca, e balbucia frequentemente.

▶ Que imunizações você recomendaria nessa visita?
▶ Em que idade um bebê deveria dizer "mama" e "papa"?
▶ A mãe do bebê pergunta quando pode colocá-lo em um assento de carro para bebê voltado para a frente. Qual é sua recomendação?

RESPOSTAS PARA O CASO 5:
Cuidados de puericultura (criança sadia)

Resumo: Uma criança sadia de 6 meses é trazida para um exame de puericultura de rotina.

- **Imunizações recomendadas para uma consulta de puericultura aos 6 meses (em uma criança com imunizações de rotina em dia)**: terceira dose da vacina tríplice contra difteria, tétano e *pertussis* acelular (DTPa), terceira dose contra hepatite B, terceira dose contra *Haemophilus influenzae* tipo b (Hib) e terceira dose contra rotavírus; a terceira dose de vacina inativada contra a pólio pode ser administrada entre 6 e os 15 meses de idade.
- **Idade em que uma criança deve dizer "mama" e "papa"**: a maioria das crianças começa a dizer "papa" ou "mama" de forma não específica entre 6 e 9 meses, e de forma específica em geral entre 8 e 12 meses.
- **Recomendações para continuar em um assento de carro para bebê voltado para trás**: uma criança deve continuar em um assento de carro para bebê voltado para trás até que pese pelo menos 9 kg *e* tenha pelo menos 1 ano.

ANÁLISE

Objetivos

1. Aprender os componentes básicos de um exame de criança sadia.
2. Conhecer o calendário de imunizações de rotina para crianças.
3. Conhecer marcos comuns do desenvolvimento de bebês.

Considerações

O exame pediátrico da criança sadia serve a muitos propósitos úteis. Oferece uma oportunidade para que os pais, principalmente pais estreantes, façam perguntas sobre seu filho e para que o médico aborde questões específicas. Permite ao médico avaliar o crescimento e o desenvolvimento da criança de forma sistemática e realizar um exame físico adequado. Também permite uma revisão de condições clínicas, tanto agudas quanto crônicas. Quando realizada nos intervalos recomendados, cria uma oportunidade para fornecer imunizações apropriadas para a idade, rastreamento e orientação preventiva. Finalmente, contribui para desenvolver uma boa relação médico-paciente-família, que pode promover a saúde e servir como uma ferramenta efetiva no manejo da doença.

ABORDAGEM À Consulta de puericultura da criança sadia

DEFINIÇÕES

AMBLIOPIA: Redução ou perda da visão em um olho por falta de uso. O estrabismo é a causa mais comum de ambliopia.

ESTRABISMO: Mau alinhamento ocular.

ABORDAGEM CLÍNICA

História pediátrica

Para os propósitos de visitas de puericultura de rotina, deve-se fazer uma anamnese abrangente na consulta inicial e, em consultas subsequentes, focalizar a anamnese no intervalo decorrido. A história inicial deve incluir uma oportunidade para que os pais mencionem quaisquer perguntas ou preocupações que possam ter. Pais recentes, especialmente de primeira viagem e pais jovens, com frequência têm muitas perguntas ou ansiedades sobre seu filho. A capacidade de discuti-las com o médico ajudará a tecer uma relação médico-paciente-família positiva e melhorar a satisfação dos pais com o cuidado de seu filho.

Deve-se obter uma história médica pregressa completa, que deve começar com uma história gestacional e pré-natal detalhada, incluindo duração da gestação, todas as complicações da gravidez, todas as medicações usadas, tipo de parto, peso de nascimento do bebê e qualquer problema neonatal. Deve-se registrar qualquer doença crônica ou aguda significativa e revisar o uso de todas as medicações, tanto prescritas quanto de venda livre.

A história familiar deve ser detalhada, incluindo informações (quando disponíveis) sobre os parentes tanto maternos quanto paternos. A história social completa é crucial para cuidados pediátricos. Informações sobre os pais, incluindo nível educacional, relações, crenças religiosas, uso de substâncias (tabaco, álcool, drogas), e fatores socioeconômicos, pode fornecer percepções significativas sobre a saúde e o desenvolvimento da criança.

Devem-se aplicar esforços para obter prontuários médicos antigos, quando disponíveis. Com frequência, é possível encontrar gráficos de crescimento, registros de imunização, resultados de exames de rastreamento e outras informações valiosas que podem auxiliar a avaliação da criança, reduzindo a duplicação desnecessária de intervenções já realizadas antes.

Crescimento

A cada consulta de puericultura, devem-se registrar o peso e a altura da criança e marcá-los em um gráfico-padrão de crescimento. Em crianças abaixo de 3 anos, também se mede e marca o perímetro cefálico no gráfico. Deve-se aferir a pressão arterial de crianças acima de 3 anos usando um manguito pediátrico de tamanho apropriado. Variações significativas de normas populacionais ajustadas para a idade aceitas, ou crescimento que se desvia de curvas de crescimento previstas, podem justificar uma avaliação mais extensa. Alguns definem insuficiência de crescimento como peso abaixo do percentil 3 ou 5 para idade, e outros como desacelerações de crescimento que cruzem dois percentis de crescimento importantes em um curto período. Qualquer ganho ou perda ponderal significativa pode causar uma discussão aprofundada sobre nutrição e ingestão calórica.

Desenvolvimento

Uma avaliação do desenvolvimento da criança nas áreas de **motricidade, motricidade fina/adaptativa, linguagem** e **habilidades sociais/pessoais** é um aspecto importante das consultas de puericultura. Existem numerosas ferramentas de rastreamento para auxiliar nessas avaliações, como o teste de rastreamento de desenvolvimento Denver II, o Parents' Evaluations of Developmental Status (PEDS) e outros, e em geral envolvem tanto respostas dos pais sobre o comportamento do filho em casa quanto observações da criança no consultório. Retardos persistentes no desenvolvimento, tanto globais quanto em áreas individuais de habilidades, devem levar a uma avaliação de desenvolvimento mais aprofundada, uma vez que intervenções precoces podem ajudar de forma efetiva no manejo de algumas anormalidades de desenvolvimento. O Quadro 5.1 resume muitos dos marcos importantes do desenvolvimento motor, linguístico e social da primeira infância.

Exames de rastreamento

Existem vários exames de rastreamento utilizados para prevenir doenças e promover o desenvolvimento e o crescimento físico adequados, incluindo testes para doenças congênitas, rastreamento de chumbo, avaliação de anemia em crianças e rastreamentos auditivos e visuais.

Todos os estados dos EUA exigem o rastreamento de todos os recém-nascidos para doenças congênitas específicas; entretanto, as doenças-alvo variam entre os estados. **Todos os estados requerem os exames de fenilcetonúria (PKU) e hipotireoidismo congênito**, uma vez que o tratamento precoce pode prevenir o desenvolvimento de deficiência mental profunda. Outras doenças que são alvo comum de rastreamento incluem hemoglobinopatias (incluindo anemia falciforme), galactosemia e outros erros congênitos do metabolismo. O rastreamento é feito com a coleta de sangue dos recém-nascidos antes da alta hospitalar. Em alguns estados, repete-se o rastreamento neonatal na primeira consulta de puericultura, em geral por volta de duas semanas de idade.

Em todo o país, a prevalência de envenenamento infantil por chumbo diminuiu, primariamente devido ao uso de gasolina e tintas sem chumbo. Entretanto, em algumas comunidades, o risco de exposição é mais alto. Os CDC e a American Academy

Quadro 5.1 • MARCOS DO DESENVOLVIMENTO

Idade	Motricidade	Linguagem	Social	Outro
1 mês	Reage à dor	Responde ao barulho	Olha o rosto humano Estabelece contato visual	
2 meses	Olhos seguem objeto até a linha média Cabeça erguida em decúbito ventral	Vocalizações	Sorriso social Reconhece pai e mãe	
4 meses	Olhos seguem objeto além da linha média Vira-se e rola	Ri e guincha	Olha a própria mão	
6 meses	Senta bem sem apoio Transfere objetos de uma mão para outra (troca mãos) Vira da posição de decúbito ventral para dorsal	Balbucia	Reconhece estranhos	Ajuda mnemônica: Seis estranhos trocam de assento aos 6 meses
9 meses	Preensão em pinça (10 meses) Engatinha Caminha segurando-se na mobília	Diz "mama," "papa," e "tchau"	Começa a explorar	Pode engatinhar, portanto pode explorar São precisos 9 meses para ser "mama" Agarra a mobília para caminhar
12 meses	Caminha Joga objeto	1 a 3 palavras Obedece ordens de um passo	Ansiedade na presença de estranhos e de separação	Caminhar para longe da mãe causa ansiedade Sabe uma palavra com 1 ano
2 anos	Sobe e desce escadas Copia uma linha Corre Chuta bola	Frases de 2 a 3 palavras Metade da fala é compreendida por estranhos Refere-se a si mesmo pelo nome Pronomes	Brincadeiras paralelas	Junta duas palavras com 2 anos Aos 2 anos, 2/4 (1/2) da fala entendido por estranhos
3 anos	Copia um círculo Pedala um triciclo Pode montar uma ponte de três cubos Repete três números	Fala em frases 3/4 da fala é compreendida por estranhos Reconhece três cores	Brinca em grupo Joga jogos simples Conhece gêneros Sabe nome e sobrenome	Triciclo, três cubos, três números, três cores, três crianças fazem um grupo Aos 3 anos, 3/4 da fala compreendida por estranhos

(continua)

Quadro 5.1 • MARCOS DO DESENVOLVIMENTO (continuação)				
Idade	Motricidade	Linguagem	Social	Outro
4 anos	Identifica partes do corpo	Fala totalmente compreendida por estranhos	Brinca com crianças, interação social	Música "cabeça, ombro, joelho e pé" quatro partes que lembram que aos 4 anos pode-se identificar as partes do corpo
	Copia uma cruz	Usa o passado para falar de coisas que aconteceram antes		Aos 4 anos, 4/4 da fala são entendidos por estranhos
	Copia um quadrado (4,5 anos) Pula corda Atira bola	Conta uma história		Uma criança de 4 anos pode copiar duas linhas para desenhar uma cruz e um quadrado, que tem quatro lados
5 anos	Copia um triângulo Agarra uma bola Veste-se parcialmente	Escreve o nome Conta 10 objetos		
6 anos	Desenha uma pessoa com seis partes Amarra os sapatos Pula alternando os pés	Identifica direita e esquerda		Ajuda mnemônica: Aos seis anos: pula alternando os pés, sapatos, pessoas com partes

Modificado, com permissão, de Hay WW, Hayword AR, Levin MJ, Sondheimer JM. Current Pediatric Diagnosis and Treatment. 17th ed. New York, NY: McGraw-Hill; 2005.

of Pediatrics recomendam o rastreamento universal de crianças para envenenamento por chumbo aos 12 meses, com repetição aos 2 anos em comunidades onde 27% ou mais das casas foram construídas antes de 1950 ou onde 12% ou mais das crianças apresentam uma concentração venosa de chumbo acima de 10 µg/dL. Em outras comunidades, o rastreamento deve ser direcionado a crianças em alto risco (Quadro 5.2).

A deficiência de ferro é a causa mais comum de anemia em crianças, mas o enriquecimento de leites e cereais infantis com ferro ajudou a reduzir sua ocorrência. As crianças que bebem mais de 700 mL de leite de vaca, têm dietas pobres em ferro, tiveram baixo peso ao nascer ou foram prematuras, ou cujas mães tinham deficiência de ferro, estão em maior risco. Pode-se avaliar a deficiência de ferro medindo-se a hemoglobina ou hematócrito, geralmente entre os 6 e os 12 meses. Pode-se considerar repetir esses testes anualmente até o final da adolescência, especialmente em crianças de alto risco. Pode-se administrar empiricamente um teste de suplementação de ferro e modificação alimentar a uma criança anêmica. A ausência de resposta à terapia férrica justifica uma maior avaliação de outras causas de anemia.

Atualmente, a maioria dos estados considera obrigatório o rastreamento auditivo de recém-nascidos, por resposta auditiva do tronco cerebral ou emissão otoacústica evocada. Independentemente da obrigação legal, todas as crianças de alto risco, que incluem as com história familiar de perda auditiva na infância, anoma-

> **Quadro 5.2** • ELEMENTOS DE UM QUESTIONÁRIO SOBRE O RISCO DE CHUMBO
>
> **Questões recomendadas**
>
> - Seu filho vive ou visita regularmente uma casa construída antes de 1950? Pode incluir creche, pré-escola, a casa de uma babá ou familiar, etc.
> - Seu filho vive ou visita regularmente uma casa construída antes de 1978 com reforma recente, em andamento ou planejada?
> - Seu filho tem um irmão, irmã, companheiro de domicílio ou amiguinho sendo acompanhado por envenenamento por chumbo?
>
> **Questões que podem ser consideradas por região ou localidade**
>
> - Seu filho mora com um adulto cujo trabalho (p. ex., fundição de latão/cobre, estande de tiro, oficina de automóveis ou barcos ou oficina de renovação de móveis) ou *hobby* (p. ex., eletrônica, pesca, fazer vitrais ou cerâmica) envolve exposição a chumbo?
> - Seu filho vive perto de uma oficina ou indústria (p. ex., fundição de minérios, reciclagem de baterias) que envolva o uso de chumbo?
> - Seu filho usa objetos de cerâmica ou ingere medicações suspeitas de ter alto conteúdo de chumbo?
> - Seu filho está exposto à queima de madeira pintada com chumbo?
>
> Reproduzido, com permissão, de Stead LG, Stead SM, Kaufman MS. First Aid for the Pediatrics Clerkship. New York, NY: McGraw-Hill; 2004:39-40.

lias craniofaciais, síndromes associadas à perda auditiva (como neurofibromatose), ou infecções associadas à perda auditiva (como meningite bacteriana), devem ser rastreadas. A avaliação de problemas auditivos de crianças até 2 anos pode ser feita perguntando-se aos pais ou fazendo testes no consultório, estalando os dedos, ou usando chocalhos e outros objetos que fazem barulho. Em crianças de 4 anos ou mais, deve-se fazer uma audiometria formal no consultório. Qualquer perda auditiva deve ser imediatamente avaliada e encaminhada para intervenção precoce, se preciso.

O rastreamento visual também pode iniciar no berçário. A avaliação do reflexo vermelho à oftalmoscopia deve ser parte padrão do exame do recém-nascido. A presença do reflexo vermelho ajuda a afastar a possibilidade de cataratas congênitas e retinoblastoma. A avaliação de uma criança mais velha deve incluir uma avaliação subjetiva da visão da criança pelos pais. Os bebês devem ser capazes de focalizar o olhar em um rosto por volta de 1 mês e devem mover seus olhos de forma consistente e simétrica aos 6 meses. Uma lanterna de exame deve provocar um reflexo simétrico nas duas córneas; um reflexo assimétrico pode ser sinal de estrabismo. O teste de cobrir-descobrir os olhos também é um rastreamento de estrabismo: a criança focaliza um objeto com os dois olhos e o examinador cobre um deles. Um desvio do olho não coberto para focalizar o objeto sugere estrabismo. **Casos de estrabismo devem ser encaminhados a um oftalmologista pediátrico assim que forem detectados,** uma vez que a intervenção precoce resulta em uma incidência mais baixa de ambliopia. Após os 3 anos de idade, pode-se testar a acuidade visual da maioria das crianças usando uma Tabela de Snellen modificada, com um "E virado" ou figuras, em vez de letras.

Outros exames podem ser recomendados para crianças de alto risco. Recomenda-se o rastreamento de tuberculose (TB) para crianças que nasceram ou vivem em uma região de alta prevalência de TB ou que têm contato próximo com alguém que sabidamente tem TB. A prova de Mantoux ou prova tuberculínica (uma injeção intradérmica de tuberculina PPD) é o exame de escolha; o teste "tine" de múltiplas punções não é mais recomendado. Recomenda-se o primeiro rastreamento infantil de hiperlipidemia em crianças entre 2 e 10 anos, se satisfizerem os critérios listados no Quadro 5.3. O rastreamento é feito por um perfil lipídico sérico em jejum. Se os limites do perfil lipídico em jejum forem normais, o teste deve ser repetido em 3 a 5 anos.

Orientação preventiva

Uma característica primária da consulta de puericultura deve ser a educação do paciente e da família em relação a questões que promovem a saúde e previnem doença, lesão ou morte. Essa orientação antecipada deve ser focalizada e apropriada à idade. O uso de folhetos impressos pode reforçar questões discutidas no consultório, abordar questões que não puderam ser discutidas por limitações de tempo e permitir que os pais recapitulem as informações em casa, conforme necessário. Assuntos que devem ser abordados rotineiramente incluem a prevenção de lesões, nutrição, desenvolvimento, disciplina, exercício, questões de saúde mental e a necessidade de cuidados continuados (p. ex., calendários de imunização, futuras consultas de puericultura, cuidados dentários).

Acidentes e lesões são a principal causa de morte em crianças maiores de 1 ano. Acidentes envolvendo veículos automotores, tanto de tráfego como de pedestres, são a principal causa dessas mortes acidentais. Atualmente, todos os Estados exigem o uso de assentos de segurança para crianças nos automóveis, embora as regulamentações variem entre os Estados.* A recomendação geral é que a criança deve sentar no banco de trás do veículo sempre que possível. Se não houver banco de trás,

Quadro 5.3 • RECOMENDAÇÕES PARA O PRIMEIRO RASTREAMENTO LIPÍDICO
Faça o primeiro rastreamento de lipídeos em crianças de 2-10 anos se houver:

• História familiar de dislipidemia
• História familiar de cardiovasculopatia ou dislipidemia prematura (homens ≤ 55 anos ou mulheres ≤ 65 anos)
• História familiar desconhecida
• Outros fatores de risco cardiovascular:
  Sobrepeso (IMC ≥ percentil 85 e < percentil 95)
  Obesidade (IMC ≥ percentil 95)
  Hipertensão (pressão arterial ≥ percentil 95)
  Tabagismo
  Diabetes melito

Dados de Daniels SR, Greer FR. Lipid screening and cardiovascular health in childhood. *Pediatrics.* 2008;122(1): 198-202.

---

† N. de R.T. No Brasil, crianças até um ano e com menos de 9 kg devem ser transportadas na cadeirinha tipo "conchinha" e instaladas no sentido inverso ao da posição normal do banco do veículo, com ajuste do cinto e dos travesseirinhos colocados nas laterais da cabeça. O transporte de crianças no banco da frente só pode ser executado em carros que só tenham dois bancos dianteiros.

a criança só deve andar no banco da frente se não houver *air bag* ou se esse puder ser desligado. **Uma criança deve sentar em um assento voltado para trás até que tenha 1 ano de idade e pese pelo menos 9 kg.** Uma criança maior de 1 ano e entre 9 e 18 kg deve usar um assento de carro voltado para a frente. Quando a criança pesa mais de 18 kg, pode usar um assento de transição juntamente com cintos de segurança de três pontos (colo e ombro). A criança pode deixar de usar esse tipo de assento quando puder sentar com as costas bem encostadas no encosto do assento e as pernas dobradas no joelho na dobra do assento. Em geral, a criança preencherá esses critérios quando tiver pelo menos 1,45 cm de altura e entre 8 a 12 anos de idade. Nenhuma criança deve sentar no assento dianteiro antes de ter no mínimo 13 anos de idade.

A principal causa de morte em lactentes abaixo de 1 ano de idade é a **síndrome de morte súbita infantil** (SMSI). A campanha *"Back to sleep"* aconselha os pais a colocar seus filhos para dormir de costas – não de barriga ou de lado – pois isso reduz o risco de morte por SMSI. Além disso, a criança deve ser colocada em um colchão firme sem qualquer outra coisa no berço – o que inclui travesseiros, dispositivos de posicionamento e brinquedos. Cobertas pesadas e colchões macios foram associados a um maior risco de SMSI.

À medida que as crianças crescem, a orientação preventiva em relação a outros temas de segurança torna-se importante. À medida que aprendem a engatinhar e caminhar, deve-se bloquear escadas, a fim de reduzir o risco de quedas. Materiais de limpeza, medicações e outros venenos em potencial devem ser armazenados em segurança fora do alcance de crianças, de preferência em armários trancados. De forma similar, armas de fogo devem ser guardadas em segurança, de preferência descarregadas e em armários ou cofres trancados. Crianças mais velhas devem ser aconselhadas sobre a importância de usar capacete ao andar de bicicleta, *skate*, patinete ou outro veículo similar. Todas as famílias devem ser aconselhadas a colocar detectores de fumaça em toda a casa, especialmente nos dormitórios, e a manter o aquecedor de água no máximo em 48,8°C, a fim de reduzir o risco de lesões por escaldamento.

A nutrição é outra área importante de orientação preventiva. Lactentes abaixo de 1 ano devem ser amamentados ou receber leite infantil enriquecido com ferro. Cereais, outros alimentos infantis e água podem ser introduzidos entre 4 e 6 meses de idade.* O leite integral é introduzido aos 12 meses e continuado até pelo menos os 2 anos, antes de considerar trocá-lo para leite semidesnatado.

Imunizações

Garantir que todas as crianças receberam as imunizações infantis apropriadas para a idade é um componente-chave de cada consulta de puericultura. As imunizações da criança também devem ser revisadas em consultas por problemas agudos. As doenças leves, mesmo aquelas que causam febres de baixo grau, não são contraindicações para a vacinação, fazendo com que uma consulta por demanda livre seja uma exce-

---

* N. de R.T. No Brasil, não se deve introduzir nada na alimentação das crianças até os 6 meses. A partir de 7 meses é que a alimentação complementar deve ser iniciada conforme recomendações do Ministério da Saúde no Caderno de Atenção Básica nº 33, páginas 140 a 148. O aleitamento materno exclusivo deve ser mantido até os 6 meses, salvo em lactentes que apresentem algum empecilho ao aleitamento materno exclusivo.

Quadro 5.4 • CALENDÁRIO DE IMUNIZAÇÕES* RECOMENDADO PARA PESSOAS DOS 0 AOS 18 ANOS – EUA. 2011 (DISPONÍVEL EM: HTTP://WWW.CDC.GOV/VACCINES/RECS/SCHEDULES/CHILD-SCHEDULE.HTM. ACESSADO EM 11 DE FEVEREIRO DE 2011.)

Vacina ▼ Idade ▶	Ao nascer	1 mês	2 meses	4 meses	6 meses	12 meses	15 meses	18 meses	19-23 meses	2-3 anos	4-6 anos	7-10 anos	11-12 anos	13-18 anos
Hepatite B	HepB	HepB				Hep B							Série HepB	
Rotavirus			RV	RV	RV									
Difteria, tétano, pertússis			DTPa	DTPa	DTPa		DTPa				DTPa		dTpa	dTpa
Haemophilus influenzae tipo b			Hib	Hib	Hib	Hib								
Pneumococo			PCV	PCV	PCV	PCV						PPSV		
Poliovírus inativado			IPV	IPV		IPV					IPV		Série IPV	
Influenza						Influenza (Anual)								
Sarampo, caxumba, rubéola						MMR					MMR		Série MMR	
Varicela						Varicela					Varicela		Série Varicela	
Hepatite A						HepA (2 doses)						Série HepA		
Meningococo											MCV		MCV	MCV
Papilomavírus humano													HPV (3 doses)	Série HPV

▨ Faixa etária recomendada ▨ Atraso na imunização ▨ Certos grupos de alto risco

---

* N. de R.T. No Brasil, o calendário de imunização infantil vigente está disponível em www.portal.saude.gov.br.

lente oportunidade para fornecer esse serviço. **As contraindicações reais para a vacinação incluem história de reação anafilática a uma vacina ou componente vacinal específico, ou doença grave**, com ou sem febre. Os CDC publicam o calendário recomendado de vacinação infantil (Quadro 5.4) e esquemas de recuperação para crianças totalmente não imunizadas ou que perderam doses das vacinas recomendadas.

QUESTÕES DE COMPREENSÃO

5.1 Um menino de 7 meses de idade é trazido ao consultório devido a uma possível infecção de ouvido. Ao avaliar sua postura, você nota que ele não é capaz de sentar muito bem sem apoio. Você também observa outras habilidades motoras finas e de linguagem. Qual das seguintes afirmações é a mais correta?
   A. Aos 3 meses de idade uma criança deve ser capaz de sentar sem apoio.
   B. Aos 6 meses de idade uma criança deve ser capaz de transferir objetos de uma mão para a outra.
   C. Aos 9 meses de idade uma criança deve ser capaz de caminhar.
   D. Aos 12 meses de idade uma criança deve ser capaz de juntar duas palavras.

5.2 Uma criança de 5 anos vem a seu consultório para um exame médico escolar. A criança pesa 19 kg e suas imunizações estão em dia. Qual das seguintes orientações preventivas é mais apropriada para uma criança dessa idade?
   A. Deve sentar em um assento voltado para trás no banco traseiro do carro.
   B. Deve sentar em um assento voltado para a frente no banco traseiro do carro.
   C. Deve sentar em um assento voltado para a frente no banco dianteiro do carro.
   D. Deve sentar em um assento de transição no banco traseiro do carro.

5.3 Um bebê de 4 meses é levado ao consultório do médico de família para um exame de rotina e imunizações. Qual das seguintes vacinas é recomendada nesse momento?
   A. Vacina tríplice contra difteria, tétano, *pertussis* acelular (DTPa).
   B. Vacina oral contra a pólio (OPV).
   C. Tríplice viral contra sarampo, caxumba, rubéola (MMR).
   D. Varicela.

5.4 Uma criança de 5 anos vem ao consultório do pediatra para imunização e exame físico. A mãe está preocupada porque o filho está "um pouco doentinho". Qual das seguintes opções é uma contraindicação à vacinação dessa criança?
   A. Otite média aguda com uma temperatura de 37,7°C, exigindo antibioticoterapia.
   B. Reação prévia à vacinação que consiste em febre e irritação leve por dois dias.
   C. História de reação alérgica à penicilina.
   D. Reação prévia à vacinação que consiste em sibilância e hipotensão.

RESPOSTAS

5.1 **B.** É crucial entender os marcos normais de desenvolvimento nas categorias motora, motricidade fina/adaptativa, linguagem e social. O atraso em uma ou mais áreas pode indicar problemas que, se abordados, podem amenizar questões de longo prazo. Espera-se que a maioria das crianças de 6 meses sentem-se sem apoio. Também se espera que transfiram objetos de uma mão para a outra, rolem do decúbito ventral para dorsal, balbuciem e reconheçam estranhos.

5.2 **D.** Uma criança que pese mais de 18 kg e tenha mais de um ano pode sentar em um assento de carro virado para a frente, colocado no banco traseiro. Uma criança que pese mais de 19 kg costuma ser suficientemente grande para usar um assento de transição, também no banco traseiro do carro.

5.3 **A.** A DTPa é recomendada de rotina aos 2, 4, 6, 12 a 18 meses, e 4 a 6 anos de idade. A vacina oral* contra a pólio não é mais incluída na rotina em crianças; em seu lugar, recomenda-se a vacina inativada injetável contra a pólio, aos 2, 4, 6 a 18 meses e 4 a 6 anos. As vacinas tríplice viral (MMR) e contra a varicela são recomendadas aos 12 a 15 meses e 4 a 6 anos, respectivamente.

5.4 **D.** Uma reação anafilática prévia é uma verdadeira contraindicação à vacinação. Doenças ou reações leves à vacina, mesmo com febre, não são contraindicações. A penicilina não é um componente das vacinas, e uma história de alergia a essa medicação não é uma contraindicação.

> **DICAS CLÍNICAS**
>
> ▶ Contraindicações reais à vacinação são raras; consultas para cuidados agudos são uma excelente oportunidade para o fornecimento de vacinações infantis.
> ▶ A SMSI é a principal causa de óbito em crianças com até 1 ano de idade. Os pais devem colocar os filhos de costas para voltarem a dormir.

REFERÊNCIAS

American Academy of Pediatrics. Recommendations for preventive pediatric healthcare, 2008. Available at: http://practice.aap.org/popup.aspx?aID=1625&language=. Assessed February 11, 2011.

American Academy of Pediatrics. Screening for elevated blood lead levels. *Pediatrics.* 1998;101(6):1072.

Brayden RM. Office pediatrics. In: Hay WW, Levin MJ, Sondheimer JM, et al (eds). *Current Pediatric Diagnosis and Treatment.* 15th ed. New York, NY: McGraw-Hill; 2001:203.

Broderick P. Pediatric vision screening for the family physician. *Am Fam Physician.* 1998;58(3):691-700, 703-704.

Daniels SR, Greer FR. Lipid screening and cardiovascular health in childhood. *Pediatrics.* 2008;122(1): 198-202.

DeMichele AM, Ruth RA. Newborn hearing screening, June 15, 2010. Available at: www.emedicine.com/ent/topic576.htm. Accessed February 11, 2011.

Rakel RE. *Textbook of Family Practice.* 6th ed. Philadelphia, PA: WB Saunders; 2002:610.

---

* N. de R.T. No Brasil, ainda se usa a *Sabin* (oral), mas já há apontamentos por parte do Ministério da Saúde de uma transmissão para *Salk* (injetável).

CASO 6

Uma mulher de 35 anos com uma história de asma chega a seu consultório com sintomas de prurido nasal, espirros e rinorreia. Declara que se sente assim quase todos os dias, mas que seus sintomas pioram na primavera e no outono. Tem tido dificuldade para dormir, porque está sempre congestionada. Diz que já tomou difenidramina (Benadril) sem obter alívio. Não é fumante e não está exposta à fumaça passiva, mas tem dois gatos em casa. Ao exame, parece cansada, mas sem sofrimento respiratório. Seus sinais vitais são temperatura 37,1°C, pressão arterial 128/84 mmHg, pulso 88 bpm e frequência respiratória 18 mpm. A mucosa dos cornetos nasais aparece edemaciada (alagada) e com uma cor azul-acinzentada pálida. Podem-se ver secreções ralas e aquosas. O exame da orelha não revela nenhuma anormalidade. Não se notam linfadenopatias cervicais e seus pulmões estão limpos.

- Qual é o diagnóstico mais provável?
- Qual é seu próximo passo?
- Quais são as considerações importantes e as complicações potenciais do manejo?

RESPOSTAS PARA O CASO 6:
Distúrbios alérgicos

Resumo: Uma mulher asmática de 35 anos queixa-se de congestão nasal crônica que piora na primavera e no outono.

- **Diagnóstico mais provável:** Rinite alérgica.
- **Próximo passo no manejo dessa paciente:** Tratamento com anti-histamínicos, descongestionantes ou esteroides intranasais. Esses tratamentos também podem ser usados em combinação.
- **Considerações e possíveis complicações da terapia:** O reconhecimento e a redução da exposição potencial a alérgenos terá mais sucesso no manejo que a farmacoterapia isolada. O uso excessivo de descongestionantes tópicos pode causar congestão de rebote.

ANÁLISE

Objetivos

1. Compreender a natureza inflamatória da rinite alérgica.
2. Reconhecer os achados de exame físico consistentes com rinite alérgica.
3. Desenvolver uma abordagem ao manejo da rinite alérgica, incluindo os papéis da farmacoterapia e da redução da exposição a alérgenos.
4. Reconhecer e manejar a asma.
5. Identificar as características essenciais e o tratamento da anafilaxia.

Considerações

Essa paciente chega com uma história clássica de rinite alérgica. Todos os aspectos de sua história – prurido ocular, congestão e secreção nasal e natureza sazonal (piores na primavera e no outono) – são consistentes com rinite alérgica, assim como seus exames. A mucosa de seus cornetos nasais parece edemaciada (alagada) e tem uma cor azul-acinzentada pálida. Vêm-se secreções ralas e aquosas. A melhor terapia para essa condição é evitar alérgenos, mas, devido à provável alergia ao pólen, isso pode ser muito difícil. Os corticosteroides nasais oferecem o alívio sintomático mais consistente.

ABORDAGEM AOS
Distúrbios alérgicos

DEFINIÇÕES

RINITE ALÉRGICA: Inflamação das passagens nasais causada por reação alérgica a substâncias veiculadas pelo ar.

ANAFILAXIA: Reação alérgica de hipersensibilidade imediata, rapidamente progressiva, potencialmente fatal, mediada por imunoglobulina E (IgE).

ABORDAGEM CLÍNICA

Rinite é a inflamação das membranas nasais, caracterizada por qualquer combinação dos seguintes sintomas: espirro, congestão nasal, prurido nasal e rinorreia. Olhos, orelhas, seios da face e garganta também podem estar envolvidos. A rinite alérgica é a causa mais comum de rinite, ocorrendo em até 20% da população.

Fisiopatologia

A rinite alérgica envolve a inflamação das membranas mucosas do nariz, olhos, tuba auditiva, orelha média e faringe. A inflamação das membranas mucosas caracteriza-se por uma interação complexa de mediadores inflamatórios que, em resumo, é desencadeada por uma resposta mediada por IgE a uma proteína extrínseca.

Em indivíduos suscetíveis, a exposição a certas proteínas estranhas leva à sensibilização alérgica, caracterizada pela produção de IgE específica dirigida contra essas proteínas. Essa IgE específica reveste a superfície dos mastócitos, presentes na mucosa nasal. Quando o alérgeno específico é inalado pelo nariz, pode-se ligar à IgE nos mastócitos, causando a liberação retardada de vários mediadores.

Os mediadores que são imediatamente liberados incluem histamina, triptase, quimase e quinase. Os mastócitos rapidamente sintetizam outros mediadores, incluindo leucotrienos e prostaglandina D_2. Os sintomas podem ocorrer rapidamente após a exposição. As glândulas mucosas são estimuladas, levando ao aumento de secreções. Há vasodilatação, causando congestão. A estimulação de nervos sensoriais produz espirros e prurido. Outros sintomas incluem olhos vermelhos e lacrimejantes, gota pós-nasal e pressão nos ouvidos.

Nas 4 a 8 horas seguintes, esses mediadores, por meio de influências recíprocas complexas, recrutam neutrófilos, eosinófilos, linfócitos e macrófagos para a mucosa. Essas células inflamatórias causam mais congestão e produção de muco, que podem persistir por horas ou dias. A resposta inflamatória também pode causar efeitos sistêmicos, incluindo fadiga, sonolência e mal-estar.

Anamnese

Uma história detalhada é importante na avaliação da rinite alérgica, uma vez que é possível identificar desencadeantes específicos. A avaliação deve incluir a natureza, a duração e o curso temporal dos sintomas. O uso recente de medicações é outra consideração importante, assim como uma história familiar de alergias, exposições ambientais e comorbidades.

Parte da história deve incluir o padrão temporal dos sintomas e se eles ocorrem em nível consistente durante todo o ano (**rinite perene**), somente em estações específicas (**rinite sazonal**), em uma combinação de ambos, ou em relação a um local de trabalho (**rinite ocupacional**). Às vezes, podem-se identificar fatores desencadeantes, como exposição a pólens, esporos de bolor, animais específicos ou limpeza doméstica. Desencadeantes irritativos, como fumaça, poluição e cheiros fortes, podem agravar os sintomas da rinite alérgica. A resposta ao tratamento com anti-histamínicos apoia o diagnóstico de rinite alérgica.

Sintomas

Os sintomas que podem ser associados à rinite alérgica incluem espirros, prurido (do nariz, olhos ou ouvidos), rinorreia, gota pós-nasal, congestão, anosmia, cefaleia, dor de ouvido, lacrimejamento, olhos vermelhos e sonolência.

Exame físico

Os achados comuns ao exame incluem "olheiras alérgicas", que são círculos escuros em volta dos olhos, relacionadas à vasodilatação ou à congestão nasal. A prega nasal pode ser vista em alguns casos: uma prega horizontal sobre a metade inferior da ponte nasal, causada por esfregar repetidamente a ponta do nariz para cima usando a palma da mão ("saudação alérgica").

O exame do nariz pode mostrar a mucosa dos cornetos nasais edemaciada (alagada) e com uma coloração pálida, azul-acinzentada. A determinação do caráter e da quantidade do muco nasal pode ser útil para chegar a um diagnóstico. Em geral, secreções ralas e aquosas estão associadas à rinite alérgica, e secreções espessas e purulentas à sinusite. A característica do muco nem sempre é diagnóstica, uma vez que um muco espesso, purulento, com diferentes cores, também pode ocorrer na rinite alérgica.

A cavidade nasal deve ser inspecionada buscando vegetações, como pólipos ou tumores. Os pólipos são massas firmes, acinzentadas, frequentemente presas por um pedúnculo, que podem não ser visíveis. Depois de vaporização com um descongestionante tópico, os pólipos não encolhem, ao contrário da mucosa nasal circundante. Examine o septo nasal buscando qualquer desvio ou perfuração septal que possa estar presente em consequência de rinite crônica, doenças granulomatosas, abuso de cocaína, cirurgias prévias, abuso de descongestionantes tópicos, ou, raramente, uso excessivo de esteroides tópicos.

A otoscopia deve buscar retração da membrana timpânica, níveis hidroaéreos ou bolhas. Uma otoscopia pneumática pode demonstrar mobilidade anormal da membrana timpânica. Esses achados podem ser associados à rinite alérgica, particularmente se houver disfunção da tuba auditiva ou otite média secundária. O exame ocular pode revelar injeção e edema das conjuntivas palpebrais, com excessiva produção de lágrimas. As linhas de Dennie-Morgan (pregas proeminentes abaixo da pálpebra inferior) estão associadas à rinite alérgica.

Observa-se frequentemente "pavimentação" da faringe posterior, causada por raias de tecido linfoide. Também é possível encontrar hipertrofia tonsilar. Deve-se examinar o pescoço, buscando linfadenopatias, e o sistema respiratório, buscando achados consistentes com asma, que incluem sibilos, taquipneia e prolongamento da fase expiratória da respiração.

CAUSAS DA RINITE ALÉRGICA

As causas da rinite alérgica podem diferir, dependendo se os sintomas forem sazonais, perenes ou esporádicos/episódicos. Alguns pacientes são sensíveis a múltiplos alérgenos e podem ter rinite alérgica perene com exacerbações sazonais. Embora a alergia a alimentos possa causar rinite, particularmente em crianças, raramente é uma causa de rinite alérgica na ausência de sintomas gastrintestinais ou cutâneos. A rinite alérgica sazonal é comumente causada por alergia a pólens sazonais e a bolores externos.

Pólens (árvores, gramíneas e ervas daninhas)

Os pólens de árvores, os quais variam conforme a localização geográfica, costumam estar presentes em altas contagens durante a primavera, embora algumas espécies produzam seus pólens no outono. Os pólens de gramíneas também variam conforme a localização geográfica. A maioria das espécies comuns de gramíneas está associada à rinite alérgica. Várias delas apresentam reação cruzada, ou seja, têm estruturas antigênicas similares (i.e., proteínas reconhecidas por IgE específica na sensibilização alérgica). Consequentemente, uma pessoa alérgica a uma espécie provavelmente também será sensível a várias outras espécies. Os pólens de gramíneas são mais proeminentes no final da primavera até o outono, mas podem estar presentes todo o ano em climas mais quentes.

Os pólens de ervas daninhas também variam geograficamente. Muitas delas, como a ambrósia-americana, uma causa comum de rinite alérgica em grande parte dos EUA, são mais proeminentes no final do verão e no outono. Outros pólens de ervas daninhas estão presentes todo o ano, particularmente em climas mais quentes.

A rinite alérgica perene em geral é causada por alérgenos domésticos, mas também pode ser causada por alérgenos externos presentes o ano todo. Em climas mais quentes, isso pode ocorrer com pólens de gramíneas. Em alguns climas, indivíduos podem apresentar sintomas devido a árvores e a gramíneas nos meses mais quentes e a bolores e ervas daninhas no inverno.

Ácaros da poeira doméstica

Nos EUA, duas grandes espécies de ácaros da poeira doméstica estão associadas à rinite alérgica. Esses ácaros alimentam-se de material orgânico nos domicílios, particularmente pele descamada por seres humanos e animais domésticos. Podem ser encontrados em tapetes, estofados, travesseiros, colchões, acolchoados e animais de pelúcia. A exposição pode ser reduzida por métodos como remoção de carpetes; entretanto, estudos atuais não encontraram nenhum benefício no uso de colchões ou coberturas de travesseiros à prova de ácaros.

Animais

A alergia a animais domésticos é uma causa comum de rinite alérgica perene. As alergias a cães e gatos são muito comuns na prática clínica. Entretanto, foi relatada a ocorrência de alergias à maioria dos animais com pelos e outros animais mantidos em casa. Embora a alergia a baratas seja mais frequentemente considerada uma causa de asma, particularmente no centro das cidades, também pode causar rinite alérgica perene em lares infestados. A infestação por roedores também pode estar associada à sensibilização alérgica.

TRATAMENTO

O manejo da rinite alérgica consiste em quatro grandes categorias de tratamento: educação de pacientes, evitar alérgenos, manejo farmacológico e imunoterapia. Todos os aspectos do tratamento obtêm mais sucesso quando se diminui a exposição a alérgenos.

As recomendações de tratamento estão baseadas primariamente nos sintomas e na idade do paciente. A farmacoterapia pode envolver o uso de **anti-histamínicos, descongestionantes, corticosteroides intranasais e, em casos graves, corticosteroides sistêmicos**. Os **anti-histamínicos** antagonizam competitivamente os receptores de histamina, que é liberada dos mastócitos. Isso reduz a produção de sintomas mediada pela liberação de histamina. Os anti-histamínicos "de primeira geração", incluindo difenidramina, clorfeniramina e hidroxizina, são baratos e de venda livre. Os efeitos colaterais incluem sedação e os efeitos anticolinérgicos de boca seca, olhos secos, visão turva e retenção urinária; portanto, seu uso deve ser monitorado em populações sensíveis, como os idosos. Anti-histamínicos mais recentes, chamados "de segunda geração", incluindo loratadina, desloratadina, fexofenadina e cetirizina, penetram muito menos no sistema nervoso central (SNC), resultando em menor incidência de sedação como efeito colateral (com exceção da cetirizina). Também apresentam menos efeitos anticolinérgicos. Entretanto, são significativamente mais caros que os agentes mais antigos. Recentemente, a loratadina, a fexofenadina e a cetirizina passaram a ser vendidas sem necessidade de receita. Os anti-histamínicos orais começam a ter efeito 15 a 30 minutos após a ingestão e são mais bem usados em pessoas com sintomas leves e intermitentes.

Os **descongestionantes**, sejam orais ou intranasais, podem ser usados para o alívio sintomático da congestão nasal. Esses agentes causam constrição de vasos sanguíneos na mucosa nasal e reduzem o volume geral da mucosa. O agente mais comumente usado é a pseudoefedrina, um agonista do α-adrenorreceptor. Os descongestionantes orais podem causar taquicardia, tremores e insônia. Pode ocorrer hiperemia de rebote com piora dos sintomas com o uso crônico ou com a interrupção dos descongestionantes nasais.

Os **vaporizadores nasais de corticosteroides** são o tratamento mais efetivo e a terapia de primeira linha para o manejo em longo prazo de sintomas persistentes leves e moderados da rinite alérgica. Reduzem a produção de mediadores inflamatórios e o recrutamento de células inflamatórias. A absorção sistêmica dos esteroides é relativamente baixa, reduzindo o risco de complicações associadas ao uso crônico de corticosteroides sistêmicos. Os efeitos colaterais incluem sangramento nasal, faringite e infecções das vias aéreas superiores. A efetividade máxima é alcançada após 2 a 4 semanas de uso.

Os **inibidores de leucotrienos** (zafirlucaste, montelucaste, zileutona) estão indicados tanto para a rinite alérgica quanto como terapia de manutenção para asma persistente. São particularmente úteis em pacientes com asma e alergias simultâneas, ou naqueles cuja asma pode ser desencadeada por alérgenos. Embora úteis, não se comprovaram superiores aos vaporizadores nasais de corticosteroides isoladamente. Os inibidores de leucotrienos são administrados por via oral e apenas são vendidos com receita médica.

Os **corticosteroides orais** são inibidores potentes da imunidade celular. O uso de esteroides sistêmicos é limitado por efeitos adversos, incluindo a supressão do eixo hipotalâmico-hipofisário-suprarrenal e hiperglicemia. O uso a longo prazo pode levar à formação de úlceras pépticas, maior suscetibilidade à infecção, má cicatrização e redução da densidade óssea. Devido a esses riscos significativos, os esteroides sistêmicos são usados somente para alergias graves e na menor dose efetiva pelo menor tempo possível.

A terapia de dessensibilização é frequentemente tentada em pacientes que permanecem sintomáticos apesar da máxima terapia médica. O primeiro passo desse tratamento é testar a que antígenos específicos a pessoa é alérgica. O segundo passo é injetar no paciente concentrações altamente diluídas desse antígeno, aumentando-se de forma gradual a concentração do mesmo, em uma tentativa de reduzir a resposta inflamatória do paciente. Em geral, as injeções são administradas semanal ou quinzenalmente. Esse processo é caro, demorado e requer numerosas injeções. Pacientes e médicos devem estar preparados para abordar reações graves, até anafiláticas, que podem ocorrer durante o processo.

ANAFILAXIA, URTICÁRIA E ANGIOEDEMA

A **urticária** caracteriza-se por pápulas/placas grandes, irregulares, eritematosas e pruriginosas. O **angioedema** é um edema subcutâneo profundo e indolor que frequentemente envolve as regiões periorbital, perioral e facial. A **anafilaxia** é uma reação sistêmica com sintomas cutâneos, associada à dispneia, edema visceral e hipotensão. As manifestações da anafilaxia incluem hipotensão ou choque por vasodilatação disseminada, angústia respiratória por broncospasmo ou edema laríngeo, contração da musculatura gastrintestinal e uterina, urticária e angioedema.

À primeira suspeita de anafilaxia, injeta-se adrenalina aquosa 1:1.000, em uma dose de 0,2 a 0,5 mL (0,2 a 0,5 mg), por via subcutânea ou intramuscular. Quando necessário, pode-se repetir a injeção a cada 15 a 30 minutos. A infusão intravenosa rápida de grandes volumes de líquidos (soro fisiológico, solução de Ringer lactato, plasma ou expansores plasmáticos) é essencial para substituir a perda do plasma intravascular para os tecidos. A obstrução das vias aéreas pode ser causada por edema da laringe ou broncospasmo, podendo ser necessária uma intubação endotraqueal. O broncospasmo responde à adrenalina subcutânea ou à terbutalina. Os anti-histamínicos podem ser úteis como terapia adjuvante, a fim de aliviar manifestações cutâneas de urticária ou angioedema e prurido. Todos os pacientes com anafilaxia devem ser monitorados por um período, por exemplo, de 24 horas.

CONJUNTIVITE

Conjuntivite é uma infecção da conjuntiva palpebral e/ou bulbar. É a patologia ocular mais comum vista na medicina comunitária. A maioria dos casos é causada por infecção bacteriana ou viral. Outras causas incluem alergia e irritantes químicos. Em geral, a transmissão da conjuntivite infecciosa é por contato direto com o olho oposto ou com outras pessoas, por meio de dedos, toalhas ou lenços.

Os organismos mais comumente isolados na conjuntivite bacteriana são *Staphylococcus, Streptococcus, Haemophilus, Moraxella* e *Pseudomonas*. Há somente um desconforto leve, sem borramento da visão. Em casos graves, recomenda-se cultura e exame de raspados conjuntivais corados. A doença costuma ser autolimitada, durando cerca de 10 a 14 dias sem tratamento. Uma sulfonamida, instilada localmente três vezes ao dia, costuma fazer desaparecer a infecção em 2 a 3 dias.

A ceratoconjuntivite epidêmica (olho vermelho) é altamente contagiosa, disseminando-se por contato pessoal ou fomitas. A causa mais comum é o adenovírus. Em geral, está associada a faringite, febre, mal-estar e linfadenopatia pré-auricular. Localmente, a conjuntiva palpebral está vermelha, com abundante secreção aquosa e escassos exsudatos. A terapia local com sulfonamidas pode impedir a infecção bacteriana secundária; compressas quentes reduzem o desconforto do edema palpebral associado; esteroides tópicos fracos podem ser necessários para tratar os infiltrados corneais. A doença costuma durar pelo menos duas semanas.

As causas não infecciosas de conjuntivite incluem irritantes alérgicos e químicos. Os sintomas da conjuntivite alérgica incluem prurido, lacrimejamento, vermelhidão, secreção filamentosa viscosa e, às vezes, fotofobia. O tratamento pode incluir o uso de anti-histamínicos orais ou tópicos ou colírios anti-inflamatórios.

QUESTÕES DE COMPREENSÃO

6.1 Um homem de 30 anos tem asma leve persistente e alergias ambientais crônicas. Qual das seguintes medicações está indicada para o manejo das condições desse paciente?

A. Salbutamol inalado (agonista β-adrenérgico de curta ação).
B. Fluticasona intranasal (corticosteroide).
C. Montelucaste oral (modificador de leucotrienos).
D. Cetirizina oral (anti-histamínico de segunda geração).

6.2 Um adolescente de 12 anos apresenta-se com prurido e vermelhidão ocular. Tem secreção ocular clara, sem formação de crostas. O exame no momento é normal, exceto por uma leve injeção bilateral da conjuntiva. Qual dos seguintes é o tratamento mais apropriado?

A. Colírio antibiótico.
B. Consulta oftalmológica.
C. Colírio anti-inflamatório.
D. Inibidor oral de leucotrienos.

6.3 Um homem de 56 anos consulta seu médico com sintomas consistentes com rinite alérgica. Sua história médica pregressa é positiva para hiperplasia prostática benigna. Continua a trabalhar em um armazém como operador de empilhadora. Qual das seguintes medicações deve ser usada para tratar esse paciente?

A. Difenidramina.
B. Hidroxizina.
C. Clorfeniramina.
D. Fexofenadina.

RESPOSTAS

6.1 **C.** O montelucaste está indicado tanto para o manejo de asma persistente quanto de alergias crônicas. Os esteroides nasais e os anti-histamínicos orais estão indicados somente para alergias.

6.2 **C.** Esse paciente tem conjuntivite alérgica. Um colírio anti-inflamatório tópico é a terapia apropriada. Outras opções incluiriam anti-histamínicos tópicos ou orais. As outras terapias listadas não são adequadas para essa condição.

6.3 **D.** Os anti-histamínicos de segunda geração, como a fexofenadina, são menos sedantes e têm menos efeitos colaterais anticolinérgicos que os de primeira geração. Essa seria uma melhor escolha para um operador de máquinas pesadas com hiperplasia prostática benigna. Entretanto, sua efetividade no alívio dos sintomas não é maior que a dos anti-histamínicos de primeira geração anteriormente listados.

> **DICAS CLÍNICAS**
>
> ▶ O manejo da rinite alérgica consiste em quatro grandes categorias de tratamento: educação do paciente, evitar alérgenos, manejo farmacológico e imunoterapia.
> ▶ À primeira suspeita de anafilaxia, injetar adrenalina aquosa 1:1.000 em uma dose de 0,2 a 0,5 mL (0,2 a 0,5 mg) por via subcutânea ou intramuscular. Deve-se sempre avaliar a via aérea e, se necessário, intubar o paciente para garantir a respiração.

REFERÊNCIAS

Austen KF. Allergies, anaphylaxis and systemic mastocytosis. In: Fauci AS, Braunwald E, Kasper DL, et al, eds. *Harrison's Principles of Internal Medicine*. 17th ed. New York, NY: McGraw-Hill; 2008: 2061-2070.

Barnes PJ. Asthma. In: Fauci AS, Braunwald E, Kasper DL, et al, eds. *Harrison's Principles of Internal Medicine*. 17th ed. New York, NY: McGraw-Hill; 2008:1596-1607.

Quillen DM, Feller DB. Diagnosing rhinitis: allergic vs. non-allergic. *Am Fam Physician*. 2006;73(9): 1583-1590.

Scow DT, Luttermoser GK, Dickerson KS. Leukotriene inhibitor in the treatment of allergy and asthma. *Am Fam Physician*. 2007;75(1):65-70.

Sur DK, Scandale S. Treatment of Allergic Rhinitis. *Am Fam Physician*, 2010;81(12):1440-1446.

Tierney LM, McPhee SJ, Papadakis MA. *Current Medical Diagnosis and Treatment*. 42nd ed. New York, NY: McGraw-Hill; 2003:195-196, 761-764.

Toy E, Rosenfeld G, Loose D, Briscoe D. *Case Files: Pharmacology*. 2nd ed. New York, NY: McGraw-Hill; 2008.

CASO 7

Um homem de 55 anos vem a seu consultório para acompanhamento de uma tosse crônica. Também se queixa de falta de ar com atividade física. Relata que, com o tempo, os sintomas estão piorando. Quando você entrevista o paciente, nota que cheira à fumaça de cigarro. Perguntado, diz que fuma uma carteira de cigarros por dia há 35 anos e nega alguma vez ter sido aconselhado a parar. Ao exame, não apresenta sofrimento respiratório em repouso, seus sinais vitais são normais e não tem qualquer sinal óbvio de cianose. Seu exame pulmonar mostra redução do movimento aéreo e leve sibilo expiratório à ausculta.

- O que você recomendaria para este paciente?
- Que intervenções estão disponíveis para ajudar a abandonar o tabagismo?

RESPOSTAS PARA O CASO 7:
Tabagismo

Resumo: Um homem de 55 anos com história de 35 anos de tabagismo chega com tosse crônica e dispneia em piora progressiva.

- **Recomendações**: Esse paciente deve ser aconselhado a abandonar o tabagismo; uma possível estratégia, usando os 5 As, é discutida a seguir.
- **Intervenções disponíveis para ajudar a abandonar o tabagismo**: Aconselhamento para abandono do tabagismo, juntamente com assistência farmacológica com bupropiona, vareniclina ou substituição da nicotina.

ANÁLISE

Objetivos

1. Conhecer as muitas condições e complicações médicas relacionadas ao tabagismo.
2. Desenvolver um marco para a discussão do tabagismo e a promoção de sua cessação.
3. Conhecer os agentes farmacológicos atualmente disponíveis para ajudar a abandonar o tabagismo.

Considerações

Esse é um homem de 55 anos com uma longa história de tabagismo que se apresenta com uma tosse crônica e dispneia em piora. Os primeiros passos mais importantes são abordar as vias aéreas e a respiração, e garantir que não há nenhuma emergência respiratória. É importante avaliar o movimento aéreo, a oxigenação e o grau de sofrimento respiratório do paciente. Depois de avaliar sua condição e determinar se é uma pneumopatia crônica ou uma exacerbação, como uma bronquite superimposta em uma doença pulmonar obstrutiva crônica (DPOC), pode-se estabelecer a terapia. Em geral, usam-se broncodilatadores e antibióticos, dependendo da natureza do escarro e dos achados radiográficos do tórax. Um componente crucial da terapia inclui o abandono do tabagismo. A intervenção do médico é fundamental, e o uso de terapias adjuvantes contribui para aumentar o sucesso.

ABORDAGEM AO Abandono do tabagismo

DEFINIÇÕES

CATEGORIA B NA GESTAÇÃO: Categoria da Food and Drug Administration (FDA) para o uso de uma medicação na gestação, quando estudos em animais não demonstraram nenhum dano ao feto, mas não existem estudos em seres humanos *ou* quando estudos em animais demonstraram danos ao feto, mas estudos em gestantes não mostraram dano.

CATEGORIA C NA GESTAÇÃO: Estudos em animais mostraram efeitos fetais adversos e não existem estudos adequados em seres humanos *ou* não foi realizado nenhum estudo em animais e não existem estudos adequados em seres humanos.

CATEGORIA D NA GESTAÇÃO: Estudos em seres humanos mostraram efeitos fetais adversos em potencial; entretanto, os benefícios da terapia podem superar os riscos em potencial.

ABORDAGEM CLÍNICA

O tabagismo é a principal causa isolada de morte prevenível. É responsável por aumento da mortalidade por câncer, cardiopatias, doenças cerebrovasculares e pneumopatias crônicas. Aproximadamente, 20% da população adulta afirmou fumar em 2010, e mais de 400.000 mortes anuais resultam do uso de tabaco. O tabagismo também afeta a saúde das pessoas em contato próximo com fumantes. A cada ano, 38.000 mortes por câncer e cardiopatias em não fumantes são atribuíveis ao fumo passivo. Fumar na gestação está associado a prematuridade, restrição de crescimento intrauterino, morte fetal, aborto espontâneo e morte do bebê. Parar de fumar reduz todos esses riscos. Entretanto, apesar dessas evidências, abandonar o tabagismo é difícil. Os profissionais de saúde têm um importante papel nos esforços para reduzir o uso do tabaco e a carga de morbidade a ele associada.

Estudos indicam que a intervenção do médico, mesmo em encontros breves, aumenta a taxa de abandono do tabagismo. Mais ainda, as taxas de abandono aumentam com o aumento do tempo do médico e da frequência de encontros abordando o tema, mas não se definiram a duração e frequência ótimas desses encontros. **O processo de discutir o uso e o abandono do tabaco envolve várias etapas; um marco útil é conhecido em inglês como os "cinco As":**

- **Pergunte (*Ask*)** sobre o uso de tabaco: Em cada consulta, pergunte ao paciente sobre uso atual de tabaco.
- **Aconselhe (*Advise*)** a deixar de fumar por meio de mensagens claras individualizadas: faça com que o paciente saiba seus riscos específicos devidos ao tabagismo; no presente caso, diga ao paciente como a tosse persistente e a dispneia podem estar relacionadas ao tabagismo e como parar de fumar poderia ser útil.

- **Avalie (*Assess*)** a vontade de abandonar o tabagismo: descubra o que o paciente pensa sobre parar de fumar e se ele está pronto para seguir adiante.
- **Ajude (*Assist*)** a deixar: com aconselhamento individual, em grupo, ou telefônico e tratamento farmacológico. Para o paciente que não deseja parar, forneça intervenções que aumentem futuras tentativas de abandonar o cigarro (entrevista motivacional ou a estratégia 5 Rs para aumentar a motivação).
- **Arranje (*Arrange*)** acompanhamento e apoio.

A falta de vontade de abandonar o tabagismo pode ser composta por muitos fatores. **Uma estratégia para potencializar a motivação (estratégia dos 5 Rs)** inclui discutir a **relevância** específica de parar de fumar para o paciente, os **riscos** de continuar fumando, as **recompensas** de deixar o cigarro (financeiras de saúde, sociais), **obstáculos (*roadblocks*)** ao abandono (abstinência, desencorajamento devido a tentativas fracassadas no passado, prazer de fumar) e **repetição** (voltar a abordar o problema a cada consulta e lembrar aos pacientes que a maioria das pessoas tenta parar de fumar várias vezes antes de ter sucesso).

Na gravidez, verificou-se ser útil discutir riscos específicos de continuar a fumar para a mãe e o bebê. Embora abandonar o tabagismo antes da gravidez seja o ideal, parar de fumar a qualquer momento da gestação está associado a benefícios de saúde para a paciente e o feto; assim, estimulam-se discussões continuadas. A paciente grávida também necessitará de apoio continuado após o parto, para reduzir o risco de remissão após dar à luz.

Tratamento farmacológico

Além do aconselhamento e recapitulação dos riscos e benefícios da cessação do tabagismo, o uso de apoios farmacológicos pode aumentar a probabilidade de sucesso nessa ação quando um paciente decidiu parar de fumar. Existem duas grandes modalidades aprovadas pela FDA para ajudar a cessação do tabagismo: substituição da nicotina e medicações não nicotínicas. Os produtos de substituição da nicotina incluem goma de mascar, adesivo, inalador, vaporizador nasal e pastilhas. As medicações não nicotínicas aprovadas são a bupropiona de liberação prolongada (nome comercial: Zyban) e vareniclina (nome comercial: Chantix).

A bupropiona foi o primeiro tratamento não nicotínico para o abandono do tabagismo aprovado pela FDA. Acredita-se que funcione bloqueando a captação de noradrenalina e/ou dopamina. Está contraindicada em pacientes com distúrbios alimentares, uso de inibidores da monoaminoxidase (MAO) nas últimas duas semanas ou história de convulsões. A medicação deve ser iniciada uma a duas semanas antes da data marcada para deixar o cigarro, e a dose usual é 150 mg/dia por três dias, e depois 150 mg duas vezes ao dia. O tratamento costuma durar de sete a 12 semanas, mas pode ser usado por até seis meses como terapia de manutenção. Esse tratamento pode ser usado de forma isolada ou em combinação com tratamentos baseados em nicotina. Em dois estudos que compararam bupropiona de liberação prolongada e placebo, a taxa de abandono de cigarro no grupo da bupropiona foi de 30%, comparado a 17% no grupo placebo. Efeitos colaterais comuns incluem insônia e boca seca.

A vareniclina é o mais novo agente aprovado para auxiliar a cessação do tabagismo. É um agonista parcial do receptor nicotínico e pode reduzir o desejo exagerado por nicotina, reduzir sintomas de abstinência de nicotina e bloquear parte da fixação da nicotina do cigarro. Sua eficácia em auxiliar a cessação do tabagismo é similar à da bupropiona. Seu uso em conjunto com suplementação nicotínica ou com bupropiona não foi estudado. A medicação deve ser iniciada uma semana antes da data para deixar o cigarro, e a dose usual é 0,5 mg/dia por três dias, depois 0,5 mg duas vezes por dia por quatro dias, e, a seguir, 1 mg/dia por até seis meses de tratamento. É preciso reduzir a dose em pacientes em hemodiálise ou com depuração da creatinina inferior a 30 mL/min. A vareniclina foi associada a sintomas neuropsiquiátricos, incluindo alterações de comportamento, agitação, depressão e comportamentos suicidas. Deve ser usada com cautela em qualquer indivíduo com história de distúrbios psiquiátricos, e todas as pessoas usando a medicação devem ser monitoradas de perto para tais comportamentos. Os efeitos colaterais comuns incluem náusea, dificuldade para dormir e sonhos anormais, vívidos ou estranhos.

Como grupo, as terapias de substituição de nicotina aumentam as taxas de cessação do tabagismo comparadas ao placebo. Podem ser usadas em combinação, o que pode aumentar as taxas de cessação em relação à monoterapia. Especificamente, demonstrou-se que a combinação de um adesivo de nicotina diário e uma terapia de substituição de nicotina (goma de mascar, inalador, vaporizador nasal ou pastilha), conforme necessário, é mais efetiva que o adesivo isolado.

A goma de mascar de nicotina está disponível em 2 e 4 mg de nicotina por pedaço. O paciente masca um pedaço de goma até sentir um gosto apimentado na boca, "estaciona" a goma em uma bochecha até que a sensação desapareça, e masca a goma novamente até que a sensação apimentada volte. A dose de 4 mg é recomendada para pessoas que fumam mais de 25 cigarros por dia e a dose de 2 mg para as que fumam menos de 25 cigarros por dia. Erros comuns incluem não "estacionar" a goma (i.e., mascar constantemente) e não usar inicialmente pedaços suficientes por dia. Considere aconselhar o paciente a inicialmente seguir um esquema para usar a goma, e não conforme necessário, diminuindo lentamente o número de pedaços por dia. Os efeitos colaterais comuns, como irritação na boca, soluços, dispepsia e dor da mandíbula com frequência estão relacionados a uma má técnica de mascar.

O inalador de cápsulas de nicotina está disponível com receita médica e também teve sua efetividade comprovada para aumentar as taxas de abandono do tabagismo. Cada cápsula contém 4 mg de nicotina em 80 inalações. A dose recomendada é de 6 a 16 cápsulas por dia. O inalador pode ser usado por vários meses, com uma diminuição gradual da dose. No caso da goma, pastilha e inalador, bebidas ácidas (café, refrigerantes ou sucos) podem reduzir a absorção da nicotina da mucosa bucal, de modo que o paciente deve evitar a ingestão nos 15 minutos após usar esses produtos. Os efeitos colaterais comuns, como irritação local da boca e da garganta, tosse e rinite, tendem a diminuir com o uso continuado.

Outra opção terapêutica é o inalador nasal de nicotina. O inalador fornece 0,5 mg de nicotina por inalação e pode ser usado em uma taxa inicial de 1 a 2 doses por hora, no máximo de 40 doses por dia (cinco doses por hora). O inalador também pode ser usado por meses, com diminuição gradual da dose. O efeito colateral mais comum é a irritação nasal. O inalador tem o maior pico de nicotina entre todos os produtos de substituição da nicotina e, portanto, o maior potencial de dependência.

A pastilha de nicotina está disponível sem receita médica em doses de 2 e 4 mg de nicotina. A pastilha de 4 mg é recomendada para aqueles que fumam seu primeiro cigarro nos primeiros 30 minutos depois de acordar, e a pastilha de 2 mg para os que fumam seu primeiro cigarro diário depois desse período. O paciente deve deixar a pastilha se dissolver na boca, sem engolir ou mastigar. A dose recomendada é uma pastilha a cada 1 a 2 horas, sem ultrapassar 20 pastilhas por dia, nas primeiras seis semanas, seguidas por seis semanas de diminuição gradual, num total de 12 semanas de tratamento. Os efeitos colaterais comuns incluem náusea, soluços e azia.

O adesivo de nicotina é um sistema passivo de substituição de nicotina, comparado aos outros métodos anteriormente delineados. O adesivo é substituído diariamente, e deve-se considerar começar com adesivos de doses mais altas em fumantes pesados. O tratamento com o adesivo por menos de oito semanas é tão efetivo quanto por períodos mais longos. O efeito colateral mais comum é irritação da pele no local do adesivo.

Há evidências insuficientes sobre a efetividade da terapia farmacológica para ajudar a abandonar o tabagismo nas populações de usuários de tabaco sem fumaça, fumantes leves (menos de 10 cigarros por dia), adolescentes e gestantes. Inalador, vaporizador nasal, adesivo e goma de mascar são medicamentos de categoria D para a gestante. As gestantes devem ser estimuladas a parar de fumar sem o uso de qualquer agente farmacológico. Entretanto, esses produtos podem ser considerados para uso na grávida fumante, caso o aconselhamento seja insuficiente para promover o abandono do cigarro, e se, em discussão com a paciente, for determinado que os riscos de continuar a fumar são maiores que os riscos da medicação. A bupropiona e a vareniclina são fármacos categoria C na gestação. Não foram estudadas na gestação e apenas devem ser usadas se o benefício justificar o risco potencial para o feto.

A United States Preventive Services Task Force (USPSTF) recomenda fortemente o rastreamento de tabagismo para todos os pacientes adultos e mulheres grávidas e o oferecimento de intervenções para sua cessação àqueles que usam produtos de tabaco (recomendação nível A). Os clínicos devem fazer perguntas a pacientes pediátricos e a adolescentes sobre tabagismo e fornecer uma forte mensagem contra seu uso (recomendação de nível C). No caso de adolescentes fumantes, demonstrou-se que o aconselhamento é efetivo, devendo-se fornecer intervenções de aconselhamento para ajudar o abandono do tabagismo (recomendação de nível B).

QUESTÕES DE COMPREENSÃO

7.1 Uma gestante que fuma um maço de cigarros por dia pede seu conselho sobre parar de fumar enquanto está grávida. Qual das seguintes afirmações é a mais apropriada?

A. A bupropiona é categoria C na gestação e relativamente segura na gravidez.
B. A vareniclina é categoria B na gestação e relativamente segura na gravidez.
C. A goma de mascar aporta uma dose menor e mais segura de nicotina que o vaporizador nasal.
D. O uso de produtos para abandonar o tabagismo durante a gestação frequentemente causa resultados adversos.

7.2 Qual das seguintes afirmações sobre tratamentos disponíveis para abandonar o tabagismo é correta?

A. A bupropiona pode ser usada em combinação com suplementos de nicotina.
B. A goma de nicotina é mais efetiva se mascada continuamente, para promover uma liberação constante da nicotina.
C. Suplementos de nicotina são muito efetivos quando usados para sintomas de abstinência.
D. Todos os agentes disponíveis são mais efetivos quando usados em combinações.

7.3 Qual das seguintes estratégias de aconselhamento mais provavelmente aumentará a taxa de abandono do tabagismo de seus pacientes?

A. Discutir técnicas de abandono do tabagismo somente com pacientes que pedem seu conselho, uma vez que os outros se ressentirão de suas sugestões.
B. Enfatizar primariamente os riscos do fumo para a saúde.
C. Anotar no prontuário de cada paciente que você discutiu com eles o abandono do tabagismo, de modo a não ter de repetir a mensagem ao mesmo paciente em consultas subsequentes.
D. Perguntar sobre abandono de tabagismo em todas as consultas.

RESPOSTAS

7.1 **A.** A bupropiona e a vareniclina são fármacos da categoria C na gestação. As grávidas fumantes devem ser estimuladas a parar de fumar sem uso de qualquer agente farmacológico. Entretanto, podem-se usar auxílios farmacológicos para aumentar a taxa de abandono do tabagismo durante a gravidez, após discutir com a paciente os riscos e os benefícios das medicações e de continuar a fumar. Parar de fumar a qualquer momento durante a gravidez provavelmente trará benefícios de saúde para a mãe e para o feto. A goma de nicotina aporta doses de nicotina mais altas que o vaporizador nasal.

7.2 **A.** A bupropiona pode ser usada em combinação com qualquer tipo de suplementação de nicotina. Os produtos de nicotina também podem ser usados em combinação entre si. Não se estudou o uso da vareniclina com outros agentes para a cessação do tabagismo. Dois perigos ocultos comuns no uso da suplementação de nicotina são usá-la somente ao ter sintomas de abstinência e não usar a goma de forma correta. A goma deve ser mascada brevemente e depois estacionada na bochecha. Se mascada continuamente, sua efetividade diminui.

7.3 **D.** Perguntar aos pacientes sobre tabagismo é a chave para promover sua cessação. É importante fazer essa pergunta a todos os pacientes em todas as consultas e estar preparado para fornecer aconselhamento e assistência a qualquer momento.

> ### DICAS CLÍNICAS
>
> ▶ A maioria dos fumantes requer múltiplas tentativas antes de conseguir abandonar o cigarro para sempre. Relembre isso a seus pacientes se eles se sentirem desencorajados em relação a seus esforços.
> ▶ Use os cinco As – Pergunte (ask), Aconselhe, Avalie, Ajude e Arranje o acompanhamento – para ajudar seus pacientes a abandonar o cigarro.

REFERÊNCIAS

Fiore MC, Bailey WC, Cohen SJ, et al. Treating Tobacco Use and Dependence. *Clinical Practice Guideline*. Rockville, MD: US Department of Health and Human Services, Public Health Service; May 2008.

United States Preventive Services Task Force (USPSTF). Counseling and interventions to prevent tobacco use and tobacco-caused diseases in adults and pregnant women: USPSTF reaffirmation recommendation statement. Clinical Guidelines. Available at: http://www.uspreventiveservicestaskforce.org/uspstf09/tobacco/tobaccors2.pdf. Last accessed March 2010.

CASO 8

Uma adolescente de 16 anos vem a seu consultório com queixa de secreção vaginal esverdeada nos últimos dois meses e início recente de dor abdominal baixa. Relata que sua última menstruação foi há cerca de dois meses e meio. É sexualmente ativa com dois parceiros e nunca usou preservativo ou qualquer tipo de contracepção com nenhum deles. Ao exame físico, não está febril e sua pressão arterial e frequência cardíaca são normais. Apresenta secreção esverdeada da cérvice com friabilidade e cervicite. Não há sensibilidade ao movimento da cérvice. Seu exame urinário de gravidez é positivo. Uma amostra cervical é positiva para *Chlamydia* e negativa para *N. gonorrhea*. A reagina plasmática rápida (RPR) é não reagente, e o exame de HIV é negativo. A paciente é tratada com antibióticos apropriados e aconselhada sobre sexo seguro. Você também a informa sobre seu risco de conversão ao HIV, embora o exame de hoje seja negativo. A paciente pergunta se você contará à sua mãe que ela está grávida e com essa infecção. Você informa à paciente que, devido ao sigilo médico e a considerações éticas, você não revelará essas informações à sua mãe sem o seu consentimento. Ela lhe diz que não quer que a mãe saiba e que não quer que seus namorados saibam que ela está infectada.

▶ O que você deve fazer?
▶ O que você deve dizer à paciente?
▶ Quais são as considerações éticas?
▶ Quais são as diretrizes para a notificação de doenças transmissíveis?

RESPOSTAS PARA O CASO 8:
Ética médica*

Resumo: A paciente é uma adolescente grávida que apresenta uma infecção sexualmente transmissível. Mantém comportamentos sexuais de alto risco.

- **O que você deve fazer e o que deve dizer à paciente:** Você deve informá-la que é obrigado a comunicar à Secretaria Estadual de Saúde. A secretaria irá procurá-la e a seus parceiros, sem revelar sua identidade. Você também pode aconselhá-la a cooperar totalmente com a secretaria de saúde, a fim de evitar telefonemas ou cartas em casa. Também é importante enfatizar para a paciente a importância de proteger seus parceiros, bem como a si própria, e que, ao revelar a situação a seus parceiros, ela pode evitar maior exposição.
- **Considerações éticas incluem:** Gravidez na adolescência, sigilo, notificação de infecção sexualmente transmissível e emancipação.
- **Diretrizes para a notificação de doenças transmissíveis:** As diretrizes para a notificação de doenças transmissíveis variam levemente de Estado para Estado. Entretanto, em geral existe um mecanismo formal para a notificação à secretaria estadual de saúde. O médico pode fazer isso ou pode optar por usar um agente, como uma enfermeira ou outro funcionário. A notificação de doenças transmissíveis é compulsória e não cumpri-la pode resultar em ações legais adversas, civis e mesmo criminais. No Texas, a não notificação de doenças transmissíveis é considerada um delito de classe B.

ANÁLISE

Objetivos

1. Discutir o sigilo médico e suas considerações éticas e legais ao tratar pacientes adolescentes ou adolescentes grávidas.
2. Compreender as obrigações legais para a notificação de doenças transmissíveis e informação de parceiros.

Considerações

Esse caso envolve várias considerações. A primeira questão é a gravidez. Em alguns Estados, a paciente seria considerada emancipada. Como consequência, legalmente pode tomar decisões sobre seus cuidados de saúde com referência à gestação (com exceção do aborto) sem notificação ou consentimento expresso de seus pais. Além disso, apresenta uma infecção sexualmente transmissível, que é uma doença notificável; assim, o médico ou seu agente **é obrigado** a notificar esse fato à secretaria estadual de saúde para vigilância e controle de infecção. Também está muito preocupada sobre informar seus parceiros sobre a infecção. Além disso, existem questões de sigilo.

---

* N. de R.T. Existem diferenças na ética médica, legislação e obrigatoriedades entre os diferentes Estados norte-americanos, e também entre países. A realidade aqui retratada refere-se aos EUA.

ABORDAGEM À
Ética médica

DEFINIÇÕES

EMANCIPAÇÃO: Emancipação é um processo legal no qual uma pessoa menor de 18 anos pede ao juiz que seja declarada legalmente adulta. As leis de emancipação variam de Estado para Estado. A emancipação extingue a obrigação legal dos pais de sustentar o/a menor, assim como extingue o direito dos pais de tomar decisões sobre a residência, educação e cuidados de saúde do/a menor e de controlar sua conduta. Entretanto, a emancipação não inclui a capacidade de consumir álcool, fumar ou exercer direitos de voto.

DOUTRINA/REGRA DO MENOR MADURO (USO DA VIA JUDICIAL): A exceção do menor maduro em relação à necessidade de consentimento parental para cuidados médicos baseia-se no caso *Belcher versus CAMC* da Suprema Corte da Virgínia Ocidental. As leis estatutárias e a jurisprudência em muitos Estados podem variar. Um menor pode consentir em receber cuidados de saúde sem o consentimento dos pais ou guardião, se for considerado "maduro" pelo sistema judicial.

ABORDAGEM CLÍNICA

De acordo com a Society for Adolescent Medicine, "o objetivo global na prática clínica é fornecer cuidados de saúde apropriados e de alta qualidade a pacientes adolescentes, e ao mesmo tempo estimular a comunicação entre pais ou outros adultos de confiança sem trair a confiança do adolescente no profissional de saúde". É muito importante ganhar a confiança de pacientes adolescentes porque, se o paciente não acredita que o profissional de saúde manterá sigilo sobre as suas informações de saúde, ele terá menor probabilidade de buscar cuidados de saúde quando necessário. Os cuidados de saúde de todos os pacientes adolescentes devem ser confidenciais; entretanto, o médico deve considerar algumas questões muito importantes, incluindo: o adolescente é autossustentável? O menor é suficientemente maduro para tomar suas próprias decisões sobre cuidados médicos? A revelação sem consentimento prejudicaria o paciente?

Ética

As considerações éticas ao tratar pacientes adolescentes podem ser complexas, e devemos usar os **princípios morais da ética**, que incluem **autonomia, beneficência, não maleficência e justiça** para orientar as decisões clínicas de manter sigilo. O respeito pela **autonomia** deve envolver o respeito pelos desejos, escolhas e crenças do paciente ao decidir o que é melhor para ele/ela. É importante compreender a dinâmica da relação pais-filhos e por que o adolescente não quer revelar informações médicas importantes aos pais. Esse tipo de diálogo pode revelar coisas muito importantes sobre a situação atual desse paciente e ajudar a orientar sua tomada de decisão. Conhecer as complexidades da dinâmica familiar também pode ajudar o médico e o paciente a desenvolver soluções que ajudam a revelar questões muito importantes relacionadas à saúde.

Não maleficência implica que o médico não fará nada para prejudicar o paciente, o que inclui dano emocional e psicológico. A não manutenção do sigilo pode resultar em algum grau de angústia emocional para o paciente. Além disso, o médico não deve aplicar os mesmos padrões morais a todos os pacientes. Alguns adolescentes são mais maduros que outros, e o médico deve exercer seu julgamento em relação a cada um de seus pacientes adolescentes.

Além disso, o médico responsável deve aplicar o princípio da **beneficência,** que requer ações que aumentem o bem-estar de um paciente. Em outras palavras, faça a coisa certa para o paciente. Manter o sigilo pode ajudar na revelação total de sintomas, situações de vida, etc. A revelação completa de informações médicas pertinentes pode ajudar o médico a fornecer o cuidado mais abrangente ao paciente.

Justiça implica o tratamento justo e imparcial do paciente, independentemente de idade, sexo ou origem étnica. Como consequência, os pacientes adolescentes devem receber o mesmo nível de cuidados que os adultos, sem ter medo de revelações sem seu consentimento, quando forem mentalmente capazes de receber cuidados.

Na maioria dos casos, deve-se envidar todos os esforços para garantir o sigilo. Entretanto, **existem circunstâncias em que revelar informações médicas é do melhor interesse do paciente**. Exemplos dessas situações poderiam incluir pacientes com ideações homicidas ou suicidas ou dependência química séria, e em casos em que há suspeita de abuso. A revelação de informações médicas só deve ser considerada quando a vida do adolescente deve ser protegida. Também é importante ressaltar que, na maioria dos casos, os adolescentes não são responsáveis pelo pagamento de serviços médicos. O pai ou o guardião em geral tem que assumir a responsabilidade pelo pagamento. Assim, nesses casos, a manutenção do sigilo é uma questão importante. Como não existem diretrizes claras e definidas nessa situação, é importante encorajar o diálogo aberto entre o paciente e os pais. Entretanto, em circunstâncias em que isso não for possível, o médico deve exercer seu julgamento clínico ao considerar questões éticas e agir pelo melhor interesse do paciente.

Considerações legais

Existem leis para proteger o sigilo de informações dos cuidados de saúde. Em geral, a lei requer o consentimento paterno/materno para o fornecimento de cuidados de saúde a menores; existem, entretanto, exceções, como emergências, cuidados para o **"menor maduro"**, e quando o menor tem direito legal para consentir em seu próprio tratamento médico.

As leis que permitem aos menores dar consentimento para o tratamento médico variam de Estado para Estado. Em alguns Estados, os menores podem dar consentimento à terapia médica com base em determinadas situações, como emancipação, casamento, gestação, morar longe dos pais ou que tenham recebido a situação de "menor maduro". A regra do menor maduro foi criada em 1967 e baseia-se no caso *Belcher versus CAMC* da Corte Suprema da Virgínia Ocidental, que permitiu que profissionais de saúde tratassem um jovem como adulto, com base em uma avaliação e documentação do nível de maturidade do adolescente. De acordo com essa decisão, um juiz deve determinar que um menor seja considerado maduro, determinação alicerçada em vários fatores, incluindo: idade, capacidades, experiência, educação e/ou formação, grau de maturidade e/ou julgamento exibido pela conduta e maneira de proceder, e capacidade de compreender riscos e benefícios do tratamento médico. O processo para se tornar um menor maduro é conhecido como uso da via judicial e pode variar de Estado para Estado. Essa exceção ao consentimento parental deve ser proferida de um juiz.

Além disso, **adolescentes podem dar consentimento para cuidados médicos se forem considerados emancipados.** Emancipação implica que um menor precisa ter uma idade mínima (que varia segundo o Estado), deve viver longe de seus pais e deve ser autossuficiente. Também são considerados emancipados se proverem suas próprias necessidades de sustento, não morarem em casa, forem casados, grávidas ou pais/mães, no serviço militar ou declarados emancipados pelo sistema judicial.

Em alguns Estados, o **consentimento a cuidados de saúde pode ser baseado no tipo de cuidados que o adolescente busca.** Exemplos dos tipos de serviços de cuidado de saúde que podem ser obtidos sem consentimento parental podem incluir serviços de parto, manejo contraceptivo, tratamento e diagnóstico de infecções sexualmente transmissíveis (incluindo HIV) ou outras doenças notificáveis, tratamento de problemas referentes a drogas ou álcool e assistência relacionada a agressão sexual ou a serviços de saúde mental. Essas disposições são muito importantes, porque permitem a necessária avaliação e terapia de importantes questões relacionadas à saúde. Além disso, pesquisas mostram que adolescentes têm maior probabilidade de buscar cuidados de saúde se houver proteção do sigilo.

Doenças notificáveis

A notificação de doenças sexualmente transmissíveis (DSTs), HIV e outras doenças notificáveis pode ser estressante para o paciente. No caso de adolescentes, isso pode ser particularmente estressante. A **informação pode ser notificada pelo médico ou por alguém delegado por ele.** Todos os envolvidos na supervisão de hemoderivados, incluindo laboratórios clínicos ou hemocentros, também são obrigados a notificar DSTs e outras condições notificáveis à secretaria estadual de saúde. A notificação oportuna dessas doenças à secretaria estadual de saúde é regida por leis estaduais e federais.

Além disso, é **mandatório que a informação seja revelada aos parceiros.** A notificação aos parceiros é um modo de controlar a disseminação da doença e garantir diagnóstico e tratamento rápidos e adequados a todos que possam ser afetados. A notificação de parceiros pode ocorrer de duas maneiras: por encaminhamento do paciente ou pelos funcionários do departamento de saúde. O paciente pode contatar seu(s) parceiro(s) para encaminhamento, diagnóstico e tratamento. Alternativamente, o(s) parceiro(s) pode(m) ser notificado(s) e aconselhado(s) por funcionários da secretaria da saúde, se o paciente não desejar informá-los. Nesse contexto em que um paciente não deseja informá-lo(s) sobre uma doença notificável que coloca o(s) parceiro(s) em risco, o provedor de saúde tem a obrigação legal e ética de informar o(s) parceiro(s) (se conhecidos pelo provedor) que estão em risco.

Gravidez na adolescência e sigilo

As questões referentes à gravidez na adolescência e consentimento para revelar informações referentes à gestação são bastante controversas. As leis de notificação variam de Estado para Estado, e as especificidades podem se tornar bastante desalentadoras. Para os propósitos desse caso, o enfoque é limitado a generalidades. É preciso compreender as leis referentes a esse caso no Estado onde se trabalha. No Texas, como talvez em outros Estados, um clínico não é obrigado a informar os pais sobre questões relacionadas à gravidez de uma menor sem o consentimento desta, mas não é obrigatório que a adolescente dê seu consentimento para que o médico revele a seus pais informações relacionadas à gestação. Entretanto, estudos demonstram que a não manutenção de sigilo em questões "sensíveis" ligadas à saúde pode inibir o fornecimento de cuidados apropriados de saúde ao adolescente.

No Texas, a lei não permite o uso de fundos estaduais para contracepção sem o consentimento dos pais. Mais ainda, na maioria dos Estados, uma adolescente abaixo de 18 anos não pode dar seu consentimento para um aborto sem o consentimento e/ou notificação de um ou ambos os pais. Essa questão foi objeto de debates políticos por muitos anos. Proponentes de leis de consentimento obrigatório acreditam que é no melhor interesse da menor que seu(s) pai(s) ou guardião sejam informados de sua gravidez e da decisão de fazer um aborto, declarando que agir dessa forma pode melhorar a comunicação entre adultos e criança.

Os oponentes dessas leis, entretanto, acabam por vê-las como uma ameaça ao bem-estar de mulheres jovens, forçando-as a procurar um aborto em locais ilegais, atravessando fronteiras estaduais para fazer abortos e aumentando o risco médico. O risco para as jovens pode ser aumentado por períodos obrigatórios de espera, o que pode significar abortos mais tardios que o desejado.

Atualmente, apenas 14 Estados não exigem o consentimento de e/ou notificação aos pais para a obtenção de serviços de aborto. Em um Estado onde o consentimento é obrigatório, existem algumas alternativas legais para as jovens. Por exemplo, se uma adolescente é considerada emancipada, então o consentimento de pais ou guardiães não é obrigatório. Derrogações do consentimento (uso da via judicial) também podem ser obtidas por meio do sistema judicial.

Conclusão

Cuidados ligados à gravidez, serviços de aborto e doenças de notificação obrigatória são questões complexas, e um clínico deve buscar uma opinião legal, quando apropriado. Entretanto, em geral, é preferível proteger o sigilo da menor, a não ser que isso não seja razoável ou seguro. Também é importante educar adolescentes e pais sobre a importância da comunicação aberta e questões relacionadas ao sigilo na assistência médica.

QUESTÕES DE COMPREENSÃO

8.1 Uma adolescente de 14 anos está em seu consultório com queixas de secreção vaginal esverdeada. É sexualmente ativa, tem um único parceiro e não usa preservativos. Você pede uma cultura, que revela vaginite por *Trichomonas*. Ela lhe pede que não conte à sua mãe esse diagnóstico ou que é sexualmente ativa. Qual das seguintes afirmações é a mais correta em relação a revelar ou não essas informações a seus pais?

    A. Você pode manter essas informações confidenciais. Entretanto, é aconselhável conversar com a adolescente sobre sua história sexual e discutir questões de comunicação entre ela e seus pais.

    B. Como ela é menor, você deve revelar essa informação a seus pais.

C. Você só pode manter isso confidencial hoje para potencializar a terapia, mas depois a revelação aos pais deve ser demonstrada e documentada.
D. Você pode manter isso confidencial em relação aos pais, mas deve falar com o parceiro para notificá-lo da infecção.

8.2 Em qual das seguintes situações um médico pode manter informações sigilosas em relação aos pais ou outras autoridades?
A. O médico encontra lesões consistentes com abuso físico ao examinar um paciente de 13 anos, mas o paciente tem medo de maiores lesões se o abuso for notificado.
B. Uma adolescente deprimida relata um forte desejo de se matar e que obteve secretamente uma arma que guarda em seu quarto.
C. Um imigrante não documentado tem tuberculose ativa e teme deportação se a doença for notificada.
D. Uma estudante de faculdade de 19 anos, que ainda está incluída no plano de saúde de seus pais, informa um relacionamento sexual consensual com um homem de 35 anos e solicita contracepção, mas não quer que seus pais saibam.

8.3 Quais das seguintes afirmações é a mais correta em relação ao termo "emancipação" em sua aplicação a um menor?
A. Capaz de votar.
B. Capaz de comprar e consumir álcool.
C. Capaz de tomar suas próprias decisões médicas sem consentimento parental.
D. Legalmente independente financeiramente.

8.4 Qual das seguintes afirmações referentes à capacidade de uma menor de consentir em um aborto é a mais correta?
A. Devido ao sigilo médico, uma menor é capaz de dar seu consentimento para qualquer terapia médica que escolher sem o consentimento de seus pais ou guardião.
B. Embora as exigências de consentimento para serviços de aborto variem dependendo do estado, a maioria dos estados possui algum formulário de consentimento informado para serviços de aborto para menores ou um período de espera obrigatório.
C. Não existe nenhum estado onde uma menor possa realizar um aborto sem o consentimento dos pais ou guardião.
D. Uma menor não pode dar seu consentimento a qualquer terapia médica sem a aprovação de seus pais, a não ser que tenha recebido uma decisão judicial.

RESPOSTAS

8.1 **A.** A lei não requer a revelação de informações médicas sensíveis aos pais. Entretanto, em alguns Estados, não é proibido revelar essa informação. Um clínico deve usar seu melhor julgamento ao decidir se deve revelar informações médicas. Ainda mais importante, o médico deve reconhecer a importância do sigilo ao tratar pacientes e encorajar a comunicação aberta entre adolescentes

e pais, quando isso for razoável. A notificação ao parceiro pode ocorrer por encaminhamento da paciente ou pelos funcionários da secretaria da saúde.
8.2 **D.** Todos os Estados possuem leis que obrigam a notificação de certas condições, mesmo se o/a paciente faz objeções. As patologias específicas podem variar de Estado para Estado, de forma que o médico deve estar ciente das regras do local onde trabalha. O abuso infantil deve ser notificado às autoridades apropriadas, em caso de suspeita, em todos os estados. Da mesma forma, certas infecções, como a tuberculose ativa, devem ser notificadas a autoridades de saúde pública. A ideação suicida ativa, especialmente se houver um plano e acesso aos agentes necessários para sua implementação, pode levar o médico a intervir para prevenir a ação. Dos cenários listados, somente D não obriga o médico a agir.
8.3 **C.** Emancipação implica que o paciente é capaz de tomar decisões sobre questões de saúde, mas não dá ao paciente o direito de votar, consumir álcool ou usar tabaco se o paciente não tiver a idade legal.
8.4 **B.** As leis referentes ao consentimento para aborto variam de Estado para Estado. Atualmente, somente 14 Estados permitem que uma menor faça um aborto sem notificação aos pais ou o consentimento dos mesmos.

> **DICAS CLÍNICAS**
>
> ▶ Cuidados de saúde de adolescentes são uma questão complexa. Entretanto, o clínico deve tentar administrar cuidados sigilosos de saúde a menores que buscam atenção para questões médicas sensíveis, quando for seguro e apropriado fazê-lo.
> ▶ É muito importante que os clínicos conheçam as leis referentes a consentimento e sigilo ao tratar pacientes adolescentes dos estados onde clinicam.

REFERÊNCIAS

Boonstra H, Nash E. Minors and the rights to consent to health care. The Guttmacher Report on Public Policy, Volume 3, Number 4, August 2000. Available at: http://www.guttmacher.org/pubs/tgr/03/4/gr030404.html. Accessed October 2, 2011.

Center for Reproductive Rights. Mandatory parental consent and notification laws. Item F039. March 2001. Available at: http://www.reproductiverights.org. Accessed October 2, 2011.

Cundiff D. Clinical case. Available at: http://virtualmentor.ama-assn.org/2005/10/pdf/ccas1-0510.pdf. Accessed October 2, 2011.

Delke I. Screening and prevention of sexually transmitted diseases including HIV infection. Available at: http://www.dcmsonline.org/jax-medicine/1997journals/jan97/sex-trans.htm. Accessed April 6, 2011.

Emancipated teen parents and the TANF living arrangement rules. A fact sheet. Available at: http://s242739747.onlinehome.us/publications/emancipated_teen_parents.htm. Accessed October 2, 2011.

Ford C, English A, Sigman G. Society for Adolescent Medicine position statement. Confidential health care for adolescents: position paper of the Society for Adolescent Medicine. *J Adolesc Med.* 2004;35:160-167.

Litt I. Adolescent patient confidentiality: whom are we kidding [editorial]? *J Adolesc Health.* 2001;29:79.

Maradiegue A. Minor's right's versus parental rights: review of legal issues in adolescent health care. *J Midwifery Womens Health.* 2003;48(3):170-177.

Parental consent and notification laws. Planned Parenthood. Available at: http://www.plannedparenthood.org/health-topics/abortion/parental-consent-notification-laws-25268.htm. Accessed October 2, 2011.

CASO 9

Uma mulher afro-americana de 65 anos vem ao departamento de emergência queixando-se de falta ar, que tem piorado, e palpitações por cerca de uma semana. Relata sentir-se "tonta" de vez em quando durante o último ano; a tontura está associada com fraqueza, que vem piorando no último mês. Tem se sentido "cansada demais" mesmo para caminhar até o quintal e regar suas flores, o que costumava fazer "toda a hora." Tem estado tão dispneica subindo a escada em casa que, há cerca de uma semana, mudou-se para o quarto de hóspedes, no térreo. A revisão de sistemas é significativa por dor no joelho, para a qual frequentemente toma ácido acetilsalicílico ou ibuprofeno; fora isso, é negativa. Não tem nenhuma história médica significativa e não consulta um médico há vários anos. Teve uma consulta de acompanhamento normal e uma colonoscopia de rastreamento há cerca de cinco anos. Ocasionalmente toma bebida alcoólica e nega tabagismo ou uso de drogas. É casada e comerciante aposentada. Ao exame, sua pressão arterial é 150/85 mmHg, pulso 98 bpm, frequência respiratória 20 mpm, temperatura 37,1°C e saturação de oxigênio 99% em ar ambiente. Achados significativos ao exame incluem palidez de conjuntivas, leve sensibilidade à palpação profunda no epigástrio e quadrante superior esquerdo do abdome com ruídos intestinais normais, ausência de organomegalia, mas exame positivo de sangue oculto (guáiaco) nas fezes. O restante do exame, incluindo os sistemas respiratório, cardiovascular e nervoso, foi normal.

▶ Qual é o diagnóstico mais provável?
▶ Qual é seu próximo passo diagnóstico?
▶ Qual é seu próximo passo em terapia?

RESPOSTAS PARA O CASO 9:
Anemia no idoso

Resumo: Uma mulher de 65 anos com piora da dispneia ao esforço, fadiga, tontura e palpitações. Verifica-se palidez conjuntival e fezes positivas ao guáiaco.

- **Diagnóstico mais provável**: Anemia secundária a sangramento gastrintestinal; outras considerações devem incluir angina de início recente, insuficiência cardíaca congestiva e fibrilação atrial.
- **Próximo passo diagnóstico**: Hemograma completo (HC) para avaliar a anemia. Para avaliar outras condições listadas em seu diagnóstico diferencial, você deve solicitar uma eletrocardiografia e enzimas cardíacas. Tempo de protrombina (TP) e tempo de tromboplastina parcial ativada (TTPa) para verificar anormalidades de coagulação também seriam úteis.
- **Próximo passo na terapia**: Hospitalização para maior investigação, incluindo transfusão sanguínea (se necessário), realização de duas novas séries de enzimas cardíacas e eletrocardiografias. Uma consulta gastrenterológica para esofagogastroduodenoscopia (EGD) e colonoscopia é apropriada, devido aos achados positivos no guáiaco.

ANÁLISE

Objetivos

1. Conhecer uma abordagem diagnóstica à anemia no idoso.
2. Estar familiarizado com uma investigação racional de anemia de diferentes origens.

Considerações

Uma mulher de 65 anos que desenvolve piora da dispneia e palpitações em uma semana precisa ser avaliada para problemas cardíacos e respiratórios, apesar da instalação gradual dos sintomas. Especificamente, em uma mulher pós-menopausa, os sinais e sintomas de angina ou infarto agudo do miocárdio nem sempre seguem a apresentação típica. Como a paciente tem se sentido fraca e apresenta palidez conjuntival, justificam-se exames de investigação da anemia. Como a avaliação de enzimas cardíacas e eletrocardiogramas (ECGs) seriados faz parte da investigação, a hospitalização é apropriada.

Pressupondo que a investigação inicial para causas cardíacas e pulmonares seja negativa e que os níveis de hemoglobina e hematócrito estejam baixos, é necessária uma avaliação completa da causa da anemia. Um HC com esfregaço periférico, contagem de reticulócitos, painel de ferro, níveis de vitamina B_{12} e de ácido fólico forneceriam pistas para o tipo de anemia dessa paciente. Deve-se considerar uma consulta gastrenterológica para possíveis EGD e colonoscopia para maior investigação da fonte do sangramento gastrintestinal. A presença de dor epigástrica e do quadrante superior esquedo (QSE), juntamente com o uso em longo prazo de AINEs também deve soar o alarme para exames para afastar uma úlcera com sangramento ativo.

A presença de outros achados pode direcionar sua investigação para outros diagnósticos. Se essa paciente fosse de um país em desenvolvimento, a possibilidade de parasitas intestinais deveria ser considerada. Se TP e TTPa fossem anormais, um sangramento GI devido a uma coagulopatia ou hepatopatia seriam possibilidades. Perda de peso, linfadenopatia e coagulopatia podem justificar uma avaliação para neoplasias não gastrintestinais, como leucemias ou linfomas. Em pacientes mais jovens, drepanocitose, talassemias, deficiência de glicose-6-fosfato desidrogenase (G6PD) e outras causas herdadas de anemia estariam no diagnóstico diferencial. É pouco provável que essas patologias se manifestem como diagnóstico inicial aos 65 anos.

ABORDAGEM À
Anemia na população geriátrica

DEFINIÇÕES

ANEMIA: De acordo com a Organização Mundial da Saúde (OMS), um nível de hemoglobina abaixo de 12 g/dL em mulheres e de 13 g/dL em homens.

NHANES: National Health and Nutrition Examination Surveys (Levantamentos Nacionais de Exame de Saúde e Nutrição).

ABORDAGEM CLÍNICA

Epidemiologia

Estima-se que a prevalência de anemia em norte-americanos acima dos 65 anos seja de 9 a 45%. Existe **uma ampla variação nas taxas de anemia em diferentes grupos étnicos e raciais**; os dados do NHANES mostram taxas mais altas em negros não hispânicos e taxas mais baixas em brancos não hispânicos. Segundo o relato, essas diferenças resultam de diferenças biológicas, e, não, socioeconômicas. A maioria dos estudos mostra que a taxa de anemia é maior em homens que em mulheres, e há evidências crescentes de que a anemia é um fator de risco independente para aumento de morbidade e mortalidade e diminuição da qualidade de vida (recomendação nível B).

Apresentação clínica

Fadiga, fraqueza e dispneia são sintomas comumente relatados por pessoas idosas com anemia. Esses sintomas vagos e inespecíficos com frequência são ignorados, tanto por pacientes quanto por médicos, como sintomas de "velhice." A anemia pode resultar na piora dos sintomas de outras condições subjacentes. Por exemplo, a redução da capacidade sanguínea de carrear oxigênio, em resultado da anemia, pode exacerbar a dispneia associada à insuficiência cardíaca congestiva.

Certos sinais encontrados ao exame podem instigar uma investigação de anemia. **A palidez conjuntival é recomendada como sinal confiável de anemia no idoso, sendo comumente observada em pacientes com hemoglobina inferior a 9 g/dL.** Outros sinais podem sugerir uma causa específica de anemia. Glossite, diminuição dos sentidos vibratório e posicional, ataxia, parestesia, confusão, demência e cabelo precocemente grisalho são sinais sugestivos de anemia por deficiência de vitamina B_{12}. A deficiência de folato pode causar sinais similares, com exceção dos déficits neurológicos. A deficiência profunda de ferro pode produzir coiloníquias (unhas em colher), glossite ou disfagia. Outras manifestações clínicas de anemia incluem icterícia e esplenomegalia. A icterícia pode apontar para hemólise como fator que contribue para anemia, enquanto esplenomegalia pode indicar a presença de uma talassemia ou neoplasia.

A investigação inicial da anemia deve incluir um HC com medida dos índices hemáticos, esfregaço do sangue periférico e contagem de reticulócitos. Com base nos resultados dos exames iniciais e da presença de sintomas ou sinais sugestivos de outras doenças, outros exames laboratoriais estão indicados.

A causa mais comum de anemia com um baixo volume corpuscular médio (VCM), ou anemia microcítica, é a deficiência de ferro. É possível confirmá-la por exames subsequentes que mostrem baixo ferro sérico, baixa ferritina e alta capacidade total de fixação de ferro (TIBC). Outras causas de anemia microcítica incluem talassemias e anemia da doença crônica. No idoso, a deficiência de ferro é frequentemente causada por perda sanguínea gastrintestinal crônica, má ingestão nutricional ou distúrbio de coagulação. Deve-se realizar uma avaliação completa do trato gastrintestinal buscando uma fonte de perda sanguínea, em geral exigindo uma consulta gastrenterológica para endoscopia GI superior e inferior, uma vez que a anemia ferropriva pode ser a apresentação inicial de uma neoplasia GI.

Anemia com um VCM elevado, ou anemia macrocítica, é mais frequentemente uma manifestação de deficiência de folato ou vitamina B_{12}; outras causas incluem efeitos medicamentosos, hepatopatia e hipotireoidismo. A presença de anemia macrocítica, com ou sem os sintomas mencionados anteriormente, deve levar a mais exames para determinar os níveis de B_{12} e folato. Um nível elevado de ácido metilmalônico (MMA) pode ser usado para confirmar uma deficiência de vitamina B_{12}; um nível elevado de homocisteína, para confirmar uma deficiência de folato. A anemia por deficiência de folato costuma ser vista em alcoólatras, enquanto a anemia por deficiência de B_{12} ocorre principalmente em pessoas com anemia perniciosa, história de gastrectomia, doenças associadas com má absorção (p. ex., infecção bacteriana, doença de Crohn, doença celíaca), e veganos estritos (rara).

No idoso, a anemia da inflamação crônica (antes conhecida como anemia da doença crônica) é a causa mais comum de anemia normocítica. A anemia da inflamação crônica é uma anemia secundária a alguma outra patologia subjacente que leva a maior inflamação e supressão da medula óssea. Juntamente com a anemia normocítica, a anemia da doença crônica também pode se apresentar como uma anemia microcítica. Esse tipo de anemia pode facilmente ser confundido com anemia ferropriva, devido a seu quadro laboratorial inicial similar. **Na anemia da inflamação crônica, os depósitos de ferro do organismo (medidos pela ferritina sérica) são normais, mas a capacidade de usar o ferro armazenado no sistema reticuloendotelial diminui.** A ausência de melhora nos sintomas e no nível de hemoglobina pós-suplementação de ferro é uma pista importante, indicando que a causa é doença crônica e não depleção de ferro, independentemente do quadro laboratorial. Outra causa de anemia normocítica é a insuficiência renal, devido à diminuição da produção de eritropoietina. Embora os depósitos de ferro da medula óssea permaneçam o padrão-ouro para diferenciar anemia ferropriva de anemia da doença crônica, os exames séricos simples ainda são usados para diagnosticar e diferenciar esses dois tipos de anemia (Quadro 9.1).

Tratamento

O tratamento da anemia é determinado com base no tipo e na causa da anemia. Qualquer causa de anemia que crie instabilidade hemodinâmica pode ser tratada com uma transfusão de hemácias. Um limiar comumente usado para transfusão é hemoglobina abaixo de 7 g/dL; entretanto, a transfusão pode ser indicada em níveis mais altos, se o paciente for sintomático ou tiver uma condição comórbida, como doença arterial coronariana. A anemia ferropriva é tratada em primeiro lugar pela identificação e correção de qualquer fonte de perda sanguínea. A maioria das deficiências de ferro pode ser corrigida com a reposição oral de ferro. Existem várias preparações de ferro disponíveis; um tratamento típico é o sulfato ferroso 325 mg (contém 65 mg de ferro elementar) três vezes ao dia. Existem preparações parenterais de ferro disponíveis para pessoas com má absorção de ferro e altas necessidades em termos de reposição. A deficiência de vitamina B_{12} tem sido tradicionalmente tratada por terapia intramuscular com B_{12}, em um regime de 1.000 µg IM diariamente por sete dias, depois semanalmente por quatro semanas, depois mensalmente pelo resto da vida. Pesquisas mais recentes mostram que muitos pacientes podem ser tratados com sucesso com terapia oral de B_{12}, usando 1.000 a 2.000 µg VO em um regime similar. A deficiência de folato pode ser tratada com terapia oral de 1 mg/dia até que a deficiência seja corrigida. A anemia da inflamação crônica é manejada primariamente pelo tratamento da condição subjacente, a fim de diminuir a inflamação e a supressão

Quadro 9.1 • VALORES LABORATORIAIS QUE DIFERENCIAM ANEMIA FERROPRIVA DA ANEMIA DA INFLAMAÇÃO CRÔNICA

Exame	Ferropriva	Anemia da inflamação crônica
Ferro sérico	Baixo	Baixo ou normal
TIBC	Alta	Baixa
Saturação da transferrina	Baixa	Baixa ou normal
Ferritina sérica	Baixa	Normal ou alta

da medula óssea. Quando a anemia da inflamação crônica for grave (hemoglobina < 10 g/dL), podem-se considerar os riscos e os benefícios de duas modalidades de tratamento, transfusão sanguínea e agentes estimuladores da eritropoiese. Deve-se notar que a meta de tratamento da anemia da inflamação crônica em pacientes com nefropatia crônica em diálise é manter um nível de hemoglobina entre 10 e 12 g/dL; níveis mais altos de hemoglobina nessa população de pacientes estão associados a taxas aumentadas de óbito e de eventos cardiovasculares.

QUESTÕES DE COMPREENSÃO

9.1 Uma mulher de 58 anos chega a seu consultório queixando-se de cansaço. Também notou uma sensação de queimação em seus pés nos últimos seis meses. Um HC mostra anemia com VCM aumentado. Qual das seguintes alternativas é a causa mais provável de sua anemia?

A. Falta de fator intrínseco.
B. Folato alimentar inadequado.
C. Dieta vegetariana estrita.
D. Perda sanguínea GI crônica.

9.2 Verifica-se que um homem de 65 anos com história de artrite reumatoide apresenta anemia microcítica. Fez uma colonoscopia há um ano, que foi normal, e o exame de guáiaco nas fezes é negativo. Qual das seguintes alternativas é a causa mais provável da sua anemia?

A. Deficiência de ferro.
B. Doença crônica.
C. Anemia perniciosa.
D. Deficiência de folato.

Para as questões 9.3 e 9.4, combine os seguintes resultados de laboratório (A-D) e os pacientes com anemia:

A. MMA normal; nível sérico de folato diminuído.
B. MMA elevado; nível sérico de B_{12} diminuído.
C. Ferritina elevada; VCM normal; nível sérico de ferro diminuído.
D. Ferritina diminuída; VCM diminuído; nível sérico de ferro total diminuído.

9.3 Um homem de 68 anos tem um achado incidental de anemia quando hospitalizado por abuso de álcool.

9.4 Um homem de 67 anos com tontura e um exame positivo de guáiaco nas fezes.

9.5 Um homem de 68 anos tem um achado incidental de anemia quando hospitalizado com pneumonia. Seu exame físico é normal, com exceção de crepitações no lobo inferior esquerdo. Exames laboratoriais séricos revelam MMA normal e um nível de folato sérico diminuído. Qual é o próximo passo mais adequado?

A. Administrar o questionário CAGE.
B. Esofagogastroduodenoscopia.
C. Ensaio de ferro sérico.
D. Consulta neurológica.

RESPOSTAS

9.1 **A.** A apresentação clínica e os achados do hemograma são consistentes com anemia macrocítica devido à deficiência de B_{12}. A anemia perniciosa (falta do fator intrínseco) é a causa mais comum. A deficiência de B_{12} também pode ser encontrada em pacientes que seguem uma dieta vegetariana rigorosa; entretanto, os depósitos de B_{12} do organismo podem durar vários anos antes de serem depletados.

9.2 **B.** A anemia da doença crônica pode causar anemia normocítica ou microcítica e, nesse paciente, pode ser secundária à artrite reumatoide. A anemia ferropriva é menos provável com uma colonoscopia normal e fezes guáiaco-negativas, e estudos de ferro sérico podem ser usados para ajudar a diferenciá-las.

9.3 **A.** O abuso de álcool é uma causa comum de deficiência de folato. Um nível normal de MMA essencialmente afasta uma deficiência concomitante de vitamina B_{12}.

9.4 **D.** Baixo ferro sérico, baixo VCM e níveis baixos de ferritina, juntamente com um achado de sangue nas fezes, são consistentes com anemia ferropriva. Deve-se investigar a fonte de perda sanguínea GI.

9.5 **A.** O abuso de álcool, que pode ser avaliado pelo questionário CAGE, é uma causa comum de deficiência de folato. CAGE é uma sigla em inglês para *Cut back* (corte a dose), *Annoyd* (incomodado), *Guilty* (culpado), *Eye-opener* (abra o olho). Um nível normal de MMA essencialmente afasta uma deficiência concomitante de vitamina B_{12}. A endoscopia gástrica procurando gastrite atrófica – estaria indicada para anemia perniciosa. O ferro sérico provavelmente estaria alto, devido ao *turnover* aumentado do ferro em pacientes com anemia megaloblástica devido à deficiência de B_{12} ou de folato. Se o paciente tivesse sinais ou sintomas neurológicos de deficiência de B_{12}, seria preciso uma consulta neurológica.

DICAS CLÍNICAS

▶ Palidez conjuntival é uma indicação para investigação de anemia em pacientes idosos.
▶ Os achados clínicos de anemia requerem investigação de causas subjacentes.
▶ Sangramento GI é uma causa importante de anemia ferropriva em pacientes idosos dos dois sexos; esse tipo de anemia exige uma investigação GI nessa população de pacientes.
▶ A investigação de deficiência de vitamina B_{12} e folato é de grande importância em um paciente com história de alta ingestão e/ou abuso de EtOH (álcool etílico).

REFERÊNCIAS

Adamson JW, Longo DL. Anemia and polycythemia. In: Fauci AS, Braunwald E, Kasper DL, et al, eds. *Harrison's Principles of Internal Medicine*. 17th ed. New York, NY: McGraw-Hill; 2008:355-363.

Bross MH, Sock K, Smith-Knuppel T. Anemia in older persons. *Am Fam Physician*. 2010;82(5): 480-487.

Killip S, Bennett JM, Chambers MD. Iron deficiency anemia. *Am Fam Physician*. 2007;75:671-678.

NHANES 2007-2008 Clinical Data Analysis, available at: http://www.cdc.gov/nchs/about/major/nhanes/nhanes2007-2008/nhanes07_08.htm. Accessed October 2, 2011.

Smith D. Anemia in the elderly. *Am Fam Physician*. 2000;62:1565-1572.

CASO 10

Um homem de 40 anos chega ao ambulatório queixando-se de ter tido 10 episódios de diarreia aquosa, não sanguinolenta, que começou ontem à noite. Vomitou duas vezes ontem à noite, mas hoje foi capaz de tolerar líquidos. Também teve cólicas abdominais intermitentes. Relata ter dores musculares, fraqueza, dor de cabeça e febre baixa. Veio com sua filha, que começou a apresentar os mesmos sintomas hoje de manhã. Questionado, declara não ter nenhuma história médica significativa, nenhuma cirurgia e não usar nenhuma medicação. Não fuma, não consome álcool, não usa drogas ilícitas e nunca fez uma transfusão de sangue. Ele e sua família voltaram ontem aos EUA, depois de uma semana de férias no México.

Ao exame, não está em sofrimento agudo. A pressão arterial é 110/60 mmHg, pulso 98 bpm, frequência respiratória 16 mpm e temperatura de 37,2°C. Suas mucosas estão secas. Os ruídos intestinais são hiperativos e o abdome apresenta leve sensibilidade em toda sua extensão, mas não apresenta descompressão dolorosa nem defesa muscular. O exame retal é normal e as fezes são negativas ao guáiaco. O restante do seu exame não apresenta singularidades.

▶ Qual é o diagnóstico mais provável?
▶ Qual é seu próximo passo?
▶ Quais são as complicações potenciais?

RESPOSTAS PARA O CASO 10:
Diarreia aguda

Resumo: Um homem de 40 anos que retornou recentemente do México com diarreia profusa, aguda, não sanguinolenta e mucosas secas ao exame, o que é consistente com desidratação em curso. Um familiar doente com sintomas idênticos sugere uma causa infecciosa para essa doença aguda.

- **Diagnóstico mais provável:** Gastrenterite aguda
- **Próximo passo:** Exame de fezes com pesquisa de leucócitos
- **Complicação potencial:** Desidratação e anormalidades eletrolíticas

ANÁLISE
Objetivos

1. Entender claramente quando e como fazer uma investigação para diarreia aguda, considerando as etiologias mais prováveis de diarreia, como vírus, *Escherichia coli*, *Shigella*, *Salmonella*, *Giardia* e amebíase.
2. Entender o papel dos leucócitos fecais e sangue oculto nas fezes na avaliação da diarreia aguda.
3. Compreender que a reposição de volume e a correção de anormalidades eletrolíticas são um componente do tratamento e prevenção de complicações da diarreia.

Considerações

Este homem de 40 anos desenvolveu diarreia grave, náusea e vômitos. Seu **problema mais imediato é a depleção de volume**, conforme evidenciado por suas mucosas secas. A prioridade é **substituir o volume intravascular perdido, em geral com soro fisiológico intravenoso**. Devem-se avaliar os eletrólitos e a função renal, corrigindo-se as anormalidades. Enquanto se corrige e/ou previne maior desidratação, é preciso determinar a etiologia da diarreia. Até **90% das diarreias agudas são de etiologia infecciosa**. Ele não tem nenhuma história compatível com diarreia crônica, cujas causas incluem doença de Crohn, colite ulcerativa, intolerância ao glúten, síndrome do intestino irritável e parasitas. Esteve no México recentemente, o que o predispõe a diferentes agentes patogênicos: *E. coli*, *Campylobacter*, *Shigella*, *Salmonella* e *Giardia*. Não tem fezes sanguinolentas. A **presença de sangue nas fezes sugeriria uma infecção bacteriana invasiva**, como por *E. coli* hemorrágica ou enteroinvasiva, *Yersinia*, *Shigella* e *Entamoeba histolytica*.

A pesquisa de leucócitos nas fezes é um exame simples e barato que ajuda a diferenciar os tipos de diarreia infecciosa. Se há leucócitos nas fezes, aumenta a suspeita de *Salmonella*, *Shigella*, *Yersinia*, *E. coli* entero-hemorrágica e enteroinvasiva, *Clostridium difficile*, *Campylobacter* e *E. histolytica*. Em geral, o exame parasitológico de fezes não é de grande ajuda, a não ser que a história aponte fortemente para uma fonte parasitária ou se a diarreia for prolongada.

A maioria das diarreias é viral, autolimitada e não necessita maior avaliação. Nesse paciente específico, devido à sua recente viagem ao México, a diarreia do viajante deve ser fortemente considerada e tratada com o antibiótico apropriado.

ABORDAGEM À Diarreia aguda

DEFINIÇÕES

DIARREIA AGUDA: Diarreia presente por menos de duas semanas
DIARREIA CRÔNICA: Diarreia presente por mais de quatro semanas
DIARREIA: Eliminação de fezes anormalmente líquidas ou mal formadas em maior frequência (três ou mais vezes por dia)
DIARREIA SUBAGUDA: Diarreia presente por 2 a 4 semanas

ABORDAGEM CLÍNICA

Etiologias

Aproximadamente 90% das diarreias agudas são causadas por etiologias infecciosas, sendo o restante causado por medicações, isquemia e toxinas. As etiologias infecciosas com frequência dependem da população de pacientes. **Viajantes ao México** frequentemente terão *E. coli* **enterotoxigênica** como agente causal. A **diarreia do viajante** é uma entidade comum e pode ser induzida por várias bactérias, vírus e parasitas (Quadro 10.1). Campistas frequentemente são afetados por *Giardia*.

Os alimentos também são responsáveis frequentes. ***Salmonella*** ou ***Shigella*** podem ser encontradas no **frango malcozido**, *E. coli* entero-hemorrágica no hambúrguer malcozido e *Staphylococcus aureus* ou *Salmonella* na **maionese**. Frutos do mar

Quadro 10.1 • ETIOLOGIAS COMUNS DA DIARREIA DO VIAJANTE

Bactérias	Vírus	Parasitas
E. coli (todos os tipos)	Rotavírus	*Giardia lamblia*
Salmonella	Norovírus	*E. histolytica*
Shigella		*Cryptosporidium parvum*
Vibrião não colérico		
Campylobacter		

crus podem albergar *Vibrio, Salmonella* ou hepatite A. Às vezes, o **tempo decorrido** entre a **diarreia** e a ingestão de alimentos é útil. Por exemplo, um **episódio nas primeiras seis horas** após comer uma salada contendo maionese sugere *S. aureus*, em **8 a 12 horas**, *Clostridium perfringens*, e em **12 a 14 horas**, *E. coli*.

Creches são um local particularmente comum para a transmissão de *Shigella, Giardia* e rotavírus. Os pacientes em instituições geriátricas, ou que estiveram hospitalizados recentemente, podem desenvolver colite por *C. difficile* secundária ao uso de antibióticos.

Apresentação clínica

A maioria dos pacientes com diarreia aguda tem processos autolimitados e não exige muita investigação. As exceções a essa regra incluem diarreia profusa, desidratação, febre acima de 38°C, diarreia sanguinolenta, dor abdominal grave, diarreia por mais de 48 horas, e crianças, idosos e pacientes imunocomprometidos. A diarreia do viajante caracteriza-se por mais de três evacuações moles em um período de 24 horas, acompanhadas por cólicas abdominais, náusea, vômito, febre ou tenesmo. A maioria dos casos ocorre nas primeiras duas semanas de viagem.

A história médica pregressa e recente deve incluir exposições a medicações e alimentos, história de viagem e colegas de trabalho, de classe ou familiares com sintomas similares. Uma história de virose pode dar uma pista para a etiologia. A avaliação inicial deve determinar se o paciente pode tolerar a via oral. O paciente que está vomitando e com diarreia está mais propenso à desidratação e mais provavelmente precisará de hospitalização para hidratação IV.

O exame físico deve enfocar os sinais vitais, impressão clínica quanto à situação de volume e exame abdominal. Determina-se a situação de volume observando se as mucosas estão úmidas ou secas, se a pele tem bom turgor e se o enchimento capilar é normal ou retardado. O principal exame laboratorial é o exame microscópico e microbiológico das fezes; costuma-se pedir uma coprocultura, mas esses resultados em geral demoram vários dias e não são úteis no contexto agudo. O exame parasitológico de fezes geralmente não é útil, exceto em circunstâncias selecionadas com alto grau de suspeição. A pesquisa da toxina do *C. difficile* nas fezes pode revelar a etiologia em pacientes que desenvolvem sintomas após o uso de antibióticos. Embora a **colite pseudomembranosa** esteja classicamente associada à clindamicina, **qualquer antibiótico pode causá-la**. Às vezes, um hemograma completo, eletrólitos e provas de função renal estão indicados.

Tratamento

A maioria dos casos de diarreia resolve espontaneamente em alguns dias, sem tratamento. A reposição de líquidos e eletrólitos é o primeiro passo no tratamento das consequências da diarreia aguda. Para indivíduos com desidratação leve que podem tolerar líquidos por via oral, líquidos como a solução de reidratação oral da OMS ou bebidas comerciais frequentemente bastam para resolver o problema. Aqueles com déficits de volume mais sérios, pacientes idosos e lactentes geralmente requerem hospitalização e hidratação intravenosa. Se a causa da diarreia for uma infecção parasitária, antibióticos podem aliviar os sintomas. Às vezes, mas não sempre, antibióticos ajudam a aliviar os sintomas da diarreia bacteriana. Entretanto, antibióticos não ajudam em casos de diarreia viral, o tipo mais comum de diarreia infecciosa. Os medicamentos antimotílicos ou antissecretórios de venda livre podem ajudar a diminuir a frequência das evacuações, mas não aceleram a recuperação. Certas infecções podem piorar por medicamentos de venda livre, porque esses impedem seu corpo de se livrar do organismo causador da diarreia. Probióticos, suplementos que contêm bacilos vivos, como *Lactobacillus* sp. ou *Saccharomyces boulardii*, podem reduzir a incidência de diarreia relacionada com antibióticos e a duração/gravidade da diarreia infecciosa por todas as causas (recomendação de nível A).

Prevenção

Lavar as mãos é o modo simples e efetivo de prevenir a disseminação da diarreia viral. Adultos, crianças e funcionários de ambulatórios e hospitais devem ser incentivados a lavar com frequência as mãos. Como a diarreia viral se dissemina facilmente, crianças com diarreia não devem ir para a escola ou creche até a resolução da doença.

Para prevenir a diarreia causada por alimentos contaminados, use laticínios pasteurizados. Sirva os alimentos imediatamente ou coloque-os na geladeira depois de cozidos. Não deixe alimentos à temperatura ambiente, pois essa promove o crescimento de bactérias.

Os viajantes a locais com mau saneamento e frequente contaminação de água e alimentos, como países em desenvolvimento, devem ter cautela, a fim de reduzir seu risco de apresentar diarreia. Deve-se aconselhá-los a comer comidas quentes e bem cozidas, e a beber água, refrigerantes, vinho ou cerveja engarrafados e na embalagem original. Evite bebidas servidas com gelo. Bebidas feitas com água fervente, como café ou chá, em geral são seguras. Recomende o uso de água engarrafada até para escovar os dentes. Também recomende evitar frutas e vegetais crus, a não ser que sejam descascados pelo consumidor imediatamente antes de serem comidos. Os pacientes devem evitar água da torneira e cubos de gelo. Em conjunto, essas recomendações podem reduzir, mas não eliminar completamente, o risco de desenvolver a diarreia do viajante.

Profilaxia e tratamento para o viajante

O melhor método para prevenir a diarreia do viajante (DV) é evitar água e alimentos contaminados. A profilaxia antibiótica não está indicada, a não ser que o paciente tenha um risco aumentado de complicações da diarreia ou desidratação, como doença inflamatória intestinal ou nefropatia subjacente, ou algum tipo de imunocomprometimento. Na profilaxia, geralmente usam-se fluoroquinolonas.

Quando há indicação de antibióticos, a terapia com uma quinolona deve ser iniciada o mais rapidamente possível após o início da diarreia. Administra-se mais comumente **ciprofloxacino (500 mg duas vezes ao dia) por um ou três dias**. As quinolonas não podem ser usadas em crianças ou gestantes. As quinolonas resolvem os sintomas diarreicos na maioria dos pacientes em um dia. **Azitromicina**, administrada como dose única de 1.000 mg em adultos ou 10 mg/kg/dia por três dias em crianças, é outro fármaco efetivo para o tratamento da DV. A azitromicina também pode ser usada em gestantes com diarreia do viajante. **Rifaximina** administrada em 200 mg três vezes ao dia por três dias pode ser usada na DV causada por cepas não invasivas de *E. coli*. Entretanto, a rifaximina não é efetiva contra infecções associadas a febre ou a sangue nas fezes.

O sulfametoxazol-trimetoprima e a ampicilina foram fármacos popularmente usados no passado para tratar DV, mas o aumento da resistência hoje limita seu uso. O subsalicilato de bismuto não é recomendado porque, para ser efetivo, deve ser tomado em grandes volumes (60 mL, quatro vezes/dia por até três semanas) que podem causar toxicidade por salicilato, especialmente em pessoas que ingerem anticoagulantes ou outros salicilatos. O subsalicilato de bismuto também deve ser evitado em pessoas alérgicas a ácido acetilsalicílico, em gestantes ou em pessoas que tomam metotrexato, probenecida ou doxiciclina para profilaxia de malária. Não há evidências suficientes sobre a eficácia de probióticos como profilaxia da DV.

QUESTÕES DE COMPREENSÃO

10.1 Vários amigos desenvolvem vômitos e diarreia 6 horas depois de comer em uma festa particular. Qual das seguintes alternativas é a etiologia mais provável dos sintomas?

   A. Rotavírus.
   B. *Giardia*.
   C. *E. coli*.
   D. *S. aureus*.
   E. *Cryptosporidium*.
   F. *Vibrio*.
   G. Excesso de álcool.

10.2 Um homem de 40 anos viaja ao México e desenvolve diarreia um dia depois de voltar aos EUA. Qual das seguintes alternativas é a etiologia mais provável dos sintomas?

   A. Rotavírus.
   B. *Giardia*.
   C. *E. coli*.
   D. *S. aureus*.
   E. *Cryptosporidium*.
   F. *Vibrio*.

10.3 Uma jovem come frutos do mar crus e dois dias depois desenvolve febre, cólicas abdominais e diarreia aquosa. Qual das seguintes alternativas é a etiologia mais provável dos sintomas?
   A. Rotavírus.
   B. *Giardia.*
   C. *E. coli.*
   D. *S. aureus.*
   E. *Cryptosporidium.*
   F. *Vibrio.*

10.4 Durante o inverno, uma jovem funcionária de creche desenvolve diarreia aquosa. Qual das seguintes alternativas é a etiologia mais provável dos sintomas?
   A. Rotavírus.
   B. *Giardia.*
   C. *E. coli.*
   D. *S. aureus.*
   E. *Cryptosporidium.*
   F. *Vibrio.*

10.5 Um homem de 45 anos chega com três dias de diarreia aquosa e cólicas abdominais. Não tem contato com pessoas doentes e não viajou há pouco tempo. Não está tomando nenhum medicamento atualmente, mas há duas semanas o médico receitou-lhe amoxicilina para uma sinusite. Qual dos seguintes exames tem maior probabilidade de identificar a causa de sua diarreia?
   A. Guáiaco nas fezes.
   B. Pesquisa de leucócitos fecais.
   C. Exame parasitológico de fezes.
   D. Imunoensaio de toxina do *C. difficile.*

10.6 No paciente descrito na Questão 10.5, qual dos seguintes é o tratamento de escolha para sua diarreia?
   A. Ciprofloxacino.
   B. Azitromicina.
   C. Metronidazol.
   D. Loperamida.

RESPOSTAS

10.1 **D.** A toxina do *S. aureus* costuma causar vômitos e diarreia algumas horas após a ingestão de alimentos.

10.2 **C.** *E. coli* é a etiologia mais comum da diarreia do viajante.

10.3 **F.** *Vibrio* é uma causa comum de diarreia em pessoas que comem frutos do mar crus.

10.4 **A.** Rotavírus é uma etiologia comum de diarreia aquosa, especialmente no inverno.
10.5 **D.** Embora qualquer antibiótico possa causar colite por *C. difficile*, clindamicina, cefalosporinas e penicilinas são os mais comumente implicados.
10.6 **C.** Pode-se usar metronidazol ou vancomicina oral para tratar *C. difficile*. Ciprofloxacino e azitromicina podem ser usados para o tratamento da diarreia do viajante. A loperamida pode diminuir a frequência das evacuações, mas está contraindicada em qualquer paciente com suspeita de colite por *C difficile*.

DICAS CLÍNICAS

▶ A maioria das diarreias agudas é autolimitada.
▶ Muita cautela ao avaliar diarreia em uma criança, idoso ou hospedeiro com imunosupressão.
▶ Desidratação, diarreia sanguinolenta, febre alta e diarreia que não responde à terapia em até 48 horas são sinais de alerta de possível diarreia complicada.
▶ Em geral, a diarreia aguda não complicada pode ser tratada com reposição oral de líquidos e eletrólitos.

REFERÊNCIAS

Butterton JR, Calderwood SB. Acute infectious diarrheal diseases and bacterial food poisoning. In: Fauci AS, Braunwald E, Kasper DL, et al, eds. *Harrison's Principles of Internal Medicine*. 17th ed. New York, NY: McGraw-Hill; 2008:813-818.

Centers for Disease Control and Prevention. Travelers' health—2010 Yellow Book. Available at: http://wwwnc.cdc.gov/travel/content/yellowbook/home-2010.aspx. Accessed April 2011.

De Bruyn G. Diarrhea in adults (acute): clinical evidence concise. *Am Fam Physician*. 2008;78(4): 503-504.

Kligler B, Cohrssen A. Probiotics. *Am Fam Physician*. 2008;18(9):1073-1078.

Toy E, Simon B, Liu TH, et al. *Case Files: Emergency Medicine*. 2nd ed. New York, NY: McGraw--Hill; 2009.

Yates J. Traveler's diarrhea. *Am Fam Physician*. 2005;71:2095-2100, 2107-2108.

CASO 11

Uma nova paciente, branca, com 50 anos, vem para um "exame físico anual". Relata ser muito saudável, sentir-se geralmente bem e não ter nenhuma queixa específica. Tem uma história de ter feito uma "histerectomia parcial", querendo com isso dizer que útero e cérvice foram removidos, devido a miomas, mas não os ovários. Faz exames citopatológicos (CP) preventivos anuais desde os 18 anos, todos normais. Fez mamografias anuais desde os 40 anos, todas normais. Não tem nenhuma outra história clínica ou cirúrgica significativa. Sua única medicação regular é um comprimido multivitamínico por dia. Sua história familiar é significativa por câncer de mama da avó materna, diagnosticado aos 72 anos. A paciente é casada, monogâmica e não fuma nem ingere álcool. Tenta evitar laticínios devido à "intolerância à lactose". Como exercício, caminha cerca de 5 km quatro vezes por semana. Seu exame físico é normal.

▶ Para essa paciente, com que frequência deve-se fazer um exame citopatológico?
▶ O que você poderia recomendar para reduzir seu risco de desenvolver osteoporose?
▶ Segundo a United States Preventive Services Task Force (USPSTF), qual é o intervalo recomendado para rastreio mamográfico?

RESPOSTAS PARA O CASO 11:
Manutenção da saúde na mulher adulta

Resumo: Uma mulher de 50 anos com uma história de histerectomia por uma indicação benigna vem a seu consultório para uma visita de rotina para manutenção da saúde.

- **Intervalo para rastreamento de câncer cervical:** Com base em sua história de histerectomia por uma doença benigna e sua situação de baixo risco global, o rastreamento de câncer cervical pode ser suspenso nessa paciente.
- **Intervenções para reduzir seu risco de desenvolver osteoporose:** Suplementação com pelo menos 1.200 mg de cálcio e 400 a 800 UI de vitamina D/dia; exercícios regulares de sustentação de peso e de musculação; evitar fumaça de cigarro (ativa ou passiva) e ingestão excessiva de álcool (mais de três doses/dia).
- **Intervalo recomendado pela USPSTF para rastreamento mamográfico em uma mulher de 50 anos:** Bienal (a cada dois anos).

ANÁLISE

Objetivos

1. Discutir medidas preventivas de saúde adequadas para mulheres adultas.
2. Revisar evidências em apoio a medidas específicas de manutenção da saúde.

Considerações

Ao avaliar pacientes para medidas preventivas de saúde, não devemos ter uma abordagem "tamanho único". Algumas intervenções são apropriadas para várias faixas etárias; outras são específicas para a idade ou fator de risco e devem ser individualizadas de acordo com isso. Intervenções a considerar incluem rastreamento para doenças cardiovasculares, câncer de mama, câncer cervical, osteoporose e violência doméstica. Outras medidas de manutenção de saúde, como rastreamento de câncer de colo e imunizações adultas de rotina, são apresentadas no Caso 1 e o tabagismo no Caso 7. As intervenções discutidas nesse capítulo são primariamente baseadas em recomendações da USPSTF; quando apropriado, recomendações de outros painéis de especialistas ou organizações de advocacia estão incluídas.

ABORDAGEM À Manutenção da saúde na mulher

DEFINIÇÕES

BRCA: Abreviação para os genes associados aos cânceres de mama e de ovário. As mutações nos genes *BRCA-1* ou *BRCA-2* podem estar associadas a um aumento de 3 a 7 vezes no risco de câncer de mama, juntamente com riscos aumentados de câncer de ovário, colorretal e possivelmente de outros tipos. A USPSTF recomenda que mulheres cuja história familiar esteja associada a um risco aumentado de mutações BRCA sejam encaminhadas para aconselhamento genético e avaliação para exame de BRCA (recomendação de nível B). Determina-se risco aumentado por: (1) duas familiares de primeiro grau com câncer de mama, pelo menos uma diagnosticada com menos de 50 anos; (2) três familiares de primeiro ou segundo grau diagnosticadas com câncer de mama em qualquer idade; (3) câncer de mama e de ovário em familiares de primeiro ou segundo grau; (4) uma familiar em primeiro grau com câncer de mama bilateral; (5) duas ou mais familiares de primeiro ou segundo grau com câncer de ovário; e (6) história de câncer de mama em um familiar do sexo masculino.

WOMEN'S HEALTH INITIATIVE (Iniciativa de Saúde da Mulher): Programa de pesquisa patrocinado pelo National Institutes of Health (NIH) para abordar as causas mais comuns de morbidade e mortalidade em mulheres pós-menopausa. Essa iniciativa incluiu estudos clínicos do efeito da terapia hormonal sobre o desenvolvimento de cardiopatia, fraturas e câncer de mama.

ABORDAGEM CLÍNICA

Doenças cardiovasculares em mulheres

As doenças cardiovasculares são a principal causa de óbito de mulheres nos EUA. Muitos fatores de risco para doenças cardiovasculares em mulheres são iguais aos dos homens: hipertensão, alto colesterol LDL (lipoproteína de baixa densidade), tabagismo, diabetes melito, história familiar de doenças cardiovasculares. Assim, as **recomendações da USPSTF para o rastreamento de doenças cardiovasculares para mulheres são similares àquelas para homens.** Todas as mulheres a partir dos 18 anos devem ser rastreadas para hipertensão por meio da aferição da pressão arterial (recomendação de nível A*). Além disso, todas as mulheres a partir dos 45 anos devem ser rastreadas para distúrbios lipídicos (recomendação de nível A). A elevação anormal da pressão arterial ou dos lipídeos séricos deve ser manejada apropriadamente.

Uma área de risco de doenças cardiovasculares especial em mulheres pós-menopausa é a reposição hormonal. Muitas mulheres receberam terapia de reposição hormonal para alívio dos sintomas vasomotores ("calorões") e redução do risco

---

* Denota uma nova definição de grau

de desenvolver osteoporose. Estudos recentes – especialmente a Women's Health Initiative – mostraram **taxas aumentadas de resultados cardiovasculares adversos em mulheres recebendo somente estrogênio ou estrogênio e progesterona combinados**. Esses riscos incluem um risco aumentado de cardiopatia coronariana, AVE e venopatia tromboembólica. Por essa razão, não se aconselha o uso de terapia de reposição hormonal para a prevenção de condições crônicas (recomendação de nível D) e **qualquer uso de reposição hormonal deve ser na menor dose efetiva pelo período mais curto efetivo**.

Rastreamento de câncer de mama

O câncer de mama está em segundo lugar, depois do câncer de pulmão, no número de mortes relacionadas ao câncer em mulheres. Existem aproximadamente 190.000 novos casos e mais de 40.000 óbitos por ano nos EUA por câncer de mama. A incidência aumenta com a idade; outros fatores de risco incluem ter o primeiro filho depois dos 30 anos, história familiar de câncer de mama (particularmente se na mãe ou irmã), história pessoal de câncer de mama ou hiperplasia atípica em uma biópsia de mama anterior ou ser sabidamente portador do gene *BRCA-1* ou *BRCA-2*.

O processo de rastreamento do câncer de mama geralmente inclui considerar três modalidades: autoexame da mama (AEM), exame clínico da mama (ECM) realizado por um profissional de saúde e mamografia. Outras modalidades, incluindo ultrassonografia e ressonância magnética (RM), estão disponíveis, mas no momento não são amplamente recomendadas para fins de rastreamento. Após a revisão dos estudos existentes, a USPSTF determinou que, no momento, não existem evidências suficientes para recomendar o ECM (recomendação de nível I*) e recomendou contra o ensino do AEM (recomendação de nível D*). Tanto o AEM quanto o ECM podem estar associados a riscos aumentados de resultados falso-positivos e subsequente necessidade de biópsias, enquanto não houver evidências que reduzam a mortalidade por câncer de mama. Esses dois aspectos estão sendo alvo de estudos.

Demonstrou-se que o rastreamento mamográfico a cada 12 a 33 meses reduz a mortalidade por câncer de mama. Os **benefícios do rastreamento mamográfico de rotina aumentam com a idade**, uma vez que a incidência de câncer de mama é mais alta em mulheres mais velhas. Não existe limite de idade para interromper o rastreamento, mas pode-se considerar uma discussão sobre continuar sua realização na mulher mais idosa com condições comórbidas significativas que possam limitar sua expectativa de vida. Parte da discussão sobre a mamografia também inclui o risco de resultados falso-positivos ou falso-negativos (menos comuns) e a necessidade de intervenções adicionais, como biópsia de mama. **A maioria das anormalidades encontradas na mamografia não é câncer de mama**, mas requer maior avaliação para estabelecer essa determinação. A USPSTF aconselha o rastreamento com mamografia, começando aos 50 anos para a população em geral, com um intervalo recomendado de dois anos (re-

---

* Denota uma nova definição de grau.

comendação de nível B¹). Para mulheres entre 40 e 49 anos, o rastreamento bienal deve ser uma decisão individual e considerar os valores da paciente em relação a danos e benefícios (recomendação de nível C*). Também existem recomendações de outras organizações, incluindo American Cancer Society, American Academy of Family Physicians e American College of Obstetricians and Gynecologists (ACOG), que defendem a mamografia anual depois dos 50 anos. Suas recomendações para mulheres entre 40 e 49 anos variam, mas em geral são de avaliação a cada 1 a 2 anos.

Rastreamento para câncer cervical

O câncer cervical é a 10ª principal causa de óbitos por câncer em mulheres nos EUA, com 4.210 mortes em 2010. **A incidência de câncer cervical caiu dramaticamente desde a introdução do exame citopatológico como parte do rastreamento de rotina.** Fatores de risco para câncer cervical incluem início precoce de relações sexuais, múltiplos parceiros sexuais, infecção pelo papilomavírus humano (HPV) com subtipo de HPV de alto risco (HPV tipos 16, 18, 45, 56) e tabagismo.

A idade ótima para iniciar o rastreamento não está clara, mas a USPSTF recomenda começar aos 21 anos ou nos primeiros três anos após o início da atividade sexual, o que ocorrer mais cedo (recomendação de nível A). Em 2009, a ACOG recomendou que o rastreamento de câncer cervical começasse aos 21 anos, independentemente da história sexual, devido ao risco muito baixo de câncer cervical em mulheres jovens. Embora a utilidade do rastreamento do câncer cervical em uma pessoa que nunca foi sexualmente ativa seja limitada, muitas organizações defendem uma abordagem baseada na idade devido às altas taxas de atividade sexual ao se alcançar certa idade, e porque os profissionais de saúde nem sempre podem obter histórias sexuais precisas.

A maioria dos casos de câncer cervical ocorre em mulheres que fizeram ou não exame citopatológico em mais de cinco anos ou não foram acompanhadas após um exame CP anormal. Não se conhece o intervalo ótimo entre exames citopatológicos. Com base nos estudos disponíveis, a USPSTF não encontrou evidências que o rastreamento anual seja melhor para reduzir a morbidade e a mortalidade por câncer cervical do que o realizado a cada três anos. A American Cancer Society recomenda exames preventivos anuais até os 30 anos, espaçando depois os intervalos para dois ou três anos; outros grupos sugerem espaçar os intervalos depois de três exames CP normais consecutivos.

Existe uma vacina disponível contra os subtipos de alto risco do HPV. Está indicada para uso em homens e mulheres dos 9 aos 26 anos. Até o momento, não há nenhuma recomendação para alterar os intervalos de exame CP para mulheres vacinadas contra o HPV.

O propósito do exame citopatológico é detectar alterações cervicais pré-cancerosas ou possíveis casos de câncer cervical precocemente, a fim de melhorar as probabilidades de sobrevida. Mantendo isso em foco, a USPSTF contraindica exames

---

* Denota uma nova definição de grau.

citopatológicos em mulheres que tiveram uma histerectomia (incluindo a remoção da cérvice) por indicações benignas (recomendação nível D). É prudente perguntar o motivo da cirurgia a uma mulher que fez uma histerectomia e confirmar (por revisão do relatório cirúrgico ou por exame) a ausência da cérvice. Uma mulher que fez uma histerectomia por indicações neoplásicas é excluída dos parâmetros gerais de rastreamento aqui descritos.

A idade ótima para suspender o rastreamento de câncer cervical é alvo de debates. A USPSTF discute interrompê-lo depois dos 65 anos, se não forem identificados novos fatores de risco (i.e., novo parceiro) e se os exames recentes forem adequados. A incidência de câncer cervical cai com a idade; as taxas de falso-positivo aumentam, potencialmente submetendo mulheres a procedimentos desnecessários adicionais. A American Cancer Society recomenda que o rastreamento pode ser interrompido aos 70 anos, se uma mulher tiver três CPs consecutivos normais e nenhum anormal nos últimos 10 anos.

Rastreamento de osteoporose

A osteoporose é uma condição de menor densidade mineral óssea associada a um maior risco de fraturas. **Metade de todas as mulheres pós-menopausa terão uma fratura relacionada à osteoporose durante sua vida.** Essas incluem fraturas de quadril, que estão associadas a riscos mais altos de perda de independência, institucionalização e óbito. O risco de osteoporose aumenta com a idade, tabagismo, baixo peso corporal, ascendência branca ou asiática, história familiar de osteoporose, baixa ingestão de cálcio e sedentarismo.

A osteoporose também pode ocorrer em homens, embora em menor incidência que em mulheres. Juntamente com os fatores de risco anteriormente citados, o uso prolongado de corticosteroides, a presença de doenças que alteram os níveis hormonais (como nefropatias ou pneumopatias crônicas) e níveis baixos de testosterona não diagnosticados aumentam o risco de osteoporose em homens.

O rastreamento da osteoporose é feito pela medida da densidade óssea. A medida da densidade do osso do quadril por densitometria óssea é o melhor preditor da fratura de quadril. Compara-se a medida da densidade óssea à densidade óssea de adultos jovens, informando-se o resultado como desvio-padrão da densidade óssea média do adulto jovem (escore T). Há osteoporose quando o escore T do paciente é de $-2,5$ ou menos (i.e., a medida da densidade óssea do paciente está mais de 2,5 desvios-padrão abaixo da média de adultos jovens); há osteopenia se o escore T estiver entre $-1,0$ e $-2,5$. Outras modalidades, como a medida da densidade do pulso ou do calcanhar, a densitometria óssea e ultrassonografia estão sendo avaliadas e podem ter algum grau de valor preditivo em curto prazo. A USPSTF recomenda o rastreamento de osteoporose por densitometria óssea em mulheres após os 65 anos e a considerá-lo em mulheres acima de 60 anos em maior risco de fraturas relacionadas à osteoporose (recomendação nível B).

Quadro 11.1 • MEDICAÇÕES APROVADAS PELA FDA PARA PREVENÇÃO E TRATAMENTO DA OSTEOPOROSE

Classe/medicação	Indicações referentes à osteoporose	Dosagem	Efeitos colaterais
Bifosfonados			Esofagite, gastrite, dificuldade de deglutição; todos os bifosfonados devem ser tomados de estômago vazio com um copo cheio d' água, e o paciente deve ficar ereto por pelo menos 30 minutos depois de tomar o comprimido
Alendronato	Prevenção e tratamento	Prev: 5 mg/dia ou 35 mg/semana Tx: 10 mg/dia ou 70 mg/semana	
Risedronato	Prevenção e tratamento	Prev e Tx: 5 mg/dia ou 35 mg/semana ou 150 mg/mês	
Ibandronato	Prevenção e tratamento	Prev e Tx: 2,5 mg/dia ou 150 mg/mês	
Ácido zoledrônico	Prevenção e tratamento	Prev: uma infusão 5 mg IV a cada dois anos Tx: uma infusão 5 mg IV anualmente	
Calcitonina (Inj ou VN)	Tratamento	IM/SC: 100 unidades/dia Nasal: 1 *spray* (200 unidades)/dia	Inj: rubor, reação local VN: sangramento nasal, irritação nasal
Estrogênio	Prevenção	Variável	Aumento potencial do risco de TVP, IM, AVE, EP
Hormônio da paratireoide Teriparatida	Tratamento	20 µg SC/dia	Câimbras nas pernas, tontura, hipercalcemia transitória
Modulador seletivo do receptor de estrogênio Raloxifeno	Prevenção e tratamento	60 mg/dia	Calorões, ganho de peso, TVP/EP

TVP, trombose venosa profunda; Inj, injeção; IM, infarto do miocárdio; VN, vaporizador nasal; EP, embolia pulmonar; Prev, prevenção; SC, subcutâneo; Tx, tratamento.

A ingestão de cálcio e vitamina D tem um papel na prevenção e no tratamento da osteoporose. A National Osteoporosis Foundation (NOF) recomenda pelo menos **1.200 mg de cálcio e 400 a 800 UI de vitamina D por dia para todas as mulheres acima de 50 anos**. Se a ingestão alimentar não for suficiente, podem-se usar suplementos. Exercícios com sustentação de peso e de musculação também são recomendados, tanto por seus efeitos diretos sobre o aumento da densidade óssea e por seus benefícios sobre força, agilidade e equilíbrio, que podem reduzir o risco de quedas.

Quando se diagnostica osteoporose, os pacientes devem ser tratados com cálcio, vitamina D e exercício e devem-se implementar estratégias para reduzir o risco de quedas. Essas estratégias incluem avaliação e tratamento, se necessário, de déficits visuais e auditivos, manejo de distúrbios clínicos que podem promover quedas (distúrbios do movimento, neurológicos, etc.) e avaliação periódica das medicações usadas que possam afetar o equilíbrio ou o movimento. Protetores de quadril podem ser benéficos em pessoas em alto risco de quedas.

O Quadro 11.1 lista medicações usadas para a prevenção e tratamento da osteoporose.

Rastreamento de violência doméstica

Estimativas indicam que entre 1 a 4 milhões de mulheres sofrem abuso sexual, físico ou emocional por um parceiro íntimo a cada ano. As mulheres também têm uma probabilidade muito maior de sofrer abuso por um parceiro íntimo que os homens. Múltiplos fatores estão associados à violência por um parceiro íntimo, incluindo juventude, baixa renda, gravidez, doença mental, uso de álcool ou substâncias ilícitas pelas vítimas ou parceiro, separação ou divórcio e história de abuso sexual/físico na infância. Existem múltiplas escalas de classificação, de qualidade variável, para determinar a presença de violência doméstica. A USPSTF não encontrou evidências suficientes para fazer uma recomendação contra ou a favor do rastreamento de rotina para abuso por parceiro íntimo, ou que tal rastreamento afete os resultados (recomendação de nível A). Outros grupos, incluindo a American Academy of Family Physicians e a American Medical Association, recomendam atenção e abordam questões sobre violência doméstica. A documentação e o tratamento de lesões, o aconselhamento e informações sobre serviços de proteção fazem parte da avaliação quando há suspeita de violência doméstica. Notificar a violência doméstica é obrigatório em vários estados; esteja ciente das exigências em seu estado.

QUESTÕES DE COMPREENSÃO

11.1 Uma mulher de 21 anos vem para seu primeiro exame citopatológico. Recebeu a série completa da vacina contra o HPV aos 19 anos. Supondo que os resultados de seu exame e do preventivo sejam normais, quando você recomendaria que ela volte para um novo CP?
   A. Seis meses, uma vez que o primeiro exame preventivo deve ter um acompanhamento mais rápido, a fim de reduzir a taxa de falso-negativos associada a esse exame de rastreamento.

B. Um ano, uma vez que ela deve ter pelo menos três esfregaços normais antes de passar a um intervalo mais longo.
C. Três anos, uma vez que o exame preventivo foi normal.
D. Cinco anos, uma vez que ela tem baixo risco porque recebeu a vacina contra o HPV.

11.2 Qual das seguintes situações está associada a um maior risco de violência por parceiro íntimo?
A. Gravidez.
B. Idade mais avançada.
C. Renda mais alta.
D. Casada.

11.3 Qual das seguintes afirmações sobre osteoporose é a mais correta?
A. Menos de 25% das mulheres terão uma fratura relacionada à osteoporose durante a vida.
B. Recomenda-se a terapia em longo prazo, com uma combinação de estrogênio e progesterona, para o tratamento da osteoporose pós-menopausa.
C. Mulheres afro-americanas têm um risco aumentado de osteoporose.
D. Recomenda-se 1.200 mg de cálcio e 400 a 800 UI de vitamina D, por dieta ou suplementação, a todas as mulheres acima dos 50 anos.

11.4 Uma mulher de 48 anos vem para um controle de mulher saudável. Nota que fez uma histerectomia "parcial" no passado. Seus registros revelam que removeu o útero, mas que a cérvice e os ovários permaneceram. Você também nota que ela fez exames citopatológicos preventivos anuais nos últimos cinco anos, e que todos foram normais. Ela leu na internet que mulheres que tiveram uma histerectomia não precisam mais fazer exames preventivos. Qual dos seguintes seria o seu conselho?
A. "Você não precisa mais fazer exame preventivo."
B. "Você deve continuar a fazer exames preventivos anuais."
C. "Você deve continuar a fazer exames preventivos, mas pode espaçar o intervalo para três anos."
D. "Você deve continuar a fazer exames preventivos anuais até os 50 anos. Se todos forem normais, você poderá, então, deixar de fazê-los."

RESPOSTAS

11.1 **B.** Não se sabe qual é o intervalo ótimo para o rastreamento do câncer cervical; entretanto, a maioria das autoridades recomenda pelo menos três CPs anuais normais antes de espaçar o intervalo dos exames. O uso da vacina contra o HPV não é uma indicação para alterar o rastreamento do câncer cervical nesse momento.

11.2 **A.** Violência por parte de parceiros íntimos pode ocorrer em qualquer relação, mas o risco aumenta em certas situações, que incluem juventude, baixa renda, gravidez, doença mental, uso de álcool ou outras substâncias pelas vítimas ou parceiros, separação ou divórcio e uma história de abuso sexual/físico na infância.

11.3 **D.** Mulheres acima dos 50 anos devem ser aconselhadas a ingerir 1.200 mg ou mais de cálcio e 400 a 800 UI de vitamina D diariamente e a participar em exercícios regulares com carga de peso e de musculação. Aproximadamente metade de todas as mulheres terá uma fratura relacionada à osteoporose. A terapia de reposição hormonal deve usar a menor dose efetiva pelo menor tempo efetivo, devido ao risco aumentado de complicações cardiovasculares e tromboembólicas adversas. Mulheres asiáticas e brancas têm maior risco de osteoporose do que mulheres afro-americanas.

11.4 **C.** Mulheres que tiveram uma histerectomia – incluindo remoção da cérvice – por indicações benignas em geral podem parar de fazer o exame CP preventivo. Mulheres que ainda possuem a cérvice devem continuar a fazer rastreamento de câncer cervical. Mulheres que fizeram uma histerectomia por displasia cervical devem continuar a fazer exames preventivos anuais. Essa mulher, que teve pelo menos cinco preventivos normais seguidos, pode, com segurança, ser aconselhada a espaçar o intervalo de rastreamento para três anos.

> **DICAS CLÍNICAS**
>
> ▶ A maioria das anormalidades encontradas na mamografia não é câncer de mama.
> ▶ A principal causa de morte de mulheres nos EUA é a doença cardiovascular. Os fatores de risco de doenças cardiovasculares em mulheres devem ser manejados tão agressivamente quanto em homens.

REFERÊNCIAS

National Osteoporosis Foundation. *Clinician's Guide to Prevention and Treatment of Osteoporosis.* Washington DC: National Osteoporosis Foundation; 2010.

Ullom-Minnich P. Prevention of osteoporosis and fractures. *Am Fam Physician.* 1999; 60:194-202.

United States Preventive Services Task Force (USPSTF). Genetic risk assessment and BRCA mutation testing for breast and ovarian cancer susceptibility. Available at: http://www.uspreventiveservicestaskforce.org/uspstf/uspsbrgen.htm. September 2005. Accessed April 2011.

United States Preventive Services Task Force (USPSTF). Osteoporosis - screening. Available at: http://www.uspreventiveservicestaskforce.org/uspstf/uspsoste.htm. January 2011. Accessed April 2011.

United States Preventive Services Task Force (USPSTF). Screening for breast cancer. Available at: http://www.uspreventiveservicestaskforce.org/uspstf/uspsbrca.htm. December 2009. Accessed April 2011.

United States Preventive Services Task Force (USPSTF). Screening for cervical cancer. Available at: http://www.uspreventiveservicestaskforce.org/uspstf/uspscerv.htm. January 2003. Accessed April 2011.

United States Preventive Services Task Force (USPSTF). Screening for family and intimate partner violence. Available at: http://www.uspreventiveservicestaskforce.org/uspstf/uspsfamv.htm. March 2004. Accessed April 2011.

Women's Health Initiative. Available at: http://www.nhlbi.nih.gov/whi/. Accessed April 2011.

CASO 12

Um homem de 25 anos vem a seu consultório em uma manhã de segunda-feira com dor no tornozelo. Estava jogando sua costumeira partida de basquete de sábado à tarde quando machucou o tornozelo direito. Disse que pulou para um rebote e caiu sobre o pé de outro jogador. Seu tornozelo direito "rolou", ele caiu no chão e imediatamente começou a ter dor. Não ouviu nem sentiu qualquer estalo. Foi capaz de ficar em pé e caminhar coxeando, mas não conseguiu continuar a jogar. Seu tornozelo inchou no dia seguinte, apesar de repouso, gelo e elevação. Não sofreu nenhuma outra lesão por essa queda. Ao exame, é um homem de aparência saudável com sinais vitais normais. O aspecto lateral do tornozelo direito está inchado. O tornozelo direito tem dorsiflexão e flexão plantar normais e não há sensibilidade focal à palpação da fíbula, maléolos, ou pé. Ao teste, não se nota nenhuma frouxidão ligamentar. Diz que pode sustentar peso com mínima dor. A sensação e o enchimento capilar no pé são normais. O restante de seu exame é normal.

- Qual é o diagnóstico mais provável dessa lesão?
- Que outro teste diagnóstico é necessário nesse momento?
- Qual é a terapia mais apropriada?

RESPOSTAS PARA O CASO 12:
Lesões musculoesqueléticas

Resumo: Um homem de 25 anos chega com uma lesão de inversão em seu tornozelo direito, que ocorreu durante uma partida de basquete. O tornozelo está inchado, mas é capaz de sustentar peso e não apresenta sensibilidade focal ou frouxidão ligamentar.

- **Diagnóstico mais provável:** Entorse do tornozelo direito
- **Outro teste diagnóstico necessário:** Nenhum nesse momento
- **Terapia inicial mais apropriada:** Terapia "PRICE": **P**roteção, **R**epouso, **G**elo (*Ice*), **C**ompressão e **E**levação; um AINE ou paracetamol, conforme necessário para a dor e mobilização precoce

ANÁLISE

Objetivos

1. Aprender uma abordagem ao diagnóstico de lesões musculoesqueléticas.
2. Saber quando solicitar exames de imagem e que exames pedir para avaliar queixas musculoesqueléticas.
3. Ser capaz de manejar entorses e distensões articulares comuns.

Considerações

A entorse do tornozelo é a lesão aguda mais frequente ligada ao esporte, sendo uma razão comum para consultas a médicos de atenção primária, centros de cuidados de urgência e departamentos de emergência. Como nesse caso, **a maioria das entorses de tornozelo resulta da inversão de um tornozelo que está em flexão plantar** – caindo sobre o pé do outro jogador no basquete, pisando em um buraco ou em um terreno irregular ao correr, não perceber o meio-fio ao caminhar. O tornozelo lateral é lesado muito mais comumente que o medial, pois a anatomia óssea da articulação tibiotalar e o complexo do ligamento deltoide muito forte protegem o tornozelo medial de lesões. Os ligamentos laterais – ligamento talofibular anterior (LTFA), ligamento calcaneofibular (LCF) e ligamento talofibular posterior (LTFP) – são relativamente mais fracos e mais comumente lesados. O **LTFA é o ligamento mais comumente lesado**, seguido pelo LCF.

As entorses do tornozelo são classificadas como lesões de grau 1, 2 ou 3. Uma entorse de grau 1 é o estiramento do LTFA, que causa dor e edema, mas nenhuma instabilidade mecânica e pouca ou nenhuma perda funcional. Em geral, o paciente pode suportar peso, com no máximo uma dor leve. A história e o exame do paciente desse caso são consistentes com uma entorse de tornozelo grau 1. Uma entorse grau 2 representa um rompimento parcial do LTFA e estiramento do LCF. Essa lesão causa dor mais grave, edema e hematoma. Há instabilidade articular leve a moderada, dor significativa com a sustentação de peso e perda de amplitude de movimento. Uma entorse de grau 3 é um rompimento completo do LTFA e LCF, com rompimento parcial do LTFP. Essa lesão causa instabilidade articular significativa, perda de função e incapacidade de sustentar peso.

As Regras de Tornozelo de Ottawa são um modelo de decisão concebido para auxiliar o médico a determinar quais pacientes com lesões de tornozelo precisam ser radiografados. Essas regras de decisão foram validadas por adultos não grávidos com estado mental normal, nenhuma outra lesão significativa simultânea e avaliados nos primeiros 10 dias depois da lesão. Quando adequadamente aplicadas, as **Regras de Tornozelo de Ottawa têm uma sensibilidade próxima de 100% para afastar fraturas significativas maleolares e do pé médio.** Essas regras mostram que radiografias do tornozelo devam ser obtidas se houver sensibilidade óssea no bordo ou na ponta posterior dos 6 cm distais do maléolo medial ou lateral, ou se o paciente for incapaz de sustentar peso imediatamente ou no momento do exame. Devem-se obter radiografias do pé se houver sensibilidade óssea sobre o osso navicular (pé médio medial), a base do quinto metatarso (pé médio lateral), ou se o paciente for incapaz de sustentar peso. O paciente apresentado, que não tem sensibilidade óssea, nenhuma limitação na sustentação de peso e nenhuma contraindicação à aplicação das regras de decisão, não precisa de exames de imagem de seu pé ou tornozelo.

O manejo de entorses de tornozelo deve seguir o auxílio mnemônico "PRICE". A proteção por uma tala ou gesso apropriado pode ajudar a prevenir maiores lesões. O repouso relativo da atividade também ajuda a promover a recuperação do ligamento; embora a sustentação de peso possa ser permitida conforme tolerado e precocemente, e exercícios de reabilitação funcional sejam cruciais. A aplicação de gelo assim que possível após a lesão ajuda a minimizar o edema e aliviar a dor. Compressão e elevação também promovem a redução do edema. Na maioria dos casos, AINEs ou paracetamol são adequados para o alívio da dor.

ABORDAGEM A
Entorses e distensões

DEFINIÇÕES

ENTORSE: Lesão por estiramento ou ruptura de um **ligamento**.

DISTENSÃO: Lesão por estiramento ou ruptura de um **músculo** ou **tendão**.

ABORDAGEM CLÍNICA

Anamnese

Como em todas as áreas da medicina, a história da doença atual orientará a investigação diagnóstica. Na história de um paciente com queixas musculoesqueléticas, as informações importantes a obter incluem se o sintoma primário é dor, limitação de movimento, fraqueza, instabilidade ou uma combinação de sintomas. O início dos sintomas – se agudo, crônico, ou a piora aguda de um problema crônico – pode ser significativo. A localização, a gravidade e o padrão de radiação da dor devem ser delineados. Sintomas associados, como entorpecimento, devem ser identificados. Deve-se procurar identificar o mais especificamente possível o mecanismo de qualquer lesão que levou à queixa. É preciso notar intervenções já feitas, como gelo ou calor, medicamentos, tala e se ajudaram ou não.

Exame das articulações

O exame do sistema musculoesquelético deve incluir a documentação da inspeção, palpação, amplitude de movimentos, força, situação neurovascular e, quando apropriado, testes específicos da articulação envolvida. A inspeção deve notar a presença de edema, hematoma, deformidade e uso de qualquer suporte ou dispositivo de assistência (p. ex., talas, muletas, bandagens) que o paciente já esteja usando. **O exame do membro não afetado pode fornecer uma boa comparação e permitir que mudanças sutis sejam identificadas mais facilmente.** Também é preciso documentar o funcionamento e a mobilidade geral do paciente: se o paciente caminha claudicando, se pode levantar com facilidade de uma cadeira, se há dificuldade em chegar à mesa de exame, se o braço do paciente se move livremente ou está mantido rigidamente contra seu tórax e assim por diante.

A palpação da área afetada e circundante pode ajudar a localizar e confirmar a presença de uma lesão específica. Uma área focal de sensibilidade óssea pode levar à consideração de uma fratura, enquanto um músculo sensível e tenso pode ser mais sugestivo de uma distensão. A presença de derrames articulares ou edema de tecidos moles deve ser documentada e pode levar à consideração de lesões específicas. Deve-se notar a sensação, os pulsos periféricos e o enchimento capilar na extremidade envolvida. A ausência de pulsos e retardo no enchimento capilar, especialmente se a extremidade estiver fresca ou fria, deve levar à avaliação e ao manejo de emergência de insuficiência vascular.

Deve-se testar a amplitude de movimento tanto passiva quanto ativa. A amplitude ativa de movimento testa a capacidade do paciente de mover uma articulação e a integridade estrutural da articulação, músculos, tendões e impulsos neurológicos para a área, e pode estar limitada por problemas com qualquer um desses ou pela presença de dor. A amplitude passiva de movimento testa o movimento que um examinador pode provocar em um paciente relaxado. A presença de uma articulação deslocada ou um derrame articular significativo pode levar a limitações tanto na amplitude ativa e passiva de movimento, onde um rompimento de tendão ou uma lesão muscular podem ter limitação da amplitude de movimento ativo, mas preservação da amplitude passiva.

Existem manobras de exame específicas para cada articulação ou área corporal que podem ajudar a identificar uma lesão a estruturas específicas. O reexame 3 a 5 dias após a lesão aguda, quando a dor e o edema melhoraram, pode ajudar com o diagnóstico. O Quadro 12.1 lista algumas manobras comuns usadas para examinar ombro, joelho e tornozelo.

Quadro 12.1 • TESTES ESPECÍFICOS PARA O EXAME DE OMBRO, JOELHO E TORNOZELO

Teste	Estrutura testada	Resultado identificado (comparar ao lado não afetado)
Ombro/manguito rotador		
Teste da lata vazia: com o braço abduzido, cotovelo estendido e polegar apontando para baixo, paciente eleva braço contra resistência	Supraespinal	Lesão ou ruptura do manguito rotador
Rotação externa: com os cotovelos juntos ao lado do corpo e fletidos a 90°, paciente faz rotação externa contra resistência	Infraespinal e redondo menor	Lesão ou ruptura do manguito rotador
Teste de retirada (*Lift-off*): paciente coloca o dorso da mão na coluna lombar e tenta levantar a mão para longe das costas Rotação interna: com os cotovelos ao lado do corpo e fletidos a 90°, paciente faz rotação interna contra resistência	Subescapular	Lesão ou ruptura do manguito rotador
Pinçamento de Hawkins: dor à rotação interna quando o braço está fletido 90° com o cotovelo dobrado a 90°	Pinçamento subacromial do tendão supraespinal	Lesão ou ruptura do manguito rotador
Queda de braço do manguito rotador: paciente não consegue baixar seu braço lentamente a partir de uma posição elevada		Grandes rupturas do manguito rotador
Tornozelo		
Gaveta anterior: examinador puxa o calcanhar do paciente para a frente enquanto estabiliza a perna com a outra mão	Ligamento talofibular anterior	Translação excessiva da articulação sugere ruptura do LTFA
Teste do estresse em inversão: o examinador inverte o tornozelo com uma mão enquanto estabiliza a perna com a outra mão	Ligamento calcaneofibular	Translação excessivo ou "*clunk*" palpável do talo sobre a tíbia sugere ruptura ligamentar
Teste de compressão (*Squeeze*): examinador comprime a tíbia/fíbula no meio da perna	Sindesmose	Dor na articulação anterior do tornozelo (abaixo de onde o examinador aperta) sugere lesão sindesmótica ("tornozelo alto")
Joelho		
Teste de Lachman: joelho em flexão de 20°, examinador puxa a tíbia superior para a frente enquanto estabiliza a coxa	Ligamento cruzado anterior	Translação excessiva sem um ponto final sólido sugere ruptura
Gaveta anterior: joelho em flexão de 90°, examinador puxa a tíbia superior para a frente enquanto estabiliza a coxa	Ligamento cruzado anterior	Translação excessiva sem um ponto final sólido sugere ruptura
Estresse em valgo: em extensão total e flexão de 30°, força direcionada medialmente no joelho, força direcionada lateralmente no tornozelo	Ligamento colateral medial	Translação excessiva sugere ruptura
Estresse em varo: em extensão total e flexão de 30°, força direcionada lateralmente no joelho, força direcionada medialmente no tornozelo	Ligamento colateral lateral	Translação excessiva sugere ruptura

Exames de imagem

Depois da história e do exame, o médico deve decidir quando é necessário obter radiografias ou outros exames de imagem. Existem regras de decisão validadas para auxiliar algumas dessas decisões. As Regras de Tornozelo de Ottawa para determinar se uma radiografia é necessária em uma lesão de tornozelo já foram discutidas nesse caso. De forma similar, essas regras podem auxiliar a determinar quando obter uma radiografia em uma lesão de joelho. As Regras de Joelho de Ottawa recomendam a realização de radiografia em pacientes com lesão de joelho que apresentem qualquer um dos cinco critérios seguintes: (1) 55 anos de idade ou mais, (2) sensibilidade patelar isolada, (3) sensibilidade da cabeça da fíbula, (4) incapacidade de fletir o joelho a 90°, e (5) incapacidade de sustentar peso por quatro passos imediatamente e na sala de exame (independentemente de claudicação).

Essas regras foram validadas e somente devem ser aplicadas em adultos acima dos 18 anos, embora maiores estudos sugiram que possam ser válidas em pessoas mais jovens.

Quando se toma a decisão de obter um teste de imagem, seja para afastar agudamente uma fratura ou avaliar uma lesão que não está melhorando, o **exame de imagem inicial de escolha é a radiografia simples**. Uma série radiográfica deve incluir no mínimo duas incidências com ângulos de 90° entre si. Em pacientes com radiografias normais e persistência dos sintomas, ou com suspeita de lesões de ligamentos ou tendões do ombro, tornozelo, joelho ou quadril, a ressonância magnética (RM) suplantou amplamente outras modalidades como o método de imagem de escolha. A RM é altamente sensível e específica para anormalidades articulares ou de tecidos moles, incluindo rupturas de ligamento, tendão e cartilagem.

Princípios de manejo

O manejo inicial da maioria das entorses e distensões agudas é "PRICE": Proteção de maiores lesões, Repouso relativo, Gelo para reduzir o inchaço e a dor, Compressão e Elevação para reduzir o edema. Na maioria dos casos, AINEs ou paracetamol são adequados para o controle da dor, usando-se narcóticos somente quando necessário.

Numerosos estudos mostram que a mobilização precoce dos ligamentos lesados na verdade promove a cura e a recuperação. Exercícios de amplitude de movimento devem ser iniciados 48 a 72 horas após a lesão em pacientes com entorses e distensões. No caso de lesões de membros inferiores, pode-se permitir sustentação de peso com órteses, avançando para sustentação de peso sem apoio conforme tolerado. Inicialmente, podem ser necessárias muletas, devido à dor na sustentação de peso. Demonstrou-se que suportes de tornozelo de atar ou semirrígidos são superiores a bandagens elásticas e a esparadrapo e dão estabilidade ao tornozelo lesado.

A **causa mais comum de articulações persistentemente rígidas, dolorosas ou instáveis depois de entorses é a reabilitação inadequada**. Todos os pacientes com entorses ou distensões devem ser educados sobre a importância de exercícios de reabilitação. Quando possível, devem-se fornecer um folheto com um programa específico de exercícios ao paciente quando esse é avaliado. Se o paciente não conseguir fazê-los sozinho, o encaminhamento para um programa formal de fisioterapia pode ser benéfico.

QUESTÕES DE COMPREENSÃO

12.1 Com base nas Regras de Tornozelo de Ottawa, qual das seguintes situações é mais apropriada para obter radiografias dos ossos envolvidos?
   A. Um menino de 6 anos machuca seu tornozelo andando de lambreta.
   B. Uma mulher de 33 anos teve lesões dos dois tornozelos e joelhos em um acidente de carro.
   C. Um homem de 43 anos teve uma lesão de seu tornozelo ontem jogando vôlei.
   D. Uma mulher de 22 anos teve uma lesão de tornozelo depois de cair quando estava bêbada.

12.2 Um homem de 32 anos vem para avaliação de dor do ombro direito nas últimas três semanas. Acredita que se feriu jogando *softball*, mas não se lembra de lesão específica. Não há hematoma ou edema. Tem dor na articulação à rotação externa e abdução, mas sua amplitude de movimentos está preservada. Qual dos seguintes é o exame de imagem de escolha?
   A. Radiografia.
   B. RM.
   C. Tomografia computadorizada.
   D. Artrograma.

12.3 Uma mulher de 45 anos vem para o acompanhamento de uma entorse de tornozelo que ocorreu quando estava correndo. As radiografias feitas na consulta inicial foram negativas para fratura. Não tem sido capaz de correr devido à rigidez persistente. O exame não revela nenhuma instabilidade articular ou sensibilidade focal. Qual dos seguintes é o manejo mais apropriado nesse momento?
   A. RM do tornozelo para avaliar ruptura de ligamento.
   B. Encaminhamento ao cirurgião ortopédico.
   C. Repetir as radiografias simples.
   D. Aumentar a dose de ibuprofeno.
   E. Encaminhá-la para fisioterapia.

RESPOSTAS

12.1 **C.** As Regras de Tornozelo de Ottawa aplicam-se a pacientes adultos não grávidos que tenham um estado mental normal, que não tenham outras lesões dolorosas e que sejam vistos nos primeiros 10 dias após sua lesão. O único caso em que todos esses critérios se aplicam é C. De acordo com as regras, devem-se obter radiografias dos tornozelos se houver sensibilidade óssea da ponta ou borda posterior dos 6 cm distais do maléolo medial ou lateral, ou se o paciente for incapaz de suportar peso imediatamente ou quando examinado.

12.2 **A.** Radiografias simples são o exame de diagnóstico por imagem de escolha para a avaliação inicial da articulação dolorosa. Em pacientes com radiografias normais e suspeita de uma lesão de tecidos moles (ligamento, tendão, cartilagem), a RM costuma ser o próximo estudo de imagem mais apropriado.

12.3 **E.** A causa mais comum de uma articulação rígida ou dolorosa após uma entorse é a reabilitação inadequada. Quando um paciente é incapaz de fazer a autorreabilitação adequada de uma lesão, um encaminhamento à fisioterapia pode ser benéfico. Se o paciente continuar a apresentar sintomas depois disso, é apropriado considerar exames de imagem mais avançados ou encaminhamento ortopédico.

> **DICAS CLÍNICAS**
>
> ▶ Uma anamnese e exame físico completos são essenciais para diagnosticar e tratar lesões musculoesqueléticas.
> ▶ Caso você suspeite que a amplitude limitada de movimento ativo de um paciente resulte primariamente de dor, pode anestesiar a articulação injetando lidocaína em seu interior e reexaminando-a.
> ▶ Use a extremidade contralateral sem lesão como comparação para seu exame de uma extremidade lesionada. Uma série radiográfica adequada deve incluir pelo menos duas incidências com 90° de diferença entre si.

REFERÊNCIAS

Burbank KM, Stevenson JH, Czarnecki GR, Dorfman J. Chronic shoulder pain: part I. Evaluation and diagnosis. *Am Fam Physician*. 2008;77:453-460.

Burbank KM, Stevenson JH, Czarnecki GR, Dorfman J. Chronic shoulder pain: part II. Treatment. *Am Fam Physician*. 2008;77:493-497.

Hockenberry RT, Sammarco GJ. Evaluation and treatment of ankle sprains. *Phys Sports Med*. 2001;29(2):57-64.

Ivins D. Acute ankle sprain: an update. *Am Fam Physician*. 2006; 74(10): 1714-1720.

Trojian TH, McKeag DB. Ankle sprains: expedient diagnosis and management. *Phys Sports Med*. 1998;26(10):29-40.

Wolfe MW, Uhl TL, McCluskey LC. Management of ankle sprains. *Am Fam Physician*. 2001;63:93-104.

Woodward TW, Best TM. The painful shoulder: part I. Clinical evaluation. *Am Fam Physician*. 2000;61:3079-3088.

CASO 13

Uma mulher branca de 45 anos vem a seu consultório preocupada com um "sinal" no rosto. Diz que o sinal está presente há anos, mas que seu marido tem insistido para que ela o verifique. Nega qualquer dor, coceira ou sangramento no local. Não tem nenhuma história médica prévia significativa, não toma remédios e não tem alergias. Não tem história de câncer de pele na família. Trabalha como contadora.

Ao exame, a paciente é normotensa, afebril e parece levemente mais jovem que sua idade declarada. Um exame de pele revela uma pápula de 4 mm não sensível, simétrica, de cor vermelho-acastanhada uniforme. A lesão é bem circunscrita, e a pele circundante tem aparência normal. Não existem outras lesões na área.

▶ Qual é o diagnóstico mais provável?
▶ Que características o tranquilizam quanto à benignidade da condição?
▶ Qual é seu próximo passo?

RESPOSTAS PARA O CASO 13:
Lesões cutâneas

Resumo: Uma mulher saudável de 45 anos, sem história médica pregressa significativa, vem para avaliação de uma lesão cutânea. Não apresenta história familiar de câncer de pele. A lesão é simétrica, com bordos bem definidos, relativamente pequena (< 6 mm), e com coloração uniforme. Não é capaz de determinar se a lesão sofreu mudanças recentemente (i.e., tornou-se maior), e não conta uma história de prurido ou sangramento no local da lesão.

- **Diagnóstico mais provável:** Nevo benigno
- **Características tranquilizadoras:** Menor que 6 mm, simétrico, cor uniforme, bordos bem definidos
- **Próximo passo no tratamento:** Tranquilização e vigilância

ANÁLISE
Objetivos

1. Descrever uma abordagem à avaliação de lesões cutâneas.
2. Ser capaz de descrever as características de uma lesão cutânea em termos dermatológicos.
3. Saber que características de uma lesão costumam ser benignas e quais são preocupantes em termos de malignidade ou malignidade em potencial.

Considerações

Esse caso representa um cenário típico visto em atenção primária de medicina: "Tenho esse sinal. É câncer?" Embora simplificado, isso é o que preocupa mais o paciente e o que ele deseja saber. O **papel do médico é determinar a probabilidade de malignidade ou pré-malignidade e definir um curso de ação apropriado.** Nesse caso particular, existem várias características tranquilizadoras de uma lesão benigna que pode ser monitorada sem necessidade de biópsia. A paciente não tem história familiar nem pessoal de câncer de pele. Sua ocupação não a expõe regularmente a produtos químicos nocivos ou ao sol. Ao exame, a lesão tem características geralmente benignas (tamanho inferior a 6 mm, simétrica, cor uniforme, bordos bem definidos). Nesse caso, seria apropriado fazer uma anotação no prontuário da paciente (ou também incluir fotografias) descrevendo as características da lesão e monitorar alterações em avaliações periódicas de saúde. O paciente também deve ser educado quanto ao autoexame da pele, com ênfase no que procurar e quando voltar ao consultório para avaliação de uma lesão de pele nova ou alterada. Finalmente, deve-se entender que muitos sinais que parecem ter uma aparência benigna podem ter uma característica atípica que justifica maior investigação. Os **critérios usados para prever a probabilidade de uma lesão benigna ou maligna são apenas diretrizes;** certamente, nem todas as lesões cutâneas malignas apresentam-se da mesma maneira e um melanoma maligno nem sempre é visivelmente pigmentado. O fato é que o médico deve usar todas as ferramentas a seu dispor: a história da doença atual, história médica do paciente, história médica familiar, história social e ocupacional e uma revisão de sistemas pertinente, a fim de chegar a uma conclusão coerente com o exame físico.

ABORDAGEM ÀS Lesões cutâneas

DEFINIÇÕES

ABSCESSO: Bolsa fechada contendo pus

BOLHA: Vesícula com diâmetro acima de 0,5 cm

CISTO: Cápsula membranosa fechada, tipo saco, contendo material líquido ou semissólido

MÁCULA: Mancha na pele, plana, nem elevada nem deprimida

NÓDULO: Pequena massa de forma redonda ou irregular, com diâmetro acima de 1,0 cm

PÁPULA: Lesão de pele *elevada* pequena, circunscrita, com menos de 1,0 cm de diâmetro

PLACA: Área de pele sólida, elevada, em platô, que cobre uma grande superfície comparada à sua altura em relação à pele

ÚLCERA: Lesão da pele ou mucosa, resultante da perda de tecido

VESÍCULA: Pequena bolha com menos de 0,5 cm de diâmetro

ABORDAGEM CLÍNICA

Incidência e fatores de risco

Nas últimas décadas, houve um aumento na morbidade e mortalidade do câncer de pele nos EUA. Em 2010, mais de 68.000 casos novos de melanoma foram diagnosticados. Se incluirmos o carcinoma basocelular ou o carcinoma epidermoide, mais de 1 milhão de casos novos de câncer de pele são diagnosticados anualmente. Cânceres de pele causam aproximadamente 10.000 mortes por ano, 80% delas devidas a melanoma.

O mais importante fator de risco isolado para o desenvolvimento de câncer de pele é a exposição à radiação ultravioleta. Outros fatores de risco incluem história prévia de câncer de pele, história familiar de câncer de pele, pele clara, cabelos ruivos ou loiros, propensão a queimar-se facilmente, exposição crônica a compostos tóxicos, como creosoto, arsênico ou rádio, e supressão do sistema imunitário.

QUATRO TIPOS BÁSICOS DE MELANOMA

Melanoma de disseminação superficial

É o tipo **mais comum de melanoma** nos dois sexos. Como o nome implica, essa lesão dissemina-se de forma superficial ao longo das camadas superiores da pele antes de penetrar nas camadas profundas. A fase de crescimento superficial, ou radial, é mais lenta que a fase vertical, quando a lesão cresce para o interior da derme e pode invadir outros tecidos ou fazer metástase. Os homens são afetados mais no torso superior e as mulheres principalmente nas pernas. Características clínicas comuns incluem: bordos elevados e lesões castanhas com rosas, brancos, cinzas ou azuis.

Lentigo maligna

Similar ao tipo de disseminação superficial, essa lesão é **mais encontrada no idoso (comumente diagnosticada na sétima década de vida)**, em geral em pele cronicamente danificada pelo sol, como face, orelhas, braços e tronco superior. Embora seja o **menos comum dos quatro tipos de melanoma**, é a forma mais comum encontrada no Havaí. Caracteriza-se clinicamente por lesões castanhas a marrons com bordos muito irregulares.

Melanoma lentiginoso acral

Similar aos outros dois melanomas superficiais por seu início *in situ*, essa lesão é diferente em muitos aspectos. É o **melanoma mais comumente encontrado em afro-americanos e em asiáticos**. Costuma ser encontrado sob as unhas, nas solas dos pés e nas palmas das mãos; características clínicas comuns incluem: lesões planas, irregulares, marrom-escuro a negras.

Melanoma nodular

Esse melanoma, ao contrário dos outros três, em geral é invasivo no momento do diagnóstico. É o **mais agressivo e o segundo tipo mais comum de melanoma (Fig. 13.1)**. Caracteriza-se clinicamente como lesões castanhas a negras que surgem de nevos ou de pele saudável.

EXAME FÍSICO

Em 1985, os clínicos que estudam melanoma notaram que havia várias características típicas de lesões de pele que se correlacionavam com melanoma. Especificamente, cor variegada, irregularidade de bordos, assimetria e tamanho acima que 6 mm de diâmetro eram consistentemente observadas no melanoma. Isso levou à **sigla ABCD**, que tem sido extensivamente usada para determinar a probabilidade de uma lesão cutânea cancerosa (Quadro 13.1).

Outro critério frequentemente usado é a mudança em tamanho ou em aparência da lesão cutânea. Isso é às vezes citado como E nos critérios ABCD anteriores, e

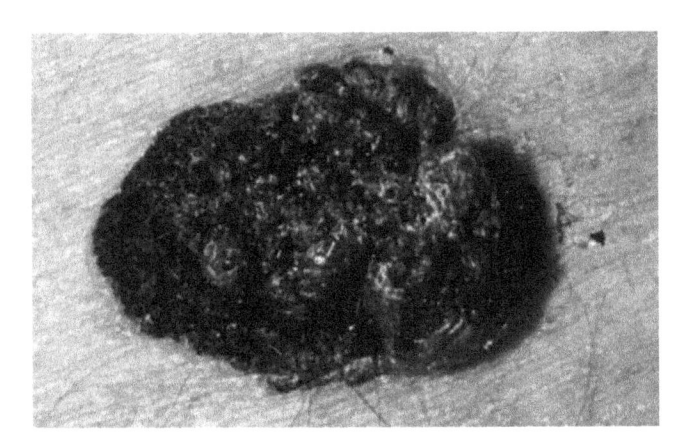

Figura 13.1 Melanoma nodular. (*Reproduzida, com permissão, de Kasper DL, Braunwald E, Fauci A, et al.* Harrison's Principles of Internal Medicine. *16th ed. New York, NY: McGraw-Hill; 2005:499.*)

referido como Evolução e Elevação. Lesões benignas podem estar presentes ao nascer ou a qualquer momento, e várias lesões benignas também podem se apresentar em momentos próximos. Entretanto, uma lesão benigna, depois de presente, em geral permanece estável em tamanho e aparência, enquanto uma neoplasia apresenta-se aumentando de tamanho ou mudando de aparência. Assim, é útil perguntar se um "sinal" mudou de aparência ou cresceu recentemente.

Tratamento

Os nevos benignos precisam somente de monitoramento visual. O paciente pode fazê-lo depois de educado sobre o que procurar e quando voltar para reavaliação. Em

Quadro 13.1 • CRITÉRIOS CLÁSSICOS ABCD PARA LESÕES CUTÂNEAS SUSPEITAS			
Sigla	Característica	Mais provavelmente benigna	Mais provavelmente maligna
A	Assimetria	Simétrica (metade direita parece com metade esquerda)	Assimétrica (em > 2 eixos)
B	Bordos	Bem definidos	Irregulares ou borrados
C	Cor	Uniforme	Variada (duas ou mais cores)
D	Diâmetro	< 6 mm	> 6 mm
E	Elevação	Superfície plana	Superfície elevada
	Evolução	Estável em tamanho e aparência	Aumento, mudanças na espessura ou sangramento

geral, qualquer nevo preexistente que tenha sofrido alteração ou qualquer lesão pigmentada nova que apresente qualquer um dos sinais ABCDE deve sofrer uma excisão completa com uma margem de 2 a 3 mm em volta da lesão. Lesões maiores que possam ser cosmeticamente de difícil excisão completa podem ser biopsiadas em várias áreas. Se a patologia indicar uma neoplasia, a lesão deve ser completamente excisada com margens de 5 mm por um médico treinado em técnicas de cirurgia plástica. A excisão completa de melanomas malignos requer uma margem de pelo menos 5 mm. Depois de identificado como tendo uma lesão cutânea maligna, o paciente deve ser observado anualmente buscando qualquer lesão de pele nova ou alterada. A biópsia por raspagem pode ser usada para lesões elevadas, e a biópsia por punção ou excisão elíptica para lesões planas. Se a lesão não puder ser removida por inteiro devido ao tamanho ou ao local, devem-se fazer biópsias das suas partes mais suspeitas.

Prognóstico

A informação mais importante isoladamente para o prognóstico do melanoma é a espessura do tumor, conhecida como medida de Breslow. **Melanomas com menos de 1 mm de espessura têm uma baixa taxa de metástase** e uma alta taxa de cura com a excisão. Melanomas mais espessos têm taxas de metástases mais altas e os piores resultados.

Prevenção

A prevenção é direcionada a reduzir a exposição à radiação ultravioleta. Quando possível, evite o sol entre 10 da manhã e 4 horas da tarde; quando exposto ao sol, use roupas protetoras; use um filtro solar com um fator de proteção solar (SPF) de pelo menos 15 e evite fontes artificiais de radiação ultravioleta (UV).

CÂNCERES DE PELE NÃO MELANOMA

Tanto carcinomas basocelulares quanto carcinomas epidermoides surgem da camada epidérmica da pele. O risco primário para esses tipos de cânceres de pele é a exposição à radiação ultravioleta, especialmente exposição solar, mas também a câmaras de bronzeamento artificial. Uma história de ceratoses actínicas e infecção cutânea pelo papilomavírus humano também aumenta o risco de carcinoma epidermoide.

Os carcinomas basocelulares são o mais comum de todos os cânceres. Sua aparência típica é de pápulas peroladas, frequentemente com uma ulceração central ou com múltiplas telangiectasias. Os pacientes geralmente apresentam-se com uma lesão em crescimento e às vezes queixam-se que ela sangra ou coça. Os carcinomas basocelulares raramente apresentam metástases, mas podem crescer bastante e ser localmente destrutivos. O tratamento primário é a excisão.

Os carcinomas epidermoides têm uma taxa mais alta de metástase que os basocelulares, mas o risco ainda é baixo. Essas lesões frequentemente são placas irregulares ou nódulos com bordas elevadas. Com frequência são escamosos, ulcerados e sangram com facilidade. A excisão completa é o tratamento de escolha.

QUESTÕES DE COMPREENSÃO

13.1 Um homem de 36 anos tem um "sinal" incômodo que, à biópsia, revela-se um melanoma maligno. O patologista comenta que essa histologia é o tipo mais comum de melanoma tanto em homens quanto em mulheres e que tem duas fases de crescimento. Qual dos seguintes é o achado mais provável?

A. Nevo benigno.
B. Melanoma com disseminação superficial.
C. Lentigo maligno.
D. Melanoma nodular.
E. Melanoma lentiginoso acral.

13.2 Uma mulher de 49 anos de pele clara apresenta uma lesão no alto do dorso direito que parece ter crescido no último ano. Nota-se que tem 8 mm de diâmetro. O médico obtém uma biópsia excisional e o resultado é melanoma maligno com invasão. Qual dos seguintes é o achado mais provável na biópsia?

A. Nevo benigno.
B. Melanoma com disseminação superficial.
C. Lentigo maligno.
D. Melanoma nodular.
E. Melanoma lentiginoso acral.

13.3 Um afro-americano de 54 anos apresenta uma "mancha" escura na palma da mão; sua mulher notou que se tornou irregular. A biópsia mostra um melanoma maligno. Qual das seguintes é a histologia mais provável nesse paciente?

A. Nevo benigno.
B. Melanoma com disseminação superficial.
C. Lentigo maligno.
D. Melanoma nodular.
E. Melanoma lentiginoso acral.

13.4 Uma mulher afro-americana de 45 anos vem para um exame de rotina. Você nota uma lesão de 9 mm de diâmetro na palma da mão direita que é negra, levemente elevada e tem um bordo chanfrado. Quando perguntada, diz que está presente há cerca de um ano e que está crescendo. Uma amiga disse-lhe que não se preocupasse, porque "negros não têm câncer de pele." Qual das seguintes afirmativas é seu conselho?

A. Sua amiga está correta e não nada com que se preocupar.
B. Embora qualquer pessoa possa ter câncer de pele, essa lesão tem características primariamente benignas e pode ser observada com segurança.
C. Essa lesão é suspeita para câncer, mas é mais provavelmente uma metástase de outra fonte, como um câncer de mama.
D. Essa lesão é suspeita para melanoma primário e precisa de maior avaliação imediatamente.

13.5 Uma mulher de 70 anos vem para avaliação de uma lesão na bochecha esquerda. Está presente há muitos meses. Está aumentando lentamente e sangra se ela a coça. Ao exame, você encontra uma pápula de aparência perolada com 7 mm de diâmetro com telangiectasias visíveis na superfície. Qual dos seguintes é o manejo apropriado dessa lesão?
A. Observação de perto e reexame em três meses.
B. Tranquilização quanto à natureza benigna da lesão.
C. Excisão.
D. Destruição local por congelamento com nitrogênio líquido.

RESPOSTAS

13.1 **B.** Melanomas de disseminação superficial são os melanomas que ocorrem mais comumente tanto em homens quanto em mulheres.

13.2 **D.** Melanomas nodulares são os melanomas mais agressivos, e costumam ser invasivos no momento do diagnóstico. A lesão desse paciente cresceu rapidamente e é invasiva.

13.3 **E.** Melanomas lentiginosos acrais são encontrados nas palmas, solas e sob as unhas das mãos e pés, e são o tipo mais comum encontrado em afro-americanos e em asiáticos.

13.4 **D.** A lesão descrita é suspeita de melanoma lentiginoso acral e precisa ser avaliada. Embora os cânceres de pele sejam mais comuns em pessoas de pele mais clara, podem ocorrer em pessoas com qualquer tom ou cor de pele.

13.5 **C.** A lesão é mais provavelmente um carcinoma basocelular e deve ser tratada por excisão. Embora a probabilidade de disseminação metastática seja baixa, essas lesões podem crescer e ser localmente destrutivas.

DICAS CLÍNICAS

▶ O fator de risco prevenível comum a todos os cânceres de pele é a exposição ao sol. Recomende a seus pacientes em risco que limitem a exposição à luz solar no meio do dia, usando roupas protetoras adequadas e usando filtro solar.
▶ Ao contrário da crença popular, o uso de camas de bronzeamento também é um fator de risco para o câncer de pele.
▶ Não existe "bronzeamento saudável".
▶ Deve-se fazer uma biópsia de excisão para qualquer lesão suspeita de melanoma. Se for impossível remover toda a lesão, devido ao tamanho ou à localização, devem-se fazer biópsias de toda a espessura das partes mais suspeitas da lesão.

REFERÊNCIAS

Abbasi NR, Shaw HM, Rigel DS, et al. Early diagnosis of cutaneous melanoma: Revisiting the ABCD criteria. *JAMA*. 2004;292:2771-2776.

Cooke D, Englis M, Morriss J. Melanoma precursors and primary cutaneous melanoma. In: Fitzpatrick TB, Johnson RA, Wolff K, et al. eds. *Color Atlas & Synopsis of Clinical Dermatology*. 4th ed. New York, NY: McGraw-Hill; 2001.

Ebell M. Clinical diagnosis of melanoma. *Am Fam Physician*. 2008;78(10):1205-1208.

Goldstein BG, Goldstein AO. Diagnosis and management of malignant melanoma. *Am Fam Physician*. 2001;63:1359-1368, 1374.

Rager El, Bridgeford EP, Ollila DW. Cutaneous melanoma: update on prevention, screening, diagnosis and treatment. *Am Fam Physician*. 2005;72(2):269-276.

Rose LC. Recognizing neoplastic skin lesions: a photo guide. *Am Fam Physician*. 1998;4:58.

Saraiya M, Glanz, K, Briss P, et al. Preventing skin cancer: findings of the task force on community preventative services on reducing exposure to ultraviolet light. *MMWR*. 2003;52(RR15):1-12.

Stulberg DL, Crandell B, Fawcett RS. Diagnosis and treatment of basal cell and squamous cell carcinomas. *Am Fam Physician*. 2004;70:1481-1488.

CASO 14

Um homem de 40 anos sem história médica pregressa chega ao ambulatório para estabelecer seus cuidados. Relata que teve um exame de urina anterior com o achado incidental de sangue. Esse exame de urina foi realizado como um teste-padrão de rastreamento por seu empregador anterior. Nega ter visto sangue na urina alguma vez e nega qualquer dificuldade em urinar, disúria, disfunção sexual ou qualquer história ou fator de risco para doenças sexualmente transmissíveis. Sua revisão de sistemas é negativa em outros aspectos. Fuma meio maço de cigarros por dia há 10 anos e faz exercícios correndo 15 minutos e treinando com pesos leves todos os dias. Ao exame, seus sinais vitais são normais e todo o exame físico não apresenta particularidades. Um hemograma completo (HC) e um painel químico (eletrólitos, nitrogênio ureico plasmático [BUN] e creatinina) são normais. Os resultados de um exame de urina feito no consultório são: densidade, 1,015; pH 5,5; esterase de leucócitos, negativa; nitritos, negativo; leucocitose, 0; hemácias, 4 a 5 por grande aumento.

▶ Qual é o diagnóstico mais provável?
▶ Como você abordaria esse paciente?
▶ Qual é a investigação e o plano para esse paciente?
▶ Quais são as preocupações e como você aconselharia o paciente?

RESPOSTAS PARA O CASO 14:
Hematúria

Resumo: Um fumante de 40 anos tem o achado incidental de hemácias em uma amostra de urina.

- **Diagnóstico atual:** Hematúria microscópica assintomática.
- **Abordagem inicial:** Repetir o exame de urina, avaliar fatores de risco, obter exames de imagem do aparelho urinário superior e inferior.
- **Investigação e plano:** Afastar infecção, realizando uma urocultura; avaliar neoplasia com imagens do aparelho urinário superior, cistoscopia e citologia miccional.
- **Preocupações e aconselhamento:** A preocupação primária é afastar uma neoplasia, incluindo carcinoma de células renais e carcinoma de células de transição. Aconselhe o paciente sobre a importância de uma investigação adequada, mas tranquilize-o quanto à baixa prevalência dessa condição.

ANÁLISE

Objetivos

1. Aprender a significância da hematúria microscópica.
2. Aprender uma abordagem baseada em evidências à investigação da hematúria microscópica assintomática.
3. Familiarizar-se com recomendações de acompanhamento em pacientes com hematúria após uma investigação negativa.

Considerações

Esse paciente tem hematúria microscópica assintomática, diferentemente de hematúria macroscópica. Embora esteja assintomático, esse paciente merece uma investigação minuciosa, a fim de determinar uma etiologia, se possível, e afastar neoplasia.

A história do paciente deve ser revisada, com perguntas específicas a fim de determinar qualquer risco de doenças sexualmente transmissíveis (DSTs), exposições ocupacionais a produtos químicos, exercício extenuante, drogas, medicações e suplementos fitoterápicos ou nutricionais. A investigação deve começar pela repetição do exame de urina. Se o quadro persistir, o paciente deve fazer estudos de imagem do aparelho urinário tanto superior quanto inferior. **É possível obter imagens do aparelho superior seja por urografia excretória (UE) ou tomografia computadorizada (TC). O aparelho inferior é avaliado mais comumente por cistoscopia**, um procedimento endoscópico. Também é preciso examinar a citologia urinária e obter uma cultura. Deve-se solicitar uma consulta urológica se a investigação revelar uma anormalidade que não possa ser tratada por um médico de cuidados primários ou se a condição persistir. Informe o paciente que uma investigação completa é necessária, a fim de avaliar a presença de patologias como infecções ou tumores, mas que deve tranquilizar-se pelo fato de que a **incidência de câncer apresentando-se como hematúria microscópica assintomática é baixa.**

ABORDAGEM À
Hematúria

DEFINIÇÕES

HEMATÚRIA MACROSCÓPICA: A presença de sangue em uma amostra de urina em quantidade suficiente para ser visível a olho nu.

APARELHO URINÁRIO INFERIOR: Bexiga e uretra.

HEMATÚRIA MICROSCÓPICA: A presença de três ou mais hemácias por campo de grande aumento em dois ou mais exames de urina coletados de forma adequada.

APARELHO URINÁRIO SUPERIOR: Rins e ureteres.

ABORDAGEM CLÍNICA

A hematúria divide-se em etiologias glomerulares, renais (não glomerulares) e urológicas. A hematúria glomerular geralmente está associada a proteinúria significativa, cilindros de eritrócitos e hemácias dismórficas. A hematúria renal (não glomerular) é secundária a distúrbios tubulointersticiais, renovasculares e metabólicos. Assim como a hematúria glomerular, está frequentemente associada a proteinúria significativa; entretanto, não há associação com hemácias dismórficas ou cilindros de eritrócitos. As causas urológicas de hematúria incluem tumores, cálculos, infecções, trauma e hiperplasia prostática benigna (HPB). A hematúria urológica distingue-se das outras etiologias pela ausência de proteinúria, hemácias dismórficas e cilindros de eritrócitos.

A hematúria em adultos deve ser primeiro definida como hematúria macroscópica ou microscópica. Hematúria macroscópica significa que o paciente é capaz de visualizar sangue na sua amostra de urina. Mais frequentemente, os pacientes descrevem a urina como avermelhada ou acastanhada. Em geral, a preocupação dos pacientes é neoplasia ou cálculo renal. Em contraste, a hematúria microscópica costuma ser assintomática e frequentemente descoberta de modo incidental. Embora se defenda uma investigação cuidadosa de hematúria microscópica, muitas **autoridades não recomendam rastreamento de rotina para hematúria.**

Define-se hematúria microscópica clinicamente significativa como três ou mais hemácias por grande aumento na avaliação microscópica do sedimento urinário de duas em três amostras de urina coletadas adequadamente. A determinação inicial de hematúria microscópica deve se basear no exame microscópico do sedimento urinário de uma amostra matinal de urina de jato médio urinada há pouco. A urina deve ser refrigerada se não puder ser examinada imediatamente, pois atrasos de mais de duas horas entre a coleta e o exame frequente causam resultados não confiáveis.

A hematúria pode ser medida quantitativamente por qualquer um dos seguintes métodos:

- Determinação do número de hemácias por mililitro de urina excretada (contagem de câmara);
- Exame direto do sedimento urinário centrifugado (contagem de sedimento);
- Exame indireto da urina por fita (o modo mais simples de detectar hematúria microscópica).

Dada a especificidade limitada do método de fita (65 a 99% para 2 a 5 hemácias por grande aumento), o **achado inicial de hematúria pelo método de fita deve ser confirmado pela avaliação microscópica do sedimento urinário**. A limitação da especificidade deve-se à incapacidade da fita urinária de distinguir hemácias de mioglobina ou hemoglobina.

Apesar da recomendação da necessidade de dois exames de urina positivos antes da investigação, é importante considerar os fatores de risco de cada paciente. Se um paciente tiver fatores de risco significativos, mesmo uma amostra de urina coletada de forma adequada com 1 a 2 hemácias é suficiente para justificar uma investigação. Os fatores de risco incluem tabagismo, exposição ocupacional a produtos químicos ou corantes (benzenos ou aminas aromáticas), história de hematúria macroscópica, mais de 40 anos de idade, história de distúrbio ou doença urológica, história de sintomas irritativos ao urinar, história de infecção urinária, abuso de analgésicos ou história de radiação pélvica.

Grosseiramente, a prevalência de hematúria assintomática é de 0,20% na população adulta nos EUA. Há uma miríade de possíveis causas; os fatores de risco devem guiar a investigação específica de cada paciente. Embora alguns elementos da investigação sejam padrão, é possível postergar outros exames mais detalhados e mais caros em pessoas de baixo risco. A presença de proteinúria significativa, cilindros de hemácias, insuficiência renal ou predominância de hemácias dismórficas na urina deve imediatamente levar a uma avaliação de doença do parênquima renal ou encaminhamento a um nefrologista. Em geral, o sangramento glomerular está associado a mais de 80% de hemácias dismórficas, enquanto o sangramento do aparelho urinário inferior está associado a mais de 80% de hemácias normais.

Avaliação

A avaliação do **sedimento urinário** pode permitir o diagnóstico de pacientes com doença do parênquima renal. Essa análise **com frequência também permite a distinção entre patologia glomerular e nefrite intersticial**. A presença de cilindros de hemácias e hemácias dismórficas é sugestiva de patologia glomerular renal. A nefrite intersticial, frequentemente causada por analgésicos ou outros fármacos, é sugerida pela presença de eosinófilos na urina.

Uma avaliação completa de hematúria microscópica começa pela anamnese e exame físico detalhado, exames laboratoriais apropriados (incluindo citologia urinária) e exames de imagem do aparelho urinário superior e inferior. Deve-se repetir o exame de urina em todos os pacientes. Se o segundo exame for negativo e o paciente seguir assintomático, não é necessário continuar a investigação em pacientes de baixo risco. A hematúria microscópica transitória pode ser causada por relação sexual, exercício pesado, exame digital de próstata recente ou contaminação por menstruação. Entretanto, se a hematúria persistir, uma investigação completa está justificada, independentemente de história ou de exame físico benignos. A repetição do exame deve ser feita depois de se afastar qualquer possível fator de confusão, como menstruação, medicações, exercício, drogas e produtos nutricionais/fitoterápicos. A hematúria induzida pelo exercício em geral tem resolução espontânea em 72 horas, na ausência de outras condições coexistentes. Além disso, deve-se prestar atenção especial a mulheres, para garantir que o sangue não provém da área vaginal ou retal. No homem, também se deve excluir trauma local ao prepúcio. Em caso de dúvida, deve-se obter uma amostra por cateterismo, tomando cuidado para não induzir trauma durante o procedimento.

Os estudos laboratoriais devem começar com exame de urina, com microscopia e avaliação do sedimento urinário centrifugado. O exame de urina deve incluir o número de hemácias por grande aumento, hemácias dismórficas e a presença de cilindros e eosinófilos. Deve-se afastar infecção do trato urinário (ITU) com uma urocultura. Caso houver uma infecção, deve-se tratá-la de forma apropriada, repetindo-se a urocultura seis semanas depois. Se a **hematúria resolver com o tratamento da ITU, não é necessária maior investigação.**

Também é necessário obter uma creatinina sérica, para avaliar a função renal, comparando-a a registros antigos, se disponíveis. Caso a avaliação laboratorial revelar creatinina elevada ou cilindros de hemácias, a investigação deve focalizar doença do parênquima renal e possíveis etiologias como hipertensão, diabetes ou doenças autoimunes. Uma biópsia renal pode ser apropriada em certos indivíduos. Pacientes com fatores de risco também devem fazer a avaliação citológica da urina para avaliar carcinoma de células de transição. Embora a citologia de urina possa não detectar um carcinoma de baixo grau, é bastante confiável para lesões de alto grau, especialmente se repetida.

Existem numerosas opções de exames de imagem do aparelho urinário superior. Apesar de muitos estudos comparando os métodos radiográficos, não existem diretrizes baseadas em evidências sobre qual a modalidade mais eficiente. A UE é uma imagem radiográfica do aparelho urinário superior após a administração de contraste intravenoso. Está amplamente disponível e é um procedimento relativamente barato, mas pode não detectar massas renais pequenas e não distinguir lesões císticas e sólidas. A ultrassonografia também está amplamente disponível e não requer o uso de contraste, mas também pode não detectar lesões pequenas. A TC tem alta sensibilidade e especificidade para detectar massas, cálculos renais, infecções renais ou perirrenais e obstrução. A TC deve ser realizada inicialmente sem contraste, a fim de detectar cálculos, realizando-se a seguir um estudo contrastado. A urografia por TC multidetectores combina os benefícios da TC e da UE; entretanto, está associada a altas doses de radiação e não deve ser usada em gestantes. Alguns centros restringem a urografia por TC multidetectores a pacientes acima de 40 anos ou a pacientes abaixo de 40 anos com fatores de risco conhecidos para neoplasias geniturinárias. Tanto a TC quanto a UE podem levar a nefropatias causadas pelo contraste IV. Pode-se usar pré-medicação com *N*-acetilcisteína ou bicarbonato de sódio IV para reduzir o risco de nefropatia por contraste. Em pacientes com insuficiência renal ou alto risco de nefropatia por contraste, a pielografia retrógrada combinada com ultrassonografia renal pode ser uma opção. A pielografia retrógrada é um procedimento invasivo em que se coloca um cateter na bexiga, injetando-se corante que sobe pelos ureteres até os rins. Há pouco risco de nefropatia por contraste, pois não há administração de contraste IV.

O aparelho urinário inferior deve ser examinado para carcinoma de células de transição por meio de cistoscopia feita pelo urologista. Na ausência de fatores de risco em pacientes selecionados com história, exame, investigação laboratorial e exames de imagem do aparelho urinário superior negativos, a cistoscopia pode ser postergada ou individualizada, a critério do médico.

Em pacientes com uma investigação minuciosa negativa, a American Urological Association recomenda acompanhamento com medidas de pressão arterial, exames de urina e estudos de citologia urinária aos 6, 12, 24 e 36 meses. A razão para o acompanhamento regular é avaliar a possibilidade de uma lesão subjacente, apesar da baixa probabilidade da mesma. Se a investigação permanecer negativa por 36 meses e o paciente continuar assintomático, não há recomendação de qualquer acompanhamento posterior. Entretanto, se o paciente desenvolver hematúria macroscópica, dificuldades miccionais, dor ou qualquer citologia anormal, estão justificadas reavaliação imediata e consulta urológica. Os pacientes que desenvolvem hipertensão, proteinúria, cilindros glomerulares ou anormalidades da função renal devem ser encaminhados para consulta com um nefrologista.

QUESTÕES DE COMPREENSÃO

14.1 Um fisiculturista de 24 anos sem história médica significativa apresenta-se com hematúria macroscópica. Seu treinador lhe disse que o exercício pode induzir hematúria e que não é necessário se preocupar com isso. Ele vem buscando uma segunda opinião. Qual dos seguintes é o manejo mais apropriado nesse momento?

    A. Exame de urina agora. Se não se encontrar sangue, repetir em seis meses.
    B. Exame de urina e urocultura agora. Se normais, não é necessária maior investigação.
    C. Exame de urina depois de 72 horas sem exercício. Se não houver sangue na urina, diagnostique hematúria induzida pelo exercício.
    D. Exame de urina, urocultura e exames de imagem do aparelho urinário superior por TC.

14.2 Um homem de 78 anos com múltiplos problemas médicos vem com queixa de disúria; descobre-se que tem hematúria microscópica. Seu exame é positivo apenas por uma próstata muito sensível e edemaciada. Qual é o melhor próximo passo?
   A. Encaminhamento urológico imediato.
   B. Tratar a prostatite com um mês de antibióticos e reavaliar o paciente com exame de urina e urocultura após o tratamento.
   C. Obter uma UE seguida de cistoscopia.
   D. Obter uma TC do abdome e pelve, seguida de cistoscopia.

14.3 Uma mulher de 45 anos com história de câncer, atualmente recebendo radioterapia, vem pela primeira vez a seu consultório. Em um exame de urina de rotina, você descobre duas hemácias e 15 a 20 leucócitos por campo de grande aumento, nitritos e esterase de leucócitos. Qual dos seguintes é o próximo passo mais apropriado?
   A. Repetir uma amostra de jato médio, enviar para cultura, e tratar a ITU. Repetir o exame de urina depois de tratar a ITU.
   B. Tratar a ITU e também encaminhar a paciente para UE e cistoscopia.
   C. Verificar a citologia urinária.
   D. Informar a paciente que os resultados do exame de urina são resultado da radioterapia e que nenhuma investigação maior é necessária.

RESPOSTAS

14.1 **D.** A hematúria macroscópica sempre merece uma investigação completa. Embora a hematúria induzida pelo exercício resolva em 72 horas, a hematúria macroscópica, especialmente em pessoas com fatores de risco, deve receber uma avaliação minuciosa.

14.2 **B.** Uma próstata sensível/edemaciada alude ao diagnóstico de prostatite. Deve-se realizar uma reavaliação depois do tratamento adequado da prostatite. Caso a hematúria persista depois do tratamento, é necessária uma investigação maior.

14.3 **A.** A hematúria microscópica verdadeira é a presença de três ou mais hemácias por campo de grande aumento em uma amostra de jato médio após a exclusão de uma ITU. Se houver evidências de uma ITU, deve-se obter uma urocultura, tratar e repetir o exame de urina após o tratamento.

DICAS CLÍNICAS

▶ Hematúria em adultos deve ser sempre avaliada. Caso não se encontre uma fonte em uma investigação inicial minuciosa, os pacientes devem ser acompanhados por pelo menos três anos, a fim de monitorar uma condição subjacente.
▶ Os pacientes devem ser muito bem instruídos na técnica própria para a obtenção de uma amostra de urina "limpa". Isso reduzirá o número de achados falso-positivos.

REFERÊNCIAS

Cohen RA, Brown RS. Microscopic hematuria. *N Engl J Med*. 2003;348:2330-2338.

Denker BM, Brenner BM. Azotemia and urinary abnormalities. In: Fauci AS, Braunwald E, Kasper DL, et al, eds. *Harrison's Principles of Internal Medicine*. 17th ed. New York, NY: McGraw-Hill; 2008:272-273.

Grossfeld GD, Litwin MS, Wolf JS, et al. Evaluation of asymptomatic microscopic hematuria in adults: the American Urological Association best practice policy—part I: definition, detection, prevalence, and etiology. *Urology*. 2001;57(4):599-603.

Grossfeld GD, Litwin MS, Wolf JS Jr, et al. Evaluation of asymptomatic microscopic hematuria in adults: the American Urological Association best practice policy—part II: patient evaluation, cytology, voided markers, imaging, cystoscopy, nephrology evaluation, and follow-up. *Urology*. 2001;57(4): 604-610.

McDonald MM, Swagerty D, Wetzel L. Assessment of microscopic hematuria in adults. *Am Fam Physician*. 2006;73(10):1748-1754.

O'Connor OJ, McSweeney SE, Maher MM. Imaging of hematuria. *Radiol Clin North Am*. 2008;46:113.

Simerville JA, Maxted WC, Pahira JJ. Urinalysis: a comprehensive review. *Am Fam Physician*. 2005;71(6):1153-1162.

Thaller TR, Wang LP. Evaluation of microscopic hematuria in adults. *Am Fam Physician*. 1999;60(4): 1143-1152, 1154.

CASO 15

Uma mulher de 27 anos chega ao seu consultório queixando-se de nervosismo progressivo, fadiga, palpitações e o desenvolvimento recente de um tremor de mãos em repouso. Também diz que está tendo dificuldade de concentração no trabalho e tem estado mais irritável com seus colegas. A paciente também nota que desenvolveu uma erupção persistente sobre as canelas, que não melhorou com o uso de cremes tópicos de esteroides. Todos os sintomas surgiram gradualmente nos últimos meses e continuam a piorar. A revisão de sistemas também revela uma perda de peso não intencional de uns 4,5 kg, insônia e amenorreia nos últimos dois meses (seus ciclos menstruais em geral são bastante regulares). Sua história médica pregressa não apresenta singularidades, e não usa nenhum medicamento oral. No momento, não tem vida sexual ativa; não bebe álcool, fuma ou usa drogas ilícitas. Ao exame, está afebril. Seu pulso varia entre 70 a 110 bpm. Parece inquieta e ansiosa. Sua pele está quente e úmida. Seus olhos mostram evidências de exoftalmia e retração palpebral bilaterais, embora o exame fundoscópico seja normal. O exame do pescoço revela aumento simétrico da tireoide, sem qualquer massa discreta palpável. O exame cardíaco revela um ritmo irregular. Seus pulmões estão limpos à ausculta. O exame das extremidades revela uma erupção eritematosa, espessada nas duas canelas. O exame neurológico é normal, exceto por um tremor fino ao repouso em suas mãos quando tenta manter os braços abertos. Os exames laboratoriais iniciais incluem teste de gravidez negativo e um nível indetectável de hormônio tireoestimulante (TSH).

▶ Qual é o diagnóstico mais provável?
▶ Que exame de imagem é mais apropriado nesse momento?
▶ Qual é o tratamento não cirúrgico definitivo dessa condição?

RESPOSTAS PARA O CASO 15:
Distúrbios da tireoide

Resumo: Uma mulher de 27 anos com piora progressiva de ansiedade, palpitações, tremor, irregularidade menstrual e perda de peso. Seu nível de TSH está suprimido, confirmando a presença de hipertireoidismo.

- **Diagnóstico mais provável:** Hipertireoidismo secundário à doença de Graves
- **Estudo de imagem mais apropriado:** Cintilografia nuclear da tireoide com captação
- **Tratamento não cirúrgico definitivo:** Ablação da tireoide com iodo radioativo

ANÁLISE

Objetivos

1. Conhecer as condições mais comuns causando hiper e hipotireoidismo.
2. Ser capaz de interpretar os testes comuns usados para avaliar a função tireoidiana.
3. Aprender as modalidades de tratamento para distúrbios da tireoide.

Considerações

Essa paciente apresenta sintomas e sinais consistentes com hipertireoidismo, incluindo pele quente e úmida causada por sudorese excessiva e vasodilatação cutânea, tremor em repouso, glândula tireoide aumentada, perda de peso e taquicardia. Seu ritmo cardíaco irregular pode ser uma manifestação de fibrilação atrial, que ocorre em aproximadamente 10% de pacientes com hipertireoidismo. Anormalidades oculares são comuns em estados hipertireóideos. A retração da palpebral superior, resultando no "olhar tireóideo", é comum. A doença de Graves apresenta uma oftalmopatia única que pode causar uma exoftalmia proeminente (**Fig. 15.1**). A causa **mais comum de hipertireoidismo não iatrogênico é a doença de Graves**, um dis-

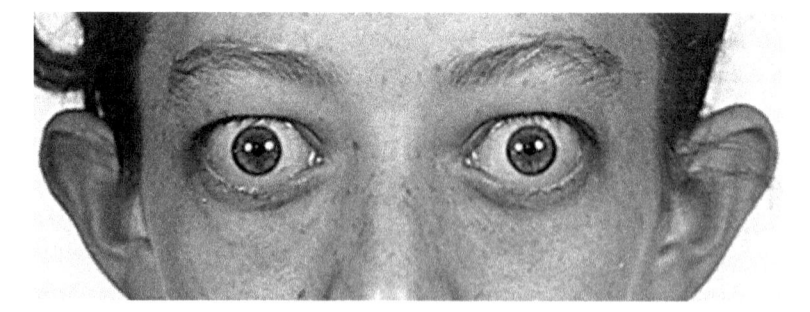

Figura 15.1 Exoftalmia e proptose da doença de Graves. (*Reproduzida, com permissão, de Kasper DL, Braunwald E, Fauci A, et al. Harrison's Principles of Internal Medicine. 16th ed. New York, NY: McGraw-Hill; 2005:2114.*)

túrbio autoimune da tireoide. Autoanticorpos aos receptores de TSH na tireoide resultam no hiperfuncionamento da glândula, levando-a a funcionar fora do controle usual do eixo hipotalâmico-hipofisário. A doença de Graves comumente ocorre em mulheres em idade reprodutiva e é muito mais comum em mulheres que em homens. O tratamento da doença de Graves inclui fármacos antitireoidianos (como propiltiouracil e metimazol) e/ou β-bloqueadores para bloquear alguns dos efeitos periféricos do excesso de tiroxina. Entretanto, essas são somente medidas temporárias usadas para dar alívio sintomático aos pacientes. O tratamento definitivo é o iodo radioativo, que destrói a glândula tireoide. **Pelo menos 40% dos pacientes que recebem iodo radioativo eventualmente tornam-se hipotireóideos** e necessitarão de reposição do hormônio da tireoide. A terapia com iodo radioativo está contraindicada em grávidas, pois o isótopo pode cruzar a placenta e causar ablação da tireoide fetal. Outra opção para o tratamento da doença de Graves é a remoção cirúrgica da glândula tireoide, frequentemente reservada para pacientes grávidas.

ABORDAGEM À
Patologia de tireoide

DEFINIÇÕES

DOENÇA DE GRAVES: Distúrbio autoimune da tireoide, no qual autoanticorpos aos receptores de TSH na glândula tireoide levam a seu hiperfuncionamento. Um achado proeminente é o "olhar" devido ao envolvimento oftálmico.

TEMPESTADE TIREOIDIANA (crise tireotóxica): Estado hipermetabólico agudo associado à liberação súbita de grandes quantidades de hormônio tireóideo na circulação, levando à instabilidade autonômica e à disfunção do sistema nervoso central, como alteração do estado mental, coma ou convulsões. Essa condição apresenta um risco significativo de mortalidade.

HIPERTIREOIDISMO

Sinais e sintomas

O hipertireoidismo em geral apresenta-se com nervosismo progressivo, palpitações, perda ponderal, tremor fino ao repouso, dispneia ao esforço e dificuldade de concentração. Os achados físicos incluem pulso rápido e pressão arterial elevada, com um aumento muito maior da pressão sistólica em relação à diastólica, criando uma hipertensão com alargamento da pressão de pulso. Os achados ao exame podem incluir fibrilação atrial e tremor fino ao repouso.

A tempestade tireoidiana é um estado hipermetabólico agudo associado à liberação súbita de grandes quantidades de hormônio da tireoide na circulação. Ocorre mais frequentemente em pacientes com doença de Graves, mas também pode ocorrer em quadros de tireoidite aguda. Os sintomas incluem febre, confusão, agitação e comportamento de tipo psicótico. O exame pode demonstrar taquicardia, aumento da pressão arterial, febre e alterações de ritmo. Os pacientes também podem ter outros sinais de insuficiência cardíaca de alto débito, como dispneia ao esforço e vasoconstrição periférica, e podem exibir sinais de isquemia cerebral ou cardíaca. **A tempestade tireoidiana é uma emergência médica** que requer atenção imediata e reversão das demandas metabólicas do hipertireoidismo agudo.

Patogênese

A doença de Graves é a causa mais comum de hipertireoidismo, sendo mais comumente encontrada em mulheres. É um distúrbio autoimune causado por anticorpos de imunoglobulina (Ig) G que se ligam aos receptores de TSH, iniciando a produção e a liberação de hormônio da tireoide. Além dos achados usuais, aproximadamente **50% dos pacientes com doença de Graves também apresentam exoftalmia**. A segunda causa mais comum de hipertireoidismo é um nódulo autônomo de tireoide secretando tiroxina. Esses nódulos não se baseiam na estimulação pelo TSH e continuam a excretar grandes quantidades de tiroxina apesar dos níveis baixos ou inexistentes de TSH circulante. O hipertireoidismo também pode ser causado pela liberação aguda de hormônio da tireoide nos estágios iniciais da tireoidite. Nesses casos, os sintomas em geral são transitórios e melhoram semanas após a apresentação. O hipertireoidismo iatrogênico pode ser secundário ao uso excessivo de reposição de tiroxina.

Avaliação laboratorial e por imagem

O hipertireoidismo pode ser diagnosticado por um nível elevado de tiroxina livre, geralmente com um baixo nível correspondente de TSH. Depois de identificado, outros exames para anticorpos autoimunes e cintilografia nuclear da tireoide podem ajudar a determinar se o problema é doença de Graves, um nódulo autônomo ou tireoidite. A imagem cintilográfica fornece uma visão direta da glândula e uma indicação de seu funcionamento. Obtém-se a imagem usando um isótopo de tecnécio-99 m (^{99m}Tc) ou iodo-123 (^{123}I). Após administração de um desses agentes, o estudo de imagem da tireoide permite a visualização de áreas ativas e inativas, bem como uma indicação do nível de atividade em uma dada área. Em pacientes com doença de Graves, haverá hiperatividade difusa com grandes volumes de captação. Em contraste, a tireoidite demonstra uma captação desigual com redução global da atividade, refletindo liberação do hormônio existente, e não excesso de produção de tiroxina nova. A detecção de anticorpos séricos ao receptor da tireoide é um exame diagnóstico específico para a doença de Graves.

Tratamento

O iodo radioativo é o tratamento de escolha para a doença de Graves em pacientes adultos exceto gestantes. Não deve ser usado em crianças ou nutrizes. Fármacos antitireoidianos também são bem tolerados e têm sucesso em bloquear a produção e a liberação de hormônio tireóideo em pacientes com doença de Graves. Alguns exemplos desses fármacos incluem propiltiouracil (PTU), metimazol e carbimazol. Esses fármacos funcionam inibindo a organificação do iodo, e o PTU também impede a conversão periférica de tiroxina (T_4) em tri-iodotironina (T_3), sua forma mais ativa. Em abril de 2010, a FDA adicionou um alerta "tarja preta" à embalagem do PTU, devido ao risco de hepatotoxicidade. Por essa razão, o metimazol deve ser considerado o agente de primeira linha, exceto em pacientes grávidas. O PTU continua a ser o agente preferido em gestantes. Outro efeito colateral potencial sério desses fármacos é a agranulocitose, que ocorre em três ou 10.000 pacientes tratados por ano. **Fármacos antitireoideanos são especialmente úteis no tratamento de adolescentes, pois a doença de Graves pode entrar em remissão espontânea após 6 a 18 meses de terapia.** A cirurgia está reservada para pacientes nos quais medicamentos e ablação com iodo radioativo são modalidades inaceitáveis de tratamento, ou que têm um grande bócio desfigurante ou comprimindo estruturas próximas. Em pacientes que se apresentam com tempestade tireoidiana, a terapia inicial agressiva é essencial para prevenir complicações. O tratamento deve incluir a administração de altas doses de PTU ou metimazol e β-bloqueadores (para controlar taquicardia e outros sintomas periféricos de tireotoxicose). Administra-se hidrocortisona para prevenir uma possível crise suprarrenal.

HIPOTIREOIDISMO

Sinais e sintomas

Os pacientes com hipotireoidismo podem se apresentar com uma grande gama de sintomas, incluindo letargia, ganho ponderal, perda de cabelo, pele seca, lentidão na atividade cerebral ou esquecimento, constipação, intolerância ao frio e depressão do afeto. **Em pacientes mais velhos, o hipotireoidismo pode ser confundido com doença de Alzheimer** e outras condições que causam demência. Em mulheres, é frequentemente confundido com depressão. Os achados físicos que podem estar presentes em pacientes hipotireóideos incluem hipotensão arterial, bradicardia, edema sem cacifo, rarefação ou perda de cabelo, pele seca e uma diminuição da fase de relaxamento de reflexos.

Patogênese

Várias condições diferentes podem causar hipotireoidismo. A **causa não iatrogênica mais comum de hipotireoidismo nos EUA é a tireoidite de Hashimoto**, uma tireoidite autoimune. Causas iatrogênicas incluem ablação da tireoide pós-doença de Graves e remoção cirúrgica da tireoide. Outra causa é o hipotireoidismo secundário relacionado à disfunção hipotalâmica ou hipofisária. Essas condições são primariamente encontradas em pacientes que receberam irradiação intracraniana ou remoção cirúrgica de um adenoma hipofisário.

Avaliação laboratorial e por imagem

No hipotireoidismo primário, o nível de TSH está elevado, indicando produção de hormônio tireóideo insuficiente para satisfazer demandas metabólicas. Os níveis de tiroxina livre estão baixos. Em contraste, os pacientes com hipotireoidismo secundário têm níveis de TSH baixos ou indetectáveis. **Depois de feito o diagnóstico de hipotireoidismo primário, outros exames sorológicos ou de imagem são desnecessários, se a glândula tireoide for normal ao exame físico.** Em casos de hipotireoidismo secundário, entretanto, são necessários mais exames para determinar se a causa é um problema hipotalâmico ou hipofisário, o que pode ser feito usando um teste de hormônio liberador da tireotrofina (TRH). O TRH endógeno é liberado pelo hipotálamo e estimula a hipófise a liberar TSH. Quando se injeta TRH intravenosamente, uma hipófise funcionando de modo normal aumentará o TSH, o que pode ser medido em cerca de 30 minutos. Nenhum aumento de TSH após a injeção de TRH sugere um mau funcionamento da hipófise. Em casos em que se suspeita de disfunção hipofisária, estão indicados estudos de imagem da glândula para detectar microadenomas, e exames de outros hormônios dependentes da estimulação hipofisária.

Tratamento

A maioria dos adultos saudáveis com hipotireoidismo requer cerca de 1,7 µg/kg de reposição diária de hormônio tireóideo, com exigências caindo a cerca de 1 µg/kg nos idosos. Isso em geral corresponde a cerca de 0,10 a 0,15 mg/dia de levotiroxina. Crianças com hipotireoidismo podem requerer doses maiores para a reposição completa. Em pacientes jovens sem fatores de risco cardiovascular, a dose inicial de reposição pode ser próxima da necessidade diária estimada. Os pacientes mais velhos ou com risco de comprometimento cardiovascular, que pode ocorrer com um rápido aumento na frequência cardíaca e na pressão arterial de repouso, devem iniciar com doses mais baixas, aumentadas gradualmente ao longo do tempo. Podem-se aumentar as doses em incrementos de 0,025 a 0,050 mg a cada 4 a 6 semanas, até que os níveis de TSH voltem ao normal. Geralmente dosa-se a tiroxina uma vez ao dia, embora algumas evidências sugiram que a dosagem semanal também pode ser efetiva. Em pacientes com eixo hipotalâmico-hipofisário intacto, pode-se acompanhar a adequação da reposição tireoidiana por meio de medidas seriadas de TSH. A avaliação de níveis de TSH não deve ser realizada antes de quatro semanas após ajustes na medicação. Os efeitos completos da reposição tireoidiana sobre o nível de TSH podem não estar presentes até depois de oito semanas de tratamento. Com a idade, a ligação da tireoide diminui, em consequência de uma queda no nível de albumina sérica, e pode ser necessário diminuir a dose de medicação em até 20%. O monitoramento anual do nível de TSH no idoso é necessário para evitar a super-reposição.

TIREOIDEOPATIA NODULAR

Os nódulos tireoidianos, tanto solitários quanto múltiplos, são comuns, sendo frequentemente achados incidentais ao exame físico, ultrassonografia ou TC. Sua prevalência é maior em mulheres, e sua frequência aumenta com a idade. Embora sua patogênese não seja clara, sabe-se que nódulos estão associados à deficiência de iodo, maior número de gestações e ingestão de "bociogênicos". **Indica-se maior investigação de nódulos identificados, uma vez que a incidência de malignidade em nódulos solitários está estimada em 5 a 6%.** A incidência de malignidade é mais alta em crianças, em adultos abaixo de 30 ou acima de 60 anos, e em pacientes com história de radiação de cabeça ou pescoço. Outros fatores históricos de risco incluem história familiar de câncer de tireoide, presença de linfadenopatia cervical e desenvolvimento recente de rouquidão, disfagia progressiva ou falta de ar.

A avaliação inicial deve incluir a avaliação da função tireoidiana. **Os adenomas funcionais que se apresentam com hipertireoidismo raramente são malignos.** Representam menos de 10% de todos os nódulos. A melhor avaliação desses pacientes é um estudo de captação de iodo radioativo para confirmar a funcionalidade do nódulo. Nódulos hiperfuncionantes são tratados com cirurgia ou ablação radioativa, dependendo do nível de hipertireoidismo.

Nódulos não funcionantes medindo mais de 1 cm ao exame físico ou ultrassonografia necessitam ser biopsiados. Isso pode ser feito por punção aspirativa com agulha fina (PAAF), um exame altamente sensível. Achados ecográficos sugestivos de malignidade incluem margens irregulares, manchas vasculares intranodulares e microcalcificações. Os resultados da PAAF determinam o manejo e o tratamento posteriores. As categorias da avaliação citológica de amostras de PAAF são: não diagnóstica, benigna, lesão folicular de significado indeterminado, neoplasia folicular, suspeita de malignidade ou maligna. **A neoplasia de células foliculares não pode ser distinguida citologicamente de seu equivalente benigno**, sendo muitas vezes relatada como lesão folicular de significado indeterminado. Esses pacientes devem ser encaminhados à cirurgia, a fim de se obter uma avaliação definitiva. Carcinomas papilares, medulares e anaplásicos de tireoide podem ser diagnosticados com precisão por PAAF. Pacientes com neoplasia de tireoide são tratados por tireoidectomia, seguida de ablação radioativa. Esses pacientes exigem acompanhamento em longo prazo por um endocrinologista.

Nódulos tireóideos descobertos durante a gravidez são manejados de forma similar, com exceção da contraindicação da cintilografia com radioisótopos. A PAAF é segura durante a gravidez, e a tireoidectomia pode ser realizada com relativa segurança durante o segundo e terceiro semestres. Entretanto, como o câncer de tireoide é relativamente indolente, pode ser sensato adiar o diagnóstico e o tratamento definitivos até depois do parto em pacientes com lesões indeterminadas à PAAF.

QUESTÕES DE COMPREENSÃO

15.1 Nota-se que uma mulher de 28 anos tem uma perda de peso não intencional de 4,5 kg, nervosismo, palpitações e tremor. É diagnosticada com provável hipertireoidismo. Qual dos seguintes resultados de exames laboratoriais é mais consistente com hipertireoidismo?

A. TSH normal e níveis elevados de T_4/T_3.
B. Níveis elevados de TSH e T_4/T_3 baixos.
C. Níveis elevados de TSH e T_4/T_3 normais.
D. TSH baixo e níveis elevados de T_4/T_3.

15.2 Uma mulher de 35 anos apresenta-se com fadiga crescente há vários meses. Também ganhou 4,5 kg, apesar de uma diminuição de apetite. Sua história médica pregressa é significativa por doença de Graves, que foi tratada com iodo radioativo. Estudos laboratoriais confirmam elevação do TSH. Qual dos seguintes é o melhor tratamento para essa paciente?

A. Propiltiouracil (PTU).
B. β-bloqueadores.
C. Levotiroxina.
D. Tireoidectomia.

15.3 Uma mulher de 24 anos com oito semanas de gestação descobre um nódulo de tireoide. Faz-se uma biópsia, diagnosticando-se neoplasia da tireoide. Qual das seguintes opções de manejo é a mais apropriada?

A. Confirmar o diagnóstico de câncer usando cintilografia com radioisótopos.
B. Realizar uma tireoidectomia imediata.
C. Acompanhar clinicamente até o nascimento da criança.
D. Tratar com ablação com iodo radioativo no segundo ou terceiro trimestre.

15.4 Um homem de 28 anos vai ao seu médico para uma consulta de manutenção de saúde. Sente-se bem e não relata alterações de apetite, peso, energia ou evacuações. Palpa-se um nódulo firme no lobo esquerdo da tireoide. A ultrassonografia confirma o nódulo, que mede 1,3 cm. Qual dos seguintes é o próximo passo na investigação desse nódulo?

A. Estudo de captação com iodo radioativo.
B. PAAF.
C. Repetir ultrassonografia em seis meses.
D. Encaminhar ao cirurgião para biópsia aberta.

RESPOSTAS

15.1 **D.** A maioria dos casos de hipertireoidismo resulta em um nível suprimido de TSH e em níveis elevados de T_4/T_3. Uma exceção seria um estado secundário de hipertireoidismo, como um tumor hipofisário que secreta TSH, resultando tanto num alto nível de TSH e altos níveis séricos hormonais (causados por superestimulação da glândula tireoide).

15.2 **C.** Essa paciente mais provavelmente tem hipotireoidismo devido à terapia prévia com iodo radioativo para ablação da glândula tireoide. A maioria dos casos de hipotireoidismo é tratada com tiroxina VO. O T_4 administrado em forma de comprimidos será convertido em T_3, mais ativo metabolicamente.

15.3 **C.** Em geral, o câncer de tireoide detectado durante a gestação pode ser observado até o término da mesma. Se necessário, pode-se realizar cirurgia de tireoide com segurança no segundo e terceiro trimestres. O uso de iodo radioativo está contraindicado na gestação.

15.4 **B.** A PAAF é um teste sensível e específico para nódulos de tireoide e pode ajudar a determinar se o nódulo é maligno.

> **DICAS CLÍNICAS**
>
> ▶ As formas mais comuns tanto de hiper quanto de hipotireoidismo são autoimunes: a doença de Graves causando hipertireoidismo e a tireoidite de Hashimoto causando hipotireoidismo.
> ▶ Nódulos hiperfuncionantes ("quentes") da tireoide raramente são malignos. Nódulos hipofuncionantes ("frios") com mais de 1 cm de diâmetro devem ser biopsiados.
> ▶ Doenças da tireoide são mais comuns em mulheres que em homens.

REFERÊNCIAS

Baloch ZW, LiVolsi VA, Asa SL, et al. Diagnostic terminology and morphologic criteria for cytologic diagnosis of thyroid lesions: a synopsis of the National Cancer Institute Thyroid Fine-Needle Aspiration State of the Science Conference. *Diagn Cytopathol*. 2008; 36:425.

Davis A, Shahla N. A practical guide to thyroid disease in women. *Female patient* (Primary care ed). 2005;30(9):38-47.

Jameson JL, Weetman AP. Disorders of the thyroid gland. In: Fauci AS, Braunwald E, Kasper DL, et al, eds. *Harrison's Principles of Internal Medicine*. 17th ed. New York, NY: McGraw-Hill; 2008:2224-2247.

Rakel RE. *Essentials of Family Practice*. Philadelphia, PA: WB Saunders; 1993.

Singer PA, Cooper DS, Levy EG, et al. Treatment guidelines for patients with hyperthyroidism and hypothyroidism. *JAMA*. 1995;273:808.

South-Paul JE, Matheny SC, Lewis EL (eds). *Current Diagnosis and Treatment in Family Medicine*. New York, NY: McGraw-Hill; 2004.

CASO 16

Uma mulher de 25 anos G2P1 com idade gestacional estimada em 39 semanas chega à unidade de rastreamento da maternidade dizendo que sua bolsa rompeu. Relata ter sentido um grande jorro de líquido transparente, seguido de um vazamento constante de líquido de sua vagina. Subsequentemente começou a ter contrações uterinas aproximadamente a cada quatro minutos. Teve um curso pré-natal sem complicações com um bom cuidado pré-natal desde as oito semanas de gestação. Seu prontuário pré-natal está disponível para revisão no rastreamento. Sua primeira gestação resultou no parto a termo de um menino saudável com 3,4 kg.

No rastreamento, é colocada em um monitor fetal externo. Sua pressão arterial é 110/70 mmHg, pulso 90 bpm/min e temperatura 37°C. Seu exame geral é normal. Seu abdome é gravídico, com uma altura uterina de 38 cm. O feto tem apresentação cefálica por manobras de Leopold e um peso fetal estimado de 3,63 kg.

▶ Que sinais e testes poderiam confirmar a presença da ruptura de membranas?
▶ No gráfico de monitoramento fetal mostrado (Fig. 16.1), qual é a frequência cardíaca fetal basal aproximada? Qual a frequência de suas contrações uterinas?
▶ Seu prontuário pré-natal revela uma cultura vaginal de estreptococo grupo B (SGB) positiva com 36 semanas de gestação. Que terapia deveria ser instituída nesse momento?

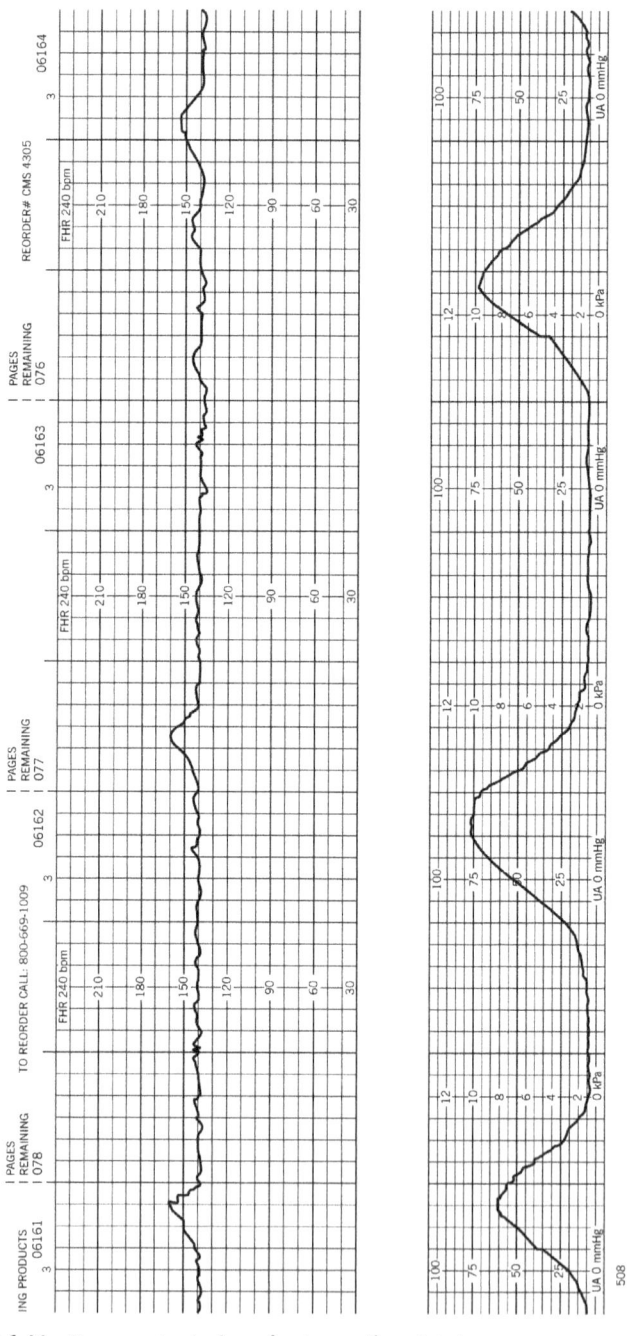

Figura 16.1 Monitoramento da frequência cardíaca fetal.

UA, artéria umbilical (*umbilical artery*); FHR, frequência cardíaca fetal; BPM, batimentos por minuto; kPa, kilo Pascal (UI).

RESPOSTAS PARA O CASO 16:
Trabalho de parto

Resumo: Uma gestante de 25 anos a termo chega com ruptura espontânea de membranas e contrações uterinas subsequentes, assinalando o início do trabalho de parto.

- **Sinais que poderiam confirmar a ruptura de membranas:** Visualização de líquido amniótico saindo pela cérvice; a presença de acúmulo de líquido amniótico no fórnice vaginal posterior; demonstração de um pH acima de 6,5 no líquido coletado na vagina usando papel de Nitrazina; ou visualização de um padrão característico tipo "samambaia" em uma lâmina com amostra do líquido seca ao ar.
- **Frequência cardíaca fetal basal:** 140 bpm.
- **Intervalo de contrações:** aproximadamente a cada três minutos.
- **Profilaxia antibiótica recomendada para colonização por SGB durante o trabalho de parto:** Dose de ataque: Penicilina, 5 milhões de unidades IV, seguidas de 2,5 milhões de unidades IV de 4/4 horas; tratamentos alternativos incluem ampicilina, cefalotina, eritromicina, clindamicina e vancomicina IV.

ANÁLISE

Objetivos

1. Conhecer a definição de trabalho de parto, incluindo seus três estágios, e conhecer a progressão normal do trabalho de parto em mulheres nulíparas e multíparas.
2. Compreender os tipos de monitoramento fetal realizados rotineiramente durante o trabalho de parto e como o monitoramento se correlaciona com os processos fisiológicos que ocorrem durante o trabalho de parto.
3. Estar familiarizado com a progressão anormal do trabalho de parto e algumas das intervenções que podem ser feitas para abordar esses problemas.

Considerações

Essa mulher chega ao rastreamento da maternidade precisando de avaliação para a possibilidade de estar em trabalho de parto e ter rompido as membranas (rompido a bolsa d'água). O diagnóstico correto e apropriado de trabalho de parto é extremamente importante no cuidado obstétrico. Diagnosticar de forma incorreta que uma mulher está em trabalho de parto pode resultar em intervenções desnecessárias, enquanto não diagnosticar o trabalho de parto pode resultar em complicações ou parto ocorrendo sem acesso a local e pessoal apropriados. Além disso, o diagnóstico de ruptura de membranas é crucial por diversas razões. Em primeiro lugar, especialmente a termo, a ruptura espontânea de membranas pode significar o início iminente do trabalho de parto. Em segundo lugar, se a parte de apresentação não estiver bem encaixada na pelve, pode ocorrer prolapso do cordão umbilical, com a resultante compressão do cordão e interrupção do suprimento de oxigênio ao feto. Finalmente, a ruptura prolongada de membranas, especialmente após 24 horas ou mais, pode predispor ao desenvolvimento de infecção.

O médico também deve fazer determinações rápidas do bem-estar tanto materno quanto fetal. Deve-se fazer uma boa anamnese e um exame físico cuidadoso. Se disponível, o prontuário pré-natal deve ser revisado, para avaliar qualquer problema durante essa gestação ou gestações anteriores, bem como para confirmar a idade gestacional. Nesse caso, a presença de colonização por SGB requer a instituição da profilaxia antibiótica apropriada para reduzir o risco de infecção fetal por SGB, uma causa comum de morbidade e mortalidade neonatal. Em mulheres colonizadas pelo SGB, a profilaxia antibiótica recomendada é penicilina IV. Quando ela não está disponível, frequentemente usa-se ampicilina. Em mulheres alérgicas à penicilina, pode-se usar cefalotina, eritromicina, clindamicina ou vancomicina. O bem-estar fetal é mais comumente monitorado por meio de equipamentos eletrônicos de monitoramento fetal externo, embora existam outras opções. Com esse equipamento, pode-se avaliar a frequência cardíaca fetal basal, a variabilidade da frequência cardíaca, as acelerações e desacelerações, juntamente com presença e frequência de contrações uterinas. A determinação da apresentação do feto (cefálica, nádegas ou ombro [i.e., posição transversa]) também é crucial, pois pode ter um papel significativo para determinar a via de parto (vaginal ou cesárea).

ABORDAGEM AO
Trabalho de parto

DEFINIÇÕES

POSIÇÃO FETAL: Relação do eixo longo do feto e eixo longo da mãe; longitudinal ou transversa.

APRESENTAÇÃO FETAL: Parte do feto que está à frente ou mais próxima do canal de parto.

TRABALHO DE PARTO: Contrações uterinas regulares que levam ao apagamento e à dilatação da cérvice.

RUPTURA PREMATURA DE MEMBRANAS: Ruptura das membranas fetais antes do início do trabalho de parto.

ABORDAGEM CLÍNICA

O trabalho de parto costuma iniciar-se de forma espontânea e em geral ocorre dentro de duas semanas da data estimada do parto (280 dias após o primeiro dia do último período menstrual). O início do trabalho de parto mais de três semanas antes da data provável de parto (DPP) é considerado trabalho de parto prematuro. Se o trabalho de parto não iniciou espontaneamente até duas semanas depois da DPP, a gestação é considerada pós-termo.

Estágios do trabalho de parto

O trabalho de parto geralmente é dividido em três estágios. O **primeiro estágio do trabalho de parto vai do início do trabalho de parto até a dilatação completa da cérvice**. Esse estágio pode ser ainda mais dividido em fase latente e em fase ativa. Durante a fase latente do trabalho de parto, as contrações tornam-se mais fortes, mais prolongadas e mais coordenadas. Na fase ativa do trabalho de parto, que se inicia com 3 a 4 cm de dilatação cervical, a velocidade de dilatação cervical é máxima. As contrações costumam ser fortes e regulares. No trabalho de parto ativo em uma mulher sem anestesia epidural, as velocidades mínimas esperadas de dilatação cervical são 1,2 cm por hora em uma nulípara e 1,5 cm por hora para uma mulher que já tenha tido filho. O **segundo estágio do trabalho de parto vai da dilatação cervical completa (10 cm) até a expulsão do feto**. A combinação da força das contrações uterinas e os esforços de expulsão da mãe resultam na expulsão do bebê. Um segundo estágio normal dura menos de duas horas em nulíparas e menos de uma hora em pacientes páreas. A presença de anestesia epidural pode prolongar esses tempos em até uma hora. O **terceiro estágio do trabalho de parto tem início após a expulsão do bebê e termina com a expulsão da placenta e das membranas**. O terceiro estágio em geral é curto, sendo considerado prolongado se durar mais de 30 minutos.

O progresso do trabalho de parto

O progresso do trabalho de parto geralmente depende dos **"três Ps"**. O **Poder** é a força das contrações uterinas durante a fase ativa do trabalho de parto, assim como dos esforços de expulsão maternos durante o segundo estágio. O poder das contrações pode ser determinado subjetivamente pelo examinador apalpando o útero durante uma contração ou objetivamente, colocando um cateter de pressão intrauterina, que mede diretamente a pressão dentro da cavidade uterina. O **Passageiro** é o feto. Seu tamanho, posição, apresentação e posição dentro do canal de parto têm um papel na progressão do trabalho de parto e na velocidade da descida fetal. Finalmente, a forma e o tamanho da **Pelve** podem resultar em retardo ou fracasso da descida do feto, devido à desproporção relativa entre os tamanhos fetal e pélvico.

O diagnóstico de trabalho de parto ativo é uma indicação para a admissão à maternidade para manejo e monitoramento. A presença de ruptura de membranas também é uma indicação de hospitalização. A ruptura de membranas pode ser confirmada por um exame vaginal cuidadoso realizado com luvas e espéculo estéreis. A visualização de líquido saindo pelo óstio cervical, espontaneamente ou quando a paciente realiza uma manobra de Valsalva, e a presença de líquido amniótico acumulando-se no fórnice vaginal posterior são confirmatórias. A detecção de líquido na vagina com um pH acima de 6,5 é consistente com líquido amniótico, pois as secreções vaginais normais em geral têm um pH abaixo de 5,5. Pode-se fazer essa determinação usando-se um aplicador estéril para obter uma amostra do líquido vaginal e aplicá-la sobre o papel de nitrazina. A presença de sêmen, sangue ou vaginose bacteriana pode causar a elevação do pH em secreções vaginais e um teste de Nitrazina falso-positivo. A visualização do padrão característico em samambaia do líquido vaginal ao microscópio numa amostra seca ao ar também sugere a presença de líquido amniótico.

Quando a grávida é internada na maternidade, **determina-se o bem-estar fetal por monitoramento contínuo ou intermitente da frequência cardíaca fetal**. O monitoramento externo contínuo da frequência cardíaca fetal é o procedimento mais comumente usado nos EUA. Usa-se um dispositivo de ultrassonografia com Doppler para fazer o traçado contínuo da frequência cardíaca fetal. Também é possível fazer o monitoramento contínuo usando um dispositivo interno (eletrodo no escalpo fetal), colocando um eletrodo no escalpo fetal que mede e amplifica diretamente a atividade elétrica cardíaca fetal. Esse procedimento requer que as membranas estejam rompidas. Com qualquer uma dessas duas técnicas, faz-se um registro gráfico contínuo da frequência cardíaca fetal. Alternativamente, pode-se fazer a ausculta intermitente usando um estetoscópio ou Doppler portátil. O American College of Obstetricians and Gynecologists (ACOG) recomenda que na ausculta intermitente de gestações de baixo risco, a frequência cardíaca fetal deve ser monitorada após uma contração a pelo menos cada 30 minutos durante o primeiro estágio do trabalho de parto e a cada 15 minutos no segundo estágio. Em gestações de risco, aumenta-se a frequência de monitoramento a cada 15 minutos durante o primeiro estágio e a cada 5 minutos no segundo estágio.

Considerações importantes na interpretação de dados de frequência cardíaca fetal são a **frequência cardíaca basal, variabilidade** e **mudanças periódicas na frequência cardíaca**. A frequência cardíaca basal é a frequência cardíaca média aproximada durante um traçado de 10 minutos. Uma frequência cardíaca basal de 110 a 160 bpm é considerada normal, menos de 110 bpm é considerada bradicardia e acima de 160 bpm é considerada taquicardia. A bradicardia fetal pode ocorrer com hipotermia materna, certas medicações administradas à mãe, bloqueio cardíaco congênito ou pode ser um sinal de sofrimento fetal significativo. A bradicardia também pode ser uma variação normal. A causa mais comum de taquicardia fetal é febre materna. Outras causas comuns incluem medicações e arritmias fetais.

A variabilidade é regulada pelo equilíbrio do controle simpático e parassimpático do nodo sinoatrial. A **variabilidade em curto prazo (ou batimento-a-batimento)** é a mudança na frequência cardíaca fetal de um batimento para outro e só pode ser determinada com precisão quando se coloca um eletrodo interno no escalpo. A variabilidade normal em curto prazo é de 6 a 25 bpm. A **variabilidade em longo prazo** é a ondulação da frequência cardíaca basal em 1 minuto, com oscilações normais ocorrendo em uma taxa de 3 a 5 ciclos por minuto. Como a variabilidade é, em grande parte, uma manifestação do sistema nervoso autônomo, qualquer coisa que afete o funcionamento do sistema nervoso pode afetá-la. As causas comuns de diminuição da variabilidade são ciclos de sono do feto, fármacos que deprimem o SNC (p. ex., analgésicos narcóticos) administrados à mãe, anormalidades neurológicas congênitas e prematuridade. A acidemia fetal secundária à hipoxemia pode comprometer a função do SNC e reduzir a variabilidade. A presença de variabilidade normal diminui a probabilidade de acidemia fetal.

Alterações periódicas da frequência cardíaca são **acelerações** e **desacelerações** em relação à frequência cardíaca basal, frequentemente relacionadas a contrações uterinas. Uma aceleração é um aumento na frequência cardíaca fetal de 15 bpm ou mais por 15 segundos ou mais, sendo um achado tranquilizador. A presença de acelerações, seja de ocorrência espontânea ou em resposta a contrações, movimentos fetais ou estimulação do feto (seja estimulação do escalpo durante um exame cervical ou estimulação vibroacústica usando uma laringe artificial) praticamente garante que o pH arterial fetal está acima de 7,2. Em geral, definem-se desacelerações como **precoces**, **tardias** ou **variáveis**, com base no momento da desaceleração em relação a uma contração. Uma **desaceleração precoce** coincide com uma contração no início da queda da frequência cardíaca fetal e no retorno à frequência basal. Acredita-se que as desacelerações precoces sejam resultado do maior tônus vagal causado pela compressão da cabeça fetal, não associadas a hipoxia ou acidemia fetal. Uma **desaceleração tardia** é uma redução gradual na frequência cardíaca fetal que se inicia no momento ou após o pico de uma contração e tem um retorno gradual à linha basal. Desacelerações tardias são uma manifestação de insuficiência uteroplacentária e podem ser causadas por inúmeras circunstâncias; algumas das mais comuns são hipotensão materna, como a frequentemente vista com anestesia epidural, e hipe-restimulação uterina causada pela administração de ocitocina. As condições que comprometem a circulação placentária, incluindo hipertensão materna, diabetes, gestação prolongada e descolamento de placenta, frequentemente contribuem para desacelerações tardias. Uma **desaceleração variável** é uma diminuição abrupta na frequência cardíaca fetal, em geral seguida por um retorno abrupto à linha basal, cuja ocorrência em relação a uma contração é variável. Desacelerações variáveis são o tipo mais comum de desacelerações encontradas durante o monitoramento cardíaco fetal e considera-se que são devidas à compressão do cordão umbilical durante as contrações. Desacelerações variáveis, particularmente quando também há presença de variabilidade e acelerações normais, costumam não estar associadas com hipoxemia fetal.

Os atuais equipamentos de monitoramento fetal também permitem o monitoramento de contrações juntamente com a avaliação da frequência cardíaca fetal. Um tocodinamômetro externo é o mais comumente usado. Permite a avaliação da presença e do momento das contrações, mas não mede a sua força. Para avaliar a força das contrações, pode-se colocar um cateter interno de pressão intrauterina (CIPU). Como o eletrodo de escalpo fetal, isso requer a presença de membranas rotas. Um CIPU pode ser útil quando o primeiro estágio do trabalho de parto não está progredindo na velocidade esperada, pois permite medir diretamente a frequência e o poder das contrações. Pode-se aumentar a dinâmica das contrações de frequência ou poder inadequado por meio de um agente ocitócico. A ocitocina intravenosa é o fármaco de escolha, pois é efetiva, barata e a maioria dos profissionais está familiarizada com seu uso. A ocitocina tem uma meia-vida curta, o que permite que seja administrada por infusão contínua, cessando rapidamente sua atividade quando é interrompida. O aumento da dinâmica do trabalho de parto com ocitocina pode causar hiperestimulação uterina, definida como a presença de seis ou mais contrações em um período de 10 minutos que causam anormalidades de frequência cardíaca fetal não tranquilizadoras (como desacelerações tardias). Isso é manejado com a redução da dose ou interrupção da ocitocina, reposicionando a paciente e fornecendo oxigênio por máscara facial para a mãe.

Durante o trabalho de parto, a cabeça fetal desce pelo canal de parto e sofre quatro **movimentos cardinais.** Durante o início da descida, a cabeça sofre **flexão**, trazendo o queixo do feto para o peito. À medida que a descida progride, ocorre **rotação interna**, fazendo com que a parte occipital da cabeça fetal se mova anteriormente em direção à sínfise púbica da mãe. À medida que a cabeça se aproxima da vulva, sofre **extensão**, para permitir que a cabeça passe por baixo da sínfise púbica e pela abertura vaginal direcionada para cima. O aumento da extensão leva ao parto da cabeça, que então sofre **rotação externa** voltando-se à direita ou à esquerda da mãe. Isso corresponde à rotação do corpo fetal, alinhando um ombro anteriormente abaixo da sínfise púbica e o outro posteriormente em direção ao sacro. O esforço de expulsão materno, juntamente com uma tração suave para baixo sobre a cabeça fetal, causará a expulsão do ombro anterior e, de forma similar, a tração para cima causa a expulsão do ombro posterior. A expulsão do restante do corpo segue-se rapidamente. Ocasionalmente, o ombro anterior não passa com facilidade por baixo da sínfise púbica. Isso é chamado **distocia de ombro** e é uma emergência obstétrica, requerendo um esforço coordenado de toda a equipe médica para reduzir a distocia. Tenta-se fazer manobras, incluindo a hiperflexão dos quadris (manobra de McRoberts), pressão suprapúbica, episiotomia ou rotação do corpo fetal no canal vaginal, em geral com sucesso.

Cerca de 20% ou mais dos partos nos EUA são feitos por via cesárea. As indicações mais comuns são história de parto cesáreo anterior, parada do trabalho de parto ou descida, sofrimento fetal necessitando parto imediato e apresentação de nádegas. Pode-se também realizar um parto vaginal instrumentado usando a assistência de fórceps ou de vácuo. Esses só podem ser usados quando a cérvice estiver completamente dilatada, as membranas estiverem rotas, a apresentação for o vértice craniano, e não houver nenhuma desproporção entre o tamanho da cabeça fetal e a pelve materna. Se nenhuma dessas condições estiver presente e o parto tiver de ser realizado com urgência, há indicação de parto cesáreo.

QUESTÕES DE COMPREENSÃO

16.1 Uma mulher de 21 anos G1 é internada na maternidade com ruptura espontânea de membranas. Ao exame inicial, tem dilatação cervical de 5 cm. Quatro horas depois, sua cérvice permanece inalterada. Qual dos seguintes é o diagnóstico mais provável?

A. Fase latente prolongada.
B. Parada da fase ativa.
C. Parada da descida.
D. Terceiro estágio do trabalho de parto prolongado.

16.2 Acredita-se que qual dos seguintes resulte de compressão da cabeça do feto?

A. Desacelerações precoces.
B. Desacelerações variáveis.
C. Desacelerações tardias.
D. Frequência cardíaca de padrão sinusoidal.

16.3 Uma gestante com uma idade gestacional estimada de 34 semanas vem ao rastreamento da maternidade com uma secreção vaginal transparente. Ao exame especular estéril, você vê um acúmulo de líquido aquoso na vagina. O exame microscópico revela "padrão de samambaia". Qual dos seguintes é o diagnóstico mais provável?

A. Incontinência urinária.
B. Ruptura de membranas.
C. Vaginose bacteriana.
D. Vaginite por *Candida*.

RESPOSTAS

16.1 **B.** A dilatação cervical acima de 4 cm significa fase ativa. Nenhuma alteração cervical por duas horas é definida como parada da fase ativa.

16.2 **A.** Acredita-se que desacelerações precoces sejam causadas por compressão da cabeça fetal. Desacelerações variáveis são causadas por compressão do cordão e desacelerações tardias, por insuficiência uteroplacentar.

16.3 **B.** Um acúmulo de líquido transparente com padrão de samambaia encontrado em uma lâmina seca ao ar ambiente é diagnóstica de ruptura de membranas fetais. Nesse caso, como a gestação é de 34 semanas, representa ruptura prematura de membranas.

DICAS CLÍNICAS

▶ A presença de acelerações em um traçado cardíaco fetal é muito tranquilizadora e consistente com um pH fetal de 7,2 ou mais.

▶ O uso de rastreamento pré-natal universal do estreptococo do grupo B e o fornecimento de antibióticos durante o parto a mulheres colonizadas podem reduzir em aproximadamente 50% o risco de doença por SGB em recém-nascidos.

▶ Os traçados da frequência cardíaca fetal devem ser interpretados dentro da situação clínica global. Uma redução na variabilidade pouco depois de administrar um analgésico narcótico pode representar o ciclo de sono fetal; uma redução na variabilidade juntamente com desacelerações tardias repetitivas pode ser um sinal desfavorável de sofrimento fetal.

REFERÊNCIAS

Cunningham FG, Gant NF, Leveno KJ, Gilstrap LC, Hauth JC, Wenstrom KD. *Williams obstetrics.* 22nd ed. New York, NY: McGraw-Hill; 2005.

Garite TJ. Intrapartum fetal evaluation. In: Gabbe SG, Niebyl JR, Simpson JL, eds. *Obstetrics: Normal and Problem Pregnancies.* 5th ed. New York, NY: Churchill Livingstone; 2007.

Rouse DJ, St. John E. Normal labor, delivery, newborn care, and puerperium. In: Scott JR, Gibbs RS, Karlan BY, Haney AF, eds. *Danforth's Obstetrics and Gynecology.* 10th ed. Philadelphia, PA: Lippincott Williams & Wilkins; 2008.

CASO 17

Uma mulher de 58 anos chega ao seu consultório para acompanhamento de uma visita ao departamento de emergência, onde foi examinada há uma semana por dor abdominal, sendo diagnosticada com nefrolitíase. Ela foi mandada para casa com analgésicos e instruções para coar sua urina em busca de cálculos e fazer o acompanhamento com seu médico. Hoje, está assintomática. Não usa nenhuma medicação regularmente. Sua história familiar é significativa somente por hipertensão arterial paterna. Fez vários exames laboratoriais de rotina na emergência, e traz cópias dos mesmos. Ao revisar os valores laboratoriais, você nota (valores normais entre parênteses): sódio 142 mEq/L (135-145); potássio 4,0 mEq/L (3,5-5,0); cloro 104 mg/dL (95-105); bicarbonato 28 mEq/L (20-29); nitrogênio ureico plasmático (BUN) 20 mg/dL (7-20); creatinina 0,9 mg/dL (0,8-1,4); cálcio 12,5 mg/dL (8,5-10,2); albumina 4,2 g/dL (3,4-5,4). O hemograma completo estava dentro do normal.

O cálculo renal foi detectado por TC helicoidal sem contraste, localizado no ureter médio direito.

Sua paciente trouxe consigo o cálculo que coou da urina. Ao questioná-la, você fica sabendo que ela teve múltiplos episódios de "cálculos renais" nos últimos dois anos. Você envia o cálculo ao laboratório para análise e pede nova calcemia. Os resultados mostram que o cálculo é composto de oxalato de cálcio e que o cálcio sérico continua elevado, em 11,9 mg/dL.

- Qual é seu diagnóstico?
- Qual é a causa mais provável?
- Qual é o próximo passo?

RESPOSTAS PARA O CASO 17:
Distúrbios do cálcio

Resumo: Essa é uma mulher de 58 anos com história de nefrolitíase recorrente vindo para acompanhamento e com cálculos de oxalato de cálcio. Teve uma calcemia inicial elevada, assim como a segunda calcemia uma semana mais tarde. No momento da consulta de acompanhamento, estava completamente assintomática. Não toma nenhum medicamento, e sua história familiar só é significativa por hipertensão.

- **Diagnóstico:** Hipercalcemia e nefrolitíase recorrente
- **Causa mais provável:** Hiperparatireoidismo
- **Próximo passo:** Maior investigação laboratorial, incluindo nível sérico de paratormônio (PTH)

ANÁLISE
Objetivos

1. Estar familiarizado com o diagnóstico diferencial de hipercalcemia, especialmente as etiologias mais comuns.
2. Compreender a investigação de hipercalcemia.
3. Aprender os aspectos básicos da regulação do cálcio.
4. Aprender as opções de manejo do hiperparatireoidismo.

Considerações

Essa paciente ilustra uma apresentação comum da hipercalcemia. Muitas vezes, pacientes com hipercalcemia são assintomáticos, encontrando-se uma calcemia elevada inesperadamente em exames laboratoriais de rotina. A investigação diagnóstica inicia por uma revisão cuidadosa da história do paciente, que muitas vezes revela pistas da etiologia. A investigação diagnóstica é concebida para distinguir disfunção da paratireoide de outras etiologias, de forma a seguir o melhor tratamento e manejo.

ABORDAGEM AOS
Distúrbios do cálcio

DEFINIÇÕES

HIPERPARATIREOIDISMO: Condição de elevação do paratormônio, em geral devida ao excesso de produção pelas glândulas paratireoides, levando à hipercalcemia.

HIPERPARATIREOIDISMO SECUNDÁRIO: Condição de superprodução de PTH pelas glândulas paratireoides em resposta a baixos níveis calcêmicos. Isso pode ocorrer por baixa ingestão alimentar de cálcio ou deficiência de vitamina D.

HIPERPARATIREOIDISMO TERCIÁRIO: Elevação do PTH em pacientes com insuficiência renal.

ABORDAGEM CLÍNICA

Fisiopatologia da homeostase do cálcio

Antes de discutir o diagnóstico diferencial da hipercalcemia, é essencial revisar o mecanismo básico de manutenção dos níveis normais de cálcio no organismo. A **maior parte do cálcio no organismo encontra-se no esqueleto** (aproximadamente 98%). O restante do cálcio encontra-se em circulação. Desses 2% restantes, cerca de metade está ligado à albumina e a outras proteínas, e metade está "livre" ou ionizada. É esse cálcio ionizado que possui efeitos fisiológicos. Como o cálcio sérico está parcialmente ligado à albumina, níveis anormalmente baixos de albumina sérica afetarão a medida do cálcio, causando assim um erro de interpretação de um nível anormal de cálcio. Em pacientes com hipoalbuminemia concomitante, pode-se medir o cálcio ionizado diretamente. Entretanto, existe uma fórmula útil que pode corrigir esse erro. A fórmula do cálcio sérico "corrigido" é:

Cálcio sérico "corrigido" = [0,8 × (albumina normal) – (nível de albumina do paciente)] + (cálcio sérico)

PTH, calcitonina, e 1,25-di-hidroxivitamina D_3 (calcitriol) são responsáveis pela regulação da calcemia e pela manutenção da homeostase do cálcio. **As causas de hipercalcemia incluem aumento na reabsorção de cálcio ósseo, diminuição da excreção renal de cálcio ou aumento na absorção de cálcio do trato gastrintestinal.** Quando os níveis de cálcio aumentam, a calcitonina, produzida pelas células parafoliculares da tireoide, tenta diminuí-los por meio da excreção renal de cálcio e oposição à ativação de osteoclastos. Quando o cálcio é excretado por essa via, também há excreção de fosfato. Inversamente, baixos níveis de cálcio circulante normalmente resultam na secreção de PTH, o que promove a ativação de osteoclastos, que mobilizam cálcio ósseo e efetuam a reabsorção de cálcio nos rins, assim retendo o cálcio circulante. O PTH aumenta a calcemia e diminui os níveis séricos de fosfato; também aumenta os níveis de calcitriol, que age no trato gastrintestinal promovendo a absorção tanto de cálcio quanto de fosfato.

HIPERCALCEMIA

Etiologia

Qualquer processo que aumente a absorção gastrintestinal de cálcio, diminua a excreção renal ou ative a atividade osteoclástica aumentará a calcemia. Se isso ocorrer além dos limites normais da manutenção da homeostase do cálcio, haverá hipercalcemia. **A causa mais comum de hipercalcemia no paciente ambulatorial é o hiperparatireoidismo.** A segunda causa é câncer, pois a hipercalcemia frequentemente é uma manifestação precoce de neoplasia. Combinados, hiperparatireoidismo e câncer são responsáveis por 90% dos casos de hipercalcemia. É útil categorizar as etiologias de hipercalcemia em cinco grandes áreas: relacionadas ao paratormônio, neoplasia, insuficiência renal, alto *turnover* ósseo e relacionadas à vitamina D (Quadro 17.1).

Quadro 17.1 • CAUSAS COMUNS DE HIPERCALCEMIA

Condição	Exemplo específico	Fisiopatologia
Aumento da reabsorção óssea		
Hiperparatireoidismo primário	Esporádico ou familiar; neoplasia endócrina múltipla (tipos I e II)	
Neoplasia	Tumores pulmonares sólidos; carcinoma epidermoide de cabeça e pescoço; carcinoma renal	Secreção tumoral de **PTH-rP**
	Câncer de mama; mieloma múltiplo; câncer de próstata	Osteólise direta
Hipervitaminose A (intoxicação por vitamina A)	Inclui tanto a vitamina A quanto seus análogos (usados para tratar acne)	Aumento da reabsorção óssea
Imobilização	Menos comum que as causas anteriores	Maior risco quando houver distúrbio subjacente de alto *turnover* ósseo (p. ex., doença de Paget)
Aumento da absorção de cálcio		
Hipervitaminose D (intoxicação por vitamina D)		Níveis aumentados de calcitriol, levando a uma maior absorção GI de cálcio e fosfato
Granulomatoses	Tuberculose; sarcoidose; doença de Hodgkin	Aumento da conversão extrarrenal de 25-hidroxivitamina D_3 em calcitriol
Síndrome leite-alcaloide		Ingestão excessiva de antiácidos contendo cálcio
Causas variadas		
Medicações	Diuréticos tiazídicos, lítio	Redução da excreção urinária de cálcio; aumento de secreção do PTH
Rabdomiólise		Liberação de cálcio dos músculos lesados
Insuficiência suprarrenal		Aumento da reabsorção óssea e da ligação do cálcio a proteínas
Tireotoxicose (geralmente hipercalcemia leve)		Aumento da reabsorção óssea

PTH-rP, peptídeo relacionado ao paratormônio.

Manifestações clínicas da hipercalcemia

Os valores normais do cálcio sérico variam de 8 a 10 mg/dL, que correspondem a um nível de cálcio ionizado de 4 a 5,6 mg/dL. Níveis de calcemia entre 10,5 e 12 mg/dL são classificados como hipercalcemia leve; nesses níveis, os pacientes com frequência são assintomáticos. À medida que a calcemia aumenta, as manifestações físicas podem se tornar aparentes. O auxílio mnemônico clássico "pedras, ossos, queixas psíquicas e gemidos abdominais" é útil para categorizar a constelação dos sintomas físicos associados à hipercalcemia (Quadro 17.2). Outras manifestações clínicas incluem as sequelas cardíacas de encurtamento do intervalo QT e arritmias.

Abordagem diagnóstica

A abordagem diagnóstica à hipercalcemia começa por uma anamnese cuidadosa, incluindo perguntas sobre as manifestações do cálcio elevado. Quando se consideram as etiologias anteriormente mencionadas, fica claro que a anamnese deve incluir história familiar de distúrbios de cálcio, como cálculos renais ou neoplasia. Deve-se investigar os fatores de risco do paciente para neoplasia, como tabagismo. Também é preciso revisar cuidadosamente as medicações, incluindo não apenas medicamentos receitados, mas também suplementos de venda livre. A história alimentar também é um componente importante. Nesse ponto, se a hipercalcemia for leve e o paciente estiver assintomático, é aceitável suspender o fármaco suspeito e repetir o exame do nível de cálcio sérico.

O próximo passo, caso não se encontre um medicamento causador, é medir o nível sérico de PTH intacto. Esse nível poderá estar suprimido, normal ou elevado. Como em muitos distúrbios endócrinos, **é útil não pensar em valores normais ou anormais; em vez disso, deve-se entender o que é apropriado numa dada situação**. Por exemplo, em pessoas normais, uma carga aumentada de cálcio normalmente deprimirá o nível de PTH; portanto, nessa situação, um PTH baixo é *normal* ou apropriadamente suprimido. Se um paciente tiver um nível elevado de cálcio e o PTH for "normal", diz-se que é inapropriadamente normal, porque, em presença da hipercalcemia, deveria ser baixo ou suprimido.

Se nosso paciente com hipercalcemia tiver um PTH normal ou elevado, então o mecanismo normal de *feedback* não está respondendo. Nessa situação, a hipófise produz um PTH sem controle, o que, por sua vez, eleva a calcemia. Isso é hiperpara-

Quadro 17.2 • MANIFESTAÇÕES CLÍNICAS DA HIPERCALCEMIA	
	Sinais/sintomas
Pedras	Cálculos renais
Ossos	Dor óssea, incluindo artrite e osteoporose
Queixas psíquicas	Má concentração, fraqueza, fadiga, estupor, coma
Gemidos abdominais	Dor abdominal, constipação, náusea, vômitos, pancreatite, anorexia

tireoidismo. Ocorre hiperparatireoidismo primário quando a glândula paratireoide tem superprodução de PTH e não responde ao *feedback* negativo de níveis elevados de cálcio. **A vasta maioria dos casos de hiperparatireoidismo primário é causada por um adenoma (tumor benigno) de uma das quatro glândulas paratireoides.**

O hiperparatireoidismo secundário ocorre quando as paratireoides têm uma superprodução de PTH em resposta a baixos níveis séricos de cálcio, o que pode ocorrer em resposta à baixa ingestão alimentar de cálcio ou à deficiência de vitamina D. O hiperparatireoidismo terciário ocorre em pacientes com insuficiência renal, que costumam se apresentar com *hipo*calcemia, hiperfosfatemia e baixos níveis de vitamina D. Se não for tratado, leva a hiperplasia das paratireoides, secreção aumentada de PTH e subsequente hipercalcemia.

Existe uma condição que pode produzir níveis de PTH inapropriadamente altos sem relação com a produção da paratireoide: a hipercalcemia hipocalciúrica familiar (HHF), um distúrbio genético relacionado a um defeito em um gene que codifica um receptor sensor de cálcio. Consequentemente, medir apenas o PTH pode causar confusão entre esse diagnóstico e o hiperparatireoidismo primário. Para distinguir essas condições, obtém-se uma calciúria de 24 horas. No hiperparatireoidismo, os rins eliminam cálcio na urina em um nível normal ou elevado. Na HHF, o nível urinário de cálcio é baixo.

Um nível baixo de PTH com cálcio sérico elevado sugere que as paratireoides estão respondendo de forma apropriada ao alto cálcio. A etiologia nesse cenário deve ser algum processo que cause liberação de cálcio do osso ou absorção de cálcio do intestino, apesar da supressão do PTH. Isso ocorre quando tumores produzem um hormônio que mimetiza o local ativo da molécula de PTH, particularmente em relação aos efeitos ósseos e renais, mas que não possuem nenhum mecanismo contrarregulatório de supressão quando os níveis de cálcio sobem. Essa molécula é chamada peptídeo relacionado ao paratormônio (PTH-rP). O PTH-rP é produzido por cânceres pulmonares, carcinomas epidermoides de cabeça e pescoço, e cânceres de células renais. O PTH-rP efetua a reabsorção óssea osteoclástica, aumenta o calcitriol e promove a reabsorção de cálcio dos rins, resultando em hipercalcemia. A produção continuada de PTH-rP efetivamente remove a paratireoide do ciclo da homeostase do cálcio. Como o câncer é uma etiologia comum de hipercalcemia, a **busca de neoplasia é fundamental nesse passo do diagnóstico, antes de considerar outros distúrbios menos comuns.**

Se não se encontrar uma neoplasia, outras etiologias devem ser consideradas, na categoria de outros distúrbios endócrinos além da paratireoide, incluindo hipertireoidismo, insuficiência suprarrenal e acromegalia. A investigação inclui hormônio tireoestimulante (TSH), nível de cortisol e estudo de imagem da hipófise, respectivamente.

Tratamento da hipercalcemia

O tratamento da hipercalcemia está direcionado ao distúrbio subjacente. Pacientes com hipercalcemia leve podem ser tratados com medidas preventivas visando evitar fatores agravantes. Essas medidas incluem hidratação adequada (a desidratação agrava a nefrolitíase), evitar diuréticos tiazídicos ou outros medicamentos causadores, encorajar a atividade física e evitar a inatividade prolongada. Outras intervenções para a hipercalcemia leve são específicas para cada patologia.

Para o tratamento do hiperparatireoidismo primário, o tratamento definitivo é a paratireoidectomia cirúrgica. A cirurgia é apropriada em pacientes com hiperparatireoidismo sintomático. A cirurgia pode ser uma opção para pacientes assintomáticos selecionados, incluindo aqueles que desenvolveram osteoporose ou insuficiência renal, que têm níveis de cálcio marcadamente elevados ou que têm menos de 50 anos.

QUESTÕES DE COMPREENSÃO

17.1 Um homem de 60 anos chega ao seu consultório com queixa de fadiga e constipação. Não teve mudanças alimentares recentemente. A anamnese revela que tem hipertensão, tratada com medicamentos, e uma hérnia inguinal que foi reparada há 10 anos, sem complicações. O exame foi inespecífico. Você decide obter um painel de eletrólitos e descobre uma calcemia elevada, de 11,5 mg/dL (normal 8,5-10,2). Outros valores laboratoriais são normais. Qual dos seguintes é o próximo passo?
   A. Consultar a cirurgia vascular para a colocação de um cateter de diálise e marcar diálise.
   B. Aconselhar o paciente a beber muito líquido e repetir os exames laboratoriais em um mês.
   C. Explorar a hipertensão do paciente, incluindo suas medicações.
   D. Obter uma radiografia de tórax, buscando uma possível neoplasia.

17.2 Um homem de 48 anos vem para acompanhamento de calcemia elevada (12,3 mg/dL) descoberta em um rastreamento laboratorial de rotina em sua última consulta. Sua única medicação é um anti-histamínico ocasional para alergias. Recentemente, começou a fumar meio maço de cigarros por dia. Sua mulher insistiu para que fosse à consulta de rotina, dizendo que está ficando esquecido, com menos apetite, e que perdeu 4,5 kg nos últimos dois meses. Como parte de seus exames laboratoriais de acompanhamento, você obtém um PTH sérico, que está dentro da faixa normal. Qual dos seguintes é o próximo passo no diagnóstico?
   A. Radiografia de tórax.
   B. Repetir o cálcio após hidratação.
   C. Medida de níveis de PTH-rP.
   D. Medida da excreção urinária de cálcio.

17.3 Você solicita exames laboratoriais de acompanhamento para um paciente hipercalcêmico e verifica supressão do nível de PTH. Não existem medicações suspeitas. Você suspeita de câncer de pulmão, com base em uma história de tabagismo de 30 maços/ano, mas a radiografia de tórax é normal. Qual dos seguintes é o próximo passo mais adequado?
   A. Continuar a investigação de neoplasia.
   B. Verificar o TSH, pois um distúrbio de tireoide pode ser a causa.
   C. Encaminhar o paciente a um endocrinologista, pois a hipercalcemia hipercalciúrica é uma causa genética extremamente rara de cálcio elevado que requer cuidados especializados.

D. Medir a excreção urinária de cálcio.

RESPOSTAS

17.1 **C.** Em presença de um paciente com hipercalcemia, o primeiro passo é determinar se existe alguma medicação causadora. A hidroclorotiazida é uma medicação anti-hipertensiva comumente usada que pode contribuir para a hipercalcemia (diurético tiazídico).

17.2 **D.** Esse paciente tem hipercalcemia sintomática. Apresenta um nível de PTH inapropriadamente normal, que deveria estar suprimido com esse grau de hipercalcemia. O próximo passo é medir a excreção urinária de cálcio em 24 horas, a fim de determinar se essa condição representa hiperparatireoidismo primário (mais comum) ou hipercalcemia hipocalciúrica familiar (rara).

17.3 **A.** Em um paciente hipercalcêmico, uma supressão do PTH deve ser considerada sinal de neoplasia até ser provado o contrário. Uma radiografia torácica é insuficiente para afastar câncer, pois existem outras neoplasias que podem causar hipercalcemia, mediada por meio de PTH-rP ou por reabsorção óssea osteoclástica direta. Mieloma múltiplo, granulomatoses como tuberculose, sarcoidose e linfoma de Hodgkin, câncer de mama e carcinomas epidermoides de cabeça e pescoço podem causar cálcio elevado com PTH apropriadamente suprimido.

> **DICAS CLÍNICAS**
>
> ▶ Não se esqueça de interrogar qualquer paciente com hipercalcemia sobre todas as medicações usadas – tanto receitadas por médico quanto de venda livre – pois tanto megadoses de vitaminas (A e D) quanto o uso excessivo de antiácidos de carbonato de cálcio podem exercer um papel.
> ▶ A maioria dos casos de hiperparatireoidismo primário ocorre em mulheres pós-menopausa, que frequentemente já têm um risco aumentado de osteoporose. Não deixe de verificar sua densidade óssea com uma densitometria óssea.
> ▶ A hipercalcemia com supressão de PTH deve ser considerada neoplasia até ser provado o contrário.

REFERÊNCIAS

Agus Z. Etiology of hypercalcemia. 2003. Available at: http://www.uptodate.com. Accessed May 2009.

Agus Z, Fuleihan G. Management of asymptomatic primary hyperparathyroidism. 2005. Available at: http://www.uptodate.com. Accessed May 2009.

Al Zarani A, Levine MA. Primary hyperparathyroidism. *Lancet*. 1997;349:1233-1238.

Carroll M, Schade D. A practical approach to hypercalcemia. *Am Fam Physician*. 2003;67:1959-1966.

Potts JT. Diseases of the parathyroid gland and other hyper- and hypocalcemic disorders. In: Fauci AS, Braunwald E, Kasper DL, et al, eds. *Harrison's Principles of Internal Medicine*. 17th ed. New York, NY: McGraw-Hill; 2008:2377-2397.

Taniegra ET. Hyperparathyroidism. *Am Fam Physician*. 2004;69:333-340.

CASO 18

Um homem branco de 75 anos vem para um *check-up* de manutenção de saúde. O paciente tem hipertensão estável, mas não consulta nenhum médico há mais de dois anos. Nega qualquer problema específico. Mora sozinho. Toma um comprimido de ácido acetilsalicílico por dia e um fármaco para a pressão arterial (hidroclorotiazida). Seu filho teme que seu pai esteja tendo um AVE ou desenvolvendo a doença de Alzheimer, pois vem apresentando problemas de discriminação de fala e de compreensão do que os familiares dizem durante eventos sociais. O filho não relata nenhuma fraqueza perceptível ou problema de marcha. Ao exame físico, a pressão arterial do paciente é 130/80 mmHg. O exame das orelhas não mostra cerume impactado, e as membranas timpânicas são normais. Seu exame geral é normal. Estudos laboratoriais, incluindo hormônio tireoestimulante (TSH), são normais.

▶ Qual é o diagnóstico mais provável?
▶ Qual é o próximo passo?

RESPOSTAS PARA O CASO 18:
Manutenção da saúde no idoso

Resumo: Um homem de 75 anos chega com perda de discriminação da fala e queixas de dificuldade em compreender fala e conversas em áreas barulhentas.

- **Diagnóstico mais provável:** Presbiacusia
- **Próximo passo:** A presbiacusia é um diagnóstico de exclusão. Os aparelhos auditivos são menos usados na presbiacusia do que deveriam, mas são potencialmente benéficos para a maioria dos tipos de perda auditiva, inclusive neurossensorial. Consequentemente, o encaminhamento a um fonoaudiólogo para testes e consideração de amplificação com um aparelho auditivo pode ser um próximo passo importante.

ANÁLISE

Objetivos

1. Estar familiarizado com a manutenção de saúde na população da faixa geriátrica.
2. Estar ciente da importância do rastreamento em pacientes idosos.

Considerações

O paciente descrito nesse caso é um homem de 75 anos com problemas de discriminação de fala, que se queixa de dificuldade de compreender fala e conversas em áreas barulhentas. Ele provavelmente tem presbiacusia, que é uma perda auditiva neurossensorial relacionada à idade, em geral associada tanto com perda seletiva de altas frequências quanto com dificuldade na discriminação da fala. O exame físico das orelhas nesses pacientes é normal. Outras condições no diagnóstico diferencial incluem impactação de cerume, otosclerose e distúrbio do processamento auditivo central. A impactação de cerume e a otosclerose podem ser diagnosticadas por otoscopia. Diagnostica-se distúrbio do processamento auditivo central quando o paciente pode ouvir sons sem dificuldade, mas tem dificuldade em compreender a pronúncia das palavras.

ABORDAGEM À
Manutenção da saúde no idoso

DEFINIÇÕES

PRESBIACUSIA: Perda auditiva neurossensorial relacionada à idade, geralmente associada tanto com perda seletiva de altas frequências quanto com dificuldade na discriminação da fala.

AVALIAÇÃO FUNCIONAL: Processo de avaliação que calibra a capacidade de um paciente de gerir tarefas de autocuidado, administração da casa e mobilidade.

ABORDAGEM CLÍNICA

Até 2030, espera-se que o número de pessoas com 65 anos ou mais seja o dobro do que era em 1999, aumentando de 34 para 69 milhões. A manutenção de saúde do idoso oferece rastreamento e terapia, com os objetivos de potencializar a função e preservar a saúde nessa faixa etária. Só há indicação de rastreamento se a terapia precoce para a(s) patologia(s) em questão for mais efetiva que terapia tardia ou ausência de terapia. **Os serviços preventivos para idosos incluem como metas a otimização da qualidade de vida, satisfação com a vida e manutenção da independência e da produtividade.** A maioria das recomendações para pacientes acima dos 65 anos se sobrepõe a recomendações para a população adulta em geral. Certas categorias são especiais para pacientes mais velhos, incluindo percepção sensorial e quedas. O médico de cuidados primários pode realizar um rastreamento efetivo de saúde usando instrumentos de avaliação simples e de administração relativamente fácil (**Fig. 18.1**).

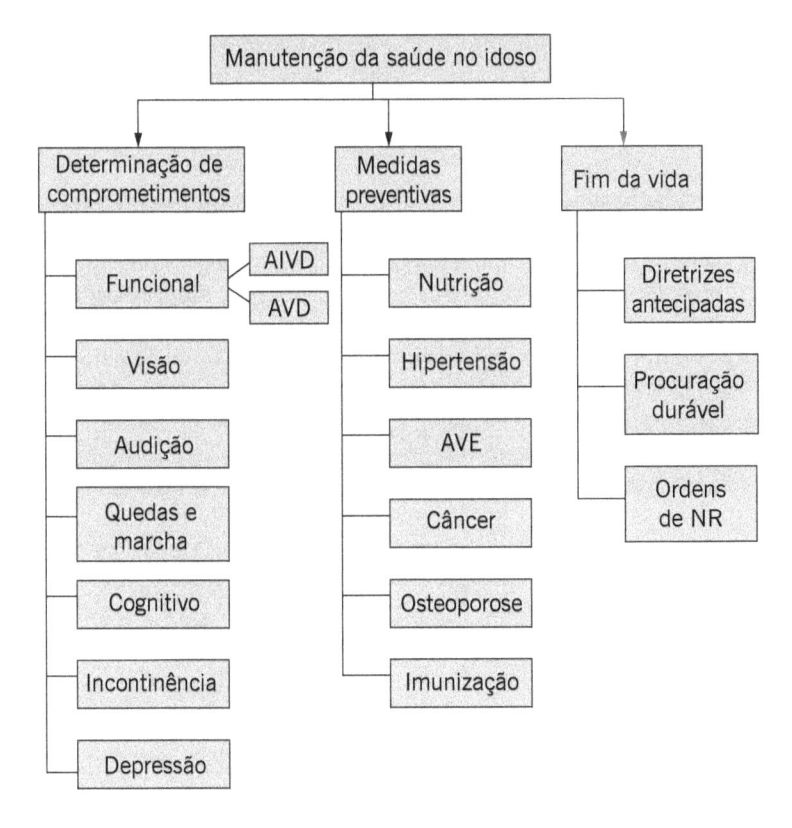

Figura 18.1 Abordagem à manutenção da saúde geriátrica. AVD, atividades da vida diária; NR, não ressuscitar; AIVD, atividades instrumentais da vida diária.

Avaliação funcional

A avaliação funcional calibra a capacidade de um paciente de gerir tarefas de autocuidado, administração doméstica e mobilidade. O comprometimento de atividades da vida diária resulta em maior risco de quedas, fratura de quadril, depressão e institucionalização. Estima-se que **25% dos pacientes acima dos 65 anos tenham comprometimento em suas atividades instrumentais da vida diária (AIVD) ou atividades da vida diária (AVD) (Quadro 18.1)**. Pessoas incapazes de realizar AIVD independentemente têm probabilidade muito maior de ter demência que seus homólogos independentes.

Rastreamento visual

O comprometimento visual é um fator de risco independente para quedas, que têm um impacto significativo sobre a qualidade de vida. O teste visual direto com um Gráfico de Snellen ou cartão de Jaeger é a abordagem mais sensível e específica ao rastreamento visual. Encaminhar todos os idosos para um exame ocular completo apresenta as vantagens de melhorar a qualidade do exame e permitir o rastreamento de catarata e glaucoma. As principais condições que levam à perda de visão no idoso são presbiopia, degeneração macular, glaucoma, catarata e retinopatia diabética.

A incidência da presbiopia aumenta com a idade. Os pacientes têm dificuldade de focalizar objetos próximos enquanto sua visão à distância permanece intacta. **A degeneração macular ligada à idade (DMI) é a principal causa de perda visual grave no idoso.** A DMI caracteriza-se pela atrofia de células na mácula, região central do epitélio pigmentar da retina, resultando em perda central da visão. O glaucoma caracteriza-se por um grupo de neuropatias ópticas que podem ocorrer em todas as idades. Embora o glaucoma esteja mais frequentemente associado ao aumento da pressão intraocular, é a presença de neuropatia óptica que define a doença. Catarata é qualquer opacificação

Quadro 18.1 • ATIVIDADES INSTRUMENTAIS DA VIDA DIÁRIA (AIVD) E ATIVIDADES DA VIDA DIÁRIA (AVD)

AIVD	AVD
Transportar-se/locomover-se	Tomar banho
Fazer compras	Vestir-se
Cozinhar	Comer
Usar o telefone	Transferir-se da cama para uma cadeira
Administrar dinheiro	Continência
Tomar remédios	Usar o banheiro
Limpar a casa	Manter a aparência pessoal
Lavar roupa	

do cristalino. As cataratas ligadas à idade, ou senis, correspondem a 90% do total. **A catarata é a causa mais comum de cegueira em todo o mundo.** A retinopatia diabética é a principal causa de cegueira em adultos em idade ativa nos EUA. É importante considerar a retinopatia diabética no rastreamento visual no idoso.

Rastreamento auditivo

Mais de um terço das pessoas acima de 65 anos de idade e metade daquelas com mais de 85 anos apresentam algum grau de perda auditiva. Esse déficit está correlacionado a isolamento social e depressão. O teste da voz sussurrada tem uma faixa de sensibilidade e especificidade de 70 a 100%. O rastreamento inicial no consultório para perda auditiva geral pode ser realizado com confiança com um questionário como o HHIE-S (Hearing Handicap Inventory for the Elderly). A audiometria de tons puros limitada no consultório é mais precisa para identificar os pacientes que se beneficiariam de uma audiometria mais formal.

A maioria dos pacientes com comprometimento auditivo chega com queixas não relacionadas a seu déficit sensorial. Em uma sala de consulta silenciosa, em conversa frente a frente, os pacientes podem superar uma perda auditiva significativa e não serem detectados pelo médico. Frequentemente, os familiares estão mais preocupados do que o paciente com a perda auditiva. **Causas comuns de comprometimentos auditivos geriátricos são presbiacusia, perda auditiva induzida pelo ruído, impactação de cerume, otosclerose e distúrbio do processamento auditivo central.** Presbiacusia é a perda auditiva neurossensorial relacionada à idade, geralmente associada com perda seletiva de altas frequências e dificuldade na discriminação da fala. A presbiacusia é a forma mais comum de perda auditiva no idoso. Como frequentemente não é reconhecida, não existem dados exatos de prevalência. A presbiacusia é um diagnóstico de exclusão. Não se espera surdez completa como resultado final da presbiacusia. A perda auditiva ligada à idade essencialmente é um fenômeno de desgaste que pode ocorrer com a exposição ao ruído, seja industrial ou recreacional. Os pacientes costumam apresentar-se com zumbido, dificuldade na discriminação da fala e problemas em ouvir ruídos de fundo. A impactação de cerume no canal auditivo externo é um problema comum no idoso, frequentemente não notado, que pode produzir uma perda auditiva condutiva leve transitória. Estima-se que de 25 a 35% dos idosos institucionalizados ou hospitalizados sejam afetados por cerume impactado. A otosclerose é um distúrbio autossômico dominante dos ossículos da orelha interna. Resulta em uma perda auditiva condutiva progressiva, mais comumente iniciando do final da terceira até o início da quinta década de vida. Em geral, a discriminação da fala está preservada. Pacientes idosos com perda auditiva podem ter sua apresentação complicada por otosclerose. Distúrbio do processamento auditivo central (DPAC) é o termo geral para condições que envolvem comprometimento auditivo resultante de disfunção do SNC. O paciente com DPAC terá dificuldade em compreender a linguagem falada, mas pode ser capaz de ouvir bem os sons.

Avaliação de quedas

Quedas são a principal causa de lesões não fatais no idoso. As complicações correlatas são a principal causa de morte por lesão em pessoas acima de 65 anos. Fraturas de quadril são os precursores mais comuns de comprometimento funcional e institucionalização. A cada ano, aproximadamente **30% dos idosos não institucionalizados sofrem uma queda**. A incidência anual de quedas é de quase 50% em pacientes acima dos 80 anos. Os fatores que contribuem para quedas incluem mudanças posturais relacionadas à idade, alterações na capacidade visual, certas medicações e doenças que afetam a força muscular e a coordenação. Devem-se fazer perguntas sobre quedas a todos os idosos, pois muitos não fornecerão voluntariamente essa informação. Comprometimentos de marcha comumente coexistem com quedas.

Rastreamento cognitivo

A prevalência de demência duplica a cada cinco anos depois dos 60 anos de idade, de forma que aos 85 anos aproximadamente 30 a 50% dos indivíduos têm algum grau de comprometimento. Pacientes com demência leve ou inicial frequentemente permanecem não diagnosticados, porque conservam seus dotes sociais. **A combinação do "desenho do relógio" e do "lembrar três itens" é um teste de rastreamento no consultório, rápido e bastante confiável para a demência.** Quando os pacientes não conseguem fazer nenhum desses testes, devem-se realizar outros, usando o questionário Folstein Mini-Mental State.

Rastreamento de incontinência

A incontinência é comum no idoso. Estima-se que afete 11 a 34% de homens idosos e 17 a 55% de mulheres idosas. Problemas de continência são frequentemente tratáveis, têm importantes consequências sociais e emocionais, mas frequentemente não são informados como preocupação pelos pacientes.

Rastreamento de depressão

Os sintomas depressivos são mais comuns em idosos, embora a prevalência de transtorno depressivo maior seja levemente menor comparada a populações mais jovens. **Ao contrário da demência, a depressão em geral é tratável.** A depressão aumenta significativamente a morbidade e a mortalidade, e com frequência não é notada pelos médicos. Um rastreamento simples de duas perguntas (*Você se sentiu desanimado/deprimido/desesperançado nas últimas duas semanas?* e *Você sentiu pouco interesse ou prazer em fazer coisas?*) possui alta sensibilidade. Respostas positivas podem ser seguidas por uma *Geriatric Depression Scale* (escala de depressão geriátrica), um instrumento de 30 perguntas que é sensível, específico e confiável para o diagnóstico da depressão no idoso.

Rastreamento nutricional

Aproximadamente, 15% de pacientes ambulatoriais mais velhos e metade dos idosos hospitalizados são desnutridos. **Uma combinação de medidas seriadas de peso ob-**

tidas no consultório e perguntas sobre mudanças de apetite provavelmente são os métodos mais úteis para avaliar o estado nutricional do idoso. Aconselha-se uma ingestão adequada de cálcio para mulheres. A suplementação com uma multivitamina suprindo cerca de 100% das necessidades diárias pode diminuir a prevalência de uma situação vitamínica subótima em adultos mais velhos e melhorar seu estado de micronutrientes a níveis associados com menor risco de várias doenças crônicas. A desnutrição é comum em instituições geriátricas, que apresentam uma prevalência de 17 a 56% de subnutrição proteica. A subnutrição proteica está associada a um maior risco de infecções, anemia, hipotensão ortostática e úlceras de decúbito.

Rastreamento de hipertensão

O tratamento da hipertensão é de substancial benefício no idoso. Cardiopatias e doenças cerebrovasculares são importantes causas de óbito nesse grupo. O tratamento da hipertensão contribuiu para uma redução na mortalidade tanto por AVE quanto por doença arterial coronariana. Recomendam-se mudanças no estilo de vida para todos os pacientes hipertensos. Tiazídicos são os fármacos de escolha, a não ser que uma comorbidade torne outra escolha preferível.

Prevenção de AVE

Grosseiramente, a incidência de AVE em adultos idosos duplica a cada 10 anos de vida. O maior fator de risco é a hipertensão, seguida por fibrilação atrial. A anticoagulação com varfarina reduz o risco de AVE em pessoas com fibrilação atrial, mas muitos pacientes idosos não são anticoagulados devido ao medo de lesões pós-quedas. Na maioria dos casos, os benefícios da anticoagulação provavelmente superam o risco aumentado de sangramentos ligados a quedas, a não ser que o paciente sofra múltiplas quedas, quedas de alto risco ou tenha um risco muito baixo de AVE.

Rastreamento de câncer

O rastreamento de homens idosos para câncer de próstata não é recomendado como rotina, uma vez que não se demonstrou definitivamente que prolongue a vida e devido ao risco de incontinência ou disfunção erétil pelo tratamento. Mulheres idosas devem fazer mamografias anuais até que sua esperança de vida caia para 5 a 10 anos. O rastreamento de câncer de colo (seja com colonoscopia a cada 10 anos ou exame anual de sangue oculto nas fezes mais sigmoidoscopia flexível a cada cinco anos) pode ser interrompido quando a esperança de vida do paciente for menor que 5 a 10 anos. O rastreamento de câncer cervical pode ser interrompido em mulheres acima de 65 a 70 anos que tiveram três exames citopatológicos normais nos 10 últimos anos.

Rastreamento de osteoporose

A prevalência de baixa densidade mineral óssea no idoso é alta, encontrando-se osteopenia em 37% das mulheres pós-menopausa. A prevenção primária da osteoporose começa pela identificação dos fatores de risco (idade mais avançada, sexo feminino, raça branca ou oriental, baixa ingestão de cálcio, tabagismo, uso excessivo de álcool e uso crônico de glicocorticoides). O carbonato de cálcio (500 mg, três vezes ao dia) e a vitamina D (400-800 UI/dia) reduzem o risco de fraturas osteoporóticas, tanto em homens quanto em mulheres. O exame de densidade mineral óssea usando densitometria óssea em pacientes com múltiplos fatores de risco pode revelar osteoporose assintomática.

Imunizações

Todas as pessoas acima dos 6 meses de idade devem receber a vacina contra influenza anualmente. Pessoas acima dos 65 anos devem receber pelo menos a vacina pneumocócica e uma única dose de reforço de vacina contra tétano e difteria. Recomenda-se uma dose da vacina contra o herpes-zóster aos 60 anos ou mais.

QUESTÕES REFERENTES AO FINAL DA VIDA

Diretrizes antecipadas

Adultos competentes e bem informados têm o direito de recusar intervenção médica, mesmo se a recusa provavelmente resulte em morte. Para aumentar a autonomia do paciente, os médicos são obrigados a informar-lhe os riscos, benefícios, alternativas e resultados esperados de intervenções médicas no final da vida, como ressuscitação cardiopulmonar, intubação e ventilação mecânica, medicação vasopressora, hospitalização e cuidados em UTI, e nutrição e hidratação artificiais. **As diretrizes antecipadas são declarações orais ou escritas feitas por pacientes quando são competentes, que visam a orientar os cuidados caso se tornem incompetentes.** As diretrizes antecipadas permitem que os pacientes projetem sua autonomia. Embora declarações orais sobre esses temas sejam eticamente vinculantes, não são legalmente vinculantes em todos os estados. As diretrizes antecipadas por escrito são essenciais para fazer valer os desejos do paciente em relação a esses assuntos.

Procuração durável para cuidados de saúde

Uma procuração durável para cuidados de saúde (PD-CS) permite que o paciente designe uma pessoa para tomar decisões por ele. A responsabilidade dessa pessoa é fornecer um "julgamento substituto" para decidir como o paciente desejaria, não como essa pessoa quer. Na ausência de alguém designado, os médicos procuram familiares ou parentes mais próximos, no pressuposto que possam conhecer os desejos do paciente.

Ordens de não ressuscitação

Os médicos devem estimular pacientes a expressar suas preferências sobre o uso de ressuscitação cardiopulmonar (RCP). Apesar do retrato favorável da RCP na mídia, **só aproximadamente 15% de todos os pacientes que sofrem RCP no hospital sobrevivem até a alta hospitalar.** ONR (ordem de não ressuscitação) é o termo preferido, em vez de NR ("não ressuscitar"), a fim de enfatizar a baixa probabilidade de sucesso na ressuscitação. Além das estatísticas de mortalidade, os pacientes que decidem sobre suas preferências em relação à RCP também devem ser informados sobre as possíveis consequências de sobreviver a uma tentativa de RCP. A RCP pode resultar em fraturas de costelas, laceração de órgãos internos e incapacidade neurológica. Caso a RCP tenha sucesso, também há alta probabilidade de serem necessárias outras intervenções agressivas. Para alguns pacientes no fim da vida, decisões sobre RCP podem não ser sobre se vão viver, mas sim sobre como irão morrer.

QUESTÕES DE COMPREENSÃO

18.1 Um estudante do terceiro ano de medicina está pesquisando várias recomendações de cuidados do paciente idoso. Qual das seguintes afirmações é a mais correta?

   A. A American Urological Association (AUA) e a United States Preventive Services Task Force (USPSTF) recomendam o rastreamento anual de câncer de próstata por toque retal (TR) e antígeno prostático específico (PSA).
   B. Todos os homens acima de 50 anos devem fazer um exame anual de PSA, independentemente de qualquer outro problema de saúde.
   C. A USPSTF concluiu que não há evidências suficientes para uma recomendação a favor ou contra o rastreamento de rotina de câncer de próstata por TR e PSA.
   D. A ultrassonografia transretal oferece a maior sensibilidade e especificidade para detecção do câncer de próstata.
   E. Para homens saudáveis acima de 70 anos, a AUA desestimula qualquer rastreamento de câncer de próstata.

18.2 Um homem de 70 anos está tendo dificuldade em ouvir as conversas de seus familiares, sendo diagnosticado com presbiacusia. Qual das seguintes afirmações sobre sua condição é mais precisa?

   A. A presbiacusia não responde ao uso de aparelhos auditivos.
   B. A presbiacusia costuma ser causada por um distúrbio condutivo.
   C. A presbiacusia em geral resulta em perda de discriminação da fala.
   D. A presbiacusia em geral resulta em perda auditiva unilateral.
   E. A presbiacusia em geral resulta em uma perda auditiva de baixas frequências.

18.3 Qual das seguintes é a principal causa de cegueira em todo o mundo?

   A. Glaucoma.
   B. Deficiência de vitamina A.
   C. Cataratas ligadas à idade, ou senis.
   D. Retinopatia diabética.

RESPOSTAS

18.1 **C.** Sabe-se que a combinação de TR e PSA aumenta a sensibilidade e a especificidade da detecção do câncer de próstata. Entretanto, o benefício do uso rotineiro de verificação do antígeno prostático específico e de toque retal com vistas a detectar o câncer de próstata é questionável. É uma recomendação de Categoria I.

18.2 **C.** Até um terço das pessoas acima dos 65 anos sofre de perda auditiva. A presbiacusia costuma se apresentar com perda auditiva simétrica de altas frequências. Há perda de discriminação da fala, de modo que os pacientes se queixam de dificuldade em compreender a fala rápida, sotaques estrangeiros e conversas em áreas barulhentas. O mecanismo é neurossensorial e não um problema condutivo.

18.3 **C.** A vasta maioria das cataratas é ligada à idade, embora existam outras causas. As cataratas são a principal causa de cegueira em todo o mundo. A retinopatia diabética é a principal causa de cegueira em adultos em idade produtiva nos EUA. A degeneração macular ligada à idade é a causa mais comum de perda visual grave no idoso.

> ### DICAS CLÍNICAS
>
> ▶ A subnutrição proteica está associada a um maior risco de infecções, anemia, hipotensão ortostática e úlceras de decúbito.
> ▶ O tabagismo está associado à osteoporose.
> ▶ Se fraturas "osteoporóticas", como fraturas de compressão vertebral, ocorrerem em conjunção com osteopenia ao raio X, o diagnóstico de osteoporose é quase certo.
> ▶ A perda auditiva e os comprometimentos sensoriais em geral podem ser confundidos com comprometimento cognitivo ou transtorno afetivo.
> ▶ Presbiopia, degeneração macular, glaucoma, cataratas e retinopatia diabética são responsáveis pela maioria das condições que levam à perda de visão no idoso.

REFERÊNCIAS

Eddy DM. Screening for cervical cancer. *Ann Intern Med*.1990;113:214.

Heflin MT. Geriatric health maintenance. 2009. Available at: www.uptodate.com. Accessed May 2009.

Johnston CB, Lyons WL. Geriatric medicine. In: Tierney LM, McPhee SJ, Papadakis MA, eds. *Current Medical Diagnosis and Treatment*. New York, NY: McGraw-Hill; 2003:41-44.

Rabow MW, Pantilat SZ. Care at the end of life. In: Tierney LM, McPhee SJ, Papadakis MA, eds. *Current Medical Diagnosis and Treatment*. New York, NY: McGraw-Hill; 2003:60-74.

Rosenfeld KE, Wenger NS, Kagawa-Singer M, et al. End-of-life decision making: a qualitative study of elderly individuals. *J Gen Intern Med*. 2000;15:620.

State-specific advance directives forms. Available at: http://www.caringinfo.org/stateaddownload. Accessed May 2009.

The American Geriatric Society. Available at: http://www.americangeriatrics.org. Accessed May 2009.

Tulsky JA, Fischer GS, Rose MR, et al. Opening the black box: how do physicians communicate about advance directives? *Ann Intern Med*. 1998;129:441.

Williams PM, Williams A. Hearing and vision impairment in the elderly. In: South-Paul JE, Matheny SC, Lewis EL, eds. Current Diagnosis and Treatment. *Family Medicine*. New York, NY: McGraw-Hill; 2004:573.

CASO 19

Um homem de 45 anos vem ao ambulatório queixando-se de tosse produtiva e escarro purulento há três semanas. Diz que teve um resfriado algumas semanas antes desse episódio. Ocasionalmente, tem febres e tosse ao ponto de desenvolver dor torácica. Relata ter uma leve dor de garganta e congestão nasal. Não tem história de asma ou pneumopatia crônica. Nega náusea, vômito, diarreia e qualquer viagem recente, bem como qualquer história de tabagismo. Ao exame, sua temperatura é de 37°C, pulso 96 bpm, pressão arterial 124/82 mmHg, frequência respiratória 18 mpm e saturação de oxigênio 99% em ar ambiente. O exame da cabeça, olhos, orelhas, nariz e garganta (COONG) não revela nenhum eritema da orofaringe posterior, exsudatos tonsilares, desvios da úvula ou aumento significativo das tonsilas. O exame do pescoço é negativo. O exame do tórax mostra sibilos ocasionais, mas nota-se movimento aéreo normal.

▸ Qual é o diagnóstico mais provável?
▸ Qual é seu próximo passo?
▸ Quais são algumas causas não infecciosas comuns de tosse?

RESPOSTAS PARA O CASO 19:
Bronquite aguda

Resumo: Um homem de 45 anos, sem história de doença pulmonar ou tabagismo, com três semanas de tosse produtiva depois de uma infecção respiratória superior.

- **Diagnóstico mais provável:** Bronquite aguda.
- **Próximo passo:** Broncodilatadores, analgésicos, antitussígenos; não se demonstrou de forma consistente que antibióticos sejam benéficos. Em geral, a doença é autolimitada.
- **Causas não infecciosas comuns de tosse:** Asma, doença pulmonar obstrutiva crônica (DPOC), neoplasia, gota pós-nasal, doença do refluxo gastresofágico (DRGE), efeitos colaterais de medicação (p. ex., inibidores da enzima conversora da angiotensina), insuficiência cardíaca congestiva.

ANÁLISE

Objetivos

1. Desenvolver um diagnóstico diferencial de tosse que persiste por três semanas ou mais.
2. Compreender que a maioria das infecções respiratórias superiores são autolimitadas.
3. Desenvolver uma abordagem para a prescrição racional de antibióticos para infecções respiratórias.

Considerações

O paciente descrito no caso é um homem de 45 anos sem nenhuma história anterior de pneumopatia, comprometimento imunitário ou tabagismo. Esses fatores de risco são considerações importantes, uma vez que queixas respiratórias no contexto de DPOC, HIV ou história de tabagismo exigem um índice de suspeita mais alto de infecções do aparelho respiratório inferior, como pneumonia. Como em qualquer queixa respiratória, devem-se considerar o ABC, ou seja, vias aéreas e respiração. No ambulatório, uma avaliação muito rápida do nível de angústia do paciente, uso respiratório ou não da musculatura acessória, nível de ansiedade, estridor e capacidade de falar em frases ajuda a separar emergências agudas de casos que permitem uma avaliação mais tranquila. O indivíduo descrito está afebril, tem frequência respiratória normal e parece confortável. O exame pulmonar revela alguns sibilos leves, mas murmúrio vesicular e movimento aéreo normais. Nesse contexto, o diagnóstico mais provável é bronquite aguda. A radiografia torácica não está necessariamente indicada; entretanto, como a queixa persiste há três semanas, qualquer outro achado anormal, como macicez à percussão do tórax, história de febre ou suspeita clínica seriam razões suficientes para um raio X. A maior parte das bronquites agudas é causada por vírus, e a antibioticoterapia não é útil. A melhor forma de tratamento desse paciente é com broncodilatadores, como salbutamol, antitussígenos e acompanhamento em 2 a 3 semanas.

ABORDAGEM ÀS
Infecções das vias aéreas superiores

DEFINIÇÕES
BRONQUITE AGUDA: Inflamação da árvore traqueobrônquica.

PNEUMONIA: Inflamação ou infecção do aparelho respiratório inferior, envolvendo bronquíolos distais e alvéolos.

ABORDAGEM CLÍNICA
Bronquite aguda
O termo bronquite aguda refere-se à inflamação da árvore traqueobrônquica. A resposta inflamatória a um gatilho, seja infeccioso, alérgico ou irritante, leva a um aumento na produção de muco e hiper-responsividade das vias aéreas. Como a bronquite mais comumente ocorre no contexto de uma doença respiratória superior, em geral é mais encontrada no inverno. Os vírus influenza, parainfluenza, adenovírus, rinovírus, outros vírus, *Mycoplasma pneumoniae* e *Chlamydia pneumoniae* foram implicados como causas.

Como os sintomas primários são inespecíficos, outras etiologias podem ser erroneamente diagnosticadas como bronquite aguda. Em um estudo, um terço dos pacientes que tiveram ataques recorrentes de bronquite aguda foram eventualmente identificados como portadores de asma. A história ocupacional pode ser importante para determinar se irritantes têm um papel.

Não existem critérios diagnósticos específicos para bronquite aguda, embora tosse produtiva com escarro purulento seja a apresentação mais comum. Frequentemente há outros sintomas, incluindo febre, mal-estar, rinorreia ou congestão nasal, dor da garganta, sibilos, dispneia, dor torácica, mialgias ou artralgias. O escarro produzido pode ter cor e consistência variáveis; **a cor do escarro não é diagnóstica de presença de uma infecção bacteriana.**

Geralmente, o exame físico na bronquite é inespecífico, sendo frequentemente normal. Deve-se notar a presença de febre, taquipneia, taquicardia e anormalidades na pressão arterial. Em pessoas com patologias pulmonares ou cardíacas subjacentes, ou com sintomas mais graves, a saturação de oxigênio por oximetria de pulso pode estar justificada. O exame pulmonar pode revelar crepitações, roncos ou sibilos, mas na maioria dos casos não apresenta particularidades.

Ocasionalmente, achados ao exame podem sugerir uma dada etiologia ou um diagnóstico alternativo. Febre prolongada e sinais de consolidação ao exame pulmonar podem sugerir o diagnóstico de pneumonia. Quando há suspeita de pneumonia, deve-se obter uma radiografia de tórax para confirmar o diagnóstico. Conjuntivite e adenopatia sugerem infecção por adenovírus, embora esses achados não sejam específicos.

Em um indivíduo sadio, a bronquite é quase sempre autolimitada. Embora a maioria dos casos de bronquite aguda dure menos de duas semanas, em alguns casos a tosse pode durar dois meses ou mais. Casos graves ocasionalmente produzem deterioração em pacientes com comorbidades significativas.

Tratamento

Não se demonstrou de forma consistente que o uso de antibióticos altere a história natural da bronquite aguda, exceto no caso incomum de infecção por *Bordetella pertussis*. Os pacientes com sinais vitais anormais (pulso ≥ 100 bpm, frequência respiratória ≥ 24 mpm, temperatura ≥ 38°C) e achados de exame consistentes com consolidação pulmonar devem ser mais bem avaliados com vistas ao diagnóstico de pneumonia e, em caso de confirmação, tratamento apropriado. A pneumonia pode se apresentar de forma atípica no idoso e em portadores de pneumopatia crônica; nessas populações, os médicos devem ter um alto índice de suspeita.

Como alguns dos sintomas de bronquite são causados por hiper-reatividade das vias aéreas, alguns estudos demonstraram que a terapia com broncodilatadores oferece benefícios na redução de sintomas. Antitussígenos, como dextrometorfano e codeína, podem apresentar benefícios modestos na redução da tosse associada a essa patologia.

OUTRAS INFECÇÕES DAS VIAS AÉREAS SUPERIORES

Rinossinusite

A rinossinusite é a inflamação/infecção da mucosa nasal e um ou mais dos seios paranasais. Ocorre sinusite quando há obstrução do mecanismo normal de drenagem. É tradicionalmente classificada em aguda (sintomas por menos de 4 semanas), subaguda (sintomas por 4 a 12 semanas), crônica (sintomas por mais de 12 semanas), aguda recorrente (quatro ou mais episódios de rinossinusite aguda por ano, com resolução dos sintomas no intervalo) e exacerbação aguda da rinossinusite crônica.

Os sinais e sintomas de rinossinusite são inespecíficos e similares a outros sintomas gerais de infecção das vias aéreas superiores. Como a maioria das infecções virais das vias aéreas superiores melhora em 7 a 10 dias, a opinião especializada sugere considerar um diagnóstico de rinossinusite bacteriana após sete dias de sintomas em adultos e 10 dias em crianças. O diagnóstico é sugerido pela presença de secreção nasal purulenta, dor nos dentes superiores ou dor facial, sensibilidade unilateral do seio maxilar e piora dos sintomas após melhora inicial.

O *Streptococcus pneumoniae* e o *Haemophilus influenzae* são os organismos mais comumente responsáveis por sinusite bacteriana aguda em adultos; *S. pneumoniae*, *H. influenzae* e *Moraxella catarrhalis*, em crianças. Na sinusite crônica, os organismos infectantes são variáveis, observando-se uma incidência mais alta de organismos anaeróbios (p. ex., *Bacteroides*, *Peptostreptococcus* e *Fusobacterium sp*).

O tratamento da sinusite aguda deve ser direcionado aos agentes causais mais prováveis. Amoxicilina e sulfametoxazol-trimetoprima são agentes de primeira linha amplamente usados, em geral em esquemas de 10 a 14 dias. Antibióticos de segunda linha, para pessoas que não melhoram com o esquema inicial ou que apresentam quadros graves ou recorrentes, incluem amoxicilina-ácido clavulânico, cefalosporinas de segunda ou terceira gerações (cefuroxima, cefaclor, cefprozil e outras), fluoroquinolonas e macrolídeos de segunda geração (azitromicina, claritromicina). A terapia adjuvante com descongestionantes orais ou tópicos pode oferecer alívio sintomático. Descongestionantes tópicos não devem ser usados por mais de três dias, a fim de evitar o risco de vasodilatação de rebote, com a resultante piora dos sintomas. Os anti-inflamatórios não esteroides (AINEs) e paracetamol podem trazer alívio sintomático para a dor e para a febre.

Faringite

A faringite é uma inflamação ou irritação da faringe e/ou tonsilas. Em adultos, a **vasta maioria das faringites é viral**. Também pode ter origem bacteriana ou alérgica; trauma, toxinas e neoplasias são causas raras. Como a maioria dos casos de faringite em adultos é benigna e autolimitada, o foco do exame de um paciente com sintomas de faringite deve ser afastar condições mais sérias, como epiglotite ou abscesso peritonsilar, e diagnosticar uma infecção por estreptococo β-hemolítico do grupo A (SGA).

A faringite é muito mais frequente na população pediátrica, com o pico da incidência entre 4 e 7 anos. *Mycoplasma pneumoniae, Chlamydia pneumoniae* e *Arcanobacterium haemolyticus* são causas comuns de faringite em adolescentes e em adultos jovens. O SGA causa 15% de todas as faringites adultas e aproximadamente 30% dos casos pediátricos.

Nem sempre é possível distinguir a causa da faringite com base na anamnese ou exame. A dor de garganta associada à tosse e à rinorreia mais provavelmente terá origem viral. A presença de exsudatos tonsilares não distingue causas bacterianas de virais, pois SGA, vírus de Epstein-Barr (mononucleose infecciosa), micoplasma, *Chlamydia* e adenovírus, entre outros, podem causar exsudatos. **Achados frequentemente associados a infecções por SGA incluem início abrupto de dor de garganta e febre, petéquias tonsilares e/ou de palato, adenopatia cervical sensível e ausência de tosse.** O SGA também pode causar uma erupção eritematosa áspera, tipo lixa (escarlatiniforme).

É extremamente difícil distinguir clinicamente a mononucleose infecciosa, causada por infecção pelo vírus Epstein-Barr, da infecção por SGA. A faringite exsudativa é proeminente. Características sugestivas de mononucleose incluem adenopatia retrocervical ou generalizada e hepatosplenomegalia. Os linfócitos atípicos podem ser vistos no esfregaço de sangue periférico. A esplenomegalia associada pode ser significativa, pois predispõe a ruptura esplênica em resposta a trauma (mesmo menores). Um paciente com esplenomegalia por mononucleose deve restringir atividades em que possa ocorrer trauma abdominal, como participação em esportes.

Ao exame, a **perviedade da via aérea deve ser abordada em primeiro lugar**. A presença de estridor, baba escorrendo e aparência tóxica sugerem epiglotite. Os pacientes com epiglotite às vezes se inclinam para a frente com braços esticados, na chamada posição de tripé. O manejo de pacientes com suspeita de epiglotite deve ocorrer em um ambiente onde seja possível assegurar a via aérea em uma emergência, via intubação ou cricotireoidotomia. A epiglotite é uma infecção rara e, com a imunização quase universal contra o *H. influenzae* tipo B, está se tornando ainda mais rara.

O edema da região peritonsilar, com a tonsila associada empurrada em direção à linha média e ao desvio contralateral da úvula, é consistente com um abscesso peritonsilar. Isso pode ser visto como a queixa inicial da dor de garganta, frequentemente com trismo (dor à mastigação) associado, ou como complicação da faringite estreptocócica. A suspeita de abscesso peritonsilar deve levar ao encaminhamento imediato para sua drenagem cirúrgica.

Pode-se fazer o diagnóstico de infecção por SGA por exame antigênico rápido ou cultura de garganta. **Exames antigênicos rápidos** podem ser realizados em alguns minutos no consultório ou na emergência. São **altamente específicos, mas menos sensíveis que a cultura de garganta**. Um exame antigênico rápido positivo levaria ao tratamento com antibióticos; um exame negativo deve ser seguido por uma cultura de garganta. **As culturas de garganta são consideradas o padrão-ouro** para o diagnóstico de infecções por SGA. Culturas podem levar 24 a 48 horas; isso é aceitável na maioria dos casos, pois o risco de complicações de infecções por SGA é baixo, caso o tratamento seja instituído até 10 dias após o início dos sintomas.

As complicações de infecções não tratadas por SGA são raras, mas incluem febre reumática, glomerulonefrite, síndrome de choque tóxico, abscesso peritonsilar, meningite e bacteremia. A febre reumática, que pode complicar até 1 em 400 casos não tratados de faringite por SGA, pode causar sequelas cardíacas e neurológicas permanentes. A glomerulonefrite resulta da deposição do complexo antígeno/anticorpo nos glomérulos. **A glomerulonefrite pós-estreptocócica pode ocorrer se o paciente recebe ou não o tratamento antibiótico apropriado.**

A penicilina é o antibiótico de escolha para a faringite por SGA. A terapia oral requer um curso de 10 dias de penicilina V. A dose da terapia intramuscular com penicilina G benzatina para adultos e crianças com mais de 27 kg é 1,2 milhões de unidades. Crianças pesando menos de 27 kg podem receber 600.000 unidades de penicilina IM. Em pacientes alérgicos à penicilina, as opções de tratamento incluem cefalosporinas e macrolídeos.

INFECÇÕES DA ORELHA

A otite externa (OE) é uma infecção do canal auditivo externo. Os pacientes com OE queixam-se de dor de ouvido e, às vezes, prurido. A dor da OE pode ser grave. O exame mostra um canal auditivo externo inflamado, inchado, frequentemente com exsudato e secreção. A movimentação da orelha costuma ser bastante dolorosa. A membrana timpânica pode não estar envolvida. Os agentes patogênicos mais comuns incluem estafilococos, estreptococos e flora cutânea. Alguns casos foram associados ao uso de piscinas ou banheiras de hidromassagem. Essa infecção (ouvido de nadador) em geral é causada por *Pseudomonas aeruginosa*. A irrigação e administração de antibióticos tópicos, com frequência combinados a esteroides, costumam ter sucesso. **Os pacientes com diabetes melito têm risco de otite externa invasiva** (OE maligna) causada por *P. aeruginosa*. O tratamento dessa condição envolve debridamento cirúrgico do tecido necrótico e 4 a 6 semanas de antibióticos IV, se houver envolvimento dos ossos do crânio.

A otite média (OM) é uma infecção da orelha média encontrada primariamente em pré-escolares, mas ocasionalmente também em adultos. A infecção do espaço da orelha média, causada por agentes patogênicos das vias aéreas superiores, é promovida pela obstrução à drenagem por tubas auditivas congestionadas e edemaciadas. A infecção viral com otite serosa pode predispor à otite média bacteriana aguda. Febre, dor de ouvido, diminuição da audição, vertigem e zumbido são sintomas de apresentação comuns. Ao exame, a membrana timpânica pode parecer vermelha, mas a presença de diminuição da mobilidade da membrana ou do líquido atrás da membrana timpânica é necessária para o diagnóstico. *S. pneumoniae*, *H. influenzae* e *M. catarrhalis* são os agentes patogênicos bacterianos mais comuns. **A maioria dos casos de OM aguda tem resolução espontânea.** Indicações para o tratamento com antibióticos incluem sintomas prolongados, recorrentes ou graves. Vários antibióticos podem ser usados no tratamento. A amoxicilina continua a ser a terapia inicial recomendada. Os tratamentos alternativos incluem amoxicilina-ácido clavulânico, sulfametoxazol-trimetoprima ou cefalosporinas de segunda e terceira gerações. As complicações não são comuns, mas incluem mastoidite, meningite bacteriana, abscesso cerebral e empiema subdural.

QUESTÕES DE COMPREENSÃO

19.1 Uma mulher saudável de 25 anos chega com tosse produtiva e escarro amarelado na última semana. Também tem coriza e dor de garganta. Seu filho de 2 anos está doente com um quadro similar. No consultório, está afebril; o exame de orelha, nariz e garganta é normal, e seus pulmões estão limpos. Qual das seguintes afirmações sobre essa paciente é a mais correta?

   A. Mais provavelmente apresenta uma infecção viral.
   B. Como tem tosse produtiva com escarro amarelo, mais provavelmente tem uma infecção bacteriana.
   C. Essa é provavelmente a apresentação inicial da asma.
   D. Isso é provavelmente relacionado a uma alergia sazonal.

19.2 Um homem de 40 anos vem com dor de ouvido unilateral grave nos últimos três dias. Seu exercício é nadar diariamente no clube. Qual dos seguintes achados de exame é mais provável?

   A. Abaulamento da membrana timpânica.
   B. Febre.
   C. Inflamação do canal auditivo externo.
   D. Sensibilidade sobre o processo mastóideo.

19.3 Uma adolescente de 18 anos vem ao consultório com dor de garganta, febre e fadiga. Ao exame, apresenta faringite exsudativa, linfadenopatia cervical bilateral e baço aumentado. Qual das seguintes afirmações provavelmente é a mais correta?

   A. Há alta probabilidade que o teste monospot seja positivo.
   B. Ela pode voltar a jogar no time de basquete da escola após a resolução da febre.

C. Se não receber antibióticos, tem risco de desenvolver cardiopatia reumática.
D. Um hemograma completo (HC) provavelmente mostrará neutrófilos atípicos.

RESPOSTAS

19.1 **A.** Essa paciente tem uma infecção respiratória superior, mais provavelmente viral. A cor de seu escarro não indica necessariamente a presença de infecção bacteriana. A ausência de sinais de consolidação ao exame pulmonar diminui a probabilidade de pneumonia. O fato de seu filho apresentar um quadro similar também aumenta a probabilidade de uma infecção viral contagiosa.

19.2 **C.** Esse paciente apresenta sintomas sugestivos de "ouvido de nadador", otite externa, provavelmente causada por *P. aeruginosa*. O achado de exame mais comum consistente com esse quadro é inflamação do canal auditivo externo. Outros achados podem ser dor à movimentação da orelha e exsudatos no canal auditivo.

19.3 **A.** Seus sintomas e achados de exame são consistentes com mononucleose infecciosa causada pelo vírus Epstein-Barr. Essa infecção com frequência resulta no achado de linfócitos atípicos (não neutrófilos) no HC. Como apresenta esplenomegalia, deve ter restrição da prática de esportes, como basquete, até que o baço não seja mais palpável. A mononucleose é uma doença autolimitada.

DICAS CLÍNICAS

▶ As principais preocupações em caso de faringite são afastar patologias mais sérias, como epiglotite ou abscesso peritonsilar, e diagnosticar infecções pelo estreptococo β-hemolítico do grupo A.
▶ Hepato e esplenomegalia podem ser encontradas na mononucleose infecciosa.
▶ Um exsudato tonsilofaríngeo não diferencia causas virais e bacterianas.
▶ Petéquias tonsilofaríngeas/palatais são vistas em infecções por SGA e na mononucleose infecciosa.

REFERÊNCIAS

Gonzales R, Bartlett JG, Besser RE, et al. Principles of appropriate antibiotic use for treatment of uncomplicated acute bronchitis: background. *Ann Intern Med.* 2001; 134(6):521-529.

Knutson D, Braun C. Diagnosis and management of acute bronchitis. *Am Fam Physician.* 2002;65: 2039-2044, 2046.

Ong S. Bronchitis. 2009. Available at: http://www.emedicine.medscape.com/article/807035-overview. Accessed May 2009.

Rosenfeld RM, Andes D, Bhattacharyya N, et al. Clinical practice guideline: adult sinusitis. *Otolaryngol Head Neck Surg.* 2007;137:1S.

Scheid DC, Hamm RM. Acute bacterial rhinosinusitis in adults: part I. Evaluation. *Am Fam Physician.* 2004;70:1685-1692.

Scheid DC, Hamm RM. Acute bacterial rhinosinusitis in adults: part II. Treatment. *Am Fam Physician.* 2004;70(9):1697-1704.

Tierney LM, McPhee SJ, Papadakis MA. *Current Medical Diagnosis and Treatment.* 42nd ed. New York, NY: McGraw-Hill; 2003: 203-205, 1346-1347.

CASO 20

Um homem de 56 anos é trazido ao serviço de emergência queixando-se de desconforto no peito por cerca de 90 minutos. Tem apresentado sintomas ocasionais por um mês, mas hoje está pior. Hoje, os sintomas começaram quando passeava com o cachorro e diminuíram levemente com o repouso, embora não tenham passado. Descreve a sensação como uma pressão na área subesternal esquerda do tórax, associada à falta de ar e suor leve. Hoje, esse desconforto não tem nenhuma radiação, mas já experimentou radiação ao membro superior esquerdo. Nega qualquer problema de saúde, mas sua mulher relata que ele não consulta um médico há anos. Sua mulher fez com que ele viesse porque seu cunhado mais moço teve um infarto há seis meses. É vice-presidente de um banco e vive com a mulher e as três filhas. Fuma um maço e meio de cigarros por dia há mais de 30 anos e nega beber álcool ou utilizar qualquer tipo de drogas.

Ao exame físico, vemos um senhor obeso, ansioso, de aparência pálida e testa úmida, com temperatura de 37,1°C, pulso de 105 bpm, frequência respiratória de 18 mpm, pressão arterial de 190/95 mmHg, altura de 1,88 m e 113,5 kg de peso. O exame cardíaco revela ritmo regular sem sopros, mas com galope de B_4. A ausculta pulmonar é limpa. Exame do pescoço sem sopros carotídeos ou turgência da jugular. O abdome é normal. Apresenta um sopro femoral à direita. As extremidades revelam leves sinais de edema, mas ausência de baqueteamento digital ou cianose. Apresenta pulsos 2+ nas artérias radial e dorsal do pé. O exame retal não mostra massas ou sensibilidade, com próstata normal, e guáiaco negativo.

▶ Qual é seu diagnóstico mais provável?
▶ Qual é seu próximo passo diagnóstico?
▶ Qual é o próximo passo terapêutico?

RESPOSTAS PARA O CASO 20:
Dor torácica

Resumo: Um homem obeso de 56 anos vem ao serviço de emergência com desconforto torácico. Tem uma sensação de pressão na área subesternal esquerda do tórax, associada à falta de ar e à sudorese. Seus sintomas começaram com esforços mínimos. O paciente não estava sob cuidados médicos. Tem história familiar de doença arterial coronariana (DAC) e história pessoal de tabagismo. Está hipertenso e taquicárdico. Apresenta um galope cardíaco. As extremidades inferiores mostram leves sinais de edema e um sopro femoral.

- **Diagnóstico mais provável:** *Angina pectoris* instável; é preciso afastar infarto do miocárdio (IM)
- **Próximo passo diagnóstico:**
  Estudos iniciais no serviço de emergência: hemograma completo (HC), eletrólitos, nitrogênio ureico plasmático (BUN), creatinina, tempo de protrombina (TP), tempo de tromboplastina parcial ativada (TTPa), razão normalizada internacional (INR), glicose, eletrocardiograma de 12 derivações (ECG) e radiografia de tórax (RXT); marcadores de lesão miocárdica, incluindo creatinoquinase (CK) e isoenzima MB (CK-MB), troponina T e troponina I imediatamente e a cada 6 a 10 horas por três ciclos; e também monitoramento da saturação de oxigênio
  Estudos que podem ser realizados posteriormente incluem: perfil lipídico em jejum, provas de função hepática, magnésio, nível de homocisteína, rastreamento de drogas na urina, exame simples de urina e mioglobina
- **Próximo passo terapêutico:** terapia MONA: morfina, oxigênio, nitroglicerina, ácido acetilsalicílico
  Morfina pode oferecer analgesia adequada, que reduz os níveis de catecolaminas circulantes, reduzindo assim o consumo de oxigênio pelo miocárdio. Deve ser iniciada rapidamente se a nitroglicerina não puder aliviar o desconforto.
  Oxigênio 2 a 4 L/min por cânula nasal; pode ser suspenso depois de 6 horas, se a saturação de oxigênio permanecer normal, sem outras complicações.
  Nitroglicerina deve ser administrada por via sublingual inicialmente a cada 5 minutos, num total de três doses (na ausência de hipotensão ou contraindicações, como uso de sildenafil [Viagra]), e então avançada para vias IV ou transdérmica.
  Ácido acetilsalicílico 325 mg deve ser mastigado e engolido (clopidogrel se houver alergia ao ácido acetilsalicílico).
  Antagonista β-adrenérgico reduz o dano miocárdico e pode limitar o tamanho do infarto.
  Inibidores da glicoproteína (GP) IIb/IIIa reduzem o resultado final de óbito ou isquemia recorrente quando administrados além da terapia-padrão, em pacientes com angina instável de alto risco ou infarto do miocárdio sem elevação do ST tratados com intervenção coronariana percutânea ou refratários a tratamento anterior.

ANÁLISE

Objetivos

1. Compreender uma abordagem diagnóstica à dor torácica e como reduzir possíveis danos ao miocárdio por meio da implementação de avaliação rápida.
2. Conhecer a avaliação aguda da dor torácica e como melhor implementar o tratamento primário e secundário de dor torácica.
3. Identificar os riscos e a necessidade de educar os pacientes para reduzirem seus riscos.
4. Estar familiarizado com o diagnóstico diferencial de dor torácica e como melhor confirmar ou afastar os problemas mais ameaçadores à vida.

Considerações

Esse homem de 56 anos tem angina instável com uma variedade de fatores de risco para DAC. Todos os pacientes que vem a médicos primários com dor torácica são desafios imediatos. A maioria dos recursos enfatiza as etiologias potencialmente fatais; entretanto, as etiologias não potencialmente fatais têm apresentação muito mais comum. Os médicos devem dominar uma abordagem custo-efetiva ao diagnóstico das diferentes etiologias da dor torácica, determinando quais pacientes merecem maior avaliação, enfatizando anamnese e exame físico detalhados. A causa dos sintomas desse paciente deve ser determinada o mais rapidamente possível. Caso se determine que a etiologia é cardíaca, existem medicações e intervenções que podem reduzir dramaticamente tanto a morbidade quanto a mortalidade. A anamnese e o exame físico completos podem fornecer informações que podem orientar se, e quando, outros exames mais caros e invasivos são necessários. O problema mais imediato do paciente é a sintomatologia aguda. Sua ansiedade diminuirá levemente quando perceber que está recebendo cuidados e informações adequados.

Quase 1 milhão e meio de pessoas nos EUA sofrem um infarto de miocárdio a cada ano, e cerca de um terço deles são fatais. Entretanto, nas últimas três décadas, houve uma queda contínua na taxa de mortalidade, devido a uma melhor compreensão da etiologia e fisiopatologia do infarto do miocárdio, e aos progressos em tratamentos terapêuticos.

A **primeira prioridade** é obter um ECG e um RXT, enquanto se administram medicações para diminuir o dano causado ao miocárdio e simultaneamente reduzir a pressão arterial. Nitroglicerina e antagonistas β-adrenérgicos começarão a alcançar essas metas. O paciente precisará de monitoramento constante e telemetria contínua. Também é necessário continuar o oxigênio. Antes do término do ECG e RXT, deve-se administrar ácido acetisalicílico, oxigênio, nitroglicerina, morfina e antagonistas β-adrenérgicos. Os provedores de cuidados devem pressupor uma etiologia cardíaca até que essa tenha sido efetivamente afastada, a fim de limitar a possível morbidade e mortalidade.

Os exames laboratoriais listados anteriormente devem ser colhidos, e nesse momento pode-se obter acesso IV em dois locais. Os resultados dos exames determinarão se o paciente tem outros fatores de risco além de hipertensão conhecida, história familiar de DAC, tabagismo e obesidade. Se ele passeia com o cachorro rotineiramente, seu estilo de vida contém pelo menos um mínimo de atividade física.

As alterações vistas ao ECG indicativas de angina incluem elevação ou depressão do segmento ST e/ou inversão da onda T. Infartos do miocárdio incluem essas alterações, mais níveis elevados de CK-MB e/ou troponina. Ondas Q patológicas também podem indicar patologia cardíaca, porém costumam representar necrose de tecido miocárdico por um infarto já completo. Quando existem ondas Q, os benefícios da terapia trombolítica são incertos. **Nem todos os infartos de miocárdio têm alterações de ECG.** Um ECG normal reduz a probabilidade de infarto do miocárdio, mas não afasta uma patologia cardíaca. Qualquer pessoa com sintomas de angina que apresente um bloqueio de ramo esquerdo (BRE) ao ECG deve fazer exames de enzimas cardíacas, porque há um alto grau de correlação entre BRE e cardiopatia orgânica, especialmente DAC. O BRE pode mascarar os sinais de miocardiopatia, pois pode mimetizar alterações isquêmicas tanto agudas quanto crônicas. Todas as alterações de ECG listadas incluem IM no diagnóstico diferencial. O quadro clínico é da maior importância, uma vez mais demonstrando a necessidade de anamnese e exame físico completos.

ABORDAGEM À
Dor torácica

DEFINIÇÕES

ANGINA PECTORIS: Dor grave em torno do coração causada por uma deficiência relativa do suprimento de oxigênio ao músculo cardíaco.

INFARTO DO MIOCÁRDIO (IM): Morte do músculo cardíaco causada por oclusão parcial ou completa de uma ou mais artérias coronárias.

CLASSIFICAÇÃO FUNCIONAL DE ANGINA DA NEW YORK HEART ASSOCIATION:
  Classe I – Angina apenas com atividade incomumente extenuante
  Classe II – Angina com atividade levemente mais prolongada ou levemente mais vigorosa que a usual
  Classe III – Angina com atividade diária usual
  Classe IV – Angina em repouso

ANGINA INSTÁVEL: Angina de início novo, angina em repouso ou com mínimo esforço ou um padrão de angina com episódios de frequência, gravidade, ou duração crescentes.

ABORDAGEM CLÍNICA

Etiologias

A aterosclerose, que leva à ruptura da placa e segue em cascata até a trombose coronariana, é a causa de aproximadamente 90% dos IM, mas **muitas patologias diferentes podem ser culpadas pela angina**. O espasmo das artérias coronárias, incluindo lesão induzida por cocaína, pode causar angina. A dissecção da aorta estendendo-se a uma artéria coronária causará dano extenso. Um êmbolo a uma artéria coronária pode ser causado por endocardite, próteses de válvulas cardíacas ou mixoma. A embolia também pode causar acidentes vasculares cerebrais, aumentando a extensão da avaliação inicial que está justificada.

Dor ou desconforto torácico é uma das queixas mais comuns, tanto no ambulatório quanto na emergência. Determinar a causa desses sintomas de modo rápido é da maior importância. **Se o paciente estiver sofrendo isquemia ou infarto de miocárdio, tempo é miocárdio.** A avaliação inicial deve ser feita nos primeiros 10 minutos após a chegada do paciente. A cardiopatia isquêmica continua a ser a principal causa de morbidade e mortalidade nos EUA.

Tratamento

Tratamento primário

Todos os pacientes com infarto do miocárdio confirmado devem receber ácido acetilsalicílico e um tratamento antitrombótico, se não existirem contraindicações. O ácido acetilsalicílico e a heparina reduzem o risco de IM subsequente e morte cardíaca em pacientes com angina instável. Estudos apresentam diferentes recomendações para o uso de clopidogrel além de ácido acetilsalicílico e heparina. As recomendações atuais do American College of Cardiology/American Heart Association aconselham a suspender o clopidogrel por 5 a 7 dias antes de uma cirurgia de revascularização planejada. É razoável administrar clopidogrel 300 mg VO a pacientes com suspeita de síndrome coronariana aguda (SCA) (sem alterações de ECG ou de marcadores cardíacos) que são alérgicos ou têm intolerância gastrintestinal ao ácido acetilsalicílico.

A heparina em geral deve ser continuada por 48 horas ou até a realização de angiografia. Os pacientes com angina instável com alterações ao ECG também devem receber inibidores de receptores plaquetários da glicoproteína IIb/IIIa, porque essas medicações reduzem de modo significativo o risco composto de morte, IM e isquemia recorrente.

É melhor administrar a nitroglicerina inicialmente IV, devido à capacidade de atingir níveis sanguíneos previsíveis com rapidez. Após estabilizado por 24 horas, o paciente assintomático deve ser mudado para um nitrato oral ou transdérmico de ação prolongada. Um antagonista β-adrenérgico também deve ser administrado, exceto quando contraindicado. **A combinação de nitroglicerina e antagonista β-adrenérgico reduz o risco de IM subsequente.** Em muitos estudos clínicos, os antagonistas β-adrenérgicos diminuíram a mortalidade e reduziram o tamanho do infarto.

Os inibidores da enzima conversora de angiotensina (ECA) reduzem a mortalidade em curto prazo, quando iniciados nas primeiras 24 horas de um infarto agudo do miocárdio. Os inibidores da ECA pós-infarto previnem o remodelamento ventricular esquerdo e os eventos isquêmicos recorrentes. Na ausência de qualquer contraindicação, é razoável recomendar seu uso indefinido. Todos os estudos com inibidores orais da ECA demonstraram o benefício de seu uso precoce, incluindo aqueles nos quais critérios de entrada precoce incluíam suspeita clínica de infarto agudo. Deve-se administrar sulfato de magnésio se os níveis estiverem baixos, pois a hipomagnesemia pode aumentar a incidência de taquicardia ventricular tipo *torsade de pointes*.

Apesar do amplo uso de bloqueadores do canal de cálcio durante e após isquemia do miocárdio, não existem evidências que apoiem qualquer benefício da ingestão dessas medicações. Os di-hidropiridínicos de liberação rápida e ação curta (p. ex., nifedipina) estão contraindicados, porque aumentaram a mortalidade em muitos estudos.

Os pacientes que estão assintomáticos depois de 48 horas de terapia medicamentosa podem realizar um teste de estresse de protocolo de Bruce modificado. Os pacientes com um teste de estresse acentuadamente positivo devem ser encaminhados à angiografia. Há algum debate sobre quando essa deve ser feita. Se, por um lado, há evidências de que uma abordagem invasiva precoce com angiografia em 24 a 48 horas é benéfica, por outro, há os que recomendam uma abordagem mais conservadora, fazendo angiografia somente se houver isquemia recorrente ou um teste de estresse positivo. Não há um consenso claro sobre qual das abordagens é superior.

Todos os pacientes hospitalizados por angina ou IM devem receber uma dieta com redução de gordura saturada e colesterol. Esses pacientes podem se beneficiar de consultas com nutricionistas, com o objetivo a ajudá-los a desenvolver mudanças para um estilo de vida saudável.

Tratamento secundário

A prevenção primária da DAC deve ser encorajada em todos os pacientes. **Fatores de risco de DAC incluem diabetes melito, dislipidemia, idade, hipertensão, tabagismo, história familiar de DAC prematura, sexo masculino, estado pós-menopausa, hipertrofia ventricular esquerda e homocistinemia** (Quadro 20.1). A modificação desses fatores de risco tem um vínculo direto com a redução de morbidade e mortalidade. A educação do paciente é particularmente importante.

Ácido acetilsalicílico, nitratos e antagonistas β-adrenérgicos apresentam benefícios comprovados no tratamento tanto primário quanto secundário. O tratamento prolongado com ácido acetilsalicílico reduz os riscos de DAC e de doença cerebrovascular. Os antagonistas β-adrenérgicos reduzem a mortalidade no primeiro ano. Se não sentirem efeitos adversos, os pacientes devem continuar com antagonistas β-adrenérgicos por 2 a 3 anos ou mais. Os nitratos de ação prolongada podem tratar os sintomas de angina.

Quadro 20.1 • FATORES DE RISCO POR CAUSAS DE DOR TORÁCICA

Fator de risco	Evento
Idade/sexo: homem > 40 anos	DAC
Hipertensão	DAC e dissecção aórtica
Tabagismo	DAC, tromboembolia, dissecção aórtica, pneumotórax e pneumonia
Diabetes melito	DAC
Uso de cocaína	IM

Hiperlipidemia
  Aumento de CT, TG, LDL
  Diminuição de HDL
	IM

Hipertrofia ventricular esquerda	IM
História familiar de DAC prematura	IM
Trauma contuso ao tórax	Pneumotórax, contusão miocárdica ou pulmonar, lesão de parede torácica

DAC, doença arterial coronariana; HDL, lipoproteína de alta densidade; LDL, lipoproteína de baixa densidade; IM, infarto do miocárdio; CT, colesterol total; TG, triglicerídeos.

Existe documentação de diminuição consistente na incidência de importantes eventos cardiovasculares adversos com o uso de inibidores da redutase da beta-hidróxi-beta-metilglutaril-coenzima A (HMG-CoA) (estatinas) quando administrados nos primeiros dias depois do início da SCA. Existem poucos dados em pacientes tratados nas primeiras 24 horas após o início dos sintomas. É seguro e factível iniciar a terapia com estatinas precocemente (nas primeiras 24 horas) em pacientes; depois de iniciada, continuar as estatinas sem interrupção. A meta para o colesterol lipoproteína de baixa densidade (LDL) em qualquer pessoa com história de DAC e alto risco de eventos cardíacos futuros é abaixo de 70 mg/dL.

A hipertensão deve ser tratada usando agentes que reduzem complicações cardíacas, conforme já discutido. Se for necessária uma redução maior, existem muitas medicações para tratar hipertensão e angina. A pressão arterial e a DAC têm uma relação linear. À medida que se reduz a pressão arterial, o risco, a morbidade e a mortalidade de cardiopatias também diminuem. Os agentes usados com frequência dependem das comorbidades de um paciente.

A atividade física é um componente importante na mudança do estilo de vida. A recomendação de uma meta mínima de 30 minutos de exercício na maioria dos dias deve ser feita a todos os pacientes. O manejo do peso também deve ser encorajado, mas frequentemente requer numerosas intervenções. Um mínimo de perda de

5% de peso trará benefícios ao paciente. O índice de massa corporal deve se tornar parte dos sinais vitais examinados em cada consulta.

APRESENTAÇÃO CLÍNICA

A anamnese deve enfocar o início e a evolução da dor torácica. As características cardeais de todas as queixas mais importantes devem ser acompanhadas, observando a descrição do paciente da dor/desconforto, localização, irradiação da dor, qualidade da dor, quantidade da dor, duração, fatores associados e fatores agravantes e/ou de alívio (Quadro 20.2). **Muitas pessoas não descrevem angina como dor torácica.** É mais efetivo pedir ao paciente que descreva o desconforto. Alguns a descrevem como pressão, aperto, esmagamento ou sufocamento. Alguns podem usar um "sinal de Levine", um punho mantido firmemente contra o peito. O desconforto costuma ser central e subesternal. Pode irradiar para a mandíbula, ombro, braço ou mão, em geral do lado esquerdo. Náusea e vômitos cardiogênicos estão associados a IMs maiores.

A relação dos sintomas com o esforço é muito importante. Esforço, estresse emocional ou outras situações que aumentam a demanda de oxigênio pelo miocárdio ou diminuem o suprimento de oxigênio podem aumentar os sintomas. **A angina costuma responder prontamente a medidas que reduzem a demanda de oxigênio do miocárdio**, como o repouso. A dor em geral cessa em menos de 5 minutos. Se a angina persistir por mais de 20 a 30 minutos, um infarto do miocárdio é mais provável. Nesse contexto, justificam-se hospitalização e maior avaliação.

A história direcionada em pacientes com angina precisa determinar se o paciente teve episódios prévios de isquemia do miocárdio (angina estável ou instável, IM, intervenções como cirurgia de revascularização ou angioplastia). A avaliação das queixas do paciente deve focalizar desconforto torácico, sintomas associados, diferenças de apresentação relacionadas à idade e gênero, hipertensão, diabetes melito, possibilidade de dissecção aórtica, risco de sangramento e doença cerebrovascular clínica (amaurose fugaz, face/membro fraco ou desajeitado, entorpecimento ou perda de sensibilidade de face/membro, ataxia ou vertigem).

O exame físico precisa concentrar-se em evidências que apoiem ou afastem um diagnóstico de doença cardiovascular. A aparência geral e os sinais vitais podem revelar muito sobre o paciente e a sua estabilidade. Hipertensão, evidência de lipídeos elevados, alterações consistentes com diabetes melito e sinais de doença vascular periférica aumentam o risco de DAC.

O exame fundoscópico pode mostrar sinais de hipertensão crônica ou diabetes melito. Todos os vasos sanguíneos devem ser auscultados buscando sopros, um sinal direto de doença aterosclerótica. A diminuição de pulsos periféricos também é um sinal de doença aterosclerótica. Sinais de insuficiência cardíaca incluem edema pulmonar, crepitações, turgência da jugular e refluxo hepatojugular. Galopes ou sopros novos podem assinalar uma isquemia de miocárdio. Uma respiração rasa e dolorosa sugere dor torácica de causa pleural. A expansão assimétrica do tórax com hiper-ressonância unilateral à percussão e diminuição do murmúrio vesicular é indicativa de possível pneumotórax.

Quadro 20.2 • DIAGNÓSTICO DIFERENCIAL DE DOR TORÁCICA

Distúrbio	Sintomas/achados	Estudos
Angina	Pressão subesternal durando < 30 min	ECG, RXT, exames séricos
	Irradiação ao braço, pescoço, mandíbula ± dispneia, N/V, diaforese ↑ com esforço; ↓ com repouso e NTG	
IM	Sintomas de angina, com duração superior a 30 min	ECG, RXT, exames séricos
Pericardite	Dor aguda com irradiação para o trapézio ↑ com respiração; ↓ com sentar-se para a frente	Frêmito de fricção, ECG, ± derrame pericárdico
Dissecção aórtica	Início súbito de dor dilacerante com irradiação para as costas	RXT, mediastino alargado na TC, ETE, RM
Insuficiência cardíaca	Dor torácica e dispneia ao esforço (causa incomum de angina, mas frequentemente os pacientes podem também ter DAC)	RXT, deslocamento do impulso apical, edema (pulmonar, extremidades inferiores), TVJ, galope cardíaco, sopros
Pneumonia	Dispneia, febre e tosse; dor pleurítica	RXT, egofonia, macicez à percussão
Pneumotórax	Dor pleurítica aguda unilateral de início súbito, achados de RXT	Murmúrio vesicular ↓ unilateral e/ou hiper-ressonância
Embolia pulmonar	Início súbito de dor pleurítica, taquicardia, taquipneia, hipoxemia	Dímero D, cintilografia V/Q, TC tórax, angiografia pulmonar
Refluxo gastresofágico	Dor epigástrica/subesternal em queimação, gosto ácido na boca, ↑ com alimentação; ↓ com IBPs ou antiácidos	Endoscopia, sonda de pH esofágico
Doença ulcerosa péptica	Dor epigástrica, ↓ com antiácidos e IBPs	Endoscopia, exames de *Helicobacter pylori*
Pancreatite abdominal	Dor epigástrica e dorsal grave	↑ amilase e lipase, TC
Costocondrite	Dor localizada que é facilmente reprodutível, sensibilidade à palpação	Sensibilidade à palpação
Ansiedade	Sensação de "aperto" no peito, falta de ar, taquicardia	Faça perguntas de rastreamento para ansiedade e pânico
Herpes-zóster	Dor muitas vezes presente antes da erupção	Dor unilateral em distribuição de dermátomo

↓, diminuição; ↑, aumento; DAC, doença arterial coronariana; TC, tomografia computadorizada; RXT, raio X de tórax; ECG, eletrocardiograma; TVJ, turgência da veia jugular; IM, infarto do miocárdio; RM, ressonância magnética; NTG, nitroglicerina; N/V, náusea e vômito; IBP, inibidor da bomba de prótons; ETE, ecocardiograma transesofágico.

O exame cardíaco requer avaliação cuidadosa. **Pulsos carotídeos ou pulsos dos membros superiores desiguais podem indicar dissecção aórtica, mas a maioria dos pacientes com dissecção não tem déficit de pulso.** O sopro da estenose aórtica pode ser significativo, pois a estenose aórtica pode se apresentar com angina, que pode, então, causar síncope e insuficiência cardíaca.

A parede torácica deve ser palpada. Se o exame reproduzir a dor torácica, aumenta a probabilidade de costocondrite. **As causas musculoesqueléticas de dor torácica são a etiologia mais comum de dor torácica no ambulatório.** O exame abdominal também é importante, pois as etiologias gastrintestinais são a segunda causa mais comum de dor torácica no ambulatório. Deve-se fazer um exame cuidadoso dos dois quadrantes superiores e da área epigástrica. A aorta abdominal merece um exame cuidadoso.

QUESTÕES DE COMPREENSÃO

20.1 Um homem de 58 anos vai ao seu médico para acompanhamento de hipertensão e hiperlipidemia. Também relata dor torácica e falta de ar após subir dois lances de escadas ou caminhar 3 a 4 quadras. Os sintomas cessam após vários minutos de repouso. Qual dos seguintes fármacos está contraindicado como agente de primeira linha no tratamento da nova patologia desse paciente?

A. Labetalol.
B. Nitroglicerina.
C. Enalapril.
D. Nifedipina.
E. Ácido acetilsalicílico.

20.2 Um homem de 45 anos queixa-se de desconforto torácico vago associado a dispneia. Essa dor aumenta com o esforço. Também é uma pessoa "nervosa" e propensa à ansiedade. Uma anormalidade de qual dos seguintes exames é mais específica para dor torácica de etiologia cardíaca?

A. Radiografia de tórax.
B. Painel lipídico.
C. ECG de 12 derivações.
D. Oximetria de pulso.

20.3 Qual das seguintes alterações de ECG dificulta mais a determinação de IM agudo?

A. Onda Q.
B. Elevação do segmento ST.
C. Bloqueio do ramo esquerdo.
D. Bloqueio atrioventricular de primeiro grau.
E. Inversão da onda T.

20.4 Uma mulher de 64 anos com história de hipertensão e *angina pectoris* chega com dor torácica nas últimas 3 horas. Descreve a dor como "afiada", que piora quando faz uma inspiração profunda, e não alivia com nitroglicerina sublingual. Seu ECG mostra elevação ST na maioria das derivações. Qual dos seguintes é o diagnóstico mais provável nessa paciente?
   A. *Angina pectoris* instável.
   B. Infarto do miocárdio.
   C. Dissecção aórtica.
   D. Insuficiência cardíaca congestiva.
   E. Pericardite.

RESPOSTAS

20.1 **D.** Esse paciente tem angina de início recente. Di-hidropiridínicos de liberação rápida e ação curta (nifedipina) estão contraindicados, porque aumentaram a mortalidade em múltiplos estudos. Betabloqueadores são os agentes de escolha, pois aumentam a sobrevida; a nitroglicerina ajuda a reduzir a dor torácica, mas não demonstrou impacto sobre a sobrevida.
20.2 **C.** A história clínica é o fator isolado mais significativo para identificar dor torácica cardíaca das de outros tipos. A segunda melhor modalidade é o ECG de 12 derivações.
20.3 **C.** As alterações do bloqueio de ramo esquerdo dificultam extremamente a determinação de um IM agudo por ECG. Nesses pacientes, é particularmente importante obter marcadores séricos da lesão miocárdica.
20.4 **E.** Essa paciente provavelmente tem pericardite. A dor é descrita como uma pressão de natureza penetrante e contínua. A dor é exacerbada pela inspiração, e finalmente nota-se uma elevação global do segmento ST ao ECG.

DICAS CLÍNICAS

▶ *Angina pectoris* é o sintoma que ocorre com mais frequência em isquemia intermitente.
▶ A anamnese e o exame físico direcionados em pacientes com angina são vitais para acelerar o diagnóstico e o tratamento adequados de pacientes. A descrição do desconforto pelo paciente é significativa; deve-se dar atenção à história, porque é o fator diagnóstico mais importante.
▶ O exame físico pode ser normal em muitos pacientes com angina.
▶ Ácido acetilsalicílico, nitratos, antagonistas β-adrenérgicos e estatinas são o esteio do tratamento e a prevenção da miocardiopatia, sendo comprovadamente benéficos tanto no tratamento primário quanto no secundário.
▶ Tempo é miocárdio. O diagnóstico e o tratamento iniciais devem ser feitos o mais rápido possível.
▶ Lembre-se da polimedicação, pois muitos fármacos têm efeitos colaterais que podem exacerbar a lesão miocárdica.

REFERÊNCIAS

American Heart Association. 2005 International consensus conference on cardiopulmonary resuscitation and emergency cardiovascular care science with treatment recommendations. Dallas, Texas. January 23-30, 2005.

Bosker G. *Textbook of Adult and Pediatric Emergency Medicine*. 2nd ed. Atlanta, GA: American Health Consultants; 2002.

Cayley W. Diagnosing the cause of chest pain. *Am Fam Physician*. 2005;72:2012-2021.

Elliott A. ACC/AHA guidelines for the management of patients with ST-elevation myocardial infarction—executive summary. A report of the American College of Cardiology/American Heart Association Task Force on Practice Guidelines. *Circulation*. 2004;110:588-636.

Lilly L. *Pathophysiology of Heart Disease*. 2nd ed. Baltimore, MD: Williams & Wilkins, 1998.

Marshall S. *On Call Principles and Protocols*. 3rd ed. Philadelphia, PA: WB Saunders; 2000.

Meisel J. Diagnostic approach to chest pain in adults. UpToDate 2008. Available at: http://www.uptodate.com. Accessed December 2008.

Sabatine M. Pocket medicine. *The Massachusetts General Hospital Handbook of Internal Medicine*. Baltimore, MD: Lippincott Williams & Wilkins; 2000.

Shubhada A, Kellie F, Subramanian P. *The Washington Manual of Medical Therapeutics*. 30th ed. Baltimore, MD: Lippincott Williams & Wilkins; 2001.

Simons M. Classification of unstable angina and non–ST-elevation (non–Q-wave) myocardial infarction.

UpToDate 2008. Available at: http://www.uptodate.com. Accessed December 2008.

Tallia A. *Swanson's Family Practice Review*. 4th ed. St. Louis, MO: CV Mosby; 2001.

Thomas C. *Taber's Cyclopedic Medical Dictionary*. 18th ed. Philadelphia, PA: FA Davis; 1997.

Wiviott S, Braunwald E. Myocardial infarction. *Am Fam Physician*. 2004;70:535-538.

CASO 21

Uma mulher de 46 anos vem ao ambulatório pela primeira vez, queixando-se de diminuição do débito urinário, com aparência espumosa, há cinco meses. Também se queixa de inchaço nas duas pernas e de vômitos não sanguinolentos e não biliosos algumas vezes por semana. Foi diagnosticada com diabetes há 10 anos, e há dois anos toma insulina. Não verifica sua glicemia em casa porque não gosta da picada. Quando perguntada sobre sua dieta, diz que come o melhor que pode com o dinheiro que tem, mas muitas vezes tem muito pouco apetite. A paciente consultou seu médico pela última vez há oito meses, e sua única medicação é a insulina. Ao exame, a paciente é uma mulher obesa. Temperatura 37,2°C, frequência cardíaca 108 bpm, pressão arterial 198/105 mmHg, frequência respiratória 19 mpm, e saturação de oxigênio 94% em ar ambiente. O exame de cabeça, orelhas, olhos, nariz e garganta (COONG) revela edema periorbital. Tem hiperpigmentação cutânea nas extremidades inferiores. A ausculta cardíaca mostra taquicardia, galope com B_1, B_2, B_4, sem sopro ou frêmito. À palpação, o *ictus cordis* (IC) está lateral à linha clavicular média. O murmúrio vesicular está distribuído em ambos os pulmões. O pescoço não revela turgência da jugular, e não há sopros carotídeos. O abdome não apresenta sensibilidade, sopros ou massas palpáveis. As extremidades inferiores revelam edema pré-tibial com cacifo, e um tempo de recuperação do cacifo de menos de 40 segundos. Os exames laboratoriais no consultório incluem um exame de urina mostrando cilindros hialinos, proteinúria 3+ e glicosúria, sem cetonas. Hemoglobina 10,9 g/dL e hematócrito 32%, com um volume corpuscular médio (VCM) de 82,3 g/dL.

▶ Qual é o diagnóstico mais provável?
▶ Qual é seu próximo passo diagnóstico?
▶ Qual é o próximo passo na terapia?

RESPOSTAS PARA O CASO 21:
Nefropatia crônica

Resumo: Essa é uma mulher de 46 anos com nefropatia crônica (NC). Tem uma história de diabetes não controlado e atualmente apresenta hipertensão não controlada. Apresenta edema periorbital, edema de extremidades inferiores de longa duração, B_4 e deslocamento do *ictus cordis* e obesidade central. O exame de urina mostra cilindros hialinos, proteinúria 3+ e glicose, cetonas negativas e hemoglobina de 10,9 g/dL, com um VCM de 82,3 g/dL.

- **Diagnóstico mais provável:** Piora aguda de nefropatia crônica
- **Próximo passo o diagnóstico:** Eletrólitos, nitrogênio ureico plasmático (BUN) e creatinina séricos; exames de imagem dos rins
- **Próximo passo na terapia:** Aprofundar a anamnese para identificar e remover qualquer agente agressor (como um AINE) e controlar a pressão arterial e o diabetes; a paciente pode requerer diálise se desenvolver complicações como edema pulmonar, hipercalemia grave ou anúria

ANÁLISE

Objetivos

1. Conhecer os riscos de desenvolver NC.
2. Aprender a avaliar NC.
3. Estar familiarizado com o manejo de NC.
4. Reconhecer as complicações associadas à NC.

Considerações

Essa paciente de 46 anos chega com um sintoma preocupante de diminuição da diurese com uma mudança na aparência da urina. A preocupação mais imediata é com que frequência está urinando e qual o grau da diminuição da diurese. Uma redução significativa requer avaliação imediata da função da creatinina e da situação de volume. O volume é avaliado pelo turgor da pele, mucosas, densidade urinária e pressão arterial ortostática, que também mede a frequência cardíaca em decúbito, sentada e em pé. Baixo volume com creatinina elevada requer que a paciente receba líquidos IV para verificar se pode haver qualquer recuperação da função renal. O diabetes e a hipertensão não controlados da paciente a predispõem à lesão renal. Outro ofensor comum é um paciente com essa história que tome AINEs, o que aumentaria os riscos de lesão, já altos.

Com a insuficiência renal crônica, os pacientes são frequentemente capazes de compensar os desequilíbrios metabólicos que ocorrem, como hiper ou hiponatremia, hipercalemia, hiperuricemia e acidose metabólica. Os pacientes também sofrem de hiperparatireoidismo. Níveis significativamente elevados de potássio requerem tratamento com poliestireno sulfonato de sódio (Kayexalate), insulina com glicose e enemas de retenção, dependendo do grau de elevação. Quando o paciente não está mais compensando, há sintomas de edema pulmonar, que incluem falta de ar, edema de extremidades inferiores, turgência da jugular e ruídos pulmonares anormais (crepitações). Esta paciente estava compensando e demonstrava principalmente o resultado de um estado de hipoalbuminemia secundário à perda de proteína na urina. Apresentava edema de extremidades inferiores com um longo tempo de cacifo, que refletia seu estado de baixa albumina. A êmese ocasional reflete altos níveis de BUN e outras toxinas. Vômitos persistentes obrigam o tratamento. A anemia normocítica resulta da reduzida eritropoietina renal. Nesse contexto, o tratamento com eritropoietina exógena melhora o prognóstico de mortalidade cardiovascular. Os cilindros hialinos refletem a longa duração do dano renal.

Aumentar as chances de melhor função renal do paciente requer controle de glicose e de pressão arterial, remoção de agressores como AINEs e diuréticos (se possível), mantendo um estado de volume normal (o que é difícil com uma baixa albumina) e acrescentando agentes que tratam a pressão arterial e melhoram a função renal e cardiovascular, como inibidores da enzima conversora de angiotensina (ECA) e bloqueadores de receptores da angiotensina (BRAs). A própria NC é um fator de risco cardiovascular. Os pacientes têm maior probabilidade de morrer por doença cardiovascular que de desenvolver nefropatia em estágio terminal (NET) requerendo diálise. A proteinúria maciça de 3+ da paciente reflete seu alto risco de doença cardiovascular.

ABORDAGEM À Nefropatia crônica

DEFINIÇÕES

NC: Espectro de processos associados à função renal anormal e declínio progressivo na taxa de filtração glomerular (TFG).

NET: Perda irreversível de função renal, de forma que o paciente depende permanentemente de terapia de substituição renal (diálise ou transplante). Também definida como TFG menor que 15 mL/min.

ABORDAGEM CLÍNICA

Etiologias

A nefropatia crônica está se tornando mais comum nos EUA. **As etiologias mais comuns são diabetes, hipertensão e glomerulonefrite.** A nefropatia diabética ocorre em 30 a 40% dos diabéticos tipo I, em 25% dos diabéticos tipo II, e em 24% de pacientes hipertensos. Da população de pacientes diabéticos, 20 a 60% têm hipertensão. Muitos pacientes apresentam-se num estágio mais tardio da NC, sendo então difícil determinar a etiologia.

Avaliação

A Kidney Disease Outcomes Quality Initiative (KDOQI) da National Kidney Foundation (NKF) recomenda um exame de creatinina sérica (Cr) para estimar a TFG e um exame aleatório de urina para albuminúria nos grupos em risco de nefropatia crônica (NC). O estágio da NC está baseado na TFG, que pode ser estimada pela Cr aleatória calculada com uma de duas equações comumente usadas:

Equação da modificação da dieta na nefropatia (MDRD):

$$\text{TFG (mL/min/1,73 m}^2\text{)} = 186 \times (\text{Crs})^{-1,54} \times (\text{idade})^{-0,203} \times (0,742, \text{se mulher}) \times (1,210, \text{se negro})$$

Equação Cockcroft-Gault:

$$\text{Ccr (mL/min)} = ((140 - \text{idade}) \times \text{peso}/72 \times \text{Crs}) \times (0,85, \text{se mulher})$$

(Crs = concentração de creatinina sérica; Ccr = *clearance* da creatinina)

A TFG normal é entre 90 e 120 mL/min. O estágio 1 da NC correlaciona-se com uma TFG acima de 90 mL/min em presença de sinais de nefropatia, como proteinúria, hematúria ou anormalidade da estrutura renal; o estágio 2, com uma TFG de 60 a 89 mL/min; o estágio 3, com uma TFG de 30 a 59 mL/min; o estágio 4, com uma TFG de 15 a 29 mL/min; e o estágio 5, com uma TFG abaixo de 15 mL/min ou diálise. Em pacientes mais idosos, prefere-se a equação de Cockcroft-Gault. Recomenda-se uma coleta de urina de 24 horas para pessoas com extremos de idade e peso, desnutrição, doença musculoesquelética, paraplegia ou quadriplegia, ou dieta vegetariana.

A avaliação de todos os pacientes com NC inclui exames de imagem renal e avaliação microscópica da urina. O tratamento pode ter mais sucesso em pacientes com rins de tamanho normal. Rins pequenos mostram doença irreversível. Assimetria sugere doença renovascular. Evidências de proteinúria ou microalbuminúria devem ser avaliadas em todos os pacientes com NC. Se o exame de fita da urina (elementos anormais de sedimentoscopia [EAS], urina tipo I, sumário de urina) não revelar proteinúria maciça, deve-se solicitar um exame de microalbuminúria. O exame é positivo se houver mais de 30 mg de microalbumina por grama de Cr. No caso de menos de 200 mg de proteína por grama de Cr, recomenda-se que o exame seja repetido anualmente. Qualquer paciente com mais de 200 mg de proteína por grama de Cr necessita avaliação diagnóstica e tratamento. Em vez de uma excreção de proteína na urina de 24 horas, pode-se usar a razão proteína-creatinina em uma amostra aleatória de urina matinal.

As causas subjacentes podem ser determinadas por meio da apresentação clínica, sintomatologia, história médica pregressa e história familiar. Alguns estudos laboratoriais comuns incluem C3, C4, painel de hepatite, teste de HIV, eletroforese de proteína e urina e, em pacientes acima de 40 anos, hemoglobina A_{1c}, glicemia de jejum e análise do sedimento urinário. A biópsia renal está indicada em pacientes com etiologia desconhecida, depois da anamnese e avaliação laboratorial, em caso de suspeita de doença parenquimatosa, ou se o tratamento ou prognóstico devam ser baseados na biópsia.

Manejo

O manejo da NC inclui o tratamento de causas reversíveis. Hipovolemia, hipotensão, infecção causando sepse e fármacos que diminuem a TFG e reduzem a perfusão renal. A anamnese e o exame físico permitem esse diagnóstico, e um teste de líquidos pode melhorar a função renal. Fármacos como AINEs, aminoglicosídeos em concentração plena e contraste radiográfico podem afetar a função renal. A obstrução do trato urinário, comumente causada pelo aumento da próstata em homens idosos, é uma causa potencialmente reversível.

As metas de tratamento incluem pressão arterial abaixo de 130/80 mmHg e redução da excreção proteica a menos de 500 a 1.000 mg/dia (ou pelo menos 60% do valor basal). As diretrizes da KDOQI recomendam iniciar com um inibidor da ECA ou um BRA, seguido de um diurético caso a meta de pressão arterial não tenha sido atingida. Medicações adicionais são diltiazem, verapamil ou um β-bloqueador. Se a meta da proteinúria ainda não tiver sido atingida depois do controle da pressão arterial, acrescente o inibidor da ECA ou um BRA. Combinar um inibidor da ECA e um BRA requer reavaliação do potássio e da Cr 3 a 5 dias após o início, devido ao seu potencial de piora da função. A nefropatia não proteinúrica requer o estrito controle da pressão arterial.

Outros tratamentos podem ser benéficos na NC. Restrições proteicas alimentares a 0,8 a 1,0 mg/kg/dia podem ser benéficas. A hiperlipidemia deve ser tratada, com uma meta de lipoproteína de baixa densidade (LDL) de menos de 100 mg/dL; alguns julgam que a meta deve ser menos de 70 mg/dL, porque a NC é um equivalente cardiovascular. A sobrecarga de volume associada à NC responde bem à restrição de sódio e diuréticos de alça, o que reduz a pressão intraglomerular. A hipercalemia pode ser prevenida por dieta pobre em potássio e pela não administração de fármacos como AINEs e, às vezes, inibidores da ECA. A acidose metabólica pode ser tratada com bicarbonato de sódio, tendo por meta uma concentração de 22 mEq/L. A restrição alimentar de fosfato pode limitar o desenvolvimento de hiperparatireoidismo secundário nesses pacientes.

Quando a TFG está abaixo de 25 a 30 mL/min, em geral são necessários fixadores orais de fosfato. Deve-se ter cautela ao tratar hiperfosfatemia na NC estágios 3 a 5. Sugere-se que a ingestão de cálcio não ultrapasse 2.000 mg/dia, uma vez que isso pode contribuir para doença cardiovascular.

As diretrizes da KDOQI sugerem avaliação de anemia com uma hemoglobina abaixo de 12 g/dL em mulheres e de 13,5 g/dL em homens adultos. Isso deve incluir avaliação de causas não renais de anemia. Tratar pacientes com NC com eritropoietina antes que desenvolvam NET pode reduzir os sintomas de anemia, mostrar melhora cardiovascular e possivelmente diminuir a mortalidade. O resultado final é que o paciente que vai em direção à NET deve ser identificado e adequadamente preparado para terapia de substituição renal. Recomenda-se que pacientes com creatinina maior que 1,2 mg/dL em mulheres e 1,5 mg/dL em homens sejam encaminhados a um nefrologista para avaliação e recomendações.

QUESTÕES DE COMPREENSÃO

21.1 Um homem de 56 anos com NC conhecida chega com uma história de três dias de falta de ar e ganho rápido de peso. Ao exame, você pode auscultar uma S$_3$, ouvir crepitações nas bases e ver moderada turgência da veia jugular (TVJ). Qual das seguintes alternativas é seu próximo passo na avaliação?

A. Fazer um ecocardiograma.
B. Solicitar um raio X de tórax.
C. Medir a Cr, a fim de calcular a TFG.
D. Verificar enzimas cardíacas.

21.2 Notou-se que uma mulher de 39 anos com múltiplos problemas médicos estava com insuficiência renal piorando progressivamente. Qual das seguintes medidas é a mais importante para a prevenção de nefropatia em estágio terminal?

A. Cessação do tabagismo.
B. Controle de triglicerídeos.
C. Controle glicêmico.
D. Controle de peso.
E. Restrição de sódio alimentar.

21.3 Um homem de 72 anos, com uma longa história de hipertensão, chega ao Pronto Socorro queixando-se de uma história de dois dias de vômitos e 36 horas sem urinar. Ao exame, o abdome é firme e sensível, e a próstata está aumentada. Sua creatinina sérica é 3,4 mg/dL. Qual das seguintes alternativas é a melhor para o próximo passo?

A. Administrar líquidos IV e ver se ele começa a produzir urina.
B. Realizar uma ultrassonografia renal no DE.
C. Manter um controle estrito de sua pressão arterial.
D. Colocar um cateter de Foley de permanência.

21.4 Uma mulher de 45 anos com diabetes tipo II chega ao ambulatório com diminuição na visão do olho esquerdo há um ano, proteinúria 1+, Cr basal 1,6 mg/dL, LDL 135 mg/dL, pressão arterial 145/92 mmHg, e dor torácica ocasional nos últimos dois meses. Qual das seguintes alternativas é a melhor medicação para receitar a essa paciente nesse momento?

A. Inibidor da ECA.
B. β-Bloqueador.
C. Nitrato oral.
D. Diurético tiazídico.

RESPOSTAS

21.1 **B.** O paciente tem NC com sobrecarga de volume, como evidenciado pelos sintomas e exame físico. Um primeiro passo simples é fazer uma radiografia de tórax para confirmar aquilo que você já suspeita – edema pulmonar. Depois de iniciar a furosemida, pode-se repetir a radiografia de tórax, a fim de ver o grau de melhora da sobrecarga com a diurese. A investigação cardíaca também está indicada, mas não seria o primeiro exame a ser feito.

21.2 **C.** O controle ótimo de hipertensão arterial, acidose, depleção de volume e colesterol é importante para prevenir a piora da função renal. O diabetes é uma importante causa de nefropatia em estágio terminal. O controle glicêmico rigoroso pode prevenir as complicações microvasculares do diabetes, como nefropatia diabética, embora não tenha sido demonstrado que diminua significativamente a ocorrência de complicações macrovasculares do diabetes, como DAC ou DVP. O tratamento do hiperparatireoidismo secundário previne complicações como osteodistrofia renal. O peso da paciente não tem substancial impacto sobre a função renal. O tabagismo apresenta numerosos riscos à saúde, mas não tende a impactar de forma direta a função renal; entretanto, seu efeito sobre o sistema cardiovascular pode ter impacto sobre os rins.

21.3 **D.** O paciente tem uma próstata aumentada, que causou obstrução urinária e insuficiência renal potencialmente reversível, dependendo do momento em que se resolver a obstrução. A colocação de um cateter de Foley geralmente permitirá uma reversão significativa de uma Cr elevada. Depois da colocação do cateter, o débito urinário precisa ser cuidadosamente monitorado, repetindo-se a Cr mais tarde. Outra pista é o abdome inferior tenso, causado por uma bexiga muito aumentada. Quando se avalia uma causa, é especialmente importante confiar nas habilidades de exame clínico em pacientes idosos que têm capacidades de comunicação além do ideal, em consequência de demência, ou que têm uma história de AVE.

21.4 **A.** Os inibidores da ECA ajudariam o tratamento da hipertensão e a proteção da função renal nessa paciente. Sabe-se que tanto o diabetes quanto a NC equivalem a riscos cardiovasculares. Outros fatores, como ausência de controle da pressão arterial e do colesterol, somam-se ao alto risco do paciente, e por isso é tão importante que todos os diabéticos e pacientes com NC melhorem todos os fatores modificáveis de risco. Quando se enfocam esses dois grupos de pacientes, as metas tornam-se muito mais rigorosas.

DICAS CLÍNICAS

▶ Rins pequenos no exame de imagem em geral refletem doença irreversível. Rins pequenos raramente devem ser biopsiados, pois o resultado da biópsia costuma não alterar o tratamento ou o prognóstico do quadro.
▶ O cálculo da TFG estimada é um processo importante porque, especialmente em idosos, uma creatinina sérica aparentemente normal poderia refletir uma redução significativa na TFG.

REFERÊNCIAS

Bargman JM, Skorecki K. Chronic kidney disease. In: Fauci AS, Braunwald E, Kasper DL, et al, eds. *Harrison's Principles of Internal Medicine.* 17th ed. New York, NY: McGraw-Hill; 2008:1761-1771.

Craig JC, Craig M, Strippoli GFM. Antihypertensive agents for preventing diabetic kidney disease [review]. *The Cochrane Database Syst Reviews.* 2005;4:1-2, 8.

Fowler M. Microvascular and macrovascular complications of diabetes. *Clin Diabetes.* 2008;26:2. Available at: http://clinical.diabetesjournals.org/content/26/2/77.full.pdf+html. Accessed May 2009.

National Kidney Foundation. NKF-KDOQI Clinical practice guidelines and clinical practice recommendations for anemia in chronic kidney disease. *Am J Kidney Dis.* 2006;47(Suppl 3): 26S.

Patel A, MacMahon S, Chalmers J, et al. Intensive blood glucose control and vascular outcomes in patients with type 2 diabetes. *N Engl J Med.* Jun 6, 2008. Available at: http://dx.doi.org/10.1056/NEJMoa0802987. Accessed June 2009.

Snyder S, Pendergraph B. Detection and evaluation of chronic kidney disease. *Am Fam Physician.* 2005;72:1723-1734.

CASO 22

Uma mulher de 25 anos chega ao consultório com uma história de uma semana de corrimento vaginal. Descreve a secreção como verde-amarelada com mau cheiro. Antes nunca teve esse tipo de secreção. Queixa-se de irritação vaginal e secreção depois das relações sexuais. Nega qualquer prurido, dor abdominal, náusea, vômitos, febre, calafrios ou sudorese. É sexualmente ativa no momento e usa um dispositivo intrauterino (DIU) como método contraceptivo. Tem um parceiro masculino há três meses, e ele não apresenta sintomas. Afirma que teve sua primeira relação sexual aos 15 anos e que teve múltiplos parceiros sexuais. Teve uma infecção por clamídia há dois anos, tratada com antibióticos orais. Sua última menstruação foi há duas semanas, e foi normal. Também nega qualquer tratamento antibiótico recente. Ao exame, está afebril, tem sinais vitais normais e parece não estar em sofrimento agudo. Seu exame físico geral é normal. Ao exame pélvico, tem genitália externa normal. Há uma pequena quantidade de secreção verde-acinzentada homogênea espumosa no introito. A cérvice tem uma aparência vermelho-morango, notando-se um pequeno volume de secreção no óstio. O fio do DIU está no lugar. Obtêm-se amostras para *Chlamydia* e gonorreia do óstio, e coleta-se uma amostra da secreção vaginal para exame microscópico. O exame bimanual não mostra sensibilidade ao movimento cervical; útero e os anexos são normais.

▶ Que organismo é a causa mais provável de seus sintomas?
▶ O que você esperaria ver ao exame microscópico da secreção vaginal?
▶ Qual é o tratamento recomendado para essa infecção?

RESPOSTAS PARA O CASO 22:
Vaginite

Resumo: Uma mulher de 25 anos chega com secreção vaginal malcheirosa. Tem uma secreção esverdeada espumosa e, ao exame, vê-se uma "cérvice em morango".

- **Mais provável organismo causador dessa infecção:** *Trichomonas vaginalis*
- **Achados esperados ao exame microscópico:** Tricomonas flagelados móveis e muitos leucócitos.
- **Tratamento recomendado:** Metronidazol 2 g VO em dose única, tanto para a paciente quanto para seu parceiro sexual. Um regime alternativo é o metronidazol 500 mg duas vezes ao dia por uma semana.

ANÁLISE
Objetivos

1. Ser capaz de diferenciar entre apresentações comuns de vaginite com base em informações clínicas e em testes de laboratório.
2. Conhecer as diretrizes atuais para o tratamento das diversas etiologias de vaginite.

Considerações

Mulheres com vaginite podem se apresentar com diversos sintomas, incluindo secreção vaginal, prurido, odor e disúria. Existem muitas causas potenciais de vaginite, incluindo agentes patogênicos sexualmente transmissíveis e supercrescimento de organismos encontrados na flora vaginal normal. Entre as causas comuns de vaginite temos *Candida albicans*, *Trichomonas vaginalis* e *Gardnerella vaginalis*.

Algumas informações da história podem levar o clínico a suspeitar de uma causa específica de vaginite em uma dada paciente. Por exemplo, uma história de uso recente de antibiótico pode predispor a uma vaginite por *Candida*, pois o antibiótico pode alterar a flora vaginal normal e permitir o supercrescimento de um fungo. Mulheres com diabetes melito também são mais predispostas a desenvolver infecções por leveduras. Uma história de múltiplos parceiros sexuais pode aumentar a probabilidade de uma infecção sexualmente transmissível, como tricomoníase.

Os sinais e sintomas da paciente também podem sugerir um organismo específico como causa da vaginite. Infecções fúngicas tendem a apresentar secreção espessa e causar prurido significativo. A secreção da vaginose bacteriana frequentemente é mais rala, e as pacientes queixam-se de um cheiro "de peixe". *Trichomonas* produz uma secreção geralmente espumosa, e a cérvice da paciente com frequência está muito eritematosa.

O teste-chave para determinar a causa do corrimento vaginal, que orienta o tratamento específico, é o exame microscópico da secreção. Examina-se uma amostra da secreção a fresco (i.e., misturada com uma pequena quantidade de soro fisiológico) e no teste de aminas (i.e., misturada com um pequeno volume de hidróxido de potássio 10%). No exame a fresco, o examinador pode avaliar as células epiteliais normais e procurar leucócitos, hemácias, "*clue cells*" e tricomonas móveis. As hifas ou pseudo-hifas da *Candida* são mais bem vistas no exame de aminas.

ABORDAGEM ÀS
Infecções vaginais

DEFINIÇÕES

VAGINOSE BACTERIANA: Condição de excesso de bactérias anaeróbias na vagina, levando a uma secreção alcalina.

VULVOVAGINITE POR *CANDIDA*: Infecção vaginal e/ou vulvar causada por *Candida*, em geral com secreção heterogênea e inflamação.

VAGINITE POR TRICOMONAS: Infecção vaginal causada pelo protozoário *Trichomonas vaginalis*, geralmente associada a uma secreção verde espumosa e intensa resposta inflamatória.

ABORDAGEM CLÍNICA

ETIOLOGIAS

Candidíase vulvovaginal

Essa infecção costuma ser causada por *C. albicans*, embora outras espécies sejam ocasionalmente identificadas. **Mais de 75% das mulheres têm pelo menos um episódio na vida.** O sintoma de apresentação é uma secreção espessa esbranquiçada, sem cheiro, e a paciente se queixa de prurido significativo da genitália externa e interna. Ao exame físico, a área vaginal pode estar edemaciada, com presença de eritema. A secreção tem um pH entre 4,0 e 5,0. O diagnóstico é confirmado por exame a fresco ou pelo teste de aminas, mostrando brotamento ou pseudo-hifas das leveduras. **Não são necessárias culturas fúngicas para confirmar o diagnóstico**, mas elas são úteis caso a infecção seja recorrente ou não responda ao tratamento. Existem numerosas opções de tratamento para pacientes com candidíase vulvovaginal, incluindo medicamentos receitados ou de venda livre. A candidíase não complicada pode ser tratada efetivamente com preparações intravaginais de curto prazo (cremes ou supositórios vaginais) ou terapias orais em dose única (fluconazol 150 mg). O tratamento da infecção complicada ou recorrente deve iniciar com um regime intensivo por 10 a 14 dias, seguido de seis meses de terapia de manutenção, a fim de reduzir a probabilidade de recidiva. O tratamento de parceiros sexuais não está indicado, a não ser que estejam sintomáticos (p. ex., parceiros com balanite).

Tricomoníase

Essa infecção é causada pelo protozoário *T. vaginalis*, sendo classificada como uma doença sexualmente transmissível. O período de incubação é 3 a 21 dias após a exposição. **Certos fatores predispõem à infecção, como múltiplos parceiros sexuais, gravidez e menopausa.** A queixa de apresentação é de copiosa secreção vaginal malcheirosa verde-amarelada ou cinza, espumosa e fina. A mulher também pode ter sensibilidade vaginal ou dispareunia. Os sintomas podem ter início ou ser exacerbados durante a menstruação. O exame vaginal pode revelar uma **cérvice com aparência de "morango"** (vermelha e inflamada com pontilhado) ou a presença de vermelhidão na vagina e períneo. Microscopicamente, o **exame a fresco pode demonstrar tricomonas móveis**, embora possam ser necessárias culturas devido ao significativo número de resultados falso-negativos. O tratamento recomendado para tricomoníase é metronidazol oral, administrado em uma dose oral única de 2 g ou em um esquema de uma semana de 500 mg duas vezes ao dia, tanto para a paciente quanto para seu parceiro. **É importante fazer exames para outras doenças sexualmente transmissíveis (DSTs) e não se esquecer de tratar o parceiro, a fim de garantir melhores taxas de cura.**

Vaginose bacteriana

A vaginose bacteriana (VB) surge quando as bactérias vaginais normais são substituídas por um **supercrescimento de bactérias anaeróbias e *G. vaginalis*.** Embora não seja uma DST, está associada à existência de múltiplos parceiros sexuais. **O diagnóstico pode ser baseado na presença de três ou quatro critérios clínicos:** (1) secreção vaginal rala, homogênea; (2) pH vaginal acima de 4,5; (3) teste de aminas "do cheiro" positivo (odor de peixe após a adição de KOH 10% a uma amostra da secreção); e (4) presença de células indicadoras ou *clue cells* em um exame a fresco (Fig. 22.1). Em geral, não é necessário cultura. As opções de tratamento incluem preparações orais e tópicas de metronidazol ou clindamicina. Nenhum esquema apresenta vantagens em termos de taxas de cura ou recidiva, embora as pacientes relatem maior satisfação com as preparações vaginais. **O tratamento da VB em gestantes assintomáticas pode reduzir a incidência de parto prematuro.** O tratamento de parceiros sexuais não é necessário e não reduz o risco de infecção recorrente.

Cervicite mucopurulenta

Essa infecção caracteriza-se por secreção purulenta ou mucopurulenta da endocérvice, que pode estar associada à secreção vaginal e/ou sangramento cervical. A avaliação diagnóstica deve incluir testes para *Chlamydia trachomatis* e *Neisseria gonorrhoeae*, embora nem sempre se encontre o agente etiológico. A ausência de sintomas não deve impedir maior avaliação e tratamento, uma vez que **aproximadamente 50% das infecções gonocócicas e 70% das infecções por clamídia sejam assintomáticas em mulheres.** O padrão-ouro para estabelecer o diagnóstico é uma cultura da secreção cervical. **O tratamento empírico deve ser considerado em áreas de alta preva-

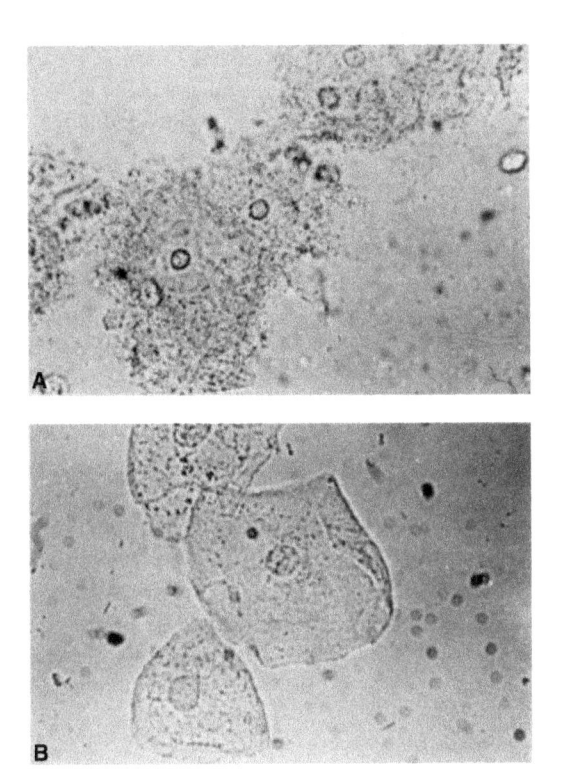

Figura 22.1 Vaginose bacteriana. (**A**) *Clue cells*. (**B**) Epitélio normal. (*Reproduzida, com permissão, de Kasper DL, Braunwald E, Fauci A, et al.* Harrison's Principles of Internal Medicine. *16th ed. New York, NY: McGraw-Hill; 2005:767.*)

lência de infecção ou se o acompanhamento for improvável. A recomendação de tratamento para gonorreia é ceftriaxona 125 mg IM. Devido ao crescente problema de resistência, antibióticos quinolônicos (ciprofloxacino, ofloxacina) não são mais recomendados para o tratamento da gonorreia.* O tratamento recomendado para infecções por *Chlamydia* é doxiciclina 100 mg VO duas vezes ao dia por sete dias, ou azitromicina em uma única dose oral de 1 g, quando há preocupação sobre respeito ao tratamento. Os esquemas típicos de tratamento cobrem tanto gonorreia quanto clamídia, e aconselha-se o tratamento de parceiros sexuais.

Doença inflamatória pélvica

Define-se doença inflamatória pélvica (DIP) como uma inflamação do aparelho genital superior, incluindo peritonite pélvica, endometrite, salpingite e abscessos

---

* N. de R.T. Há diferenças de resistências de germes no Brasil.

tubovarianos causados por infecção por gonorreia, *Chlamydia* ou flora vaginal e intestinal. **Sensibilidade no baixo abdome com sensibilidade ao movimento tanto de anexos quanto da cérvice, sem outra explicação para a doença, é suficiente para diagnosticar DIP.** Outros critérios que potencializam a especificidade do diagnóstico incluem temperatura acima de 38,5°C, secreção cervical ou vaginal anormal, velocidade de hemossedimentação elevada, proteína C-reativa elevada e infecção cervical por gonorreia ou *Chlamydia*. O diagnóstico definitivo repousa em técnicas que geralmente não são usadas ou disponíveis para fazer o diagnóstico, como achados laparoscópicos consistentes com DIP, biópsia endometrial mostrando endometrite e achados ecográficos mostrando tubas uterinas espessadas cheias de líquido, com ou sem líquido livre na pélvis ou no complexo tubovariano. **Devido à similaridade clínica entre DIP e gravidez ectópica, deve-se fazer um teste sérico de gravidez em todas as pacientes com suspeita de DIP.**

A determinação do tratamento apropriado deve considerar estado gestacional, gravidade da doença e respeito ao tratamento. **A doença menos grave pode, em geral, ser tratada ambulatorialmente. Mulheres grávidas, portadoras de HIV, ou com doença grave geralmente requerem terapia hospitalar e tratamento com antibióticos parenterais.** O Quadro 22.1 lista esquemas de tratamento para DIP.

Os pacientes com DIP precisam estar cientes de possíveis complicações, incluindo o potencial de recorrência da doença, desenvolvimento de abscesso tubovariano, dor abdominal crônica, infertilidade e maior risco de gravidez ectópica. É importante discutir esses problemas em potencial com pacientes que recebem um

Quadro 22.1 • ESQUEMAS DE TRATAMENTO PARA DIP

Oral

Esquema A
- Ceftriaxona 250 mg IM dose única *ou* cefoxitina 2 g IM com probenecida 1 g VO administrada simultaneamente
- *Mais* doxiciclina 100 mg VO duas vezes ao dia por 14 dias
- *Com ou sem* metronidazol 500 mg VO duas vezes ao dia por 14 dias

Esquema B
- Cefotaxima 1 g IM dose única *ou* Ceftizoxima 1 g IM dose única
- *Mais* doxiciclina 100 mg VO duas vezes ao dia por 14 dias
- *Com ou sem* metronidazol 500 mg VO duas vezes ao dia por 14 dias

Parenteral

Esquema A
- Cefotetano 2 g IV 12/12 h *ou* cefoxitina 2 g IV 6/6 h
- *Mais* doxiciclina 100 mg VO *ou* IV 12/12 h

Esquema B
- Clindamicina 900 mg IV 8/8 h
- *Mais* gentamicina 2 mg/kg dose de ataque seguida de 1,5 mg/kg IV de 8 h

Esquema C
- Ampicilina/sulbactam 3 g IV 6/6 h mais doxiciclina 100 mg VO ou IV de 2 h

diagnóstico de DIP. Todas as pacientes com DSTs ou em risco de desenvolver DSTs devem ser aconselhadas sobre sexo seguro, incluindo abstinência, monogamia e uso de preservativos.

QUESTÕES DE COMPREENSÃO

22.1 Uma mulher nulípara de 24 anos tem uma secreção vaginal incômoda. Ao exame, apresenta uma secreção homogênea com odor de peixe. Qual das seguintes características provavelmente será notada ao exame da secreção?
   A. Protozoários móveis na lâmina a fresco.
   B. pH acima de 4,5.
   C. Cérvice em morango ao exame especular.
   D. Brotamento de hifas ao exame KOH de aminas.

22.2 Uma mulher de 38 anos queixa-se de secreção e irritação vaginal. Assinala ter tido uma infecção urinária há 10 dias, com resolução dos sintomas. Qual das seguintes é a melhor terapia para seu quadro?
   A. Metronidazol oral.
   B. Metronidazol vaginal.
   C. Fluconazol oral.
   D. Clindamicina oral.
   E. Terapia com estrogênio e progestina oral.

22.3 Uma mulher de 24 anos tem sensibilidade no baixo abdome, sensibilidade ao movimento cervical e secreção vaginal. Tem uma febrícula de 38°C. Qual das seguintes é a melhor terapia para seu quadro?
   A. Ceftriaxona IM e doxiciclina VO.
   B. Ampicilina VO e azitromicina VO.
   C. Metronidazol oral em dose única.
   D. Ciprofloxacino oral em dose única.

RESPOSTAS

22.1 **B.** Esta secreção homogênea com odor de peixe mais provavelmente é vaginose bacteriana associada a um pH alcalino. O tratamento do parceiro não é necessário para a vaginose bacteriana. Metronidazol oral é um tratamento.

22.2 **C.** Essa paciente mais provavelmente tem vulvovaginite por *Candida*, uma vez que sua secreção apareceu depois de sua cistite, provavelmente tratada com antibióticos. Um tratamento para a vulvovaginite por *Candida* inclui fluconazol ou agentes azólicos tópicos, como miconazol.

22.3 **A.** Uma opção para o tratamento ambulatorial da salpingite (DIP) é ceftriaxona IM e doxiciclina oral. Metronidazol em dose única é um tratamento para vaginite por *Trichomonas*. As fluorquinolonas não são recomendadas nos EUA para o tratamento da gonorreia ou quadros associados, como DIP, devido às taxas crescentes de resistência.

> **DICAS CLÍNICAS**
>
> ▶ Lembre-se de tratar parceiros sexuais quando diagnosticar uma infecção sexualmente transmissível e considere testar infecções que podem inicialmente ser assintomáticas, como HIV, hepatite B e C e sífilis.
> ▶ A terapia em dose única está disponível para muitos tipos de infecções, incluindo cervicite por *Trichomonas*, gonococo e clamídia, e vaginite por *Candida*. Fornecer terapia em dose única no consultório melhora o respeito de suas pacientes ao tratamento, bem como as taxas de sucesso ao mesmo.

REFERÊNCIAS

Centers for Disease Control and Prevention. Sexually transmitted diseases treatment guidelines. *MMWR Morb Mortal Wkly Rep*. 2010;59(RR-12):63-66.

Centers for Disease Control and Prevention (CDC). Update to CDC's sexually transmitted diseases treatment guidelines, 2006: fluoroquinolones no longer recommended for treatment of gonococcal infections. *MMWR Morb Mortal Wkly Rep*. 2007;56:332.

Newkirk GR. Pelvic inflammatory disease: a contemporary approach. *Am Fam Physician*. 1996;53: 1127-1135.

Rakel RE. *Essentials of Family Practice*. Philadelphia, PA: WB Saunders; 1993.

South-Paul JE, Matheny SC, Lewis EL (eds). *Current Diagnosis and Treatment in Family Medicine*. New York, NY: McGraw-Hill; 2004.

CASO 23

Um homem de 62 anos chega ao seu consultório para uma avaliação de rotina. Sua única queixa é fadiga nos últimos 2 a 3 meses, apesar de nenhuma mudança na dieta ou no estilo de vida. Ao ser perguntado, o paciente relata que nunca fumou e admite ter aumentado seu consumo de álcool depois de sua aposentadoria, para cerca de 2 a 3 cervejas ao dia. Tem dores de cabeças ocasionais no dia seguinte a uma noite de mais bebida, facilmente aliviadas por anti-inflamatórios não esteroides (AINEs) de venda livre. Ao falar com o paciente e examinar seu prontuário, você não nota nenhum sofrimento e continua o exame. Você nota uma perda de 1,81 kg desde a última consulta, há seis meses, e um aumento relativo no pulso, com uma pressão arterial de 129/81 mmHg. O que é considerável nessa consulta é a palidez de suas conjuntivas, mas o resto do exame geral está inalterado desde então. Você faz um toque retal e encontra uma próstata lisa de tamanho normal e algumas protrusões macias e redutíveis no interior do esfincter interno, e fezes guáiaco-positivas. Você decide por uma abordagem mais direta e aprofunda as perguntas sobre bebida, hábito intestinal e uso de AINEs. O único acréscimo é a produção ocasional de fezes sanguinolentas acompanhadas por algum desconforto abdominal difuso.

- Qual é o diagnóstico mais provável?
- Qual é seu próximo passo diagnóstico?
- Qual é seu próximo passo em terapia?

RESPOSTAS PARA O CASO 23:
Sangramento intestinal inferior

Resumo: Um homem de 62 anos vem ao seu consultório para um *check-up* de rotina. Relata ter fezes sanguinolentas ocasionais, e você encontra positividade em Teste do guaiáco para detecção de sangue nas fezes. Está um pouco pálido, mas hemodinamicamente estável no momento. Você decide que é preciso maior avaliação do sangramento, mas que a maior parte pode ser feita em ambulatório com acompanhamento.

- **Diagnóstico mais provável:** Hemorroidas.
- **Próximo passo diagnóstico:** Hemograma completo (HC) e colonoscopia.
- **Próximo passo na terapia:** Interromper o uso de AINEs e diminuir o consumo de álcool.

ANÁLISE

Objetivos

1. Saber como reconhecer sinais e sintomas sutis de sangramento GI inferior.
2. Compreender as etiologias do sangramento GI inferior.
3. Compreender como avaliar e tratar corretamente em ambulatório pacientes com sangramento GI.

Considerações

Esse homem de 62 anos vem a seu consultório para um exame de rotina, mas é encontrado algum tipo de sangramento gastrintestinal inferior que necessita maior avaliação. Durante a consulta, não apresenta sinais de instabilidade hemodinâmica ou sangramento ativo que requeiram encaminhamento imediato a uma emergência ou tratamento hospitalar, de modo que você decide fazer um acompanhamento ambulatorial muito próximo durante a investigação. Seus fatores de risco identificáveis e modificáveis imediatos para sangramento GI incluem o consumo regular de álcool e AINEs. Você o aconselha sobre esses dois temas e antes do final da consulta solicita HC, painel químico, provas de função hepática e perfil de coagulação. Se não houver nenhuma anormalidade laboratorial que requeira manejo de emergência, você marca uma colonoscopia ambulatorial na mesma semana. Seu diagnóstico diferencial no momento é amplo, mas você começa considerando os agressores mais frequentes nessa faixa etária, que incluem doença diverticular, hemorroidas, tumores e colite ulcerativa. Por enquanto, você modifica aqueles fatores que possam contribuir para qualquer uma dessas etiologias e aguarda os resultados dos exames laboratoriais.

ABORDAGEM AO Sangramento gastrintestinal baixo

DEFINIÇÕES

HEMATOQUEZIA: Sangue vermelho-vivo visível nas fezes.
SANGRAMENTO GI INFERIOR: Sangramento oriundo de uma fonte distal ao ligamento de Treitz.

ABORDAGEM CLÍNICA

As manifestações do sangramento GI dependem da fonte, da velocidade de sangramento e das doenças subjacentes ou coexistentes. Um paciente mais velho ou com comorbidades significativas, como doença arterial coronariana, tem maior risco de chegar ao atendimento médico em choque. Um indivíduo mais jovem e mais saudável pode se apresentar com sintomas como fadiga ou dispneia ao esforço, ou se queixar diretamente de ver sangue nas fezes. Sinais e sintomas de anemia são comuns, e incluem fraqueza, cansaço fácil, palidez de pele ou conjuntivas, dor torácica, tontura, taquicardia, hipotensão e ortostasia.

Uma história de sangue nas fezes ou o achado de positividade em Teste do guaiáco para detecção de sangue nas fezes deve levar a uma maior avaliação para determinar a fonte do sangramento. Dependendo da história e do estado hemodinâmico do paciente, medidas mais imediatas e invasivas podem ser necessárias ao se identificar um sangramento GI. Por exemplo, a **hematoquezia costuma ser patognomônica de sangramento GI inferior, mas também pode ser encontrada em pacientes com forte sangramento GI superior.** Nesse contexto, um aspirado nasogástrico pode ajudar a diferenciar esse pequeno subgrupo de pacientes.

A avaliação dos ABCs (vias aéreas, respiração (*breathing*) e circulação) é crucial em pacientes instáveis que se apresentam com sangramento GI. Não se deve retardar a internação em UTI em pessoas com sangramento grave, e deve-se sempre antecipar uma abordagem em equipe, consistindo de gastrenterologista, cirurgião com experiência em cirurgia GI e enfermagem especializada. As principais causas de morbidade e mortalidade em pacientes com sangramento GI incluem aspiração de sangue e choque e, para preveni-las, deve-se sempre considerar a intubação endotraqueal, a fim de proteger as vias aéreas de pacientes com alteração do estado mental. A maioria dos sangramentos GI inferiores não justifica terapia de emergência, mas esteja preparado para descompensações no idoso e em pacientes com parâmetros hemodinâmicos normais limítrofes.

Diagnóstico

O exame de escolha para a determinação da fonte do sangramento GI inferior é a colonoscopia. O preparo intestinal adequado com um purgativo de sulfato oral, para limpar o intestino de sangue, coágulos e fezes, aumenta o rendimento no diagnóstico de locais de sangramento no colo. Angiografia e cintilografia com hemácias ou coloide marcados com tecnécio pode ter valor, caso não seja possível realizar a colonoscopia ou se um sangramento intenso impedir a visualização adequada do colo, mas a magnitude do sangramento necessária para mostrar seu local limita a utilidade desses métodos. A sigmoidoscopia, juntamente com enema baritado com contraste aerado, pode ser uma alternativa quando não há disponibilidade de colonoscopia ou se o paciente se recusar a fazê-la. Se a sigmoidoscopia inicial for negativa, é obrigatório fazer uma colonoscopia. Se as duas forem negativas, faz-se uma panendoscopia.

Sempre considere a possibilidade de sangramento GI superior como fonte da hematoquezia. Um aspirado por sonda nasogástrica pode ajudar a fazer essa determinação. Um aspirado que mostra bile, mas não sangue, confirmará que o sangramento vem de uma fonte GI inferior.

ETIOLOGIAS

Hemorroidas

As hemorroidas são veias dilatadas no plexo hemorroidal do ânus. São definidas como "internas" se surgirem acima da linha dentada, e "externas" se surgirem abaixo dela; ambas podem causar hematoquezia. Constipação crônica, esforço para evacuar, gravidez e permanecer sentado por tempo prolongado (p. ex., motoristas de caminhão) são fatores de risco. Juntamente com o sangramento, hemorroidas internas podem causar dor, irritação e um nódulo palpável. Hemorroidas internas podem causar sangramento e fazer prolapso através do ânus. Geralmente, o tratamento conservador com dieta rica em fibra, emolientes fecais e precauções contra esforços prolongados também têm sucesso. Quando necessário, podem-se realizar diferentes procedimentos cirúrgicos para tratamento definitivo.

Doença diverticular

Divertículos são bolsas da mucosa do colo saindo da luz do órgão por áreas mais fracas da parede. Ocorrem mais frequentemente nos locais onde os vasos sanguíneos penetram pelos músculos do colo. São **mais frequentemente assintomáticos e encontrados à endoscopia ou em estudos de imagem intestinal**. Podem causar sangramento sintomático, ocasionalmente maciço, em geral indolor. Em geral, o sangramento diverticular cessa de forma espontânea. Quando o sangramento é extremamente intenso ou não para, pode ser necessária a ressecção cirúrgica da porção afetada do colo. A diverticulose assintomática é manejada com modificação alimentar, primariamente uma dieta rica em fibras.

A diverticulite é a inflamação e infecção dolorosa de um divertículo. Com frequência causa dor abdominal do quadrante inferior esquerdo, juntamente com febre, náusea, diarreia e constipação. A perfuração de um divertículo, causando peritonite ou formação de abscesso intra-abdominal, pode ser uma complicação. A diverticulite costuma ser tratada com repouso intestinal e antibióticos efetivos contra a flora intestinal. Um esquema comum é a combinação de uma quinolona e um agente contra organismos anaeróbios, como metronidazol. Em casos graves, recorrentes, ou quando ocorre perfuração, pode haver indicação de cirurgia.

Doença inflamatória intestinal

Colite ulcerativa e doença de Crohn são os dois diagnósticos primários considerados na categoria da doença inflamatória intestinal (DII). A **colite ulcerativa causa inflamação contínua do intestino grosso**, começando no reto e estendendo-se proximamente. A doença grave pode causar pancolite, afetando todo o colo. **A doença de Crohn causa áreas de inflamação focal, mas pode ocorrer em qualquer lugar no aparelho gastrintestinal.** As duas doenças podem causar episódios recorrentes de dor abdominal, diarreia, perda ponderal, sangramento retal, fístulas e abscessos. Desconhece-se a etiologia definitiva da DII, mas essas são síndromes autoimunes, e uma história familiar de DII é um importante fator de risco. Juntamente com os sintomas GI, **podem ocorrer numerosas manifestações extraintestinais, mais frequentemente artrite.** Outras manifestações extraintestinais incluem colangite esclerosante, cirrose, esteatose hepática, pioderma gangrenoso e eritema nodoso. A colite ulcerativa é um fator de risco significativo para o desenvolvimento de câncer de colo. Os pacientes com colite ulcerativa requerem frequentes exames colonoscópicos de vigilância. A DII pode ser manejada com terapia sintomática, como medicamentos antidiarreicos, juntamente com medicações anti-inflamatórias (aminossalicilatos, corticosteroides) administradas oralmente ou sob forma de enema, e medicações imunossupressoras. A colite ulcerativa pode ser tratada definitivamente por uma colectomia total, em geral reservada para pancolite grave, ausência de resposta à terapia clínica, ou devido ao risco de câncer de colo.

Neoplasias de colo

Os pólipos são neoplasias benignas do colo. Pólipos hiperplásicos tendem a ser pequenos crescimentos lisos encontrados incidentalmente durante a endoscopia, que não têm significância prognóstica. Pólipos adenomatosos são crescimentos benignos com potencial para se tornar malignos. Listados em ordem de potencial de se tornarem cancerosos (em ordem crescente), os três tipos de adenomas são adenomas tubulares, adenomas tubulovilosos e adenomas vilosos. Os pólipos maiores têm maior risco de causar sangramento e se tornarem malignos que pólipos menores. Os pólipos podem ser identificados e removidos durante a colonoscopia.

O câncer de colo é a segunda principal causa de mortes por câncer em homens e mulheres. O risco de câncer de colo aumenta com a idade, história de pólipos de colo, história familiar de câncer de colo ou história pessoal da colite ulcerativa. **Qualquer paciente com mais de 50 anos com sangramento GI inferior deve ser avaliado para a presença do câncer de colo.** Devido à presença de lesões pré-malignas (pólipos) que podem ser identificadas e removidas em pacientes assintomáticos, recomenda-

-se o rastreamento de câncer de colo para todos os adultos acima de 50 anos e para os mais jovens que apresentarem riscos aumentados. O tratamento e o prognóstico do câncer de colo dependem do estágio em que é encontrado. O Sistema de Dukes estadia o câncer de colo de A a D, dependendo da penetração através da camada da parede intestinal, presença de disseminação em linfonodos e de metástases à distância. O câncer de colo Dukes A tem um excelente prognóstico com ressecção cirúrgica; o câncer Dukes D geralmente não é curável, sendo tratado com combinações de cirurgia, quimioterapia e radiação.

O sangramento diverticular ocorre em 10 a 20% dos casos de sangramento GI inferior, na maioria dos casos aumentado pelo uso de AINEs ou ácido acetilsalicílico. Na doença diverticular, o sangramento com frequência é autolimitado e cessa aproximadamente 75% das vezes, recorrendo em uma taxa de aproximadamente 38%. As causas mais comuns incluem hemorroidas (59%), pólipos colorretais (38 a 52%), diverticulose (34 a 51%), câncer colorretal (8%), colite ulcerativa, malformações arteriovenosas e constrições colônicas. Essas porcentagens variam entre faixas etárias, e espera-se que a maioria dos casos mais sérios ocorra em idosos.

QUESTÕES DE COMPREENSÃO

23.1 Um homem de 52 anos apresenta-se com sangramento vermelho-vivo pelo reto. Declara que está sangrando intensamente há cerca de duas horas. Na emergência, seu pulso é de 110 bpm, pressão arterial 90/50 mmHg, sua aparência é fria e úmida, e há sangue presente ao exame retal, embora não pareça estar sangrando no momento. Qual dos seguintes é o melhor passo inicial?

A. Colonoscopia.
B. Sigmoidoscopia flexível.
C. Colocar uma sonda nasogástrica.
D. Iniciar um bolo IV de soro fisiológico.
E. Fazer uma transfusão de sangue O negativo.

23.2 Em uma colonoscopia de rastreamento, notam-se vários divertículos no colo sigmoide. O paciente nunca teve nenhuma queixa de constipação, diarreia, dor abdominal ou sangramento retal. Qual dos seguintes é o melhor passo no seu manejo?

A. Colonoscopia anual.
B. Colectomia do sigmoide.
C. Dieta rica em fibras.
D. Inibidor da bomba de prótons.

23.3 Um homem de 25 anos fez uma colonoscopia para avaliação diagnóstica de dor abdominal, perda ponderal, diarreia e sangue nas fezes. A colonoscopia mostra inflamação difusa da mucosa do ânus ao íleo terminal. Qual dos seguintes é o diagnóstico mais provável?

A. Colite ulcerativa.
B. Doença de Crohn.
C. Colite pseudomembranosa.
D. Câncer de colo.

RESPOSTAS

23.1 **D.** A avaliação inicial desse paciente agudamente doente é o ABC das vias aéreas, respiração e circulação. Como ele parece estar em choque hipovolêmico, com taquicardia e hipotensão, é necessário administrar um bolo de um líquido cristaloide, como soro fisiológico ou solução de Ringer lactato, antes de prosseguir com qualquer outra avaliação.

23.2 **C.** Divertículos assintomáticos são um achado comum em colonoscopias de rastreamento. O manejo inicial desse quadro é uma dieta rica em fibras. A diverticulose em si não aumenta o risco de desenvolver câncer de colo. Em geral, a cirurgia está reservada para casos sintomáticos graves ou recorrentes.

23.3 **A.** A colite ulcerativa causa inflamação contínua do colo, enquanto a doença de Crohn causa inflamação fragmentada com áreas livres. A colite pseudomembranosa é uma complicação da infecção do colo por *Clostridium difficile*.

> ### DICAS CLÍNICAS
>
> ▶ Geralmente se suspeita de sangramento GI inferior em lesões ou patologias distais ao ligamento de Treitz. Medidas simples, como lavagem nasogástrica, podem ajudar a afastar sangramento GI superior como causa de hematoquezia.
> ▶ Em um paciente com sangramento GI inferior agudo, considere fazer uma colonoscopia. Outros procedimentos diagnósticos que podem ser úteis incluem estudos de imagem por radionuclídeos e angiografia mesentérica.
> ▶ Qualquer paciente acima de 50 anos deve fazer rastreamento de câncer de colo.

REFERÊNCIAS

Anthony T, Penta P, Todd RD, et al. Rebleeding and survival after acute lower gastrointestinal bleeding. *Am J Surg*. 2004;188:485-490.

Bassford T. Treatment of common anorectal disorders. *Am Fam Physician*. 1992;45:1787-1794.

Friedman S, Blumberg RS. Inflammatory bowel disease. In: Fauci AS, Braunwald E, Kasper DL, et al, eds. *Harrison's Principles of Internal Medicine*. 17th ed. New York, NY: McGraw-Hill; 2008:1886-1899.

Gearhart SL. Diverticular disease and common anorectal disorders. In: Fauci AS, Braunwald E, Kasper DL, et al, eds. *Harrison's Principles of Internal Medicine*. 17th ed. New York, NY: McGraw-Hill; 2008:1903-1910.

Manning-Dimmitt LL, Dimmitt SG, Wilson GR. Diagnosis of gastrointestinal bleeding in adults. *Am Fam Physician*. 2005;71:1339-1346.

Salzman H, Lillie D. Diverticular disease: diagnosis and treatment. *Am Fam Physician.* 2005;72:1229-1234.

Zuber TJ. Hemorrhoidectomy for thrombosed external hemorrhoids. *Am Fam Physician.* 2002;65: 1629-1639.

CASO 24

Uma mulher de 61 anos chega ao departamento de emergência com queixa de tosse há duas semanas. A tosse produz escarro verde e está associada a suor, calafrios com tremores e febre de até 38,8°C. Esteve exposta a seus netos, que receberam um diagnóstico de infecções das vias aéreas superiores há duas semanas, mas que agora estão bem. Sua história médica pregressa é significativa por diabetes há 10 anos, bem controlado com o uso de hipoglicemiantes orais. Nega o uso de tabaco, álcool ou drogas. Ao exame, parece doente e angustiada, com tosse e calafrios contínuos. Sua pressão arterial é 100/80 mmHg, pulso de 110 bpm, temperatura de 38,3°C, frequência respiratória de 24 mpm, e saturação de oxigênio de 97% em ar ambiente. O exame de cabeça e pescoço não apresenta alterações. Seus pulmões apresentam roncos e diminuição do murmúrio vesicular, com macicez à percussão nas bases, bilateralmente. Seu coração está taquicárdico, porém regular. As extremidades não mostram sinais de cianose ou edema. O restante do exame é normal. O hemograma completo mostra uma leucocitose de 17.000 células/mm^3, com 85% de neutrófilos e 20% de linfócitos. Sua glicemia é 120 mg/dL.

▸ Qual é o diagnóstico mais provável?
▸ Qual é seu próximo passo diagnóstico?
▸ Qual é o próximo passo na terapia?
▸ Quais são as complicações em potencial desse quadro?

RESPOSTAS PARA O CASO 24:
Pneumonia

Resumo: Esta é uma mulher de 61 anos com febre, calafrios e tosse produtiva. Apresenta um exame pulmonar anormal e leucocitose. Sua história médica significativa é o diabetes melito.

- **Diagnóstico mais provável**: Pneumonia adquirida na comunidade.
- **Próximo passo diagnóstico**: Radiografia de tórax, Gram e cultura do escarro e hemocultura.
- **Próximo passo terapêutico**: Determinar se a paciente requer terapia hospitalar ou ambulatorial e iniciar antibióticos.
- **Complicações em potencial**: Bacteremia, sepse, derrame pleural parapneumônico e empiema.

ANÁLISE

Objetivos

1. Reconhecer o diagnóstico diferencial de pneumonia.
2. Familiarizar-se com estratégias amplamente aceitas de tomada de decisão para diagnóstico e manejo de diferentes tipos de pneumonia.
3. Aprender sobre tratamento e acompanhamento de pneumonia.
4. Reconhecer os efeitos de comorbidades.

Considerações

Essa paciente de 61 anos chega com um dilema diagnóstico comum: tosse produtiva com escarro verde e febre. A prioridade para o médico é determinar se a paciente está mais doente do que a queixa indicaria. Pistas úteis da condição geral da paciente incluem aparência tóxica, uso de músculos acessórios para respirar e baixa saturação de oxigênio. Taquicardia, hipotensão e alteração do estado mental são sinais de doença mais crítica. **Deve-se sempre abordar a situação das vias aéreas, boa respiração e circulação.**

Felizmente, a paciente não apresenta esses sintomas alarmantes. Se um paciente tiver angústia respiratória, pode ser necessário verificar a gasometria arterial. Se o paciente tiver baixa saturação de oxigênio, administre oxigênio por cânula nasal e então colha a anamnese e faça o exame físico.

A etiologia mais comum da tosse é uma infecção das vias aéreas superiores. Essa paciente tem várias características que aumentam a probabilidade de pneumonia, incluindo sua **idade, tosse com escarro verde, febre com calafrios e exposição a contatos próximos com infecções respiratórias**. O padrão-ouro para o diagnóstico de pneumonia é a presença de um infiltrado na radiografia de tórax, embora um raio X normal não exclua o diagnóstico. A radiografia pode estar normal no início da doença, e um paciente desidratado pode não demonstrar um infiltrado até estar adequadamente reidratado.

ABORDAGEM À Pneumonia

DEFINIÇÕES

PNEUMONIA: Infecção do parênquima pulmonar, causada por agentes que incluem bactérias, vírus, fungos e parasitas.

PNEUMONITE: Inflamação dos pulmões por várias causas não infecciosas, como produtos químicos, sangue, radiação e processos autoimunes.

ABORDAGEM CLÍNICA

Bronquite e pneumonia representam um contínuo da infecção das vias aéreas inferiores. A extensão do envolvimento do parênquima pulmonar adjacente determina se o raio X apresenta ou não um infiltrado. **Define-se pneumonia como uma infecção do parênquima pulmonar** causada por agentes bacterianos, virais, fúngicos e parasitários. Deve-se distingui-la da pneumonite, que é a inflamação dos pulmões por várias causas não infecciosas, como produtos químicos, sangue, radiação e processos autoimunes. A ocorrência e a gravidade da pneumonia dependem tanto do estado dos mecanismos de defesa do organismo contra infecções quanto das características do agente infeccioso. O **mecanismo mais comum para desencadear a pneumonia é a colonização das vias aéreas superiores** por organismos potencialmente patogênicos que são subsequentemente aspirados. O tipo de organismo envolvido depende, em parte, de características do hospedeiro.

Pneumonia adquirida na comunidade

A pneumonia que ocorre em pessoas não hospitalizadas ou institucionalizadas é definida como adquirida na comunidade. A causa bacteriana mais comum de pneumonia adquirida na comunidade é o *Streptococcus pneumoniae* (pneumonococo). Outras etiologias bacterianas comuns são *Haemophilus influenzae* e *Moraxella catarrhalis*. A pneumonia pneumocócica classicamente causa uma doença de início agudo com tosse produtiva de escarro cor de ferrugem, febre, calafrios com tremores e um infiltrado lobar ao raio X de tórax. O *H. influenzae* é frequentemente encontrado em pacientes com doença pulmonar obstrutiva crônica subjacente.

Mycoplasma pneumoniae, *Chlamydia pneumoniae* e *Legionella pneumophila* são bactérias que causam o que é classificado como pneumonia "atípica". A pneumonia atípica também é causada por diversos vírus. Os **organismos da pneumonia típica são mais comuns em pacientes idosos**, enquanto pneumonias atípicas ocorrem mais comumente em adolescentes ou em adultos jovens. Organismos atípicos tendem a causar infiltrados difusos bilaterais ao raio X, em vez de infiltrados lobares focais.

Pneumonia associada a cuidados de saúde

A pneumonia associada a cuidados de saúde inclui infecções que se desenvolvem em hospitais, casas geriátricas, instituições especializadas de enfermagem ou outras instituições de cuidados prolongados. Os agentes patogênicos encontrados nesses tipos de instituições são similares, de modo que os tratamentos recomendados são os mesmos. A pneumonia associada a cuidados de saúde é uma importante fonte de morbidade, mortalidade e hospitalização prolongada. **Os fatores de risco incluem intubação, alimentação por sonda nasogástrica, pneumopatia preexistente e falência de múltiplos sistemas.** Os organismos envolvidos incluem os agentes patogênicos envolvidos na pneumonia adquirida na comunidade, bem como bactérias aeróbias gram-negativas (*Pseudomonas, Klebsiella, Acinetobacter*) e cocos gram-positivos, como o *Staphylococcus aureus*. A incidência de organismos resistentes a fármacos, como o *S. aureus* resistente à meticilina, está aumentando. Evitar a intubação quando possível, usar intubação orofaríngea em vez de nasofaríngea, manter a cabeceira da cama do paciente elevada durante a alimentação por sonda, e técnicas para controle de infecção, como lavagem cuidadosa e uso de desinfetantes alcoólicos nas mãos, podem reduzir os riscos.

Diagnóstico

Na pneumonia, a história do paciente comumente inclui os sintomas de tosse produtiva, febre, dor torácica pleurítica e dispneia. Os sintomas podem ser muito inespecíficos nos muito idosos e muito jovens. Em crianças pequenas, comumente vê-se respiração rápida; no idoso, a pneumonia pode se apresentar como alteração do estado mental.

Às vezes, a história pode ajudar a determinar o organismo específico envolvido. Na pneumonia pneumocócica, frequentemente vê-se início ou piora abrupta da doença. *Legionella com* frequência causa diarreia juntamente com pneumonia. O *S. aureus* é uma causa comum de pneumonia pós-influenza.

Os achados de exame físico podem incluir febre, taquicardia, taquipneia, hipotensão e redução da saturação de oxigênio. A ausculta pulmonar pode revelar roncos ou crepitações. Egofonia (mudança E para A) pode ser um sinal de consolidação pulmonar focal, e, a macicez à percussão, resultado de um derrame pulmonar.

Todos os pacientes com suspeita de pneumonia devem fazer uma radiografia de tórax. A presença de um infiltrado pode confirmar o diagnóstico, mas sua ausência não afasta a presença de pneumonia. A radiografia de tórax também pode identificar um derrame pleural, que pode ser uma complicação da pneumonia (derrame parapneumônico).

Achados radiológicos específicos também podem levar à consideração de certos agentes etiológicos ou tipos de pneumonia. Conforme indicado acima, infiltrados lobares são mais comuns em infecções típicas, e infiltrados difusos mais prováveis em infecções atípicas. Um infiltrado bilateral com aparência de vidro fosco está associado a infecções por *Pneumocystis jiroveci* (antes conhecido como *P. carinii*), encontradas com mais frequência em pacientes com Aids. A consolidação apical pode ser encontrada na tuberculose. A pneumonia causada pela aspiração de conteúdos gastrintestinais é comumente vista no lobo inferior direito, devido à ramificação da árvore brônquica.

Outros exames indicados em pacientes com pneumonia incluem um hemograma completo (HC) e um painel bioquímico. É possível fazer o diagnóstico microbiológico específico com culturas de sangue ou escarro. **Culturas têm baixa sensibilidade** (muitos falso-negativos), mas uma cultura positiva pode ajudar a orientar o tratamento. O exame direto de antibióticos fluorescentes no escarro pode ser usado para identificar *Legionella* e *Mycoplasma*; a *Legionella* também pode ser identificada por exames de antígenos urinários.

Tratamento

Quando se diagnostica pneumonia, a decisão inicial a ser feita é se o paciente pode ser tratado em ambulatório com segurança ou se é necessária hospitalização. Um método para fazer essa determinação é usar o **Índice de gravidade de pneumonia, que atribui aos pacientes uma categoria de risco com base em sua idade, comorbidades, exame específico e achados laboratoriais.** As comorbidades de alto risco incluem neoplasia, hepatopatia, nefropatia, insuficiência cardíaca congestiva e diabetes. Os achados de exame físico considerados são taquipneia, febre, hipotensão, taquicardia e alteração do estado mental. Achados laboratoriais incluem baixo pH, hiponatremia, baixo hematócrito, baixa saturação de oxigênio, hiperglicemia, hiperazotemia e derrame pleural ao raio X. Com base nas características demográficas e em achados individuais do paciente, atribui-se uma classe de risco e risco de mortalidade. Classes de baixo risco (1 e 2) podem ser tratadas ambulatorialmente com segurança; classes de mais alto risco (3, 4 e 5) devem ser hospitalizadas.

A emergência de pneumococos resistentes a fármacos e o desenvolvimento de novos antimicrobianos mudaram o tratamento empírico da pneumonia adquirida na comunidade. Em pessoas saudáveis, a terapia empírica recomendada é um macrolídeo (claritromicina ou azitromicina) ou doxiciclina. Em áreas com altas taxas de resistência a macrolídeos, seria recomendado o tratamento com uma fluoroquinolona mais nova (levofloxacino, moxifloxacino) ou a combinação de um β-lactâmico mais um macrolídeo.

Para pacientes hospitalizados com pneumonia adquirida na comunidade que não requerem tratamento na UTI, recomendam-se um β-lactâmico IV (p. ex., cefuroxima, cefotaxima, ceftriaxona ou ampicilina-sulbactam) e um macrolídeo IV (eritromicina ou azitromicina). Pode-se substituí-los por uma fluoroquinolona IV com atividade contra o *S. pneumoniae*.

O retorno ao consultório para acompanhamento três ou quatro dias mais tarde ajudará a avaliar a resposta à terapia. Radiografias de tórax de acompanhamento precoce são obrigatórias em todos aqueles que não apresentam melhoras clínicas em 5 a 7 dias, porque o carcinoma broncogênico pode se apresentar como uma pneumonite típica.

Pneumonias associadas a cuidados de saúde requerem uma cobertura antibiótica mais ampla dos agentes patogênicos prováveis, muitos dos quais desenvolveram resistência a múltiplos fármacos. Um esquema inclui um β-lactâmico mais uma fluoroquinolona ou aminoglicosídeo antipseudomonas. O *S. aureus* resistente à meticilina pode requerer tratamento com vancomicina.

A duração do tratamento é influenciada pela gravidade da doença, agente etiológico, resposta à terapia, presença de outros problemas médicos e complicações. A terapia até que o paciente esteja afebril por pelo menos 72 horas é suficiente para a pneumonia causada por *S. pneumoniae*. Um mínimo de duas semanas de terapia é apropriado para pneumonias causadas por *S. aureus, Pseudomonas aeruginosa, Klebsiella,* anaeróbios, *M. pneumoniae, C. pneumoniae* ou *Legionella* sp.

Complicações

Aproximadamente 25 a 30% dos pacientes com pneumonia pneumocócica apresentam bacteremia. As taxas de mortalidade variam de 20 a 30% em pacientes com bacteremia, mas podem ser de até 60% em idosos. Os derrames pleurais parapneumônicos desenvolvem-se em 40% dos pacientes hospitalizados com pneumonia pneumocócica. Menos de 5% dos casos progridem para empiema. Se houver mais que uma quantidade mínima de líquido, evidenciada por apagamento significativo do ângulo costofrênico ao raio X, pode ser necessário realizar uma toracocentese com coloração de Gram e cultura do líquido pleural. A presença de um empiema costuma requerer drenagem com um dreno pleural ou procedimento cirúrgico.

Prevenção

Recomenda-se a **vacina pneumocócica** para todas as pessoas com 65 anos ou mais, todos os adultos com cardiopneumopatias crônicas, fumantes e todas as pessoas imunocomprometidas. Considere a revacinação a cada cinco anos em pacientes sabidamente com diminuição rápida de títulos de anticorpos, como portadores de síndrome nefrítica ou insuficiência renal. Também considere repetir a vacinação contra o pneumococo em pacientes com asplenia. A revacinação tem mínimos efeitos colaterais; o mais comum é uma reação localizada no local da injeção.

Recomenda-se a **vacinação contra a influenza** no final do outono e inverno para todas as pessoas com mais de 6 meses. A associação entre infecção pelo vírus da influenza e a pneumonia é bem reconhecida. O número de casos de doença pneumocócica invasiva tem seu pico no meio do inverno, quando a influenza é mais prevalente. A infecção pelo vírus da influenza pode facilitar a colonização bacteriana e comprometer os mecanismos de defesa do hospedeiro. Um estudo prospectivo de pacientes de 65 anos ou mais demonstrou a efetividade da vacinação contra influenza e pneumococos na redução de hospitalizações por pneumonia e na prevenção de doença pneumocócica invasiva.

QUESTÕES DE COMPREENSÃO

24.1 Um adolescente de 17 anos chega ao serviço de emergência com temperatura de 38,3°C, tosse profunda não produtiva e mal-estar generalizado há três dias. Não se lembra de ter estado próximo a ninguém particularmente doente, mas tem contato com muitas pessoas em seu trabalho como vendedor depois das aulas, bem como na escola. Declara que nunca teve catapora e não sabe que imunizações recebeu na infância. Aos 12 anos, foi diagnosticado com leucemia, mas desde então está saudável. Está preocupado que seu câncer possa não estar mais em remissão. Um raio X de tórax revela infiltrados difusos bilaterais. Qual das seguintes alternativas é a causa mais provável da doença?

A. Pneumonia causada por *S. pneumonia*.
B. Pneumonia causada pelo *P. jiroveci*.
C. Pneumonia causada por *Legionella pneumophila*.
D. Pneumonia causada por *M. pneumonia*.
E. Pneumonia causada por *H. influenza*.

24.2 Uma paciente de 35 anos volta ao ambulatório com uma temperatura de 40 °C, suores noturnos, calafrios, falta de ar e tosse produtiva com escarro amarelo--esverdeado. Foi vista há duas semanas por dor de cabeça, febre de 38,8 °C, tosse não produtiva e mialgia. Foi receitado oseltamavir por 10 dias. Sentiu-se melhor depois de tomar o medicamento, mas agora sente que está piorando. Qual das seguintes alternativas é o melhor tratamento para essa paciente?

A. Teste de 14 dias de oseltamavir.
B. Eritromicina.
C. Penicilina.
D. Cefuroxima.
E. Não é necessário nenhum tratamento.

24.3 Um viúvo de 76 anos que mora sozinho vem ao ambulatório com crescente falta de ar e dor torácica em repouso nas últimas duas semanas. Há 20 anos tem hipertensão crônica e DAC, para as quais toma HCTZ, enalapril e ácido acetilsalicílico 81 mg/dia. Outros problemas clínicos incluem hiperlipidemia, vasculopatia periférica e doença do refluxo gastresofágico (DRGE), controladas com lovastatina, varfarina e omeprazol. Há dois anos sofreu acidente vascular cerebral localizado ao tronco cerebral. Atualmente tem disfagia e tem tossido com frequência à noite. No momento não tem tosse e não pode medir sua temperatura em casa. Qual das seguintes alternativas é o melhor para o próximo passo?

A. Endoscopia superior.
B. Remoção do inibidor da ECA.
C. Adesivo de nitroglicerina.
D. Radiografia de tórax.

RESPOSTAS

24.1 **D.** É mais provável encontrar infiltrados difusos bilaterais em pacientes com pneumonia causada por agentes atípicos, como *Mycoplasma*, do que em pacientes com pneumonia típica ou de aspiração. *Legionella*, outra pneumonia atípica, é improvável nessa população de pacientes, e o paciente não apresentava diarreia. É mais provável que o paciente tenha contraído uma pneumonia atípica do que tenha uma recidiva de leucemia com uma imunodeficiência tão profunda sem sintomas prévios.

24.2 **B.** Essa paciente está sofrendo de pneumonia bacteriana causada por *S. aureus*, uma infecção comum encontrada após infecção por influenza. O oseltamavir não é necessário, porque a causa da sua doença não é mais viral. Frequentemente administra-se a esses pacientes um teste terapêutico de 10 dias. O *Streptococcus pneumoniae* é tratado com penicilina. A pneumonia causada por *Hemophilus influenzae* é tratada com cefuroxima. A eritromicina é o fármaco de escolha para pneumonias causadas por *Legionella* ou *S. aureus*.

24.3 **D.** Esse paciente mais provavelmente tem pneumonia de aspiração. Com comprometimento do reflexo do vômito depois do AVE, tem maior probabilidade de aspirar durante o sono, o que é indicado pela tosse. Sua DRGE está bem controlada pela medicação, de modo que não se justifica a endoscopia alta nesse momento. Adesivos de nitroglicerina podem estar indicados se tiver descrito sintomas mais relacionados a angina. Um inibidor da ECA causaria uma tosse não relacionada à hora do dia.

> **DICAS CLÍNICAS**
>
> ▶ Pacientes idosos frequentemente apresentam menos sintomas, sintomas mais leves ou apresentações atípicas de pneumonia. Considere pneumonia no diagnóstico diferencial de alteração do estado mental no idoso.
> ▶ O uso apropriado da vacinação contra influenza e pneumococo reduz o risco de pneumonia em populações suscetíveis.
> ▶ Considere o diagnóstico de empiema em pacientes com pneumonia e derrame pleural, especialmente se os pacientes continuam a ter febre apesar da antibioticoterapia apropriada.

REFERÊNCIAS

American Thoracic Society and Infectious Diseases Society of America. Guidelines for the management of adults with hospital-acquired, ventilator-associated and healthcare-associated pneumonia. *Am J Respir Crit Care Med*. 2005;171:388-416.

CDC's Advisory Committee on Immunization Practices (ACIP) recommends universal annual influenza vaccination. Available at: http://www.cdc.gov/media/pressrel/2010/r100224.htm. Accessed May 16, 2010.

Centers for Disease Control and Prevention (CDC), Advisory Committee on Immunization Practices. Updated recommendations for prevention of invasive pneumococcal disease among adults using the 23-valent pneumococcal polysaccharide vaccine (PPSV23). *MMWR Morb Mortal Wkly Rep*. 2010;59:1102.

Lutfiyya MN, Henley E, Chang LF. Diagnosis and treatment of community-acquired pneumonia. *Am Fam Physician*. 2006;73:442-450.

Mandell LA, Wunderink R. Pneumonia. In: Fauci AS, Braunwald E, Kasper DL, et al, eds. *Harrison's Principles of Internal Medicine*. 17th ed. New York, NY: McGraw-Hill; 2008:1619-1628.

Mandell LA, Wunderink RG, Anzueto A, et al. Infectious Disease Society of America/American Thoracic Society consensus guidelines on the management of community-acquired pneumonia in adults. *Clin Infect Dis*. 2007;44(supplement 2):27S-72S. doi: 10.1086/511159.

Patel N, Criner G. Community-acquired pneumonia in the elderly: update on treatment strategies. *Consultant*. 2003;43(6):689-701.

Tierney LM, McPhee SJ, Papadakis MA. *Current Medical Diagnosis and Treatment*. New York, NY: McGraw-Hill; 2004.

CASO 25

Uma mulher de 38 anos chega ao consultório com queixas de perda de peso, fadiga e insônia há três meses. Relata que vem se sentindo gradualmente mais cansada, mas ficando acordada até tarde da noite, porque não consegue dormir. Acha que não está indo tão bem em seu trabalho como secretária e declara que tem problemas para se lembrar das coisas. Não sai de casa tanto como costumava e não consegue se lembrar da última vez em que saiu com amigos ou apreciou uma reunião social. Sente-se cansada na maior parte da semana e diz que sente que quer dormir e que frequentemente não quer sair da cama. Nega qualquer medicação recente, uso de drogas ilícitas ou álcool. Sente intensa culpa por relações fracassadas no passado, porque as percebe como defeitos. Declara que nunca pensou em suicídio, mas que começou a se sentir cada vez mais sem valor.

Seus sinais vitais e o exame físico geral são normais, embora se torne chorosa ao falar. O exame de seu estado mental é significativo por humor deprimido, atraso psicomotor e dificuldade em prestar atenção a perguntas. Estudos laboratoriais revelam um painel metabólico normal, hemograma normal e exames de função tireoidiana normais.

▶ Qual é o diagnóstico mais provável?
▶ Qual é seu próximo passo?
▶ Quais são as considerações importantes e as complicações potenciais do manejo?

RESPOSTAS PARA O CASO 25:
Transtorno depressivo maior

Resumo: Esta é uma mulher de 38 anos com depressão. Satisfaz pelo menos cinco dos critérios diagnósticos do *Manual diagnóstico e estatístico de transtornos mentais*, 4ª edição (*DSM-IV*) durante um período de duas semanas, o que representa uma mudança em relação a seu nível de funcionamento anterior. Pelo menos um dos sintomas deve ser humor deprimido ou perda de interesse ou prazer.

- **Diagnóstico mais provável:** Transtorno depressivo maior.
- **Próximo passo:** Avaliar a paciente quanto ao risco de suicídio; começar o manejo farmacológico e psicoterapêutico.
- **Considerações importantes e complicações potenciais:** Afastar outros diagnósticos clínicos como hipotireoidismo, anemia e processos infecciosos que poderiam mimetizar alguns sintomas de depressão; verificar se não está havendo nenhum uso ou abuso de substâncias; fazer rastreamento para transtorno bipolar e perguntar sobre história familiar de transtornos do humor; investigar e abordar ideações suicidas; revisar qualquer alteração recente de medicações para agentes que possam contribuir para esses sintomas (p. ex., β-bloqueadores, esteroides, sedativos, agentes quimioterápicos).

ANÁLISE

Objetivos

1. Reconhecer sinais e sintomas comuns de apresentação da depressão.
2. Compreender a patogênese multifatorial da depressão.
3. Aprender o tratamento da depressão e as sequelas dessa condição.
4. Familiarizar-se com o acompanhamento apropriado dessa condição.
5. Reconhecer a importância de avaliar o risco de suicídio.

Considerações

O caso citado representa uma apresentação comum da depressão. A paciente frequentemente não chega com uma queixa de depressão, mas com frequência encontram-se sintomas de fadiga, insônia e alterações de humor. Cabe então ao médico abordar o tópico de depressão com a paciente. Como os sintomas de depressão, como transtorno de memória ou incapacidade de concentração, podem limitar a capacidade da paciente para fornecer uma boa história, é útil falar com um contato próximo, como o cônjuge, a fim de coletar informações que confirmarão o diagnóstico.

Depois que se suspeita do diagnóstico de depressão, é crucial determinar o nível de cuidado mais apropriado para a paciente. O clínico deve abordar especifica e diretamente o risco da paciente de ferir-se ou ferir a terceiros. Se for uma candidata ativa ao suicídio, descrevendo o desejo de se ferir e tendo um plano para fazê-lo, então a hospitalização pode ser necessária. Similarmente, se a paciente for incapaz de cuidar de si própria, deve-se considerar a hospitalização. Se a paciente não tem ideações de suicídio, não é avaliada como um risco para si e para terceiros e tem apoio em casa, então, em geral, a terapia ambulatorial com acompanhamento de perto é apropriada.

ABORDAGEM AO Transtorno depressivo

DEFINIÇÕES

DEPRESSÃO MAIOR: Um ou mais episódios de transtorno de humor, cada um deles durando pelo menos duas semanas. Os sintomas mais proeminentes do transtorno depressivo maior são humor deprimido e perda de interesse ou de prazer. Insônia e perda de peso frequentemente acompanham a depressão maior, mas pacientes deprimidos também podem apresentar ganho ponderal e hipersonia.

TRANSTORNO DISTÍMICO: Depressão crônica do humor que não satisfaz os critérios de depressão maior, em termos de gravidade ou de duração de episódios individuais, mas o paciente ainda tem perda de interesse, falta de apetite ou de prazer e baixa energia.

ABORDAGEM CLÍNICA

Antecedentes

A prevalência de depressão é de 15 a 25% ao longo da vida, com **maior incidência em mulheres e idosos**. Os sintomas da depressão devem incluir pelo menos cinco dos nove sintomas a seguir, devem ocorrer dentro do mesmo período de duas semanas, devem representar uma mudança em relação ao funcionamento anterior e devem incluir humor deprimido ou perda de interesse ou de prazer:

1. Humor deprimido
2. Diminuição do interesse ou prazer
3. Perda ou ganho de peso significativos
4. Insônia ou hipersonia
5. Agitação ou retardo psicomotor
6. Fadiga ou perda de energia
7. Sentimento de perda de valor
8. Diminuição da capacidade de pensar ou se concentrar; indecisão
9. Pensamentos recorrentes de morte, ideação de suicídio, tentativa de suicídio ou plano específico

   Também,

- Os sintomas não satisfazem os critérios para um episódio misto (tanto mania quanto episódio depressivo).

- Os sintomas causam sofrimento clinicamente significativo ou comprometimento do funcionamento.
- Os sintomas não são resultado dos efeitos fisiológicos diretos de uma substância ou uma condição clínica generalizada.
- Os sintomas não são explicados pelo luto.

Em geral, um paciente com depressão chega ao médico com diversas queixas somáticas e diminuição do nível de energia, e não queixas de depressão. Os pacientes frequentemente queixam-se de tristeza, às vezes de irritabilidade ou alterações de humor. É comum haver dificuldade de concentração ou perda de energia e motivação. Seu pensamento com frequência é negativo, muitas vezes com sentimentos de insignificância, desesperança ou desamparo. Em outros, a queixa pode ser má memória ou concentração. O idoso pode se apresentar com confusão ou declínio geral do funcionamento. **O diagnóstico de depressão deve ser considerado em situações nas quais o paciente apresenta múltiplos sintomas físicos sem relação entre si.**

O diagnóstico diferencial da depressão inclui muitos outros distúrbios clínicos e psiquiátricos. Os transtornos psiquiátricos incluem transtorno distímico, luto e transtorno bipolar. **Numerosas condições clínicas podem causar sintomas depressivos**; isso é comum no hipotireoidismo e na anemia. O papel de agentes farmacológicos e o uso, abuso e dependência de substâncias também devem ser investigados, pois podem causar alterações significativas de humor. Isso é especialmente verdadeiro em relação ao álcool, sedativos, narcóticos e cocaína.

Fisiopatologia

Acredita-se que a etiologia da depressão seja multifatorial, envolvendo uma interação complexa de fatores genéticos, psicossociais e neurobiológicos. Múltiplos sistemas de neurotransmissores estão implicados, incluindo os sistemas serotoninérgico, noradrenérgico e dopaminérgico. As evidências dos efeitos de neurotransmissores sobre os transtornos de humor são apoiadas pelo conhecimento do mecanismo de ação dos fármacos antidepressivos. Todos os agentes antidepressivos atualmente disponíveis parecem trabalhar aumentando a quantidade de neurotransmissores disponível ao nervo pós-sináptico. Fazem isso (1) potencializando a liberação do neurotransmissor, (2) reduzindo a degradação do neurotransmissor, ou (3) inibindo a receptação do neurotransmissor pelo neurônio pré-sináptico.

Morbidade e mortalidade

A depressão causa significativa morbidade e mortalidade por numerosas formas. A depressão é frequentemente relatada em pessoas com patologias clínicas subjacentes. É uma ocorrência comum depois de infartos do miocárdio e de acidentes vasculares cerebrais. As pessoas com depressão e doença cardiovascular preexistente têm um risco três vezes e meia maior de morrer de ataque cardíaco do que os pacientes não deprimidos. Estudos também mostram que **pessoas com depressão têm maior** chance de desenvolver ou de morrer por doença cardiovascular, mesmo depois de controlar fatores de risco tradicionais, como tabagismo, pressão arterial e níveis lipídicos. A depressão também contribui para o rompimento de relações interpessoais, desenvolvimento de abuso de substâncias e absenteísmo da escola e do trabalho.

Todos os pacientes deprimidos devem fazer rastreamento de ideações violentas/suicídio e homicídio. Uma história de tentativas de suicídio ou violência é um fator de risco significativo para futuras tentativas. A depressão maior tem um papel em mais da metade de todas as tentativas de suicídio. **Mulheres, especialmente abaixo dos 30 anos, tentam o suicídio com mais frequência que homens, mas os homens têm maior probabilidade de completar o suicídio.** Armas de fogo são o método mais comumente usado em suicídios completos. O Quadro 25.1 lista os fatores de risco para tentativas de suicídio e suicídios completos.

Achados físicos

A maioria dos pacientes com depressão não apresenta anormalidades físicas significativas ao exame. Aqueles com sintomas mais graves podem revelar declínio na aparência ou higiene pessoal, juntamente com alterações significativas de peso. A fala pode ser normal, lenta, monótona ou sem conteúdo. A fala urgente é sugestiva de mania, enquanto uma fala desorganizada sugere necessidade de avaliação para psicose. O conteúdo do pensamento de pacientes com depressão inclui sentimentos de inadequação, desesperança ou desamparo. Às vezes, os pacientes queixam-se de se sentirem esmagados. O retardo psicomotor pode se manifestar como lentidão de movimentos ou de reações, especialmente no idoso.

Quadro 25.1 • FATORES DE RISCO PARA TENTATIVAS DE SUICÍDIO E SUICÍDIOS COMPLETOS

Tentativas	Completos
Mulheres	Homens
Idade < 30 anos	Idade > 55 anos
Morar sozinho	Doença clínica crônica simultânea
Estressores psicossociais atuais (perda do emprego, fim de relacionamento, etc.)	Isolamento social (divorciado, viúvo)
Abuso de substâncias	História familiar de suicídio
Transtorno de personalidade	Abuso de substâncias
Depressão	História de tentativa de suicídio

Dados da *American Psychiatric Association. Diagnostic and Statistical Manual of Mental Disorders. 4th ed. Washington, DC: American Psychiatric Association Press;* 1994; e Guck TP, Kavan MG, Elsasser GN, Barone EJ. Assessment and treatment of depression following myocardial infarction. Am Fam Physician. 2001;64:641-648,651-652.

Tratamento

A farmacoterapia inicial deve se basear na familiaridade do clínico com a medicação, antecipação da segurança e tolerabilidade, antecipação de efeitos adversos e história de tratamentos anteriores. A **farmacoterapia mais psicoterapia é mais efetiva do que farmacoterapia ou psicoterapia isoladas.** O tratamento deve buscar essa combinação, a fim de aumentar as chances de sucesso. Os fracassos de tratamento costumam resultar de não respeito à medicação, duração inadequada da terapia ou dosagem inadequada. Não se comprovou que nenhuma classe de medicação fosse mais efetiva que outras. Pacientes tratados por um primeiro episódio de depressão maior devem ser tratados por pelo menos 6 a 9 meses; a depressão recorrente precisa ser tratada por períodos mais longos. A necessidade de terapia vitalícia é maior com o aumento do número de episódios de depressão. **Todos os antidepressivos têm uma tarja preta da FDA alertando que aumentam o risco de pensamentos e comportamentos de suicídio em crianças, adolescentes e adultos jovens, especialmente nos primeiros meses de tratamento.**

CLASSES DE MEDICAÇÕES

O Quadro 25.2 lista as medicações usadas no tratamento da depressão.

Inibidores seletivos de recaptação da serotonina

Os inibidores seletivos de recaptação da serotonina (ISRSs) aumentam a quantidade do neurotransmissor serotonina (5-hidroxitriptamina) disponível ao neurônio pós-sináptico, bloqueando a capacidade do neurônio pré-sináptico de recaptar serotonina. Como podem ser necessárias 3 a 6 semanas de terapia antes que ocorra melhora significativa no humor, não se devem fazer ajustes de dose dessas medicações com menos de um mês de intervalo. Esses agentes têm baixo risco de toxicidade caso ingeridos em superdose (seja acidental ou intencional), tornando seu uso muito seguro. Os efeitos colaterais comuns incluem disfunção sexual, ganho de peso, distúrbios gastrintestinais, fadiga e agitação. Devido a sua eficácia e segurança, os ISRSs são frequentemente usados como agentes de primeira linha no tratamento da depressão.

Quadro 25.2 • MEDICAÇÕES USADAS NO TRATAMENTO DA DEPRESSÃO

ISRS	ISRSN	ADT	Atípicos	Inibidores da MAO
Fluoxetina	Venlafaxina	Amitriptilina	Bupropiona	Fenelzina
Paroxetina	Duloxetina	Nortriptilina	Amoxapina	Tranilcipromina
Sertralina	Mirtazapina	Desipramina	Trazodona	Selegilina
Fluvoxamina	Desvenlafaxina	Clomipramina		
Citalopram		Doxepina		
Escitalopram		Imipramina		

Inibidores seletivos de recaptação da serotonina e da noradrenalina

Os inibidores seletivos da recaptação da serotonina e da noradrenalina (ISRSNs) afetam tanto o sistema serotonérgico quanto o noradrenérgico. Agem primariamente no sistema serotonérgico em doses mais baixas e no sistema noradrenérgico em doses mais altas. Seus efeitos colaterais são similares aos ISRSs. Podem ser usados como tratamento de primeira linha para depressão e, devido a seus efeitos sobre dois sistemas de neurotransmissores, como agentes de segunda linha em caso de fracasso de ISRSs.

Antidepressivos tricíclicos

Os antidepressivos tricíclicos (ADTs) são agentes mais antigos que afetam, em graus variáveis, a receptação de noradrenalina e serotonina. São efetivos no tratamento da depressão e, porque são usados há muitos anos, são baratos. Entretanto, apresentam numerosos efeitos colaterais, incluindo sedação, boca seca, xeroftalmia, retenção urinária, ganho ponderal e distúrbio sexual. Também têm o risco de serem altamente tóxicos e potencialmente fatais em caso de superdosagem. Devido aos efeitos colaterais e riscos, os ADTs foram largamente substituídos pelos ISRSs como tratamento de primeira linha da depressão.

Inibidores da monoaminoxidase

Os inibidores da monoaminoxidase (inibidores da MAO) fazem com que quantidades maiores de serotonina e noradrenalina sejam liberadas durante a estimulação nervosa. Pacientes usando MAO devem fazer uma dieta com restrição de tiramina, a fim de reduzir o risco de crise hipertensiva grave e ocasionalmente fatal. Os inibidores da MAO também interagem com numerosas outras medicações, incluindo ISRSs e meperidina (Demerol). Essas interações também podem ser fatais. Devido aos riscos, os inibidores da MAO só devem ser usados por profissionais experientes e apenas quando os benefícios forem maiores que os riscos.

Agentes atípicos

Os diferentes agentes atípicos podem agir de forma similar a ISRSs, ADTs e inibidores da MAO, em vários graus. Seu benefício primário é uma menor incidência de distúrbio sexual como efeito colateral. A bupropiona está associada a um risco de convulsões em doses mais altas e está contraindicada em pacientes com história de convulsões. A trazodona tem o risco, embora raro, de causar priapismo. Também é altamente sedativa, sendo com frequência usada como auxiliar para dormir.

MANEJO HOSPITALAR

O manejo hospitalar está indicado quando o paciente apresenta risco significativo para si mesmo (suicídio, incapacidade para cuidar-se) ou para terceiros (risco de violência), ou se os sintomas são suficientemente graves para iniciar o tratamento em ambiente controlado. Justifica-se o envolvimento de um psiquiatra no cuidado de pacientes cujos sintomas mais graves requerem cuidados mais intensivos (ideações suicidas, psicose, mania e grave declínio na saúde física).

OUTROS TRANSTORNOS DE HUMOR

Transtornos de ansiedade

Os transtorno de ansiedade é uma classificação de transtornos de humor comuns na população, como **transtorno do pânico, transtorno obsessivo-compulsivo** (TOC), **transtorno generalizado de ansiedade, transtorno de estresse pós-traumático** (TEPT) **e fobia**. Os pacientes com transtorno generalizado de ansiedade têm preocupação e ansiedade excessivas e difíceis de controlar, que causam sintomas físicos, incluído agitação, irritabilidade, transtornos de sono e dificuldade de concentração. Transtornos de pânico caracterizam-se por ataques recorrentes de pânico, definidos como períodos de intenso medo, com início abrupto. O TOC se manifesta como obsessão (pensamentos recorrentes, intrusivos e inapropriados) ou compulsão (comportamentos repetitivos) que não são razoáveis, são excessivas e causam muito sofrimento ao paciente. O TEPT é uma resposta a um evento traumático grave no qual o paciente sofre medo, desamparo ou horror. Uma fobia é um medo irracional que faz as pessoas evitarem conscientemente uma situação, assunto ou atividade. **Os pacientes com transtornos de ansiedade têm alto risco de desenvolver uma depressão comórbida.**

Luto

Define-se luto como sintomas de um episódio depressivo maior que ocorre após a perda de um ente querido. Se os sintomas durarem mais de dois meses e envolverem ideações suicidas, preocupações mórbidas ou psicose, é feito então o diagnóstico de depressão maior.

Transtorno bipolar (depressão maníaca)

Esse transtorno de humor afeta igualmente os dois gêneros, apresentando-se frequentemente em jovens. Os sintomas incluem início abrupto de mais energia, menor necessidade de sono, fala apressada, diminuição do tempo de atenção, hipersexualidade, gasto de grandes quantidades de dinheiro e envolvimento em atividades extravagantes. Concomitantemente deve-se sempre investigar o abuso de substâncias. Os episódios devem durar mais de uma semana e serem abruptos, não contínuos; um comportamento contínuo desse tipo sugere transtornos de personalidade ou esquizofrenia. Um único episódio de mania é suficiente para o diagnóstico de transtorno bipolar. **Todos os pacientes diagnosticados com depressão devem ser questionados sobre mania**, uma vez que os tratamentos são diferentes. Em geral, o transtorno bipolar é tratado com estabilizadores do humor, que podem incluir valproato, carbamazepina e lítio. O uso de agentes antidepressivos no transtorno bipolar pode precipitar comportamentos maníacos agudos.

Transtorno distímico

Esse transtorno do humor apresenta-se com nível de humor continuamente baixo como sintoma primário. Geralmente, o diagnóstico exige dois anos de baixo humor. A distimia é menos aguda, porém mais prolongada que a depressão maior. Se ocorrer um episódio depressivo maior durante os dois anos de distimia, então, por definição, é depressão maior e não distimia.

QUESTÕES DE COMPREENSÃO

25.1 Um homem de 62 anos vem para uma consulta de acompanhamento para depressão grave. Seus sintomas incluíram episódios de choro, insônia e diminuição do apetite. Tem ideações de suicídio e diz que tem uma arma em casa. Teve alucinações auditivas, dizendo que uma voz lhe diz que sua mulher é o demônio. Seus sintomas não foram aliviados por doses máximas de sertralina, venlafaxina ou citalopram. Atualmente, está tomando duloxetina, que também não melhorou seus sintomas. Qual das seguintes alternativas mais provavelmente traria alívio mais rápido aos seus sintomas?
   A. Terapia eletroconvulsivante (TEC).
   B. Bupropiona.
   C. Suspender a duloxetina e iniciar um inibidor da MAO.
   D. Modificação comportamental.

25.2 Uma mulher de 40 anos vem à consulta de acompanhamento do tratamento para depressão recorrente. Seus sintomas melhoraram um pouco depois de dois meses de fluoxetina 10 mg por dia e sessões semanais de terapia com um psicólogo. Não está apresentando efeitos colaterais da medicação, e tanto ela quanto o marido afirmam que ela toma a medicação regularmente. Qual das seguintes alternativas seria o próximo passo mais apropriado?
   A. Continuar com o plano atual e esperar mais tempo.
   B. Aumentar a dose de fluoxetina para 20 mg/dia e continuar a terapia.
   C. Suspender a fluoxetina e começar paroxetina 10 mg/dia.
   D. Continuar a fluoxetina e acrescentar bupropiona como terapia adjuvante.
   E. Interromper as medicações e organizar uma consulta psiquiátrica para TEC.

25.3 Três semanas após iniciar um homem de 22 anos em um ISRS para um primeiro episódio de depressão, você recebe um telefonema da mãe do paciente, dizendo que ele não dorme há dias, está falando muito rápido e ultrapassou o limite do cartão de crédito comprando equipamentos eletrônicos. Qual das seguintes alternativas é a explicação mais provável para essa situação?
   A. Está apresentando um efeito colateral da medicação.
   B. Está tomando secretamente muito ISRS.
   C. Seu ISRS revelou um transtorno bipolar subjacente.
   D. Seu ISRS precipitou um estado hipertireóideo.

RESPOSTAS

25.1 **A.** Esse paciente tem depressão psicótica com ideações suicidas e não respondeu a doses máximas de vários antidepressivos. Tem maior probabilidade de responder à terapia eletroconvulsiva do que a psicoterapia ou mudança de medicação.

25.2 **B.** As causas mais comuns de fracasso de tratamento ou má resposta à terapia são dosagem inadequada da medicação, duração inadequada do tratamento ou não respeito ao tratamento. Nesse contexto em que a paciente está tomando os remédios e teve tempo adequado para resposta, aumentar a dose de medicação de 10 mg (uma dose inicial baixa) para 20 mg seria seu primeiro passo. As doses de medicação antidepressiva podem ser aumentadas após quatro semanas de tratamento, se a resposta for inadequada.

25.3 **C.** Em pacientes bipolares, o uso de um ISRS pode precipitar um estado maníaco. É criticamente importante buscar uma história de episódios maníacos antes de iniciar a terapia antidepressiva. Em alguns casos, o transtorno bipolar pode se apresentar inicialmente como depressão maior, de modo que a instituição de medicação antidepressiva pode revelar um quadro bipolar não diagnosticado. Outro fator a investigar nessa situação é o uso concomitante de drogas recreacionais, como cocaína ou metanfetamina.

DICAS CLÍNICAS

▶ Ao diagnosticar depressão, afaste outros diagnósticos clínicos, como hipotireoidismo, anemia ou processos infecciosos que podem imitar alguns sintomas da depressão.
▶ Sempre investigue o uso de álcool e drogas ao avaliar transtornos de humor.
▶ Ao diagnosticar depressão, ideações suicidas e homicidas devem sempre ser investigadas e abordadas apropriadamente.
▶ A adição de qualquer nova medicação deve ser investigada, a fim de assegurar que não esteja contribuindo para os sintomas do paciente.

REFERÊNCIAS

American Psychiatric Association. *Diagnostic and Statistical Manual of Mental Disorders.* 4th ed. Washington, DC: American Psychiatric Association Press; 1994.
Bhatia SC, Bhatia SK. Childhood and adolescent depression. *Am Fam Physician.* 2007;75(1):73-80.
Bhatia SC, Bhatia SK. Depression in women: diagnostic and treatment considerations. *Am Fam Physician.* 1999;60:225-240.
Bodkin JA, Amsterdam JD. Transdermal selegiline in major depression: A double-blind, placebocontrolled, parallel-group study in outpatients. *Am J Psychiatry.* 2002;159:1869.
Desvenlafaxine for depression. *Med Lett Drugs Ther.* 2008;50:37.
Guck TP, Kavan MG, Elsasser GN, et al. Assessment and treatment of depression following myocardial infarction. *Am Fam Physician.* 2001;64:641-648, 651-652.
Lisanby SH. Electroconvulsive therapy for depression. *N Engl J Med.* 2007;359(19):1939-1945.
Reus VI. Mental disorders. In: Fauci AS, Braunwald E, Kasper DL, et al, eds. *Harrison's Principles of Internal Medicine.* 17th ed. New York, NY: McGraw-Hill; 2008;2710-2720.
Tierney LM, McPhee SJ, Papadakis MA. *Current Medical Diagnosis and Treatment 2003.* 42nd ed. New York, NY: Lange Medical Books; 2003:1034-1047.

CASO 26

Uma mulher de 26 anos G1P1A0 chega para consulta pós-parto de rotina seis semanas após o parto vaginal de uma menina pesando 3,180 kg. Seu pré-natal não apresentou complicações. Entrou em trabalho de parto espontaneamente com 39 semanas e dois dias de gravidez. A dinâmica do trabalho de parto foi aumentada com oxitocina. O primeiro estágio do parto durou 9 horas, o segundo, 45 minutos, e o terceiro, 15 minutos. Teve uma episiotomia de segundo grau, reparada sem dificuldade. Começou a amamentar o bebê imediatamente após o parto. Não apresentou complicações pós-parto e teve alta hospitalar no segundo dia. Está fazendo aleitamento exclusivo e diz que tudo está correndo bem. Diz que se sentiu "estressada, triste e assoberbada" na primeira semana em casa, mas que esses sentimentos se resolveram em mais ou menos uma semana. Atualmente, seu ânimo é excelente, e tem forte apoio doméstico do marido e da mãe. Teve um pequeno sangramento vaginal que desapareceu mais ou menos uma semana pós-parto. Teve uma leve secreção esbranquiçada por uma quinzena que também desapareceu, e não teve secreção vaginal desde então. Ao exame, tem bom aspecto e sinais vitais normais. O exame físico geral é normal. O exame pélvico mostra uma episiotomia bem cicatrizada, ausência de secreção cervical ou vaginal e nenhuma sensibilidade ao movimento cervical. Seu útero é de tamanho normal, firme e não sensível, e não há massas em anexos.

- Quais são os benefícios do aleitamento para a mãe?
- A paciente usava um diafragma como contracepção antes da sua gravidez e deseja voltar a usar o método. Que conselhos devem ser dados?
- Ela deseja contracepção oral. Que tipo seria mais apropriado para esta paciente?

RESPOSTAS PARA O CASO 26:
Cuidados pós-parto

Resumo: Uma primípara de 26 anos vem para um exame de rotina seis semanas após o parto. Está amamentando o bebê. Seu exame é normal. Teve um breve período em que se sentiu triste e assoberbada, mas isto já passou. Solicita conselhos sobre contracepção.

- **Benefícios do aleitamento para a mãe:** Juntamente com os benefícios para o bebê, os benefícios para a mãe incluem (sem esgotar todos) retorno mais rápido ao tônus uterino, com redução do sangramento e retorno mais rápido ao tamanho não gravídico, retorno mais rápido ao peso corporal pré-gestacional, menor incidência de câncer de ovário e de mama, conveniência de sempre ter um suprimento alimentar facilmente disponível para o bebê e menor custo (sem necessidade de comprar o leite infantil).
- **Aconselhamento sobre o uso de diafragma:** Não há nenhuma contraindicação ao uso do diafragma, mas é necessário fazer um novo encaixe de tamanho.
- **Contracepção oral recomendada:** Na nutriz, recomenda-se a "minipílula" somente com progestina, pois os anticoncepcionais hormonais combinados podem interferir no suprimento lácteo.

ANÁLISE

Objetivos

1. Conhecer as mudanças normais que ocorrem no período pós-parto.
2. Estar familiarizado com o diagnóstico e manejo de complicações comuns do pós-parto.
3. Ser capaz de aconselhar as pacientes sobre temas comuns do pós-parto, como contracepção, aleitamento e depressão pós-parto.

Considerações

Define-se o período pós-parto como o tempo que começa com a expulsão da placenta e dura por 6 a 12 semanas. Esse é um momento de grandes mudanças para a mulher e a família. Existem numerosas alterações fisiológicas normais que ocorrem durante a mudança do estado gravídico para o não gravídico. Igualmente importantes são as muitas mudanças pessoais, sociais e familiares, que podem ser amplificadas no caso do primeiro filho ou quando existem complicações imprevistas.

O pós-parto imediato, ainda na sala de parto, em geral enfoca a situação clínica tanto do recém-nascido quanto da mãe. O obstetra examina a mãe, repara qualquer laceração ou episiotomia e monitora possíveis complicações, como hemorragia pós-parto. Simultaneamente, o recém-nascido é avaliado e cuidado durante sua transição inicial para a vida extrauterina. Durante esse tempo, o bebê frequentemente está bastante alerta, tornando-o um momento ideal para iniciar tentativas de amamentação.

A duração típica da hospitalização pós-parto é de 24 a 48 horas para um parto vaginal sem complicações e 72 a 96 horas para uma cesárea. Esse tempo permite a recuperação do parto ou cirurgia e o maior monitoramento de problemas tanto maternos quanto neonatais, e pode ser usado para fornecer educação e apoio para a nova mãe e a família. Os problemas maternos típicos que ocorrem nesse intervalo incluem dor, sangramento, problemas de lactação e dificuldades urinárias (infecções, incontinência e retenção). Febre após o parto é mais frequentemente um sinal de endometrite (infecção do útero), mas também pode ser causada por infecções urinárias ou da ferida, doença tromboembólica e mastite.

O tempo após a alta hospitalar e nas 6 a 12 semanas subsequentes costuma representar o período de maior ajustamento. Existem mudanças normais, juntamente com muitas possíveis complicações clínicas e emocionais. Com frequência, também é necessário abordar questões de planejamento familiar e contracepção. Em geral, marca-se um exame seis semanas após o parto, mas muitas das questões que podem ocorrer nesse período devem ser abordadas antes da alta.

ABORDAGEM AOS
Cuidados pós-parto

DEFINIÇÕES

ENDOMETRITE: Infecção polimicrobiana do endométrio, geralmente causada por infecção ascendente da vagina.

LÓQUIOS: Secreção amarelo-esbranquiçada, consistindo em células sanguíneas, células deciduais e produtos fibrinosos, que ocorre depois do parto.

ABORDAGEM CLÍNICA

Mudanças normais

Imediatamente depois do parto, o útero inicia o processo de involução, o retorno a seu tamanho não gravídico. Ao comprimir os vasos sanguíneos uterinos, a contração da musculatura uterina promove a hemostasia. Uma infusão IV de ocitocina administrada durante ou imediatamente após o terceiro estágio do parto ajuda a aumentar o tônus uterino. A amamentação precoce também leva à contração uterina, promovendo ainda mais a involução. Na maioria dos casos, o útero já retornou ao tamanho normal por ocasião da consulta de seis semanas.

O sangramento vaginal costuma ser mais intenso nas primeiras horas após o parto, diminuindo significativamente depois. Lóquios acastanhados ou tintos de sangue ocorrem na semana seguinte, seguidos de lóquios brancos ou amarelos, que continuam por aproximadamente mais 3 a 6 semanas. **Em mulheres que não estão amamentando, a menstruação geralmente reinicia por volta do terceiro mês pós-parto.** Em mulheres que amamentam, pode haver supressão da ovulação e da menstruação por muito mais tempo. A anovulação persistirá por períodos mais longos em mulheres que amamentam seus filhos exclusivamente ao seio.

O ingurgitamento mamário, assinalando a maior produção de leite, costuma ocorrer 1 a 4 dias após o parto. Em mulheres que estão amamentando, o melhor manejo é aumentar a frequência das mamadas. Em mulheres que não amamentam, o uso de bolsas de gelo, sutiãs de suporte e AINEs podem reduzir o desconforto.

COMPLICAÇÕES CLÍNICAS

Hemorragia

A hemorragia pós-parto é categorizada como "precoce" ou "tardia", dependendo do momento de seu início. A hemorragia precoce ocorre nas primeiras 24 horas após o parto, com mais frequência imediatamente após o parto; a hemorragia tardia ocorre entre 24 horas e seis semanas após o parto. As causas da maioria das hemorragias pós-parto podem ser lembradas com a ajuda mnemônica "Quatro Ts" (Quadro 26.1). O exame cuidadoso focalizado nas causas prováveis deve ser realizado rapidamente, a fim de identificar a fonte do sangramento.

Como em todas as situações de emergência, a **primeira prioridade nesse contexto é a avaliação dos ABCs – vias aéreas, respiração (*breathing*) e circulação.** É importante assegurar que há um acesso IV adequado, preferivelmente dois cateteres IV de grande calibre. A ressuscitação de volume com uma solução cristaloide (soro fisiológico, solução de Ringer lactato) deve ser administrada conforme necessário, e a hemorragia maciça pode requerer transfusão com concentrado de hemácias.

A atonia uterina é a causa mais comum de hemorragia pós-parto. A incapacidade do útero em se contrair adequadamente leva ao sangramento continuado da vasculatura uterina. Os riscos incluem trabalho de parto prolongado, uso prolongado de ocitocina durante o parto, maior tamanho do bebê e grande multiparidade (cinco filhos ou mais). **O manejo inicial da atonia uterina inclui administração de ocitocina IV e início de massagem uterina bimanual.** Quando essas medidas não controlam o sangramento, pode-se administrar metilergonovina (Methergin) IM. **A metilergonovina está contraindicada em pacientes hipertensas**, pois pode causar

Quadro 26.1 • OS QUATRO Ts DA HEMORRAGIA PÓS-PARTO	
Tônus	Atonia uterina
Trauma	Lacerações cervicais, vaginais ou perineais; inversão uterina
Tecido	Retenção de placenta ou membranas
Trombina	Coagulopatias

um aumento abrupto na pressão arterial. Se o sangramento continuar depois disso, ou se a paciente for hipertensa, pode-se injetar prostaglandina F_{2a} IM ou intramiometrio. A prostaglandina F_{2a} está contraindicada em mulheres com asma. O misoprostol, administrado por via retal ou oral, é outra opção para aumentar o tônus uterino no contexto da hemorragia pós-parto.

Febre

Febre no puerpério, especialmente se associada a sensibilidade uterina e a lóquios malcheirosos, frequentemente é sinal de endometrite. A endometrite é uma complicação de aproximadamente 10% dos partos cesáreos e 1 a 2% dos partos vaginais. A administração profilática de antibióticos durante o parto cesáreo pode reduzir o risco dessa complicação. Quando ocorre, a endometrite deve ser tratada com antibióticos de amplo espectro, que cubram a flora vaginal e gastrintestinal.

As infecções urinárias (ITU) são outra causa comum de febre após partos vaginais e cesáreos. Os sintomas típicos de apresentação são frequência urinária, urgência e queimação. O cateterismo da bexiga urinária, feito de rotina durante uma cesariana e frequentemente em partos vaginais, aumenta o risco de introduzir bactérias no ambiente vesical, normalmente estéril.

Outras causas de febre no período puerperal, especialmente em mulheres que tiveram partos cesáreos, são idênticas às causas de febre em outros pacientes pós-cirúrgicos, e incluem atelectasia, infecções da ferida e doença tromboembólica venosa.

Transtornos do humor

Até 75% das mulheres desenvolvem algum tipo de reação psicológica depois do nascimento de um filho. Na maioria dos casos, os sintomas são leves e autolimitados. Entretanto, uma porcentagem menor, porém significativa, pode ter uma reação tão grave que requeira intervenção médica ou psiquiátrica.

Aproximadamente, 30 a 70% das mulheres desenvolve um estado temporário conhecido como **"melancolia da maternidade"** ou *"baby blues"*. Esse quadro **se desenvolve na primeira semana após o parto e geralmente tem resolução até o 10º dia pós-parto**. Os sintomas incluem choro, tristeza e labilidade emocional. A etiologia não está inteiramente clara, mas pode ser multifatorial e incluir alterações hormonais pós-parto, assim como estresse, privação de sono e ajuste ao novo papel de mãe. A depressão pós-parto ocorre após cerca de 10 a 20% das gestações, podendo ocorrer depois de gestações de qualquer duração – a termo, pré-termo, abortamentos espontâneos ou abortos provocados. Define-se o início como ocorrendo nas quatro semanas pós-parto, mas o quadro foi visto até um ano mais tarde. **Os sintomas da depressão pós-parto são os mesmos da depressão maior.** A gravidade pode variar de leve a grave e suicida. Existe uma **alta taxa de recidiva em gestações subsequentes** e um risco aumentado em mulheres com história de depressão não relacionada à gravidez. Não tratada, a depressão pós-parto pode durar seis meses ou mais e ser uma causa significativa de morbidade. Durante o pré-natal, todas as mulheres devem passar por rastreamento de história de transtornos psiquiátricos e ser questionadas sobre sintomas de depressão em consultas pós-parto. **O tratamento é similar ao tratamento de depressão não relacionada à gestação.** As mulheres que são um risco para si ou para terceiros ou que não são capazes de cuidar de si mesmas devem ser hospitalizadas. Inibidores seletivos da recaptação da serotonina (ISRSs) são a terapia de primeira linha, devido a sua eficácia e segurança. Também são considerados seguros no aleitamento. Aconselhamento e medidas gerais de apoio doméstico também são adjuntos importantes ao tratamento.

A **psicose pós-parto** é uma complicação pós-gestacional rara, mas potencialmente devastadora. Comportamentos maníacos ou francamente delirantes podem surgir de alguns dias a algumas semanas após o parto em até uma em 1.000 puérperas. Todas as mulheres com psicose pós-parto devem ser hospitalizadas e tratadas em conjunto com um psiquiatra. Sem tratamento adequado, existe alto risco de suicídio e infanticídio associado ao diagnóstico.

ALEITAMENTO MATERNO

O aconselhamento e o estímulo sobre os benefícios do aleitamento, tanto para a mãe quanto para o bebê, devem iniciar durante o pré-natal. Os benefícios para o bebê incluem nutrição ideal, maior resistência a infecções e menor risco de dificuldades gastrintestinais. Os benefícios maternos incluem melhor vínculo mãe-filho, involução uterina mais rápida, retorno mais rápido ao peso pré-gestacional, conveniência, menores custos e menores riscos em longo prazo de câncer de ovário e mama. A promoção e educação do aleitamento materno podem aumentar a taxa e a duração de sua prática.

Deve-se permitir que as mulheres amamentem seus recém-nascidos assim que possível após o parto. Nesse momento, os recém-nascidos com frequência estão muito alerta e têm fortes reflexos de busca e sucção, os quais promovem o agarramento ao mamilo. As mamadas iniciais fornecem colostro, um alimento amarelado/transparente rico em anticorpos para o recém-nascido. O ingurgitamento mamário e a descida do leite comumente ocorrem entre o segundo e o quarto dias pós-parto.

Existem poucas contraindicações ao aleitamento materno. A infecção pelo HIV é uma delas, pois pode ocorrer transmissão vertical por meio do leite materno infectado. A maioria das mães com hepatite B e C pode amamentar com segurança, embora mulheres com hepatite B ativa aguda não devam amamentar. Mulheres que fizeram cirurgia de redução mamária com transplante mamilar são incapazes de amamentar.

As complicações maternas comuns do aleitamento incluem mamilos dolorosos ou rachados e mastite. Os mamilos dolorosos podem ser manejados com mudanças frequentes de posição, alternação das mamas durante as mamadas e aplicações de lanolina. A mastite, uma obstrução das glândulas mamárias às vezes infectadas secundariamente por bactérias, é tratada por aumento de mamadas ou bombeamento mamário e antibióticos orais, como cefalexina ou dicloxacilina. A mastite não deve causar a interrupção do aleitamento.

PLANEJAMENTO FAMILIAR

A maioria das mulheres volta à atividade sexual até os três meses após o parto. Existem numerosas opções de contracepção e planejamento familiar disponíveis. Idealmente, a discussão dessas opções deve ocorrer no período pré-natal e novamente antes da alta hospitalar.

As pílulas anticoncepcionais orais (ACOs) são a forma de contracepção reversível mais amplamente usada. Os ACOs disponíveis contêm estrogênio e progestina combinados ou somente progestina. **Em nutrizes, preferem-se pílulas somente de progestina** porque os ACOs combinados podem reduzir a lactação. Tanto o American College of Obstetricians and Gynecologists quanto a Organização Mundial de Saúde recomendam esperar seis semanas após o parto antes de iniciar ACOs em nutrizes. A metroxiprogesterona *depot* injetável de ação prolongada também pode ser usada em nutrizes e também não deve ser administrada antes de seis semanas depois do parto. **Mulheres que não amamentam devem esperar três semanas após o parto para iniciar ACOs combinados**, pois o risco de doença tromboembólica é maior naquelas que iniciam antes disso.

Os métodos contraceptivos de barreira também podem ser usados independentemente da amamentação ou não. Um dispositivo intrauterino (DIU) pode ser colocado na consulta seis semanas após o parto; antes disso, a colocação está associada a uma taxa maior de expulsão do dispositivo. **Diafragmas e capuzes cervicais podem ser usados, mas devem ser medidos novamente na consulta de seis semanas**, a fim de garantir um encaixe apropriado.

A amenorreia induzida pela lactação fornece um alto nível de contracepção natural nos primeiros seis meses pós-parto. Mulheres que amamentam exclusivamente e que estão amenorreicas têm uma proteção contraceptiva de 98% por seis meses. Depois de seis meses, se a menstruação voltar ou se o aleitamento diminuir, o risco de gravidez aumenta, e formas alternativas de contracepção devem ser usadas.

QUESTÕES DE COMPREENSÃO

26.1 Você é chamado pela enfermeira do pós-parto para ver uma mulher de 20 anos que deu à luz um menino pesando 4,340 kg há aproximadamente 6 horas. A enfermeira notou que a paciente continua a sangrar além do esperado. A paciente está acordada e falando, mas sente-se tonta. Sua pressão arterial é 90/40 mmHg e seu pulso é 110 bpm. Você vê que o absorvente perineal está ensopado de sangue. Qual das seguintes alternativas é sua intervenção inicial mais apropriada?

A. Acrescentar 20 unidades de oxitocina ao soro de SF 0,45% atualmente correndo a 125 mL/h.
B. Realizar massagem uterina bimanual.
C. Colocar um acesso IV de grande calibre e administrar 1 L de SF 0,9% em bolo.
D. Administrar uma injeção IM de metilergonovina.

26.2 Uma primípara de 29 anos vem vê-lo para a consulta de rotina pós-parto de seis semanas. Seu marido, que a acompanha, relata que sua mulher está chorosa na maior parte do tempo. Ela não tem dormido bem, tem pouca energia e menos apetite. Nega qualquer pensamento suicida, alucinações ou sensação de desejar fazer mal a seu bebê. Qual das seguintes alternativas é a intervenção mais apropriada?
   A. Tranquilizá-la que essas sensações irão passar em mais ou menos uma semana.
   B. Encaminhá-la a um psiquiatra para manejo ambulatorial.
   C. Instituir terapia com ISRS e acompanhamento de perto.
   D. Hospitalizar e solicitar consulta psiquiátrica urgente.

26.3 Você atende a uma mulher de 30 anos em uma consulta por demanda livre 16 dias pós-parto. Está amamentando sua filha, no entanto a mama esquerda está muito dolorosa. Ao exame, a paciente tem uma temperatura de 38,5°C. A mama está difusamente sensível, porém principalmente no quadrante superior interno. A pele sobre a área de maior sensibilidade está eritematosa e quente. Não há secreção mamilar, e o restante do exame é normal. Qual das seguintes alternativas é o melhor tratamento?
   A. Esse quadro é autolimitado, mas ela deve parar de amamentar o bebê no seio esquerdo até a resolução do quadro.
   B. Ela pode amamentar no seio não afetado, mas deve simplesmente bombear e descartar o leite do seio doloroso.
   C. A paciente deve receber dicloxacilina oral.
   D. Deve fazer uma aspiração por agulha fina.

26.4 Uma mulher de 19 anos é atendida no consultório três semanas depois do parto. Está fazendo aleitamento exclusivo e não teve um período menstrual desde o parto. Gostaria de colocar um DIU para fins contraceptivos, pois gostaria de esperar vários anos antes de ter outro filho. Qual das seguintes ações seria mais apropriada nesse momento?
   A. Planejar inserir o DIU na visita pós-parto de seis semanas.
   B. Prescrever minipílulas só de progestina até que ela deixe de amamentar e então inserir o DIU.
   C. Aconselhar que não precisa de contracepção até deixar de amamentar, e que deve voltar então para colocação do DIU.
   D. Inserir o DIU hoje.

RESPOSTAS

26.1 **C.** Esta paciente está sintomaticamente hipovolêmica, com tontura, hipotensão e taquicardia. A ressuscitação com líquidos deve ser sua primeira intervenção – lembre-se dos ABCs em primeiro lugar! Depois de já ter iniciado o manejo dessa questão crucial, você deve voltar sua atenção para a identificação e correção da fonte do sangramento.

26.2 **C.** Esse é um quadro de depressão pós-parto. Os sintomas são idênticos aos de um episódio depressivo maior. A tristeza da maternidade é uma condição autolimitada que se inicia na primeira semana pós-parto e se resolve na segunda. Felizmente, essa paciente não tem sinais de psicose pós-parto – mania, alucinações e delírio. O manejo apropriado inclui o uso de um ISRS, aconselhamento e acompanhamento de perto.

26.3 **C.** Mastite é uma complicação comum do aleitamento. É causada por obstrução da glândula e, às vezes, como neste caso, também há sinais de infecção. O tratamento é direcionado ao alívio da obstrução, de modo que aumentar o aleitamento ou usar uma bomba é útil. Os antibióticos em geral usados para esta complicação são considerados de uso seguro durante o aleitamento. Cefalexina ou um antibiótico baseado na penicilina seriam apropriados nesse caso.

26.4 **A.** DIUs fornecem uma contracepção reversível altamente efetiva e são muito úteis para mulheres que desejam espaçar as gestações por vários anos. A inserção pós-parto antes de seis semanas está associada a um risco maior de expulsão do DIU do útero, à medida que este involui. A amenorreia induzida pelo aleitamento oferece um alto nível de proteção contra a gravidez durante pelo menos os primeiros seis meses pós-parto, mas outra forma de contracepção deve ser usada depois de seis meses ou com o reinício da menstruação.

> **DICAS CLÍNICAS**
>
> ▶ O melhor manejo de muitas das questões importantes do pós-parto – problemas de humor, contracepção e aleitamento – começa por abordá-las primeiro durante o pré-natal, tratando-as novamente ou reforçando-as no período pós-parto.
> ▶ A maioria das causas da hemorragia pós-parto pode ser lembrada com os quatro Ts: tônus, trauma, tecido e trombina.

REFERÊNCIAS

Anderson J, Etches D, Smith D. Postpartum hemorrhage: third stage emergency. In: Atwood L, Deutchman M, Bailey E, et al, eds. *Advanced Life Support in Obstetrics Manual*. 4th ed. Leawood, KS: American Academy of Family Physicians; 2003.

Blenning CE, Paladine H. An approach to the postpartum office visit. *Am Fam Physician*. 2005;72: 2491-2498.

Bowes WA, Katz VL. Postpartum care. In: Gabbe SG, Niebyl JR, Simpson JL, eds. *Obstetrics: Normal and Problem Pregnancies*. 4th ed. Philadelphia, PA: Churchill Livingstone; 2002:701-722.

CASO 27

Uma mulher de 66 anos chega ao seu consultório queixando-se de falta de ar e edema bilateral de membros inferiores que vêm piorando há três meses. Diz-lhe enfaticamente: "fico com falta de ar quando faço o trabalho doméstico e não consigo caminhar nem até a esquina". Também notou dificuldade em dormir, secundária a uma tosse seca que a acorda à noite, e maior exacerbação da falta de ar quando deitada plana. Isso a forçou a usar três travesseiros para conseguir ter uma boa noite de sono. Nega qualquer dor torácica, sibilos ou febre. Não tem história de doenças passadas e não toma remédios. Nunca fumou e bebe socialmente. Ao exame, a pressão arterial é de 187/90 mmHg, o pulso é 97 bpm, a frequência respiratória é 16 mpm, a temperatura é 36,6°C e a saturação de oxigênio de 93% em ar ambiente por oximetria de pulso. A veia jugular é pronunciada. O exame cardíaco revela sopro pansistólico. O exame das bases pulmonares produz macicez bilateral. Você encontra edema 2+ com cacifo nos dois tornozelos. O eletrocardiograma (ECG) mostra ritmo sinusal normal e a radiografia de tórax demonstra leve cardiomegalia com derrame pleural bilateral. Você decide que ela precisa de maior investigação, de modo que telefona ao hospital onde interna seus pacientes e providencia um leito com monitoração.

▶ Qual é o diagnóstico mais provável?
▶ Qual é o próximo passo diagnóstico?
▶ Qual é o primeiro passo na terapia?

RESPOSTAS PARA O CASO 27:
Insuficiência cardíaca congestiva

Resumo: Uma mulher de 66 anos chega ao seu consultório com piora de falta de ar, edema bilateral dos membros inferiores e ortopneia necessitando de três travesseiros. Sabe-se que é hipertensa, mas sua pressão arterial é 187/90 mmHg e sua saturação de oxigênio é de apenas 93% em ar ambiente. Seu exame revela turgência da veia jugular (TVJ), sopro cardíaco e diminuição do murmúrio vesicular nas duas bases pulmonares. A radiografia de tórax mostra derrame pleural bilateral, e você decide hospitalizá-la para maior investigação e manejo.

- **Diagnóstico mais provável:** Insuficiência cardíaca congestiva (ICC) de início recente.
- **Próximo passo diagnóstico:** Enzimas cardíacas e ECGs seriados; exames de sangue incluindo HC, eletrólitos e função renal; ecocardiograma.
- **Terapia inicial:** Monitoração, diuréticos IV e oxigênio.

ANÁLISE

Objetivos

1. Saber como reconhecer clinicamente a insuficiência cardíaca congestiva (ICC).
2. Compreender a classificação da ICC.
3. Compreender o mecanismo de ação dos fármacos usados no tratamento da ICC aguda e crônica.
4. Compreender a fisiopatologia subjacente que ocorre na ICC e os argumentos sobre as opções de tratamento.
5. Estar familiarizado com o manejo ambulatorial da ICC e a importância da educação do paciente.

Considerações

Essa mulher de 66 anos chegou com insuficiência cardíaca congestiva. Seu problema mais imediato é oxigenação e sobrecarga de volume em seu coração fraco. A **primeira prioridade é otimizar a troca de oxigênio** administrando oxigênio via cânula nasal, dilatando a vasculatura pulmonar e diminuindo a pré-carga e a pós-carga cardíacas. A maioria dos casos de ICC é causada por doença arterial coronariana (DAC) ou hipertensão, de forma que é imperativo hospitalizar os pacientes para enzimas cardíacas seriadas e maior avaliação da função cardíaca. A sobrecarga de líquido nos pulmões é uma causa comum de ansiedade e angústia em pacientes com ICC aguda, devido à luta contínua por uma oxigenação adequada. Essa ansiedade ativa vias simpáticas e monta respostas induzidas por catecolaminas, o que piora a insuficiência cardíaca aguda ao causar taquicardia e aumentar a resistência vascular periférica, produzindo aumento do estresse sobre o coração e piora dos sintomas. Esses desencadeantes podem ser parcialmente suprimidos pelo uso de um agente como sulfato de morfina, que age tanto como ansiolítico quanto como vasodilatador. A furosemida é o diurético de escolha, não apenas por seu efeito diurético, mas também por sua ação vasodilatadora imediata na vasculatura brônquica. Hospitalizar esses pacientes permite uma manutenção mais próxima da homeostasia em seu equilíbrio hídrico e avaliação de qualquer condição subjacente que possa ter precipitado a ICC. Outras medicações, incluindo inibidores da ECA e β-bloqueadores, ajudam a controlar os sintomas de insuficiência cardíaca por diminuição da pré e pós-carga e pela redução na remodelação cardíaca.

ABORDAGEM À
Insuficiência cardíaca congestiva

DEFINIÇÕES

INSUFICIÊNCIA CARDÍACA CONGESTIVA: Desequilíbrio na função de bomba levando o coração a não manter de forma adequada a circulação sanguínea.

FRAMINGHAM HEART STUDY: Estudo de coorte prospectivo de grande porte dos fatores epidemiológicos associados a doenças cardiovasculares.

ABORDAGEM CLÍNICA

A ICC divide-se em duas grandes categorias: disfunção sistólica e diastólica. Há disfunção sistólica quando existe um ventrículo esquerdo dilatado com alteração da contratilidade. A disfunção diastólica ocorre em um ventrículo esquerdo normal ou intacto com comprometimento da capacidade de relaxar, encher e ejetar sangue. O Quadro 27.1 lista os achados frequentemente associados com a ICC.

A dispneia ao esforço é o sintoma mais sensível para o diagnóstico de ICC, mas sua especificidade é muito menor. Outros sintomas comuns, porém menos sensíveis para o diagnóstico, incluem dispneia em repouso, ansiedade, ortopneia, dispneia paroxística noturna e tosse produtiva com escarro róseo e espumoso. Os sintomas inespecíficos relatados ocasionalmente incluem fraqueza, tontura, dor abdominal, mal-estar, sibilos e náusea. Os pacientes podem ter uma história clínica de hipertensão, DAC ou outras cardiopatias (p. ex., miocardiopatia, valvulopatia). Também é possível encontrar histórias de tabagismo e abuso de álcool.

Etiologia

Os sintomas e sinais que ocorrem são únicos e característicos das alterações na função fisiológica normal. Sintomas de insuficiência cardíaca direita incluem congestão venosa, náusea/vômito, distensão abdominal, constipação, dor abdominal e perda de apetite. Os sinais comuns de insuficiência cardíaca direita incluem retenção hídrica, ganho ponderal, edema periférico, TVJ, refluxo hepatojugular, ascite hepática e esplenomegalia.

Quadro 27.1 • ETIOLOGIAS DA INSUFICIÊNCIA CARDÍACA	
Achado	Causas comuns
Distúrbios do ritmo cardíaco	Bloqueio cardíaco completo Taquicardia supraventricular Taquicardia ventricular Disfunção do nodo sinusal
Sobrecarga de volume	Doença cardíaca estrutural (comunicação intraventricular, persistência do canal arterial, regurgitação aórtica ou mitral, lesões cardíacas complexas) Anemia Sepse
Sobrecarga de pressão	Doença cardíaca estrutural (estenose aórtica ou pulmonar; coarctação da aorta) Hipertensão
Disfunção ou insuficiência ventricular sistólica	Miocardite Cardiopatia dilatada Desnutrição Isquemia
Disfunção ou insuficiência ventricular diastólica	Miocardiopatia hipertrófica Miocardiopatia restritiva

A insuficiência cardíaca esquerda manifesta-se com congestão pulmonar, com sintomas de dispneia ao esforço, dispneia paroxística noturna, ortopneia, sibilância, taquipneia e tosse. Os sinais de congestão pulmonar são crepitações pulmonares bilaterais, ritmo de galope com B_3, respiração de Cheyne-Stokes, derrame pleural e edema pulmonar. Frequentemente, o edema pulmonar é a primeira manifestação de ICC, mas ele também pode ser causado por diversas patologias não cardíacas (Quadro 27.2).

Os sinais comuns de insuficiência – tanto esquerda quanto direita – incluem taquicardia, cardiomegalia, cianose, oligúria, noctúria e edema periférico. Os sintomas comuns a ambas incluem fraqueza, fadiga, confusão (*delirium*), queda do estado mental, insônia, menor tolerância ao exercício, cefaleia, estupor, coma, dispneia paroxística noturna e declínio do estado funcional.

Depois da revisão do Framingham Heart Study, criaram-se critérios para ajudar a diagnosticar ICC tanto por sinais quanto por sintomas. Dois critérios maiores ou um maior e dois menores podem levar a um diagnóstico presuntivo de ICC. Os sinais maiores são dispneia paroxística noturna, TVJ, crepitações, cardiomegalia, edema pulmonar, galope com B_3, pressão venosa central acima de 16 cmH_2O, tempo de circulação de 25 segundos, reflexo hepatojugular e perda de peso de 4,5 kg em cinco dias de tratamento. Os critérios menores incluem edema bilateral de tornozelos, tosse noturna, dispneia ao esforço, hepatomegalia, derrame pleural, diminuição da capacidade vital em um terço do máximo, e taquicardia.

Quadro 27.2 • CAUSAS NÃO CARDÍACAS DE EDEMA PULMONAR	
Lesão direta ao pulmão	Trauma torácico Aspiração Inalação de fumaça Pneumonia Toxicidade de oxigênio Embolia pulmonar
Lesão hematógena ao pulmão	Sepse Pancreatite Trauma não torácico Reações de leucoaglutinação Múltiplas transfusões Uso de drogas IV Derivação cardiopulmonar
Possível lesão pulmonar mais pressões hidrostáticas elevadas	Edema pulmonar de alta altitude Edema pulmonar neurogênico Edema de reexpansão pulmonar

Dados de Schwartzstein RM. Dyspnea and pulmonary edema. In: Fauci AS, Braunwald E, Kasper DL, et al, eds. Harrison's Principles of Internal Medicine. 17th ed. New York, NY: McGraw-Hill; 2008:224.

Epidemiologia

Um a 2% da população geral entre 50 e 59 anos terá ICC, mas esse número sobe para 6 a 10% em pessoas acima dos 65 anos. Aproximadamente, 30 a 40% dos pacientes com ICC são hospitalizados a cada ano; esse **é o principal grupo relacionado a diagnóstico (GRD) entre pacientes hospitalizados acima dos 65 anos**. A taxa de mortalidade em cinco anos permaneceu essencialmente inalterada de 1971 a 1991, 60% no homem e 45% na mulher. Dados do Framingham Heart Study mostram uma **sobrevida mediana de 3,2 anos em homens e 5,4 anos em mulheres com ICC**. A causa mais comum de óbito é a insuficiência cardíaca progressiva, mas a morte súbita pode corresponder a até 45% de todos os óbitos. Afro-americanos têm uma probabilidade 1,5 vezes maior de morrer de ICC que brancos. Entretanto, pacientes afro-americanos parecem ter taxas de mortalidade hospitalar similares ou menores às de pacientes brancos. A prevalência é maior no sexo masculino em pacientes entre 40 a 75 anos; depois dos 75, entretanto, não há diferença entre gêneros.

Avaliação

Após uma avaliação inicial dos ABCs (vias aéreas, respiração e circulação) pacientes que apresentam dispneia sugestiva de insuficiência cardíaca devem ser avaliados com anamnese, exame físico e exames focalizados. Esses últimos devem ser concebidos para confirmar ICC (ou levar a um diagnóstico alternativo), identificar uma causa e determinar a gravidade da doença. Esses exames iniciais incluem exames de sangue, estudos radiográficos, ECG e ecocardiografia.

Os exames de sangue iniciais geralmente incluem hemograma completo (HC), eletrólitos séricos, provas de função renal e hepática, e enzimas cardíacas. Uma leucocitose pode ajudar a identificar uma infecção subjacente, um evento desencadeante comum de ICC, assim como a anemia. Em um paciente anêmico, a capacidade carreadora de oxigênio do sangue está reduzida e, para compensá-la, é preciso aumentar o débito cardíaco. Se a anemia for leve, ou se o coração for normal, essa compensação pode ocorrer sem produzir sintomas; se a anemia for grave ou se houver anormalidade cardíaca subjacente (por isquemia prévia, hipertensão, anormalidade valvular, etc.), pode haver insuficiência cardíaca.

Anormalidades eletrolíticas são comuns em presença de ICC. Respostas neuro-humorais a um coração em falência resultam em retenção de água e de sódio e em excreção de potássio. A insuficiência cardíaca grave pode levar a uma hiponatremia de diluição. As medicações usadas por pacientes com cardiopatia crônica (diuréticos, inibidores da ECA, outros) também podem causar anormalidades eletrolíticas. A maior congestão vascular pode levar à congestão passiva do fígado, resultando em aumento nas transaminases séricas. A ICC grave pode causar icterícia, em consequência do comprometimento da função hepática devido à congestão. A medida seriada das enzimas cardíacas é necessária para avaliar a presença de infarto agudo do miocárdio como evento iniciante.

Uma das respostas neuro-humorais à presença de um ventrículo em falência é a liberação do peptídeo natriurético cerebral (BNP). O estudo Breathing Not Properly, publicado em 2004, mostrou que níveis elevados de BNP e seu pró-hormônio (pro-BNP) podem ser usados para ajudar no diagnóstico de ICC como causa de dispneia aguda. Níveis elevados de BNP e pró-BNP são marcadores sensíveis e específicos para o diagnóstico de ICC. Em um paciente dispneico, um nível de BNP abaixo de 100 pg/mL sugere que é pouco provável que os sintomas sejam causados por ICC; um nível de BNP acima de 500 pg/mL é consistente com o diagnóstico de ICC.

Os achados de ECG na ICC são variáveis. O ECG é útil para avaliar evidências de isquemia aguda ou arritmia como causa da ICC e também pode revelar a presença de hipertrofia ventricular, frequentemente encontrada na hipertensão crônica. A radiografia de tórax também pode mostrar cardiomegalia e aumento de câmaras cardíacas. Em geral, a razão cardiotorácica é maior que 50%. Um dos achados radiográficos mais precoces na ICC é a cefalização da vasculatura pulmonar. À medida que a insuficiência avança, pode-se ver edema pulmonar intersticial como infiltrados peri-hilares, com frequência em um padrão de borboleta. Também é possível encontrar derrames pleurais, geralmente bilaterais; caso sejam unilaterais, são encontrados mais frequentemente no hemitórax direito.

A ecocardiografia é o padrão-ouro das modalidades diagnósticas em presença de ICC, podendo ajudar a identificar anormalidades regionais ou globais da motilidade da parede, miocardiopatia, hipertrofia ventricular ou septal e fração de ejeção cardíaca. Também pode encontrar tamponamento cardíaco, constrição pericárdica e embolia pulmonar. A ecocardiografia também é útil para identificar estenose ou regurgitação valvar, que podem levar à insuficiência cardíaca. Esses achados ajudam a determinar se a insuficiência cardíaca é uma disfunção sistólica ou diastólica, uma importante distinção na decisão do tratamento apropriado.

Classificação da ICC

A gravidade da ICC caracteriza-se pelos sintomas do paciente e o grau com que limitam o seu estilo de vida. Existem vários sistemas de classificação em uso; dois dos mais amplamente utilizados são as classificações da New York Heart Association (NYHA) e da American Heart Association (AHA). O Quadro 27.3 resume esses sistemas. A classificação da ICC é importante para determinar o tratamento e o prognóstico apropriados para o paciente.

Manejo da insuficiência cardíaca

Em todos os casos de ICC aguda, **o manejo inicial imperativo é ABC** (vias aéreas, respiração e circulação). Deve-se administrar oxigênio suplementar, inicialmente 100% via máscara facial sem reinspiração. Se necessário, pode-se usar a ventilação assistida com pressão positiva contínua nas vias aéreas (CPAP), pressão positiva de dois níveis nas vias aéreas (BiPAP) ou ventilação mecânica. Devem ser colocados monitores cardíacos e de oximetria de pulso contínua e obter acesso IV.

Quando se diagnostica um edema pulmonar agudo causado por ICC, o próximo passo no manejo é a administração de um diurético de alça. Em geral, a furosemida é o tratamento de escolha, tanto por seu potente efeito diurético quanto por sua rápida vasodilatação da vasculatura brônquica. Nitratos, particularmente nitroglicerina quando administrada IV, reduzem a demanda de oxigênio do miocárdio pela redução da pré-carga e pós-carga. A nitroglicerina também pode reduzir rapidamente a pressão arterial, sendo o tratamento de escolha em um paciente com ICC com hipertensão. Deve ser usada com cautela ou evitada em pacientes hipotensos. Sulfato de morfina IV pode ser um adjunto efetivo à terapia. Juntamente com suas propriedades analgésicas e ansiolíticas, a morfina é um venodilatador (efeito primário) e dilatador arterial, resultando em uma redução de pré-carga e em aumento no débito cardíaco.

Quadro 27.3 • CLASSIFICAÇÃO DA GRAVIDADE DA INSUFICIÊNCIA CARDÍACA CONGESTIVA

AHA	NYHA	Limitações	Sintomas
A	—	Nenhuma	Fatores de risco
B	I	Nenhuma com atividades normais	Disfunção ventricular esquerda
B	II	Leve	Fadiga, dispneia com atividades normais
C	III	Moderada	Atividades da vida diária
D	IV	Grave	Em repouso

A maioria dos pacientes que chegam ao departamento de emergência (DE) com ICC sintomática precisarão de hospitalização em uma unidade de telemetria para tratamento e monitoramento. Os critérios de alta do DE incluem início gradual de sintomas, resolução rápida dos sintomas com o tratamento, saturação de oxigênio superior a 90% em ar ambiente e exclusão de uma síndrome coronariana aguda como causa da ICC.

Manejo ambulatorial da ICC

A educação do paciente é um aspecto importante dos cuidados de todos os pacientes com ICC. Todos os pacientes devem ser aconselhados sobre a importância da restrição do sódio alimentar e da restrição de líquidos. Uma dieta americana normal contém de 6 a 10 g de cloreto de sódio por dia; a restrição inicial em pacientes com ICC deve ser de 2 a 4 g/dia. Restrições mais rigorosas podem ser necessárias em pessoas com doença mais grave. Os pacientes obesos e com sobrepeso devem ser aconselhados sobre restrições calóricas apropriadas e estimulados a fazer exercício a fim de perder peso. A importância do manejo rigoroso da pressão arterial e da modificação de outros fatores de risco cardíaco também deve ser enfatizada.

Os inibidores da ECA devem ser considerados terapia de primeira linha em pacientes com ICC e redução da função ventricular esquerda. Os inibidores da ECA reduzem pré-carga, pós-carga, melhoram o débito cardíaco e inibem os sistemas tissulares renina-angiotensina. O resultado é a melhora dos sintomas e a redução na mortalidade. Os inibidores da ECA também podem retardar o desenvolvimento de ICC sintomática em pacientes assintomáticos com redução da fração de ejeção cardíaca. Os bloqueadores de receptores da angiotensina (BRAs) podem ser usados ao invés de um inibidor da ECA em um paciente que não o tolera devido aos efeitos colaterais (p. ex., tosse).

Inibidores da ECA estão contraindicados na gestação, hipotensão, hipercalemia e estenose bilateral da artéria renal, e devem ser usados com cautela em pacientes com insuficiência renal.

Por muitos anos, o ensinamento era de evitar o uso de β-bloqueadores no contexto da ICC. Entretanto, dados mais recentes apoiam o uso de β-bloqueadores para a insuficiência cardíaca tanto sistólica quanto diastólica. **A administração de β-bloqueadores, especialmente em altas doses, na ICC aguda, pode piorar os sintomas**; consequentemente, as doses iniciais devem ser baixas e tituladas para cima ao longo de várias semanas. Os β-bloqueadores podem reduzir o tônus simpático e a remodelagem do músculo cardíaco associados à insuficiência cardíaca crônica; reduzem a mortalidade em pacientes com fração de ejeção menor de 35% e estão primariamente indicados em pacientes com insuficiência cardíaca NYHA Classes II ou III ou em pacientes com DAC.

Devem-se usar diuréticos a fim de reduzir a sobrecarga hídrica tanto em situações agudas quanto crônicas. Diuréticos de alça (furosemida, bumetanida, torsemida, ácido etacrínico) podem ser usados em todos os estágios da ICC, sendo úteis no edema pulmonar e na insuficiência cardíaca refratária. Os diuréticos tiazídicos (hidroclorotiazida, clortalidona, outros) são usados na insuficiência cardíaca leve, podendo ser usados em combinação com outros diuréticos na ICC mais grave. As doses de diuréticos podem ser ajustadas com base na pesagem diária do paciente.

A espironolactona, antagonista da aldosterona, reduz a mortalidade na insuficiência cardíaca avançada. Também funciona como diurético e deve ser considerada na insuficiência cardíaca NYHA Classes III e IV. Os pacientes que usam essa medicação devem ser monitorados muito de perto quanto ao desenvolvimento de hipercalemia, que pode se tornar profunda e causar arritmia.

Os bloqueadores de canal de cálcio, em geral, estão contraindicados na insuficiência cardíaca sistólica, porque aumentam a mortalidade. A exceção é o bloqueador de canal de cálcio di-hidropiridínico anlodipino (Norvasc), que não aumenta nem diminui a mortalidade. Os bloqueadores de canal de cálcio não di-hidropiridínicos (diltiazem, verapamil) são úteis na insuficiência cardíaca causada por disfunção diastólica, pois promovem maior débito cardíaco diminuindo a frequência cardíaca, o que permite mais tempo de enchimento ventricular.

Aproximadamente, um terço dos pacientes com insuficiência cardíaca NYHA Classes III ou IV e com redução da fração de ejeção têm evidências ECG de condução ventricular anormal (i.e., prolongamento do QRS). Esses pacientes podem ser ajudados promovendo a contração sincrônica dos ventrículos direito e esquerdo usando um marca-passo biventricular. Demonstrou-se que esse processo, também conhecido como **terapia de ressincronização cardíaca**, reduz a mortalidade e a hospitalização em pacientes com ICC sintomática, apesar da terapia médica máxima.

QUESTÕES DE COMPREENSÃO

27.1 Um homem de 57 anos sabidamente com insuficiência cardíaca New York Heart Association Classe II vem ao ambulatório depois de notar que fica dispneico com esforço significativo. Ao exame físico, PA 140/86 mmHg, pulso 86 bpm e frequência respiratória 20 mpm. Um sopro pansistólico 2/6 é melhor ouvido na borda esternal direita. Não há TVJ, mas nota-se edema 1+ pré-tibial e podálico. Atualmente, toma um inibidor da ECA e ácido acetilsalicílico. Qual das seguintes medicações adicionais comprovadamente aumenta a longevidade nessa situação?

A. Varfarina.
B. Digitálicos.
C. Betabloqueador.
D. Bloqueador do canal de cálcio não di-hidropiridínoico.
E. Amiodarona.

27.2 Um homem de 52 anos com longa história de hipertensão marginalmente controlada chega com aumento gradual da falta de ar e reduzida tolerância ao exercício, com dor na panturrilha que o faz parar depois de caminhar uma quadra. Suas medicações incluem enalapril e metoprolol. O exame físico revela pressão arterial de 140/90 mmHg, frequência respiratória de 22 mpm, frequência cardíaca de 88 bpm, crepitações bibasais e traço de edema com cacifo. Os pulsos tibial posterior e dorsal do pé são 1+. Qual dos seguintes exames diagnósticos é o mais apropriado na avaliação posterior desse paciente?

A. RM cardíaca.
B. ECG de 12 derivações.
C. TC espiral.
D. Ecocardiografia bidimensional com Doppler.
E. Radiografias de tórax anteroposterior e lateral.

27.3 Um homem de 64 anos apresenta ICC secundária à DAC. Nos últimos dois dias, desenvolveu dispneia progressiva e ortopneia. Ao exame, está em sofrimento respiratório moderado, tem TVJ e crepitações ao exame pulmonar. Diagnostica-se edema pulmonar. Qual dos seguintes agentes é mais apropriado nesse momento?

A. Hidroclorotiazida.
B. Furosemida.
C. Carvedilol.
D. Espironolactona.
E. Digitálicos.

27.4 Um afro-americano de 70 anos com insuficiência cardíaca New York Heart Association Classe III consulta-o para acompanhamento. Sente falta de ar com mínimos esforços. O paciente adere a seu esquema de medicação. Suas medicações atuais incluem lisinopril 40 mg, duas vezes ao dia, carvedilol 25 mg, duas vezes ao dia, e furosemida 80 mg/dia. Sua pressão arterial é 100/60 mmHg, e seu pulso é 70 bpm e regular. Os achados de exame físico incluem algumas crepitações bibasais espalhadas, um galope com B_3 e ausência de edema periférico. Um ECG revela um bloqueio de ramo esquerdo, e a ecocardiografia revela uma fração de ejeção de 25%. Qual das alternativas é o melhor próximo passo para esse paciente?

A. Aumentar a dose de furosemida para 80 mg, duas vezes ao dia.
B. Encaminhar para angiografia coronariana.
C. Aumentar a dose de lisinopril para 80 mg, duas vezes ao dia.
D. Aumentar a dose de carvedilol para 50 mg, duas vezes ao dia.
E. Encaminhar para terapia de ressincronização cardíaca.

RESPOSTAS

27.1 **C.** Betabloqueadores são recomendados para reduzir a mortalidade em pacientes com insuficiência cardíaca sintomática. Como a polimedicação pode reduzir o respeito ao tratamento, o papel exercido pela digoxina no manejo da insuficiência cardíaca não está claro. Bloqueadores do canal de cálcio devem ser usados com cautela em pacientes com insuficiência cardíaca, porque podem causar vasodi-

latação periférica, diminuição da frequência cardíaca, da contratilidade cardíaca e da condução cardíaca.
27.2 **D.** O instrumento diagnóstico mais útil para avaliar pacientes com insuficiência cardíaca é a ultrassonografia bidimensional com Doppler, para avaliar fração de ejeção do ventrículo esquerdo (FEVE), tamanho ventricular esquerdo, complacência ventricular, espessura da parede e função valvular. Deve ser realizada durante a avaliação inicial. A radiografia de tórax e a eletrocardiografia com 12 derivações devem ser realizadas em todos os pacientes que chegam com insuficiência cardíaca, mas não devem ser usadas com base primária para determinar quais anormalidades são responsáveis pela insuficiência cardíaca.
27.3 **B.** A furosemida, um diurético de alça, é um agente de primeira linha na exacerbação da ICC com edema pulmonar. As outras medicações listadas podem ser usadas no manejo da ICC, mas não estão indicadas em uma exacerbação aguda.
27.4 **E.** Esse paciente já está recebendo terapia médica máxima. As diretrizes conjuntas de 2002 do American College of Cardiology, American Heart Association (AHA) e North American Society of Pacing and Electrophysiology endossam o uso de terapia de ressincronização cardíaca (TRC) em pacientes com doença NYHA Classes III ou IV sintomática, medicamente refratária com intervalo QRS de pelo menos 130 ms, diâmetro ventricular esquerdo no final da diástole de pelo menos 55 mm e fração de ejeção ventricular esquerda (FEVE) menor ou igual a 30%. Essas diretrizes foram aprimoradas em abril de 2005 pela AHA Science Advisory, que afirmou que os candidatos ótimos para TRC têm miocardiopatia dilatada de base isquêmica ou não isquêmica, FEVE menor ou igual a 35%, complexo QRS maior ou igual a 120 ms com ritmo sinusal e classe funcional NYHA III ou IV, apesar de tratamento médico máximo para insuficiência cardíaca.

DICAS CLÍNICAS

▶ A primeira hora no manejo de um paciente com ICC de início recente ou uma exacerbação aguda é crucial para seu resultado.
▶ Medidas simples, como diminuição da pré-carga cardíaca sentando o paciente com pernas no chão e braços ao lado do corpo, manutenção da via aérea e administração de oxigênio e administração de nitroglicerina sublingual, podem aliviar a ICC imediatamente.

REFERÊNCIAS

Abraham WT. Switching between beta blockers in heart failure patients: Rationale and practical considerations. *Congest Heart Fail*. 2003;9:251-258.

Dosh SA. Diagnosis of heart failure in adults. *Am Fam Physician*. 2004;70:2145-2152.

Hoyt R, Bowling SL. Reducing readmissions for congestive heart failure. *Am Fam Physician*. 2001;63:8.

Jarcho JA: Biventricular pacing. *N Engl J Med*. 2006;355(3):288-294.

Jessup M, Abraham WT, Casey DE, et al. 2009 focused update: ACCF/AHA guidelines for the diagnosis and management of heart failure in adults: a report of the American College of Cardiology Foundation/American Heart Association task force on practice guidelines: developed in collaboration with theInternational Society for Heart and Lung Transplantation. *Circulation.* 2009;119;1977-2016.

Mann DL. Heart failure and cor pulmonale. In: Fauci AS, Braunwald E, Kasper DL, et al. *Harrison's Principles of Internal Medicine*. 17th ed. New York, NY: McGraw-Hill; 2008:1443-1453.

Mueller C, Scholer A, Laule-Kilian K, et al. Use of B-type natriuretic peptide in the evaluation and management of acute dyspnea. *N Engl J Med*. 2004;350(7):647-654.

Peacock WF, Emerman CL. Safety and efficacy of nesiritide in the treatment of decompensated heart failure in observation patients: the PROACTION trial (abstract). *J Am Coll Cardiol*. 2003;4(suppl A):336A.

Schocken DD, Arrieta PM, Leaverton PE, Ross EA. Prevalence and mortality rate of congestive heart failure in the United States. *J Am Coll Cardiol*. 1992;20:301-306.

CASO 28

Uma executiva divorciada de 38 anos G3P3 vem à sua clínica para aconselhamento contraceptivo. Atualmente, está em uma relação monogâmica há vários meses. Nega qualquer alergia. Bebe álcool ocasionalmente e fuma meio maço de cigarros por dia. Menciona que costumava tomar pílulas sem qualquer problema. Seus três filhos nasceram por parto vaginal sem complicações. Com base em seus exames recentes, ela e seu namorado não têm nenhuma DST. Relata que está cansada de usar contraceptivos de venda livre, porque são inconvenientes. Diz que sua vida é muito ocupada devido ao trabalho. Tem medo de qualquer tipo de cirurgia e não excluiu a possibilidade de ter outro filho. Seus exames laboratoriais são normais. Seu exame físico é normal. Está procurando o "melhor método contraceptivo" para sua situação.

▶ Que opções contraceptivas estão disponíveis para essa mulher?
▶ Que opções estão contraindicadas para ela?

RESPOSTAS PARA O CASO 28:
Planejamento familiar – contracepção

Resumo: Uma parípara de 38 anos vem para aconselhamento sobre suas opções contraceptivas. Está em uma relação monogâmica. Relata que não está satisfeita em usar opções de venda livre e não está pronta para esterilização permanente. Fuma meio maço de cigarros por dia.

- **Opções contraceptivas disponíveis:** Contraceptivos de barreira, dispositivo intrauterino, injeções depot, planejamento familiar natural.
- **Opções contraceptivas contraindicadas:** Pílulas anticoncepcionais orais, adesivos, anéis vaginais.

ANÁLISE

Objetivos

1. Conhecer os métodos de contracepção disponíveis.
2. Estar ciente das contraindicações e dos efeitos colaterais de contraceptivos.

Considerações

Escolher um método contraceptivo é uma decisão pessoal, baseada em preferências individuais, história médica e estilo de vida. Cada método contraceptivo possui vários riscos e benefícios, e a paciente deve estar ciente deles. Nos EUA, cerca de 50% das gestações são indesejadas, e aproximadamente 50% delas terminam em aborto. Cada método contraceptivo tem uma taxa de falha, que é a incapacidade de prevenir a gravidez em um período de um ano. Às vezes a taxa de falha resulta do método e às vezes de erro humano. Cada método tem efeitos colaterais possíveis. Alguns métodos exigem mudanças no estilo de vida. Pacientes com certas condições clínicas não podem usar certos tipos de contraceptivos.

Existem numerosas opções contraceptivas disponíveis, e as recomendações sobre seu uso devem ser individualizadas. No caso apresentado, há vários fatores importantes que devem ser considerados. Anticoncepcionais hormonais devem ser usados com cautela em fumantes e não são recomendados em fumantes acima dos 35 anos. Dado o medo de cirurgia da paciente, e como não tem certeza se deseja ter mais filhos no futuro, a esterilização cirúrgica por ligação tubária não é uma opção. Uma vasectomia para o parceiro, embora potencialmente reversível, deve ser considerada esterilização permanente e não ideal para essa paciente. Os métodos de barreira são inconvenientes demais para seu ocupado estilo de vida, mas continuam a ser uma opção viável. Considerando que tanto a paciente quanto seu namorado não têm história de DSTs e têm uma relação em longo prazo, um método contraceptivo apropriado para eles é um dispositivo intrauterino (DIU). Os DIUs podem durar 5 a 10 anos antes da substituição, e reduzem o erro do usuário associado à pílula e à contracepção de barreira. A Figura 28.1 é um algoritmo que pode ser usado como guia para abordar opções de planejamento familiar.

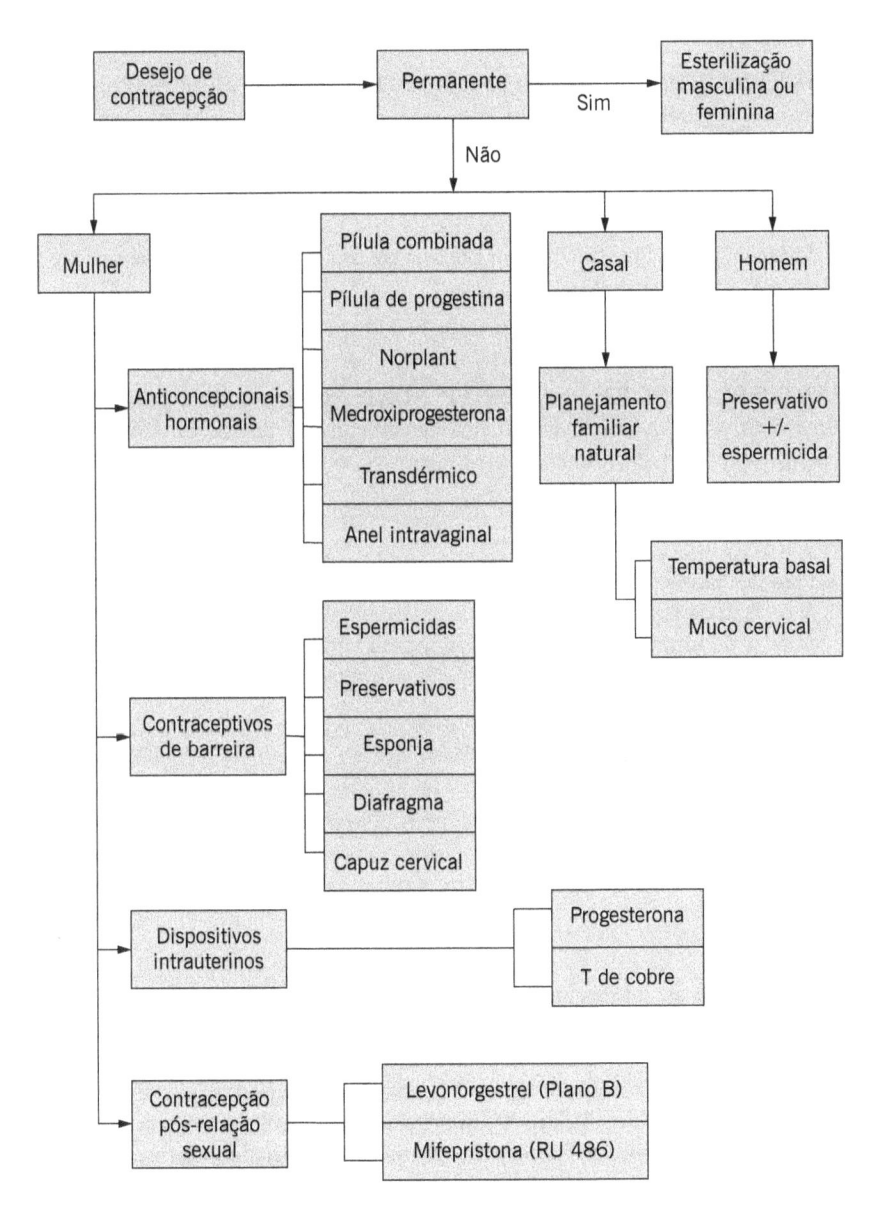

Figura 28.1 Algoritmo de opções do planejamento familiar.

ABORDAGEM À
Contracepção

DEFINIÇÕES

DISPOSITIVO CONTRACEPTIVO INTRAUTERINO (DIU): Pequeno dispositivo em forma de T, geralmente plástico, com ou sem cobre ou progestina, colocado na cavidade endometrial como método contraceptivo em longo prazo.

EFETIVIDADE DE USO TÍPICO: Eficácia global em uso real, quando ocorrem esquecimento e uso inadequado.

EFETIVIDADE DE USO PERFEITO: Eficácia de um método quando sempre usado de forma correta, consistente e confiável.

CONTRACEPTIVO DE BARREIRA: Impede a entrada do esperma no aparelho reprodutivo feminino superior.

CONTRACEPÇÃO HORMONAL ESTEROIDAL: Estrogênio e/ou progestina para fornecer contracepção em diversos métodos, incluindo pílulas anticoncepcionais orais, adesivo anticoncepcional, anel contraceptivo, injeção contraceptiva e implante.

ABORDAGEM CLÍNICA

O processo de decisão sobre qual agente contraceptivo usar em qual paciente é complexo. A revisão da situação individual, problemas médicos, capacidade do paciente de se lembrar de tomar a medicação diariamente têm um papel. O Quadro 28.1 resume algumas características de vários agentes contraceptivos.

CONTRACEPÇÃO HORMONAL

A contracepção hormonal envolve modos de aportar estrogênio e progesterona. Os hormônios interagem temporariamente com o ciclo reprodutivo do organismo e potencialmente possuem efeitos colaterais raros, mas sérios. Quando usados de forma adequada, os métodos hormonais são extremamente efetivos.

Contraceptivos orais

Existem **dois tipos de pílulas anticoncepcionais orais (ACOs)**: pílulas combinadas, que contêm tanto estrogênio quanto progestina (uma progestereona natural ou sintética), e "minipílulas," que contêm apenas progestina. A pílula combinada suprime a ovulação por meio da inibição do eixo hipotalâmico-hipofisário-ovariano, altera o muco cervical, retarda a entrada do esperma e desestimula a implantação em um endométrio desfavorável. **Anticoncepcionais orais combinados oferecem proteção significativa contra câncer ovariano, câncer de endométrio, anemia ferropriva, doença inflamatória pélvica (DIP) e mastopatia fibrocística.** Mulheres que tomam

Quadro 28.1 • AGENTES CONTRACEPTIVOS COMPARADOS, INCLUINDO PACIENTES MAIS ADEQUADOS

Categoria/agentes	Mecanismo	Mais adequados para	Desvantagens/contraindicações
Barreira • Diafragma • Capuz cervical • Preservativo (masculino e feminino)	Obstrução mecânica	Não deseja hormônios **Diminução do risco de DSTs (preservativos)**	Desconforto da paciente ao colocá-los nos genitais Falta de espontaneidade Alergias ao material Diafragma pode estar associado a mais ITUs
Hormonal combinado (estrogênio e progestina) • Anticoncepcionais orais combinados • Adesivo anticoncepcional • Anel vaginal	Inibe a ovulação Espessa o muco cervical para inibir a penetração do esperma Altera a motilidade do útero e trompas Afina o endométrio	Anemia ferropriva Dismenorreia Cistos ovarianos Endometriose ACO – tomar uma pílula por dia **Adesivo** – menos para lembrar, mas? mais náusea **Anel** – menos para lembrar, ? irritação e secreção vaginal	Mutações trombogênicas conhecidas Evento tromboembólico prévio Doença cerebrovascular ou coronariana (atual ou remota) Tabagismo Hipertensão não controlada Retinopatia, nefropatia, vasculopatia periférica diabética Câncer de mama ou endométrio sabido ou suspeitado Sangramento vaginal sem diagnóstico Enxaquecas com aura Tumores hepáticos benignos ou malignos, hepatopatia ativa, insuficiência hepática Gravidez sabida ou suspeitada
Apenas progestina oral • Minipílula	Espessa o muco cervical para inibir a penetração do esperma Altera a motilidade do útero e trompas Afina o endométrio	**Amamentação**	Paciente precisa lembrar-se de tomar a pílula na mesma hora todos os dias

(continua)

Quadro 28.1 • AGENTES CONTRACEPTIVOS COMPARADOS, INCLUINDO PACIENTES MAIS ADEQUADOS (*continuação*)

Categoria/agentes	Mecanismo	Mais adequados para	Desvantagens/ contraindicações
Injetáveis • Acetato de depo--medroxiprogesterona	Inibe a ovulação Afina o endométrio Altera o muco cervical para inibir a penetração do esperma	Amamentação Deseja contracepção em longo prazo Anemia ferropriva Drepanocitose Epilepsia Dismenorreia Cistos ovarianos Endometriose	Depressão Osteopenia/osteoporose pelo menos parcialmente reversível com a cessação Estímulo do apetite, ocasionando ganho de peso
Implantes (subdérmicos no braço) • Implante de etonogestrel	Inibe a ovulação Afina o endométrio Espessa o muco cervical para inibir a penetração do esperma	Amamentação Deseja contracepção em longo prazo (dura três anos) Anemia ferropriva Dismenorreia Cistos ovarianos Endometriose	História atual ou passada de trombose ou distúrbios tromboembólicos (contraindicação relativa) Tumores hepáticos (benignos ou malignos), hepatopatia ativa Sangramento vaginal anormal sem diagnóstico Carcinoma de mama sabido ou suspeito ou história pessoal de câncer de mama Hipersensibilidade a qualquer componente do implante de etonogestrel Pode causar sangramento vaginal irregular
DIU • Secretor de levonorgestrel	Espessa o muco cervical Afina o endométrio	Deseja contracepção reversível em longo prazo (cinco anos) Relação estável mutuamente monogâmica Menorragia Dismenorreia (*Nota*: diminuição do sangramento e dismenorreia)	DST atual ou DIP recente Sangramento vaginal inexplicado Câncer cervical ou de endométrio não tratado Câncer de mama atual Anormalidades anatômicas distorcendo a cavidade uterina Miomas uterinos distorcendo a cavidade endometrial

(*continua*)

Quadro 28.1 • AGENTES CONTRACEPTIVOS COMPARADOS, INCLUINDO PACIENTES MAIS ADEQUADOS (*continuação*)

Categoria/agentes	Mecanismo	Mais adequados para	Desvantagens/contraindicações
• T de Cobre	Inibe a migração e viabilidade do esperma Muda a velocidade de transporte do ovo Lesão ao ovo	Deseja contracepção reversível em longo prazo (10 anos) Relação estável mutuamente monogâmica Contraindicação a esteroides contraceptivos	DST atual DIP atual ou nos últimos dois meses Sangramento vaginal inexplicado Doença trofoblástica gestacional maligna Câncer cervical ou de endométrio não tratado Câncer de mama atual Anormalidades anatômicas distorcendo a cavidade uterina Miomas uterinos distorcendo a cavidade endometrial Doença de Wilson Pode causar mais sangramento ou dismenorreia
Esterilização permanente • Oclusão bilateral das tubas uterinas	Obstrução mecânica das tubas uterinas	Não deseja mais filhos	Contraindicações à cirurgia Pode desejar filhos no futuro

DIP, doença inflamatória pélvica; DST, doença sexualmente transmissível; ITU, infecção do trato urinário.

pílulas combinadas têm menor risco de cistos ovarianos funcionais. A minipílula reduz o muco cervical e o espessamento. O espessamento do muco impede o esperma de alcançar o óvulo e impede o espessamento do revestimento uterino, o que impede a implantação do ovo fertilizado no útero. Quando tomada conforme as instruções, a taxa de falha da minipílula é de 1 a 3%; a taxa de falha da pílula combinada é de 1 a 2%.

Fumantes acima dos 35 anos e mulheres com certas condições clínicas não devem tomar ACOs. O Quadro 28.2 lista as contraindicações absolutas e relativas do uso de ACOs. Efeitos colaterais menores, que costumam desaparecer após alguns meses de uso, incluem náusea, cefaleia, aumento mamário, retenção hídrica, ganho ponderal, sangramento irregular e depressão.

Ao começar um ACOs, as pacientes devem tomar a primeira pílula no primeiro dia depois do início da menstruação. Muitas mulheres escolhem começar no domingo depois do início da menstruação, por conveniência. Puérperas que não estão

Quadro 28.2 • CONTRAINDICAÇÕES À CONTRACEPÇÃO HORMONAL	
Contraindicações absolutas	Contraindicações relativas
Evento tromboembólico prévio	Cefaleia vascular grave (enxaqueca, em salvas)
Doença vascular cerebral	Hipertensão grave (se abaixo de 35 a 40 anos e com bom controle clínico, pode escolher ACOs)
Oclusão coronariana	Diabetes melito (prevenção da gravidez ultrapassa o risco de vasculopatia complicando uma diabética abaixo de 35 a 40 anos)
Alteração da função hepática	Doença da vesícula (pode exacerbar a emergência de sintomas quando há cálculos biliares)
Câncer de mama conhecido ou suspeitado	Icterícia obstrutiva na gravidez
Fumantes (>15 cigarros/dia) acima de 35 anos	Epilepsia (fármacos antiepilépticos podem diminuir a efetividade dos ACOs)
Hiperlipidemia congênita	Obesidade mórbida

amamentando devem iniciar o ACO durante a quarta semana depois do parto. ACOs podem ser iniciados no dia seguinte a um aborto espontâneo ou induzido. **Se uma pílula foi esquecida, deve ser tomada assim que possível, e a próxima dose deve ser tomada normalmente.** Se duas ou mais pílulas forem esquecidas, a paciente deve ser encaminhada à bula de sua pílula para instruções, devendo-se usar contracepção adicional por pelo menos sete dias.

A efetividade de ACOs pode ser reduzida por algumas outras medicações, incluindo alguns antibióticos, barbitúricos e medicamentos antifúngicos. Por outro lado, os ACOs podem prolongar os efeitos de teofilina, benzodiazepina e cafeína.

Medroxiprogesterona

A medroxiprogesterona é uma forma injetável de progestina. A taxa de falha da medroxiprogesterona é de apenas 1%. **Cada injeção fornece proteção contraceptiva por 14 semanas.** É feita uma injeção IM a cada três meses na nádega ou no braço. Os efeitos colaterais incluem irregularidade menstrual, ganho ponderal e crescimento de pelos na face e no corpo. Além disso, pode haver sangramento irregular e/ou leve durante os primeiros meses, seguido de períodos de amenorreia. Cerca de metade das mulheres desenvolvem amenorreia após um ano de uso de medroxiprogesterona. Após a suspensão da medroxiprogesterona, pode haver um período prolongado antes do retorno da fertilidade.

Contraceptivo transdérmico

Existe um adesivo contraceptivo transdérmico. É um adesivo hormonal combinado contendo norelgestromina (o metabólito ativo do norgestimato) e etinilestradiol. O esquema de tratamento para cada ciclo é de três adesivos consecutivos para sete dias, seguidos de uma semana sem adesivos, para que possa ocorrer o sangramento. **A eficácia e os efeitos colaterais do adesivo são comparáveis aos de ACOs combinados**, embora o adesivo possa ter um maior risco de trombose vascular.

Anel contraceptivo intravaginal

É um anel flexível transparente feito de copolímeros de etileno acetado de vinilo que aporta etonogestrel e etinilestradiol. **A própria mulher insere o anel, usa-o por três semanas e depois o remove e descarta.** Após uma semana sem anel, durante a qual ocorre sangramento, insere-se um novo anel. Os efeitos colaterais do anel são similares aos de ACOs combinados, com o principal efeito adverso sendo os episódios de sangramento.

Implante de etonorgestrel

Etonogestrel em uma cápsula de Silastic é um contraceptivo subdérmico somente de progesterona inserido por meio de um pequeno procedimento cirúrgico. Coloca-se uma cápsula do tamanho de um palito de fósforo imediatamente abaixo da pele do alto do braço. O implante é efetivo por três anos. A taxa de falha é de menos de 1% em mulheres pesando até 68 kg. Os efeitos colaterais potenciais do implante incluem sangramento menstrual irregular, cefaleia, nervosismo, depressão, náusea, tontura, erupção cutânea, acne, mudança de apetite, sensibilidade mamária, ganho ponderal, aumento de ovários ou tubas uterinas e crescimento excessivo de pelos faciais e corporais.

MÉTODOS DE BARREIRA

Existem **cinco métodos contraceptivos de barreira**: preservativos masculinos, preservativos femininos, diafragma, esponja e capuz cervical. Em cada um deles, o método funciona mantendo o esperma e o óvulo separados. O principal efeito colateral possível é uma reação alérgica ao material da barreira ou aos espermicidas que devem ser usados com eles. Usar os métodos corretamente para cada relação sexual, sem exceção, oferece a melhor proteção.

Preservativo masculino

Os preservativos no mercado são feitos de látex de borracha ou de pele natural (de intestinos de ovelha). Desses dois tipos, **só os preservativos de látex são altamente efetivos para prevenir DSTs**. O látex oferece uma boa barreira contra vírus como HIV e hepatite B. Cada preservativo só pode ser usado uma vez. Preservativos têm uma taxa de falha de aproximadamente 15% na prevenção de gravidez, e a maioria resulta de uso impróprio. Alguns preservativos têm acréscimo de espermicida, que pode oferecer proteção contraceptiva adicional. Espermicidas vaginais também podem ser adicionados antes da relação sexual.

Preservativo feminino

O preservativo feminino consiste em uma bainha lubrificada de poliuretano com um anel flexível de poliuretano em cada extremidade. Um anel é inserido na vagina, como um diafragma, enquanto o outro permanece externo, cobrindo parcialmente os lábios. O preservativo feminino pode oferecer alguma proteção contra DSTs; entretanto, para proteção altamente efetiva, é preciso usar preservativos masculinos de látex. A taxa de falha anual estimada varia entre 21 e 26%.

Esponja

A esponja contraceptiva é feita de espuma de poliuretano branca. A esponja, em forma de uma rosquinha, contém o espermicida nonoxynol-9. É inserida na vagina para cobrir a cérvice durante e depois da relação sexual. Não requer encaixe por um profissional de saúde e está disponível sem receita médica. Só pode ser usada uma vez e descartada. A taxa de falha está entre 18 e 28%. Um efeito colateral extremamente raro é a síndrome de choque tóxico (SCT).

Diafragma

O diafragma é um disco de borracha flexível com uma borda rígida de diâmetro variando entre 5,08 e 10,16 cm. É projetado para cobrir a cérvice durante e depois da relação sexual, de forma que o esperma não possa alcançar o útero. Para que seja efetivo, deve-se colocar geleia ou creme espermicida dentro do diafragma. O diafragma deve ser medido por um profissional de saúde, que prescreve o tamanho correto, a fim de assegurar um bom selamento com a parede vaginal. Se a relação sexual for repetida, deve-se adicionar mais espermicida enquanto o diafragma ainda está no local. **O diafragma deve ser mantido no local por no mínimo seis horas depois da relação sexual.** O diafragma usado com espermicida tem uma taxa de falha de 6 a 18%.

Capuz cervical

O capuz cervical é um dispositivo de borracha em forma de cúpula em diversos tamanhos com um encaixe justo sobre a cérvice. Como o diafragma, é usado com um espermicida e deve ser medido por um profissional de saúde. É mais difícil de inserir que o diafragma, mas pode ser deixado no local por até 48 horas. Também parece ter uma maior incidência de exames citopatológicos irregulares nos primeiros seis meses de uso, e a SCT é um efeito colateral extremamente raro. O capuz tem uma taxa de falha de aproximadamente 18%.

Uso de espermicidas isoladamente

Existem muitas formas de espermicidas (espuma, geleia, gel e supositórios), que funcionam formando uma barreira física e química ao esperma. Devem ser inseridos na vagina até 1 hora antes da relação sexual. Se houver uma segunda relação sexual, deve-se inserir mais espermicida. O ingrediente ativo na maioria dos espermicidas é o nonoxynol-9. A taxa de falha dos espermicidas para prevenir a gravidez quando usados sozinhos é de 20 a 30%. Os espermicidas podem ser comprados sem receita. Quando **espermicidas são usados com um preservativo, a taxa de falha é comparável à de ACOs**, sendo muito melhor que a de espermicidas ou de preservativos isoladamente.

DISPOSITIVOS INTRAUTERINOS

Os DIUs são dispositivos pequenos, plásticos, flexíveis que são inseridos no útero através da cérvice por um médico treinado. **Atualmente, só dois DIUs são vendidos nos EUA:** ParaGard T380A, um dispositivo em forma de T parcialmente revestido de cobre e efetivo por 10 anos, e Mirena, também em forma de T, mas que contém uma progestina liberada ao longo de cinco anos. O DIU T de cobre tem uma taxa de falha de 4 a 5%, enquanto o Mirena tem uma taxa de falha inferior a 1%. O DIU altera os líquidos uterinos e tubários, particularmente no caso do DIU de cobre, inibindo o transporte do esperma através do muco cervical e útero. DIUs contendo progesterona também afinam o revestimento uterino. O risco de DIP com o uso de DIU é mais alto nas mulheres com múltiplos parceiros sexuais ou história de DIP prévia. Consequentemente, o **DIU é recomendado primariamente para mulheres em relacionamentos mutuamente monogâmicos.**

As contraindicações absolutas ao DIU incluem endometrite, DIP ou DST atual, recente (últimos três meses) ou recorrente, gravidez, cavidade uterina anatomicamente distorcida, e infecção pelo HIV comprovada ou suspeita. Contraindicações relativas incluem qualquer história de gonorreia ou *Chlamydia*, múltiplos parceiros sexuais ou um parceiro com múltiplos outros parceiros, sangramento vaginal anormal sem diagnóstico, neoplasia uterina ou cervical conhecida ou suspeita, e problemas anteriores com um DIU (gravidez, expulsão, perfuração, dor, sangramento abundante). Além da DIP, outras complicações incluem perfuração uterina, aborto séptico e gravidez ectópica. Mulheres também podem sentir alguns efeitos colaterais em curto prazo, como câimbras e tonturas no momento da inserção, sangramento, cólicas e dor lombar que podem continuar por alguns dias após a inserção, leve sangramento intermenstrual, e menstruações mais longas e abundantes nos primeiros meses após a inserção. A paciente deve verificar se o fio é palpável todos os meses após a menstruação. Entre 2 e 10% das mulheres expulsam seu DIU no primeiro ano de uso. Há redução da taxa absoluta de gravidez ectópica com o DIU, devido a sua alta eficácia contraceptiva. Entretanto, quando ocorre uma gravidez acidental, há uma proporção aumentada de gravidez ectópica. Adolescência e nuliparidade não são contraindicações em jovens adequadamente selecionadas em relacionamentos monogâmicos.

PLANEJAMENTO FAMILIAR NATURAL

A abstinência periódica (planejamento familiar natural ou método de ritmo) envolve não manter relações sexuais durante o período fértil da mulher. Usar a abstinência periódica depende da capacidade de identificar os aproximadamente 10 dias em cada ciclo menstrual em que a mulher é fértil. A abstinência periódica tem uma taxa de falha de 14 a 47%. Mulheres com ciclos irregulares têm as taxas de falha mais altas. O método de temperatura corporal basal baseia-se no conhecimento que imediatamente antes da ovulação a temperatura corporal basal da mulher cai vários décimos de grau, voltando ao normal depois da ovulação. O método requer que a mulher verifique sua temperatura todas as manhãs antes de sair da cama. Atualmente, existem termômetros eletrônicos com memória e medidores de resistência elétrica que podem determinar mais corretamente o período fértil da mulher. O método do muco cervical, também chamado método de Billings, depende de a mulher reconhecer as alterações no muco cervical que indicam que a ovulação está ocorrendo ou já ocorreu.

ESTERILIZAÇÃO CIRÚRGICA

A ligação tubária fecha as tubas uterinas, de modo que um óvulo não pode deslocar-se até o útero. Também existe a obstrução tubária transcervical, por meio da colocação de dispositivos esterilizantes nas tubas. Dois tipos são aprovados pela FDA: o dispositivo de microinserção e o sistema de matriz de polímero. A vasectomia envolve o fechamento do canal deferente, de modo que o esperma não chega até o pênis. A vasectomia é um procedimento cirúrgico menor, mais frequentemente realizado em um consultório sob anestesia local. A ligação tubária é um procedimento realizado no bloco cirúrgico sob anestesia geral. Complicações maiores, raras na esterilização feminina, incluem infecção, hemorragia e problemas associados ao uso de anestesia geral. A taxa de falha é de menos de 1%. Embora haja alguns sucessos na reabertura das tubas e do canal deferente, a taxa de sucesso é baixa, e a **esterilização deve ser considerada irreversível.**

CONTRACEPÇÃO DE EMERGÊNCIA

Todas as pacientes em idade reprodutiva devem estar cientes da contracepção pós-relação sexual e dos muitos tipos existentes disponíveis sem receita médica para mulheres de no mínimo 17 anos. Esse conhecimento não aumenta a probabilidade de comportamento de alto risco. **O método Yuzpe consiste em tomar ACOs combinados para a contracepção de emergência.** Altas doses de ACOs, começados 72 horas depois de uma relação sexual sem proteção, diminuem em 74% o risco de gravidez. Depois de 72 horas, só a RU-486 (mifepristona) é efetiva. Considere prescrever um antiemético, pois náusea e vômitos são efeitos colaterais comuns. Duas doses orais de levonorgestrel (Plano B) 0,75 mg, com 12 horas de intervalo, é um esquema efetivo e bem tolerado. Preven, um *kit* conveniente de contracepção de emergência, inclui duas doses de medicação e um exame de gravidez. A mifepristona (RU-486), 600 mg em dose única, é o mais efetivo anticoncepcional de emergência e tem menos efeitos colaterais que os outros.

QUESTÕES DE COMPREENSÃO

28.1 Ao trabalhar no ambulatório da cadeia municipal, você recebe uma G6P2 (prematuros 0, abortos 3, vivos 2) para um exame de rotina. Ela lhe diz abertamente que foi presa por história de prostituição. Ao ser presa, descobriu que é HIV-positiva. Será solta na próxima semana e gostaria de contracepção. Qual dos seguintes agentes é mais apropriado para essa paciente?

A. Agente contraceptivo oral.
B. Medroxiprogesterona depot.
C. DIU.
D. Preservativo.
E. Capuz cervical.

28.2 Uma mulher de 18 anos relata que teve relações sexuais com seu namorado há 20 horas. Está preocupada porque o preservativo estourou, e não usava nenhuma outra forma de contracepção. A paciente diz ter uma história de períodos menstruais regulares desde os 14 anos, de fluxo moderado com duração de quatro dias. Mede 1,73 m e pesa 74,9 kg. Joga como ala no time de basquete da escola e está preocupada com a possibilidade de engravidar. Qual dos seguintes é o método mais apropriado de contracepção de emergência?

A. Método Yuzpe.
B. Método Plano B.
C. Inserção de um DIU.
D. Metotrexato intramuscular.

28.3 Uma adolescente de 16 anos vem à sua clínica para uma consulta de pediatria de rotina. Tem períodos menstruais regulares há mais de dois anos, não bebe nem fuma, tem notas A na escola, e está no percentil 75 de altura e peso. Está no estágio 5 de Tanner de desenvolvimento mamário e de pelos pubianos. Durante sua entrevista, revela que é sexualmente ativa e não usa contracepção. Se continuar a ter relações sexuais sem proteção, qual é a probabilidade de engravidar durante o próximo ano?

A. 20%.
B. 40%.
C. 80%.
D. 100%.

28.4 Uma mulher de 36 anos busca contracepção. Teve um filho há oito semanas e está amamentando. Faz-se a anamnese e exame físico e o aconselhamento referente às diferentes opções. Ela é saudável, bebe ocasionalmente uma taça de vinho por mês, não fuma e planeja ter outro filho em um ou dois anos. Sua pressão arterial é 114/70 mmHg. A paciente gostaria de começar a contracepção nessa consulta. Qual é o método mais apropriado em seu caso?

A. Esterilização transcervical.
B. Planejamento familiar natural.
C. Minipílula.
D. Pílula anticoncepcional oral combinada.
E. Coito interrompido.

RESPOSTAS

28.1 **D.** Preservativos são os agentes mais efetivos para prevenir a transmissão de DSTs. O capuz cervical, embora também seja um método de barreira, tem altas taxas de transmissão de DSTs. Os DIUs podem ser usados em nulíparas selecionadas e em mulheres que desejam fertilidade futura. Uma história de DST é uma contraindicação relativa, mas não absoluta, ao uso do DIU. Essa paciente tem uma DST e, portanto, o DIU está contraindicado. Anticoncepcionais orais e medroxiprogesterona depot diminuem o risco de DIP espessando o muco cervical, mas não fornecem nenhuma proteção contra DSTs.

28.2 **B.** A contracepção de emergência pode incluir terapia hormonal combinada no momento zero e 72 horas mais tarde; muitos ACOs são efetivos se utilizados na dose certa e nas primeiras 72 horas. O plano B é o levonorgestrel, que é mais efetivo que ACOs combinados para a contracepção pós-relação sexual. Além disso, não apresenta o proeminente efeito colateral de náusea. O DIU está relativamente contraindicado nessa paciente devido à sua história de infecção por *Chlamydia*.

28.3 **C.** Oitenta por cento das mulheres com relações sexuais sem proteção engravidarão dentro de um ano.

28.4 **C.** A minipílula é a forma mais efetiva de contracepção para mulheres pós-parto que desejam amamentar. O planejamento familiar natural e o coito interrompido (método de retirada) têm altas taxas de erro do usuário, levando à falha. A esterilização transcervical é um método permanente de contracepção que causa a oclusão das tubas uterinas. ACOs combinados podem afetar o suprimento de leite da mulher e têm uma segurança variável na lactação.

DICAS CLÍNICAS

▶ O preservativo masculino de látex continua a ser o melhor escudo contra o HIV e outras DSTs.
▶ Métodos de barreira, que trabalham mantendo esperma e óvulo separados, em geral possuem apenas efeitos colaterais menores.
▶ Anticoncepcionais orais combinados oferecem proteção significativa contra câncer de ovário, câncer de endométrio, anemia ferropriva, DIP e mastopatia fibrocística.
▶ Métodos hormonais de contracepção, usados de forma adequada, são extremamente efetivos.
▶ A esterilização cirúrgica deve ser considerada permanente. A vasectomia é considerada mais segura que a ligação tubária.
▶ Os benefícios não contraceptivos de anticoncepcionais orais combinados incluem a menor incidência de mastopatia benigna, alívio de distúrbios menstruais (dismenorreia e menorragia), menor risco de leiomiomas uterinos, proteção contra cistos ovarianos, redução da acne, melhora da densidade mineral óssea e um menor risco de câncer colorretal.

REFERÊNCIAS

Bonnema RA, McNamara MC, Spencer AL. Contraception choices in women with underlying medical conditions. *Am Fam Physician.* 2010;82(6):621-628.

Brunsell SC. Contraception. In: South-Paul JE, Matheny SC, Lewis EL, eds. *Current Diagnosis and Treatment in Family Medicine.* New York, NY: McGraw-Hill; 2004:211.

Greydanus DE, Patel DR, Rimsza ME. Contraception in the adolescent: an update. *Pediatrics.* 2001; 107:562.

Schorge JO, Schaffer JI, Halvorson LM, Hoffman BL, Bradshaw KD, Cunningham FG. Contraception and Sterilization. In: Williams Gynecology. Available at: http://www.accessmedicine.com/content.aspx?aID=3151307.

CASO 29

Uma adolescente de 16 anos chega para um exame de rotina. Está no segundo ano do ensino médio e não tem uma história médica significativa. Joga no time de *softball* da escola e trouxe um formulário de liberação pré-participação para que você o preencha. Está acompanhada por sua mãe, que quer saber se sua filha deve começar a fazer exames ginecológicos de rotina como parte do *check-up*. Diz que a filha fez a última vacina contra tétano aos 5 anos de idade. Recebeu todas as imunizações de rotina na infância, incluindo uma série completa contra a hepatite B, e teve catapora aos 6 anos. A mãe diz que não há problemas médicos na família, mas que um dos primos da paciente morreu aos 21 anos por morte cardíaca súbita. Quando entrevistada longe da mãe, a paciente lhe diz que em geral é feliz, tem boas notas (A e B) na escola e vida social ativa. Diz que nunca se envolveu em atividades sexuais ou uso de tabaco ou drogas e que toma "uma ou duas doses de bebida" em festas com seus amigos. Ao exame, seus sinais vitais são normais. O exame de cabeça e pescoço, pulmões, abdome, pele e sistemas musculoesquelético e nervoso é normal. À ausculta cardíaca, você ouve um sopro sistólico 2/6 que fica mais alto quando você pede que ela faça uma manobra de Valsalva. Os pulsos periféricos são fortes e simétricos; há bom enchimento capilar e nenhum sinal de cianose.

- Que imunizações devem ser recomendadas nesta consulta?
- Em que idade recomenda-se começar o rastreamento de rotina com exame citopatológico (CP)?
- Qual é a causa mais comum de morte cardíaca súbita em jovens atletas?

RESPOSTAS PARA O CASO 29:
Manutenção da saúde no adolescente

Resumo: Uma adolescente saudável de 16 anos vem para um exame de rotina e liberação para participar em esportes. Incidentalmente, nota-se que apresenta um sopro cardíaco.

- **Imunização recomendada**: Reforço da vacina tríplice contra difteria, tétano e *pertussis* acelular (dTpa) e vacina contra meningococo; considerar também o início da série de vacina contra o papilomavírus humano (HPV).
- **Idade recomendada para iniciar exames citopatológicos preventivos de rotina**: O American College of Obstetrics and Gynecology (ACOG) recomenda que o primeiro exame CP seja realizado aos 21 anos. Há indicação de CP antes dos 21 anos se a paciente tiver sintomas ginecológicos significativos que mereçam maior investigação, imunocomprometimento* ou estiver grávida.
- **Causa mais comum de morte cardíaca súbita em atletas jovens**: Miocardiopatia hipertrófica (MCH).

ANÁLISE

Objetivos

1. Estar familiarizado com as recomendações das Guidelines for Adolescent Preventive Services (GAPS) para exames de rastreamento e aconselhamento a adolescentes.
2. Conhecer as imunizações recomendadas rotineiramente para adolescentes.
3. Conhecer os componentes e os argumentos para a realização de exames pré--participação em esportes.

Considerações

Esta é uma adolescente saudável que vem para um exame físico pré-participação em esportes. Essa é uma oportunidade para outras ações de manutenção de saúde, como imunizações, rastreamento de transtornos alimentares e educação. Sua história não apresenta particularidades, e ela apresenta um sopro sistólico 2/6 que aumenta com uma manobra de Valsalva. A história é o componente mais importante do exame pré-participação em esportes. Devem-se enfocar condições, geralmente cardiovasculares, que possam causar morte cardíaca súbita, mais comumente a miocardiopatia hipertrófica. A síndrome de Marfan está associada a dilatação ou dissecção da raiz aórtica, e por isso estigmas da síndrome de Marfan e história familiar também são importantes. O achado de exame físico distintivo na MCH é um sopro sistólico que diminui de intensidade quando o atleta está em decúbito dorsal (aumento do enchimento ventricular, diminuição da obstrução), em contraste com os sopros funcionais de fluxo comuns em atletas que *aumentam* de intensidade ao deitar. A intensidade

---

* N. de R.T. Há diferenças de rastreamento no Brasil.

do sopro da MCH aumenta com a manobra de Valsalva (diminuição do enchimento ventricular, aumento da obstrução). Qualquer atleta que apresente um sopro sistólico de intensidade 3/6 ou mais; sopro diastólico, holossistólico ou contínuo; ou qualquer outro sopro que o examinador julgar suspeito deve ser afastado de participação e encaminhado a um cardiologista para avaliação. Entretanto, a maioria dos atletas com MCH é assintomática. Esta paciente tem apenas um sopro 2/6, mas o fato de aumentar de intensidade com a manobra de Valsalva é preocupante. A maioria dos sopros diminui de intensidade e duração com a Valsalva. Por essa razão, essa paciente pode se beneficiar de um encaminhamento à cardiologia.

ABORDAGEM À
Saúde de adolescentes

DEFINIÇÕES

GUIDELINES FOR ADOLESCENT PREVENTIVE SERVICES (GAPS) (Diretrizes de serviços preventivos para adolescentes): Uma série de recomendações a respeito da prestação de serviços de saúde, promoção do bem-estar, rastreamento de condições comuns e fornecimento de imunizações para adolescentes e adultos jovens entre 11 e 21 anos.

VACINA CONTRA O HPV: Existe uma vacina contra quatro cepas de alto risco do papilomavírus humano, recomendada para mulheres adolescentes e jovens, HPV subtipos 6 e 11 (previne verrugas venéreas) e 16 e 18 (previne uma grande proporção de displasia/câncer cervical). Demonstrou-se que uma série de três injeções em seis meses é eficaz para reduzir a incidência de verrugas genitais e câncer cervical associados às cepas específicas de HPV incluídas na vacina.

ABORDAGEM CLÍNICA

A adolescência é um tempo de mudanças físicas, emocionais e psicossociais. Também é um momento de experimentação e, com frequência, comportamentos de risco. Felizmente, a adolescência também é um tempo de relativa boa saúde para a maioria. Entretanto, as escolhas feitas durante a adolescência podem afetar a saúde dos pacientes a curto e a longo prazo. Abordar as necessidades singulares de assistência à saúde de adolescentes pode ser difícil, pois eles mais provavelmente consultarão um médico por uma doença aguda que para manutenção da saúde. Por essa razão, os médicos devem aproveitar a oportunidade para considerar ações de manutenção da saúde apropriadas para a idade em todos os encontros com um adolescente e adulto jovem.

Numerosas questões podem servir de barreiras ao fornecimento de cuidados efetivos a adolescentes; uma delas é o sigilo. Muitos adolescentes acreditam que médicos compartilham qualquer informação recebida com os pais. Como consequência, podem não dar voluntariamente informações, como atividade sexual ou uso de tabaco, álcool e drogas. Uma técnica comumente usada para abordar esse problema é colher a anamnese com o pai/mãe na sala, a fim de permitir que ele/ela apresente quaisquer preocupações, e depois entrevistar o paciente sozinho, a fim de permitir-lhe falar confidencialmente com o médico. **Médicos que tratam pacientes adolescentes devem implementar políticas a fim de garantir o sigilo médico-paciente e, ao mesmo tempo, equilibrar o direito dos pais de estarem envolvidos nos cuidados do(a) filho(a).** Essas políticas devem ser discutidas com o paciente e o pai/mãe, e terem o acordo prévio dos mesmos, de forma a promover uma relação honesta, confiante e terapêutica.

A American Medical Association publicou as *Guidelines for Adolescent Preventive Services (GAPS)*, uma série de recomendações referentes ao fornecimento de serviços de saúde, promoção do bem-estar, rastreamento de condições comuns e fornecimento de imunizações a adolescentes e adultos jovens entre 11 e 21 anos. Esses serviços visam a ser fornecidos como parte de uma série de consultas anuais de cuidados de saúde que abordam aspectos biomédicos e psicossociais da saúde e enfatizam serviços preventivos. Essas visitas devem incluir pelo menos três exames físicos completos, no início (11 a 14 anos), no meio (15 a 17 anos) e no final da adolescência (18 a 21 anos).

As GAPS recomendam o aconselhamento tanto dos pais quanto dos adolescentes. Recomendam que os médicos orientem os pais sobre o desenvolvimento físico, sexual e emocional normal, sinais de problemas físicos e emocionais, comportamentos dos pais visando a promoção da saúde e métodos para ajudar seu filho(a) a evitar comportamentos nocivos. Pacientes adolescentes devem receber aconselhamento anual sobre seu crescimento e desenvolvimento, prevenção de lesões, dieta saudável, exercício e sobre evitar o uso de substâncias nocivas (álcool, tabaco, drogas, esteroides anabólicos). A orientação também deve enfatizar comportamentos sexuais responsáveis, incluindo abstinência e contracepção, a fim de reduzir os riscos de DSTs e gravidez.

As GAPS recomendam o rastreamento de rotina de várias condições médicas, comportamentais e emocionais. Todos os adolescentes devem fazer rastreamento anual de hipertensão, com maior avaliação e tratamento para aqueles com pressão arterial acima do percentil 90 para seu gênero e idade. Todos devem fazer rastreamento anual de transtornos alimentares e obesidade. Todos também devem fazer rastreamento do uso de tabaco (tanto cigarros quanto tabaco não fumado), álcool e outras substâncias de abuso. O rastreamento toxicológico de rotina, entretanto, não é recomendado. Recomenda-se o rastreamento de lipídeos para pessoas com risco acima da média, com base em uma história pessoal de comorbidades ou história familiar de hiperlipidemia, doença arterial coronariana ou outras vasculopatias. A prova cutânea de tuberculose (TB) deve ser realizada em pessoas de alto risco, que incluem ter vivido (ou viver) em um abrigo para sem-teto ou em uma área de alta prevalência de TB, ter estado (ou estar) preso, ter tido exposição à TB ativa e trabalhar em um serviço de saúde.

Todos os adolescentes devem ser questionados sobre comportamento sexual, incluindo orientação sexual, uso de contracepção, número de parceiros sexuais, e história de gravidez ou DSTs. **Mulheres sexualmente ativas, sintomáticas e de alto ris-**

co devem fazer rastreamento de gonorreia e *Chlamydia* por amplificação de ácidos nucleicos na urina. O rastreamento do câncer cervical também deve ser realizada aos 21 anos. As diretrizes de rastreamento de 2009 do ACOG declaram que o rastreamento de câncer cervical com exames CP deve ser iniciada aos 21 anos ou depois do início da atividade sexual em pacientes imunocomprometidos. **Homens sexualmente ativos, sintomáticos e de alto risco podem fazer rastreamento de infecções presumidas por gonorreia e *Chlamydia* por amplificação de ácidos nucleicos na urina.** Devem-se oferecer exames confidenciais a homens e mulheres em risco de HIV.

Outras recomendações incluem o rastreamento anual de todos os adolescentes para depressão e risco de suicídio, com manejo apropriado ou encaminhamento das pessoas em necessidade. Todos também devem ser questionados anualmente sobre abuso emocional, físico ou sexual. Todos os estados determinam a notificação de suspeita de abuso de menores à agência de bem-estar infantil ou ao serviço de proteção infantil para isso designado. Dificuldades escolares ou de aprendizado também devem ser avaliadas anualmente, coordenando-se o manejo subsequente com a escola e o pai/guardião.

A consulta de saúde do adolescente também é um momento para garantir que o paciente está apropriadamente imunizado contra infecções passíveis de prevenção. Em pacientes que receberam a série primária recomendada, recomenda-se um reforço da vacina contra tétano e difteria (dT) aos 11 a 12 anos e a cada 10 anos a partir de então. Devido ao risco continuado de infecção por *pertussis*, recomenda-se a vacina dTpa em lugar de reforço dT para adolescentes e adultos. Deve-se oferecer a vacina contra varicela aos pacientes não vacinados e que não tenham história de catapora. Deve-se administrar um reforço da vacina tríplice viral contra sarampo, caxumba e rubéola (MMR), caso o paciente não tenha recebido um reforço aos 4 a 6 anos. A série contra a hepatite B deve ser administrada a qualquer adolescente não imunizado previamente. Pode-se oferecer vacina contra a hepatite A aos moradores de áreas com altas taxas de infecção, viagem a áreas de alto risco, portadores de hepatopatia crônica, usuários de drogas IV e homens que fazem sexo com homens.

Em 2005, o Advisory Committee on Immunization Practices dos CDCs acrescentou uma nova recomendação para a vacinação de rotina contra o meningococo, usando uma vacina conjugada de proteína-polissacarídeos tetravalente (MCV4), aos 11 a 12 anos. Caso não tenham sido vacinados anteriormente, aconselha-se a vacinação antes do início do ensino médio. A vacinação também é recomendada para calouros universitários morando em dormitórios e para outras pessoas em maior risco, como recrutas, viajantes a áreas endêmicas ou pessoas com asplenia funcional/anatômica.

Duas vacinas (Gardasil e Cervarix) contra cepas de alto risco do papilomavírus humano estão disponíveis e são recomendadas para meninas adolescentes e mulheres jovens. O Gardasil foi aprovado para uso (mas ainda não recomendado de rotina) em meninos adolescentes. Demonstrou-se que as duas vacinas, que usam uma série de três injeções ao longo de seis meses, são eficazes para reduzir a incidência de câncer cervical associado às cepas particulares do HPV incluídas na vacina. Também se demonstrou que a vacina Gardasil reduz efetivamente a incidência de verrugas genitais. Prefere-se oferecer a vacina contra o HPV antes do início da atividade sexual, de modo que a série pode ser iniciada em meninas de até 9 anos, mas é recomendada de rotina aos 11 a 12 anos. Também é recomendada para mulheres entre 13 e 26 anos que não completaram a série vacinal. A vacina contra o HPV também é útil naquelas que iniciaram a atividade sexual, pois pode proteger contra cepas de HPV às quais a paciente não foi exposta.

EXAME PRÉ-PARTICIPAÇÃO EM ESPORTES

Uma razão comum para que adolescentes sadios procurem atenção primária em saúde é o exame pré-participação como exigência para fazer atividades esportivas na escola. O objetivo desses exames é tentar identificar condições que possam colocar um jovem atleta em risco durante o esporte. Essas condições são primariamente cardíacas e ortopédicas, mas não se limitam a esses sistemas. **Um exame pré-participação permite ao médico fornecer a manutenção abrangente de saúde, incluindo aconselhamento, orientação preventiva, rastreamento e vacinações, recomendada nas diretrizes GAPS.** Essas consultas também servem para cumprir exigências legais e securitárias da escola ou do sistema escolar.

A taxa de morte cardíaca súbita em atletas é muito baixa. Anomalias cardíacas congênitas são a etiologia mais comum; a miocardiopatia hipertrófica é responsável por cerca de um terço; artérias coronárias anômalas por cerca de um quinto das anomalias cardíacas. **A história é o instrumento mais importante no rastreamento dessas anormalidades.** Todos os adolescentes e seus pais devem ser questionados sobre história pessoal de dor torácica ao esforço, dispneia, síncope, história de sopros cardíacos e história familiar de miocardiopatia hipertrófica, outras anomalias cardíacas congênitas ou mortes cardíacas prematuras. Outras informações históricas importantes incluem história de asma ou outros distúrbios pulmonares, lesões ortopédicas, lesões ligadas ao calor e ausência de um de órgãos pares (p. ex., rim, testículo, ovários únicos, etc.).

É importante fazer rastreamento de transtornos alimentares, bem como de desejos de mudança do peso, seja por imagem corporal ou para fins atléticos (p. ex., "cortar peso" em lutadores). Transtornos alimentares são mais comuns em atletas mulheres que em homens. Deve-se perguntar às pacientes sobre irregularidades menstruais, pois a amenorreia pode ser um sinal de anorexia, e atletas amenorreicas poderiam estar em risco de osteoporose.

O exame deve ser detalhado, mas vários aspectos devem ser enfatizados. Deve-se aferir a pressão arterial e compará-la a normas apropriadas para a idade e gênero. Deve-se notar a aparência geral, especificamente buscando sinais da síndrome de Marfan. Esses sinais, que incluem aracnodactilia, envergadura de braços maior que a altura, peito escavado, hábito corporal longilíneo (alto e magro), palato ogival e subluxação do cristalino, deve levar a uma maior avaliação, pois portadores da síndrome de Marfan podem ter anormalidades aórticas que predispõem à ruptura durante esportes. A ausculta cardíaca deve ser realizada no mínimo em posição de decúbito e ereta. **O sopro da miocardiopatia hipertrófica, embora nem sempre esteja presente, é mais bem ouvido ao longo da borda esquerda do esterno e se acentua com atividades que diminuem a pré-carga cardíaca e o volume diastólico final do ventrículo esquerdo.** Portanto, ficar em pé ou fazer força com uma manobra de Valsalva aumentaria o sopro; inversamente, se esperaria que a posição de cócoras diminuísse o sopro. **Qualquer adolescente com características da síndrome de Marfan, sopro sugestivo de miocardiopatia hipertrófica, sopro sistólico grau 3/6 ou mais, ou qualquer sopro diastólico deve ser avaliado por um cardiologista antes da liberação para participação atlética.**

Não se recomenda nenhum teste específico para o rastreamento universal de todos os atletas, embora exames específicos possam estar indicados com base na história ou achados de exame físico. A ecocardiografia é o estudo de escolha para o diagnóstico de miocardiopatia hipertrófica.

Deve-se estimular a participação em atividades atléticas ou em exercícios. **Contraindicações absolutas para a participação atlética são raras**; mais comumente, a liberação pode ser adiada para maior avaliação de uma condição suspeita, reabilitação de uma lesão ou recuperação de uma doença aguda. Em quase todos os casos, um adolescente deve ser capaz de encontrar alguma atividade atlética da qual possa participar.

QUESTÕES DE COMPREENSÃO

29.1 Um estudante do ensino médio vem para um exame pré-participação em esportes. Qual dos seguintes deve levar a um encaminhamento ao cardiologista antes da liberação para participação em esportes escolares?
   A. Sopro sistólico 2/6 em uma adolescente assintomática de 16 anos.
   B. Sopro diastólico 1/6 ouvido no ápice em uma adolescente de 17 anos.
   C. Sopro sistólico 2/6 em um adolescente de 17 anos ouvido em decúbito e que é mais suave em pé.
   D. Adolescente assintomático de 16 anos cujo avô morreu de ataque cardíaco aos 72 anos.

29.2 Uma jovem de 15 anos é trazida por sua mãe para um atestado de boa saúde, a fim de liberar sua participação em esportes na escola. Também gostaria de discutir o acréscimo do tema contracepção. Quando a mãe sai da sala você fica sabendo que a jovem não é sexualmente ativa, mas quer iniciar ACOs porque ouviu dizer que ajudam a melhorar a acne, e suas amigas tiveram alguma melhora. Não bebe álcool nem fuma e é uma das melhores alunas da classe no nono ano. Joga na equipe júnior reserva de *softball* e come quase todos os dias na cafeteria escolar. Qual dos seguintes é recomendado de rotina nas GAPS e deve ser realizado nesse momento?

A. Exames físicos completos anuais entre 11 e 21 anos.
B. Rastreamento periódico de uso de drogas com um exame toxicológico na urina.
C. Exame de colesterol.
D. Rastreamento anual de hipertensão.

29.3 Um adolescente de 17 anos relata ter tido atividade sexual com duas parceiras no último ano. Usou preservativos "às vezes, mas nem sempre". Está assintomático e seu exame físico é normal. Qual dos seguintes exames estaria recomendado para o rastreamento de gonorreia e *Chlamydia*?

A. *Swab* uretral.
B. Anticorpos séricos a *Neisseria gonorrhoeae* e *Chlamydia trachomatis*.
C. Urina para amplificação de ácidos nucleicos.
D. Nenhum rastreamento é recomendado.

RESPOSTAS

29.1 **B.** Qualquer paciente com um sopro diastólico, murmúrio sistólico grau 3/6 ou mais, sopro sugestivo de miocardiopatia hipertrófica ou sinais de síndrome de Marfan deve ser avaliado por um cardiologista antes de ser liberado para participar em atividades atléticas. O sopro da miocardiopatia hipertrófica costuma ficar mais alto com manobras que reduzem a pré-carga, como a manobra de Valsalva ou ao ficar em pé.

29.2 **D.** As GAPS recomendam o rastreamento anual de hipertensão em todos os adolescentes por aferição da pressão arterial. Três exames físicos completos são aconselhados rotineiramente, uma vez no início da adolescência, uma no meio, e uma no final, bem como mais frequentemente, quando indicado. O rastreamento de lipídeos deve ser direcionado àqueles em alto risco com base na história pessoal ou familiar. Não se recomenda o rastreamento toxicológico de rotina.

29.3 **C.** Recomenda-se a amplificação de ácidos nucleicos na urina para rastreamento de provável gonorreia ou *Chlamydia* em homens sexualmente ativos. Um *swab* uretral só é apropriado para exame diagnóstico em um homem com secreção uretral.

DICAS CLÍNICAS

▶ Adolescentes tendem a consultar o médico irregularmente. Aproveite cada consulta, independentemente da queixa principal, para revisar questões de manutenção da saúde.
▶ Contraindicações reais à participação em todos os esportes são raras. Quase todas as pessoas devem ser capazes de participar em alguma forma de atividade atlética.
▶ A vacinação universal de adolescentes contra o meningococo tornou-se uma recomendação em 2005; deve-se oferecer vacinação de rotina a adolescentes não vacinados.

REFERÊNCIAS

ACOG Practice Bulletin 109 on cervical cytology screening. *Obstet Gynecol*. 2009;114(6):1409.

American Medical Association. *Guidelines for Adolescent Preventive Services (GAPS):* Recommendations Monograph. Chicago, IL: American Medical Association; 1997.

Carek PJ, Mainous AG, 3rd. A thorough yet efficient exam identifies most problems in school athletes. *J Fam Pract*. 2003;52(2):127-134

Centers for Disease Control and Prevention (CDC). FDA Licensure of Bivalent Human Papillomavirus Vaccine (HPV2, Cervarix) for Use in Females and Updated HPV Vaccination Recommendations from the Advisory Committee on Immunization Practices (ACIP). *MMWR*. 2010;59(20):626-629.

Centers for Disease Control and Prevention (CDC). FDA licensure of quadrivalent human papillomavirus vaccine (HPV4, Gardasil) for use in males and guidance from the Advisory Committee on Immunization Practices (ACIP). *MMWR*. 2010;59(20):630-632.

Centers for Disease Control and Prevention (CDC). Prevention and control of meningococcal disease: recommendations of the Advisory Committee on Immunization Practices (ACIP). *MMWR*. 2005; 54(RR-7):1-28.

Giese EA, O'Connor FG, et al. The athletic preparticipation evaluation: Cardiovascular assessment. *Am Fam Physician*. 2007;75(7):1008-1014.

Holmes King K. Sexually transmitted infections: overview and clinical approach. Chapter 124. Fauci AS, Braunwald E, Kasper DL, et al, eds. *Harrison's Principles of Internal Medicine*. 17th ed. Available at: http://www.accessmedicine.com/content.aspx?aID=2893718.

McKeag DB, Sallis RE. Factors at play in the athletic preparticipation examination [editorial]. *Am Fam Physician*. 2000;61:2617.

CASO 30

Um homem de 47 anos chega ao seu consultório para uma consulta de acompanhamento. Foi atendido há três semanas por uma infecção respiratória superior, notando-se incidentalmente que sua pressão arterial era 164/98 mmHg. Lembra-se vagamente que, no passado, disseram-lhe que sua pressão arterial era "limítrofe". Sente-se bem, não tem queixas e sua revisão de sistemas é totalmente negativa. Não fuma, bebe "umas duas cervejas nos fins de semana" e não faz exercícios regularmente. Seu trabalho é sedentário. Seu pai morreu por AVE aos 69 anos. Sua mãe está viva, em boa saúde, e tem 72 anos. Tem dois irmãos e desconhece qualquer questão médica crônica que possam ter. Hoje, no consultório, sua pressão arterial é de 156/96 mmHg no braço esquerdo e de 152/98 mmHg no braço direito. Está afebril, com pulso de 78 bpm, frequência respiratória de 14 mpm; mede 1,78 m e pesa 93,35 kg. O exame físico geral é normal.

▸ Que diagnóstico (ou diagnósticos) você pode fazer hoje?
▸ Que outras avaliações precisam ser realizadas?
▸ Que intervenção (ou intervenções) não farmacológica pode ser benéfica?
▸ Qual é o manejo medicamentoso inicial recomendado?

RESPOSTAS PARA O CASO 30:
Hipertensão

Resumo: Em uma consulta por um problema não correlato, descobre-se que um homem de 47 anos tem pressão arterial elevada. Ao acompanhamento, sua pressão arterial permanece elevada. É obeso e tem um estilo sedentário de vida, mas não apresenta outros altos riscos com base em história pessoal ou familiar.

- **Diagnósticos:** Hipertensão estágio 1 e obesidade.
- **Outras avaliações necessárias:** Glicemia, níveis séricos de potássio, creatinina e cálcio, hematócrito, exame simples de urina, eletrocardiograma (ECG).
- **Intervenções não farmacológicas:** Dieta DASH (Dietary Approaches to Stop Hipertension), limitação de álcool até duas doses por dia, maior atividade física, redução de peso.
- **Medicação inicial recomendada:** Diurético tiazídico.

ANÁLISE

Objetivos

1. Conhecer os critérios diagnósticos de hipertensão.
2. Aprender a avaliação inicial recomendada de pessoas encontradas com PA aumentada.
3. Conhecer as modificações de medicação e estilo de vida que podem ajudar a controlar a pressão arterial.
4. Aprender as complicações e os riscos da hipertensão não controlada.

Considerações

O paciente aqui apresentado é típico daqueles vistos todos os dias em consultórios de atenção primária e representa a apresentação mais comum da hipertensão. A maioria dos pacientes hipertensos não apresenta nenhum sintoma de sua doença. Geralmente, vêm à consulta por outra razão, notando-se que apresentam uma pressão arterial elevada. A hipertensão não tratada aumenta significativamente o risco de infarto do miocárdio, acidentes vasculares cerebrais e insuficiência renal, entre outras condições. **O risco de doenças cardiovasculares dobra com cada aumento de 20/10 mmHg acima de 115/75 mmHg na pressão arterial.** Devido à alta prevalência do problema, ausência de sintomas e eficácia demonstrada do tratamento ao reduzir o risco de complicações, a United States Preventive Services Task Force recomenda o rastreamento de todos os pacientes adultos para hipertensão, aferindo sua pressão arterial. O intervalo apropriado de rastreamento não está definido claramente, mas a maioria dos profissionais verifica a pressão arterial de todos os pacientes adultos em todas as consultas.

ABORDAGEM À Hipertensão

DEFINIÇÕES

JNC 7: Sétimo relatório do Joint National Committee on Prevention, Detection, Evaluation and Treatment of High Blood Pressure. Uma revisão abrangente, baseada em evidências, feita por especialistas, do diagnóstico, avaliação e manejo da hipertensão, publicada em 2003. Também já está disponível o JNC8, em: www.nhlbi.nih.gov/guidelines/hypertension/jnc 8).

PRÉ-HIPERTENSÃO: Pressão arterial entre 120 e 139 mmHg sistólica e 80 e 89 mmHg diastólica.

ABORDAGEM CLÍNICA

Hipertensão é o diagnóstico primário mais comum em consultas médicas nos EUA a cada ano. **Aproximadamente, 50 milhões de norte-americanos têm hipertensão e aproximadamente 30% não estão cientes de seu problema.** A prevalência é maior em afro-americanos e em pacientes mais velhos. Dados dos National Health and Nutritional Examination Surveys (NHANES) sugerem que a hipertensão é responsável por aproximadamente um terço dos ataques de coração, metade das insuficiências cardíacas e um quarto das mortes prematuras. A maioria dos pacientes com nefropatia em estágio terminal é hipertensa. A nefrosclerose hipertensiva é responsável por aproximadamente um quarto dos casos de nefropatia em estágio terminal. **O risco de complicações está diretamente relacionado à elevação da pressão arterial – quanto mais alta a pressão arterial, maior é o risco.**

A **elevação da pressão arterial sistólica apresenta um risco maior de doenças cardiovasculares** que a elevação da pressão diastólica. O controle da pressão sistólica tende a ser mais difícil de obter, e quando isso é conseguido, a pressão arterial diastólica em geral também fica controlada. A meta de tratamento é baixar a pressão arterial para menos de 140/90 mmHg. Para indivíduos com diabetes ou nefropatia, a meta é atingir uma pressão arterial abaixo de 130/80 mmHg.

Diagnóstico e investigação

O diagnóstico de hipertensão depende da aferição correta da pressão arterial. A técnica apropriada é permitir que o paciente fique sentado sossegado em uma cadeira (não na mesa de exame) com apoio para as costas e os pés apoiados no chão por cinco minutos antes da aferição. A pressão arterial deve ser medida pelo menos duas vezes, usando um esfigmomanômetro calibrado e um manguito do tamanho apropriado para o paciente. O manguito deve envolver pelo menos 80% do braço do paciente; um manguito muito pequeno pode resultar em uma leitura falsamente elevada.

Faz-se o diagnóstico de hipertensão com base na média de duas aferições feitas adequadamente em duas ou mais consultas. O JNC 7 define quatro categorias de leitura da pressão arterial: normal, pré-hipertensão, hipertensão estágio 1 e hipertensão estágio 2 (Quadro 30.1). A categoria pré-hipertensão foi um acréscimo no JNC 7, reconhecendo o fato de que pessoas com pressão arterial nessa faixa têm um risco de progressão a hipertensão franca duas vezes maior que indivíduos com pressão arterial normal.

Quando se faz o diagnóstico de hipertensão, deve-se fazer uma avaliação consistindo de anamnese, exame físico e estudos diagnósticos focalizados, visando avaliar os riscos cardiovasculares globais, identificar possíveis causas secundárias de hipertensão e determinar a presença de qualquer dano a órgãos finais. Causas secundárias que devem ser consideradas incluem: coarctação da aorta, doença renovascular e nefropatia, doença de Cushing, hipertireoidismo, hiperparatireoidismo, hiperaldosteronismo, feocromocitoma e apneia obstrutiva do sono. As informações históricas devem incluir histórias médicas pessoais e familiares, avaliação da dieta e do nível de atividade e perguntas específicas sobre uso de tabaco, álcool, drogas recreacionais e medicações (tanto receitadas quanto de venda livre). Os pacientes devem ser questionados sobre sintomas cardiovasculares, cerebrovasculares e de vasculopatias periféricas.

Juntamente com a pressão arterial nos dois braços, o exame deve incluir todos os outros sinais vitais e uma medida do índice de massa corporal. Outros componentes específicos do exame são exame fundoscópico, buscando sinais de retinopatia; orofaringe, buscando sinais de apneia obstrutiva do sono; palpação da tireoide; ausculta de sopros carotídeos, femorais e renais; palpação de pulsos periféricos; palpação abdominal, buscando sinais de organomegalia ou aneurisma aórtico; e exame cardiopulmonar completo.

Os exames iniciais devem incluir níveis séricos de potássio, creatinina (com cálculo da taxa de filtração glomerular) e cálcio, glicemia e hematócrito. Deve-se fazer um exame de urina, buscando proteinúria ou componentes celulares sugestivos de nefropatia. Deve-se fazer um ECG para avaliar alterações consistentes com coronariopatia e fazer rastreamento de hipertrofia ventricular esquerda (HVE).

Quadro 30.1 • CLASSIFICAÇÃO DA PRESSÃO ARTERIAL

Classificação	Pressão arterial sistólica (mmHg)	Pressão arterial diastólica (mmHg)
Normal	< 120	e < 80
Pré-hipertensão	120-139	ou 80-89
Hipertensão estágio 1	140-159	ou 90-99
Hipertensão estágio 2	≥ 160	ou ≥ 100

Manejo não farmacológico

Depois de feito o diagnóstico de hipertensão ou pré-hipertensão, os pacientes devem receber conselhos sobre modificações específicas de estilo de vida que podem tanto reduzir sua pressão arterial quanto seus fatores de risco cardíaco globais, e que incluem procurar perder peso, se tiverem sobrepeso ou obesidade, aumentar a atividade física e reduzir o consumo de álcool. Os homens não devem consumir mais de duas doses de bebidas alcoólicas por dia e as mulheres não mais de uma. Qualquer fumante deve ser aconselhado a abandonar o tabagismo.

O plano alimentar Dietary Approaches to Stop Hipertension (DASH), uma dieta rica em potássio e cálcio, reduz a pressão arterial em uma quantidade comparável à terapia medicamentosa com um agente único. O National Heart, Lung, and Blood Institute disponibiliza uma publicação detalhando a dieta DASH em www.nhlbi.nih.gov/health/public/heart/hbp/dash/new_dash.pdf. Combinar as diversas modificações de estilo de vida fornece benefícios aditivos, e esses esforços devem continuar mesmo depois de tomada a decisão de iniciar as medicações.

Manejo farmacológico

Diminuir a pressão arterial reduz o risco de resultados adversos, como AVEs e ataques cardíacos. No tratamento primário da hipertensão, diuréticos tiazídicos são a terapia de primeira linha recomendada na maioria dos contextos, porque são bem tolerados, baratos e nenhuma outra medicação apresenta resultados superiores em estudos de comparação direta de dois fármacos entre si. Os pacientes com hipertensão estágio 1, não controlados adequadamente apenas com intervenções não farmacológicas, devem iniciar um diurético tiazídico, a não ser que exista uma razão muito forte para iniciar outra classe de medicação (Quadro 30.2). Os pacientes com hipertensão estágio 2 ou qualquer pessoa cuja pressão arterial esteja acima da meta

Quadro 30.2 • INDICAÇÕES PARA INICIAR CLASSES ESPECÍFICAS DE MEDICAÇÕES ANTI-HIPERTENSIVAS

Indicação	Classe de medicação
Diabetes melito	Inibidor da enzima conversora da angiotensina Bloqueador do receptor da angiotensina Diurético Bloqueador do canal de cálcio β-bloqueador
Alto risco de DAC	Inibidor da enzima conversora da angiotensina β-bloqueador Diurético Bloqueador do canal de cálcio

(continua)

Quadro 30.2 • INDICAÇÕES PARA INICIAR CLASSES ESPECÍFICAS DE MEDICAÇÕES ANTI-HIPERTENSIVAS (continuação)	
Indicação	Classe de medicação
Insuficiência cardíaca congestiva	Inibidor da enzima conversora da angiotensina Bloqueador do receptor da angiotensina β-bloqueador Diurético Antagonista da aldosterona
Pós-IM	Inibidor da enzima conversora da angiotensina β-bloqueador Antagonista da aldosterona
Nefropatia crônica estágios 1 a 2	Inibidor da enzima conversora da angiotensina Bloqueador do receptor da angiotensina
Prevenção de acidentes cerebrovasculares	Inibidor da enzima conversora da angiotensina Diurético

DAC, doença arterial coronariana; IM, infarto do miocárdio.

recomendada por menos ou até 20/10 mmHg devem iniciar terapia combinada com duas medicações administradas como dois fármacos receitados separadamente ou como uma combinação de duas medicações em doses fixas.

QUESTÕES DE COMPREENSÃO

30.1 Uma mulher de 62 anos chega para um exame físico de rotina. Está assintomática e não toma nenhuma medicação. Em duas aferições, verifica-se que sua pressão arterial é 135/85 mmHg. A revisão do prontuário mostra que sua pressão arterial era 133/84 mmHg em uma consulta há quatro meses, devido a uma infecção urinária. Qual das seguintes afirmações é a mais correta sobre sua pressão arterial?
   A. Sua pressão arterial é normal e ela apresenta risco médio de desenvolver hipertensão.
   B. Tem pré-hipertensão e alto risco de desenvolver hipertensão.
   C. Tem hipertensão estágio 1 e deve iniciar um diurético tiazídico.
   D. Tem hipertensão estágio 2 e deve iniciar terapia com múltiplos fármacos.

30.2 Uma mulher de 66 anos tem pressão arterial média de 150/70 mmHg, apesar de esforços apropriados para modificar seu estilo de vida. Seus únicos outros problemas clínicos são osteoporose e depressão leve. Seu último painel lipídico revelou um colesterol total de 160 mg/dL, lipoproteína de alta densidade (HDL) 40 mg/dL e lipoproteína de baixa densidade (LDL) 90 mg/dL. Qual das seguintes alternativas seria o tratamento mais apropriado nesse momento?
   A. Lisinopril
   B. Propranolol

C. Anlodipino
D. Hidroclorotiazida
E. Clonidina

30.3 Um homem com diabetes tipo 2 de 48 anos tem apresentado leituras persistentes de pressão arterial de 150/95 mmHg nos últimos seis meses. As medicações atuais incluem glibenclamida e metformina. Sua última HbA$_{1c}$ foi 6,9% e o paciente tem um índice de massa corporal (IMC) de 24. Ao exame físico, o senso de posição está intacto, mas detecta-se uma neuropatia periférica em padrão em meia e luva. A sensação vibratória está diminuída bilateralmente nas duas extremidades inferiores. O exame ocular mostra leve papiledema, mas ausência de manchas algodonosas. Questionado, diz que ocasionalmente rouba um biscoito depois do jantar e bebe álcool todas as noites. Qual das seguintes alternativas apresenta o tratamento mais apropriado para ele?
A. Dieta DASH e verificar novamente sua pressão arterial em três meses.
B. Apenas diuréticos tiazídicos.
C. Apenas inibidor da enzima conversora da angiotensina.
D. Combinação de inibidor da enzima conversora da angiotensina e diurético tiazídico.

30.4 Em um exame de rotina, descobre-se que um menino de 6 anos apresenta uma pressão arterial de 130/90 mmHg. Leituras repetidas da pressão arterial estão consistentemente elevadas. A criança nasceu com 36 semanas de gestação por parto vaginal espontâneo, sem complicações. Alcançou os principais marcos de desenvolvimento no tempo adequado e está matriculado atualmente na primeira série. A criança foi sadia até agora. Qual das seguintes alternativas apresenta o passo diagnóstico e terapêutico mais apropriado?
A. A criança tem hipertensão essencial e deve iniciar a dieta DASH.
B. A criança provavelmente tem hipertireoidismo e deve iniciar um β-bloqueador enquanto realiza estudos de tireoide.
C. A criança mais provavelmente apresenta doença do parênquima renal, e deve-se solicitar exame de urina e ultrassonografia renal.
D. A criança mais provavelmente apresenta hipertensão "do jaleco branco", e as leituras devem ser ignoradas, pois não há história familiar de hipertensão.
E. A criança mais provavelmente tem um feocromocitoma e deve começar uma coleta de urina de 24 horas para metanefrinas.

RESPOSTAS

30.1 **B.** A pressão arterial dessa paciente está na faixa de pré-hipertensão. Ela tem maior risco de desenvolver hipertensão e pode se beneficiar da instituição de modificações no estilo de vida para tentar reduzir seu risco de progressão.

30.2 **D.** Estudos randomizados e controlados com placebo mostraram que a hipertensão sistólica isolada no idoso responde melhor a diuréticos, e em menor grau aos β-bloqueadores. Os diuréticos são preferidos, embora também seja possível usar bloqueadores di-hidropiridínicos do canal de cálcio de ação prolongada. Nesse caso, β-bloqueadores ou clonidina podem piorar a depressão. Diuréticos tiazídicos também podem melhorar a osteoporose, e seriam o agente mais útil e custo-efetivo nessa circunstância.

30.3 **D.** A meta de pressão arterial nesse paciente é de menos de 130/80 mmHg. Ele está mais de 20/10 mmHg acima da meta, de modo que uma combinação de medicações é a terapia inicial mais apropriada, independentemente de IMC ou HbA_{1c}. A refratariedade por mais de seis meses simboliza que o paciente está além do limite de manejo com dieta e exercício.

30.4 **C.** A hipertensão essencial é raramente encontrada em crianças com menos de 10 anos de idade e deve ser um diagnóstico de exclusão. A causa mais comum de hipertensão é a doença parenquimal renal, devendo-se solicitar exame de urina, urocultura e ultrassonografia renal para todas as crianças que apresentam hipertensão.

> **DICAS CLÍNICAS**
>
> ▶ Verifique a pressão arterial de todos os pacientes adultos em todas as consultas.
> ▶ Diuréticos tiazídicos devem ser o tratamento medicamentoso de primeira linha em quase todos os casos de hipertensão. Deve haver uma razão plausível para usar outro agente antes de um tiazídico.
> ▶ Todos os pacientes com hipertensão estão em risco de doenças cardiovasculares e cerebrovasculares. Não se esqueça de abordar seus outros riscos significativos para essas doenças, incluindo lipídeos, tabagismo, diabetes e obesidade.

REFERÊNCIAS

Kotchen TA. Hypertensive vascular disease. In: Fauci AS, Braunwald E, Kasper DL, et al, eds. *Harrison's Principles of Internal Medicine*. 17th ed. New York, NY: McGraw-Hill; 2008:1549-1562.

Luma GB, Spiotta RT. Hypertension in children and adolescents. *Am Fam Physician*. 2006;73(9): 1558-1566.

National Heart, Lung and Blood Institute. The 7th report of the Joint National Committee on the Prevention, Detection, Evaluation and Treatment of High Blood Pressure. December 2003. Available at: www.nhlbi.nih.gov/guidelines/hypertension/express.pdf.

National High Blood Pressure Education Program. The Seventh Report of the Joint National Committee on Prevention, Detection, Evaluation, and Treatment of High Blood Pressure. 2004; NIH Publication No. 04-5230:29-30, 44-46.

United States Preventive Services Task Force (USPSTF). High blood pressure screening. Updated July, 2003. Available at: www.ahrq.gov/clinic/uspstf/uspshype.htm.

Viera AJ, Neutze DM. Diagnosis of secondary hypertension: an age-based approach. *Am Fam Physician*. 2010;82(12):1471-1478.

CASO 31

A mãe de um menino de 12 meses telefona-lhe à meia-noite dizendo que seu filho está chorando incessantemente nas últimas 6 horas. Suas crises de choro duram cerca de 20 minutos, e então desaparecem completamente por 15 minutos. Desde o início da tarde a criança não está comendo muito e começou a vomitar as pequenas quantidades de suco e leite que ingeriu. Decidiu telefonar porque o vômito agora é verde e as crises de choro parecem estar piorando.

Na emergência, você lembra que o paciente não tem nenhuma história médica pregressa, nasceu a termo sem complicações e suas imunizações estão em dia. Ao exame, sua temperatura é de 37,7°C, frequência respiratória de 40 mpm, pulso de 155 bpm, pressão arterial de 109/60 mmHg e peso de 10 kg. Ele chora inconsolavelmente por 15 minutos, puxando suas pernas até a altura do tórax, e depois se aquieta. Você nota que ele ainda produz lágrimas, e suas mucosas estão úmidas. O exame do coração e pulmões é normal; o exame abdominal revela ruídos intestinais acentuadamente diminuídos, com sensibilidade generalizada à palpação. Você sente uma massa em forma de salsicha no lado direito do abdome. Sua fralda apresenta um pouco de fezes sanguinolentas misturadas com muco. O restante do exame é normal.

- Qual é o diagnóstico mais provável?
- Qual é o próximo passo diagnóstico?
- Quais são as possíveis complicações?

RESPOSTAS PARA O CASO 31:
Dor abdominal e vômitos na criança

Resumo: Esse lactente de 12 meses teve início súbito de choro intermitente com vômitos, que posteriormente tornaram-se biliosos. À medida que o dia avançou, suas crises de dor tornaram-se mais graves, durando cerca de 20 minutos. Ao exame, o lactente ainda não revela sinais de hipovolemia, sepse ou choque. À palpação do abdome, há sensibilidade generalizada e uma massa em forma de salsicha no lado direito. Embora não tenha sido mencionado pela mãe, há uma pequena quantidade de fezes mucossanguinolentas, melhor descritas como "geleia de morango". Esse paciente tem uma intussuscepção que progrediu para obstrução e está em risco de perfuração com consequente choque e sepse.

- **Diagnóstico mais provável**: Obstrução intestinal causada por intussuscepção.
- **Próximo passo diagnóstico**: Radiografias simples do abdome para afastar perfuração.
- **Possíveis complicações**: Se houver perfuração, deterioração rápida em consequência de choque/sepse.

ANÁLISE

Objetivos

1. Estar familiarizado com as causas mais prováveis de obstrução intestinal na população pediátrica.
2. Aprender a diferenciar entre emergências abdominais potencialmente fatais e condições urgentes.
3. Ter uma abordagem diagnóstica ao paciente pediátrico apresentando-se com dor abdominal e vômitos.

Considerações

Esse lactente de 12 meses apresentou inicialmente vômitos e dor abdominal intermitente. Seu vômito iniciou com o conteúdo gástrico do que tinha ingerido, porém mais tarde tornou-se bilioso, o que é sugestivo de obstrução intestinal. A descrição da dor abdominal tende a revelar a natureza fisiopatológica da intussuscepção. A intermitência e intervalos "sem dor" correlacionam-se com a lenta e gradual progressão do invaginante (intestino proximal ou cabeça da intussuscepção) no invaginado (extremidade distal ou receptora do intestino). À medida que a progressão avança, as porções de intestino presas no interior da luz intestinal tornam-se edemaciadas, o que finalmente causa obstrução, isquemia e perfuração da parede intestinal. A má-rotação com volvo também se apresenta com um quadro clínico de obstrução, e pode ser difícil diferenciar as duas condições somente pelos achados clínicos.

A massa em forma de salsicha palpada ao exame não estará presente em todos os casos. Representa as porções do intestino envolvidas e que se tornaram edemaciadas. Outra condição comum que pode apresentar uma massa palpável é a estenose do piloro, com uma massa em forma de azeitona às vezes palpável no quadrante superior direito do epigástrio. Entretanto, a estenose do piloro apresenta-se em pacientes mais jovens e não envolve crises de dor grave. Fezes em "geleia de morango" basicamente são uma mistura de sangue e muco que se soltam da parede intestinal afetada, e não estão presentes em todos os casos.

Antes de passar ao diagnóstico, o paciente deve ser estabilizado com hidratação IV e uma consulta cirúrgica deve ser obtida sem demora. Em caso de suspeita de obstrução, pode ser preciso colocar uma sonda nasogástrica. Faz-se uma radiografia simples de abdome para afastar perfuração. Caso essa tenha ocorrido, é necessário intervenção cirúrgica. Se não houver evidência de perfuração, uma ultrassonografia abdominal pode revelar uma lesão em "mola enrolada" com múltiplos anéis concêntricos, que reflete camadas de intestino no interior da luz de outra parte do intestino. Entretanto, no caso de intussuscepção, um enema baritado será tanto diagnóstico quanto terapêutico. Embora o bário seja amplamente usado, prefere-se um contraste hidrossolúvel quando há suspeita de perfuração, porque não será tão irritante para o peritônio. O valor terapêutico do enema resulta da aplicação constante de pressão hidrostática sobre a intussuscepção, forçando-a mecanicamente a progredir para trás. Também é possível fazer a redução aérea. Esse método requer a visualização fluoroscópica dos padrões de gás intestinal até que se veja a redução da intussuscepção. A redução por bário ou ar é efetiva em 75% a 90% dos casos, sendo necessário um período de observação de 12 a 24 horas até que a função intestinal esteja adequada e que tenha havido uma evacuação. O risco de recidiva nesse paciente com intussuscepção idiopática é de aproximadamente 10%.

ABORDAGEM À
Dor abdominal com vômitos em pediatria

DEFINIÇÕES

INTUSSUSCEPÇÃO: Progressão do intestino para dentro de si mesmo, causando dor abdominal, febre, vômitos e, se não for resolvida, finalmente necrose intestinal.

ESTENOSE HIPERTRÓFICA DE PILORO: Condição de hipertrofia do piloro levando à obstrução da saída gástrica, manifestando-se comumente em bebês por volta de um mês de vida.

ABORDAGEM CLÍNICA

O aspecto mais importante de uma abordagem diagnóstica a esses casos é ser capaz de determinar rapidamente se a condição é ou não uma emergência. Embora o caso apresentado seja a emergência abdominal mais comum na população pediátrica, não é em absoluto a causa mais comum de obstrução intestinal. **Entre os diagnósticos que devem ser considerados estão estenose hipertrófica de piloro, má-rotação com volvo/obstrução, ingestão de corpo estranho e envenenamento.**

Etiologias

Conforme descrito, a intussuscepção apresenta-se com dor abdominal intermitente, grave, associada a vômitos que se tornam biliosos à medida que ocorre obstrução. O achado de uma massa alongada no abdome direito é muito sugestivo desse diagnóstico. A localização da massa decorre do fato de a maioria das intussuscepções idiopáticas ocorrerem na junção ileocecal. Podem ser totalmente no jejuno, entre o jejuno e o íleo, ou inteiramente colônicas. Fezes em geleia de morango é o termo mais frequentemente usado para descrever o achado nessa condição, e se correlaciona com a isquemia intestinal continuada com o avanço da intussuscepção e do edema.

A estenose hipertrófica do piloro é a causa mais comum de obstrução GI em bebês. Ocorre em aproximadamente três em 1.000 nascidos vivos, com uma razão M:F de 4:1. A idade comum de apresentação é de 3 a 6 semanas de vida, frequentemente descrita como um "bebê esfomeado" com vômitos em jato. O vômito é não bilioso e ocorre imediatamente depois da refeição. O bebê pede para ser realimentado imediatamente. Ao exame, pode-se palpar uma **massa em forma de azeitona no quadrante superior direito, e é possível ver ondas peristálticas de um lado a outro do abdome superior momentos antes de ocorrer o vômito.** A ultrassonografia mostra a musculatura espessada do piloro, que causa obstrução da saída gástrica. Um estudo contrastado do trato GI superior costuma mostrar um canal pilórico alongado e um "sinal do sinal da dupla bolha", que é explicado por duas bolhas finas de bário criadas pela mucosa pilórica comprimida. Depois de realizado o diagnóstico, está indicado o encaminhamento cirúrgico para o manejo definitivo. Devido à baixa idade e natureza dramática dos sintomas, geralmente os pais procuram ajuda antes que o bebê fique gravemente doente por falta de alimentação.

A **má rotação** ocorre em cerca de um em 500 nascidos vivos, mas só se torna sintomática em cerca de um em 6.000 nascidos vivos. Aproximadamente, **60% dos pacientes terão menos de 1 mês de idade**, com aproximadamente 10% apresentando-se depois de 1 ano de vida, até mesmo na idade adulta. Como é primariamente um defeito que ocorre durante a embriogênese, o mesentério terá uma base anormalmente estreita, permitindo que o intestino delgado se mova mais livremente que o normal. Isso cria um problema quando a fixação intestinal ao mesentério gira sobre si mesma, criando um volvo. Quando há obstrução, a **criança chega com vômito bilioso e dor abdominal.** Se houver atraso no diagnóstico, os segmentos intestinais envolvidos eventualmente irão necrosar, causando perda de líquidos e sepse. A abordagem diagnóstica a esses casos dependerá da estabilidade do paciente. Se o paciente apresentar hipovolemia, hipotensão, perda sanguínea GI ou sinais de peritonite, é necessária a estabilização rápida com intervenção cirúrgica. Entretanto, se o paciente estiver hemodinamicamente estável, pode-se realizar um exame de imagem para confirmar o diagnóstico. **Em caso de suspeita de má-rotação, uma série GI superior (EED) é o exame de escolha.** Em 75% dos pacientes, o diagnóstico é claramente visto. Achados diagnósticos no trato GI superior são um duodeno obviamente mal colocado, ou uma obstrução duodenal com a aparência clássica em forma de "bico de pássaro" do contraste causada por um volvo. O único tratamento é o cirúrgico.

Embora diferentes técnicas cirúrgicas sejam usadas para prevenir uma recorrência, pode haver repetição de um volvo em até 8% dos pacientes. A má rotação pode permanecer não diagnosticada se o paciente nunca apresentar sintomas, e crianças mais velhas podem se apresentar com vômitos intermitentes, episódios de dor abdominal, crescimento insuficiente ou síndromes de má absorção.

Também é preciso considerar corpos estranhos em um paciente pediátrico com dor abdominal e vômitos. **Somente 10% dos pacientes que ingerem um corpo estranho necessitam de intervenção**, seja para aliviar uma obstrução ou para prevenir complicações GI. Aproximadamente 90% dos pacientes eliminam o corpo estranho espontaneamente, e os pais devem apenas verificar as fezes nas próximas 24 horas para confirmar. Às vezes, se um objeto pode ser visto em radiografias simples, pode-se repeti-la em 24 horas. **Entre os objetos que requerem intervenção imediata estão baterias discoides planas, ou "em botão", no esôfago.** Essas baterias conduzem eletricidade quando os dois polos estão em contato com a parede esofágica, o que pode levar à perfuração. Objetos afiados e ímãs múltiplos também precisam ser removidos. Em regra geral, qualquer corpo estranho no esôfago deve ser removido em menos de 24 horas por endoscopia alta. Se um objeto afiado ou alongado (> 6 cm) já passou pelo estômago e pelo duodeno, devem-se fazer radiografias diárias para acompanhar seu progresso. Aqueles que não avançarem em três dias precisarão ser removidos por cirurgia.

Não se pode descartar a possibilidade de envenenamento ao avaliar uma criança com vômitos e dor abdominal. Entre os múltiplos agentes mais comumente associados a visitas ao hospital estão analgésicos de venda livre, remédios para resfriado, inseticidas, pesticidas, produtos de higiene pessoal e vapores. Em uma criança com vômitos e dor abdominal, uma síndrome colinérgica é provável. Caracteriza-se por salivação, lacrimejamento, diarreia, vômitos, sudorese, cólicas intestinais e convulsões. Inseticidas e nicotina são alguns dos agentes que podem induzir esses sintomas. Anti-histamínicos ou antidepressivos tricíclicos produzem secura de pele e mucosas, retenção urinária e diminuição dos ruídos intestinais (síndrome anticolinérgica). Algumas medicações e substâncias são radiopacas, como comprimidos de ferro, mercúrio, lítio, antidepressivos tricíclicos, massas de modelar e ácido acetilsalicílico com revestimento entérico. A descoberta do provável agente de envenenamento depende principalmente da história fornecida. Deve-se consultar o centro de controle toxicológico para pacientes com etiologia desconhecida da toxina ingerida.

Tratamento

A intervenção cirúrgica será quase sempre necessária se houver um defeito anatômico/mecânico do trato GI. A obstrução intestinal coloca um paciente em risco de perfuração, o que deteriora ainda mais sua condição. Recomenda-se uma sonda nasogástrica em casos nos quais já há obstrução e o paciente está doente. É necessário monitorar com cuidado a situação de líquidos do paciente, devido à probabilidade de saída para o terceiro espaço do interior do intestino isquêmico e diminuição da ingestão oral.

QUESTÕES DE COMPREENSÃO

Faça a correspondência da etiologia (A-F) ao quadro clínico (Questões 31.1 a 31.6):
A. Má rotação com volvo intermitente.
B. Intussuscepção.
C. Ingestão de inseticida.
D. Corpo estranho no esôfago.
E. Estenose do piloro.
F. Volvo.

31.1 Menino de 6 anos deixado sozinho por 10 horas, agora com hematêmese e pneumomediastino ao raio X de tórax.

31.2 Menino de 3 semanas com dois dias de vômitos em jato, não biliares, e alimentação constante.

31.3 Menino de 7 anos com três episódios de dor abdominal grave e vômito no ultimo mês, antes diagnosticado com crescimento insuficiente.

31.4 Menina de 8 meses com vômitos biliares, dor abdominal constante por 12 horas e estudo do trato GI superior mostrando aparência do contraste em forma de bico.

31.5 Menino de 11 meses com episódios intermitentes de choro e vômitos não biliares, com história de divertículo de Meckel. Palpa-se uma massa pequena e alongada no lado direito do abdome.

31.6 Menina de 4 anos com vômitos profusos, sudorese, lacrimejamento e diarreia que tem uma convulsão na emergência hospitalar.

RESPOSTAS

31.1 **D.** A presença de sangue no vômito e um pneumomediastino apontam para perfuração esofágica, mais provavelmente devida a um corpo estranho no esôfago.

31.2 **E.** A idade precoce e a presença de vômitos a jato, não biliares, depois das refeições são as chaves desse diagnóstico. O diagnóstico de estenose do piloro é muito mais comum em homens que em mulheres.

31.3 **A.** Essa é a apresentação de uma má-rotação que não causou sintomas suficientes mais cedo para levar a um diagnóstico.

31.4 **F.** Um bebê com vômitos biliares e dor abdominal tem um volvo até que se prove o contrário. O estudo do trato GI superior é diagnóstico dessa condição.

31.5 **B.** A natureza intermitente dos sintomas e a massa palpável são altamente sugestivas de intussuscepção.

31.6 **C.** Esses sintomas são característicos de uma síndrome colinérgica, possivelmente causada por envenenamento por inseticidas ou nicotina.

DICAS CLÍNICAS

▶ A maioria dos corpos estranhos ingeridos por crianças será expelida espontaneamente, mas baterias em botão, objetos afiados e múltiplos ímãs no esôfago devem ser removidos por endoscopia.
▶ O risco de envenenamento acidental com produtos domésticos comuns e medicamentos de venda livre deve fazer parte da orientação preventiva de rotina que ocorre em uma consulta de puericultura.
▶ Quando uma criança parece criticamente doente, não retarde seus esforços de ressuscitação ou consulta cirúrgica enquanto espera pelos resultados de exames laboratoriais e radiográficos.

REFERÊNCIAS

Fonkalsrud E. Rotational anomalies and volvulus. In: O'Neill J, Grosfeld J, Fonkalsrud E, et al, eds. *Principles of Pediatric Surgery*. St. Louis, MO: Mosby; 2003:477.

Kitagawa S, Miqdady M. Intussusception in children. Up to Date, version 19.1, updated January 21, 2011. Available at: www.uptodate.com.

Mandell GA, Wolfson PJ, Adkins ES, et al. Cost-effective imaging approach to the nonbilious vomiting infant. *Pediatrics*. 1999;103:1198.

Sundaram S, Hoffenberg E, Kramer R, Sondheimer JM, Furuta GT. Gastrointestinal tract (Chapter 20). In Hay WW, Levin MJ, Sondheimer JM, Deterding RR, eds. Current Diagnosis & Treatment: Pediatrics, 20th ed. Available at: http://www.accessmedicine.com/content.aspx?aID=6583755

Wyllie R. Ileus, adhesions, intussusception, and closed-loop obstructions. Kliegman: *Nelson Textbook of Pediatrics*. 18th ed. Saunders; 2007.

CASO 32

Uma mulher de 83 anos é levada à clínica por seu marido, que está preocupado com os problemas de memória dela. Ele notou um declínio de memória há alguns anos, mas o início foi sutil e não interferiu nas atividades diárias. Apresenta principalmente certa dificuldade em lembrar detalhes, está repetindo coisas e está esquecida. A família da paciente notou um aumento gradual dos problemas de memória, particularmente no último ano. Está incapaz de lembrar seus compromissos e baseia-se fortemente em notas escritas e agendas. Recentemente, perdeu-se ao dirigir e foi encontrada pela família 10 horas mais tarde. Foi incapaz de usar seu telefone celular e não tinha certeza de seu endereço e telefone. Também se tornou mais reclusa. Não gosta mais das atividades da igreja e prefere ficar em casa a maior parte do tempo. Não quer cozinhar e está menos cuidadosa com as tarefas domésticas. A paciente diz que sempre foi esquecida. Sua história médica é significativa por hipertensão bem controlada e uma mastectomia secundária a câncer de mama, diagnosticado há 20 anos. Não tem história significativa de uso de tabaco ou álcool. É independente em todas as atividades de vida diária, mas precisa de assistência com a administração de medicamentos, atividade bancária e transporte. Suas consultas de manutenção de saúde e imunizações estão em dia. Seus sinais vitais e exame físico geral são normais.

▶ Qual é o diagnóstico mais provável?
▶ Que teste no consultório pode ajudar a determinar um diagnóstico?
▶ Que exames laboratoriais e estudos de imagem estão indicados nesse momento?

RESPOSTAS PARA O CASO 32:
Demência

Resumo: A família de uma mulher de 83 anos nota que ela apresenta dificuldades crescentes de memória em casa. Está esquecida, repete perguntas e não se lembra de conversas. Teve um episódio muito significativo de se perder em sua própria cidade. Aparentemente, não está ciente que há um problema que piora lenta e progressivamente.

- **Diagnóstico mais provável:** Demência de tipo Alzheimer.
- **Testes no consultório que podem ser benéficos:** O instrumento mais amplamente usado é o exame Folstein Mini-Mental Status. Outros instrumentos disponíveis incluem o teste do relógio, o questionário Short Portable Mental Status e o teste Mini-Cog. Além disso, deve-se realizar um teste de rastreamento de depressão.
- **Exames laboratoriais e de imagem:** Hemograma completo (HC), eletrólitos, glicose, cálcio, provas de função hepática, folato, vitamina B_{12}, hormônio tireoestimulante (TSH) e velocidade de hemossedimentação (VHS). Considerar rastreamento de sífilis se houver um fator de risco ou evidências de infecção prévia, ou se o paciente vive em uma área de alta incidência. Tomografia computadorizada (TC) sem contraste ou ressonância magnética (RM) do crânio.

ANÁLISE

Objetivos

1. Desenvolver um diagnóstico diferencial de demência.
2. Aprender como avaliar adequadamente uma queixa de perda de memória.
3. Aprender sobre o tratamento da demência de Alzheimer, o mais comum diagnóstico específico de demência.

Considerações

A família dessa mulher de 83 anos nota uma diminuição progressiva em sua função cognitiva. Está esquecida, se perde com facilidade, e isso está piorando de forma lenta, porém constante. O diagnóstico mais provável é demência; entretanto, outras condições devem ser consideradas no diagnóstico diferencial, como medicamentos, AVE, distúrbios da tireoide, sífilis tardia ou outras condições metabólicas. A depressão às vezes também pode se apresentar como demência. A investigação dessa paciente inclui história e exame físico cuidadosos, exames de imagem do cérebro e exames laboratoriais seletivos, como TSH, nível de vitamina B_{12}, HC e painel metabólico abrangente. Também é preciso considerar rastreamento de sífilis.

ABORDAGEM À Demência

DEFINIÇÃO

FUNÇÕES EXECUTIVAS: Capacidades cognitivas de alto nível que controlam outras capacidades mais básicas. As funções executivas incluem a capacidade de iniciar ou interromper comportamentos, alterar comportamentos para se ajustar às circunstâncias e adaptar comportamentos a novas situações.

ABORDAGEM CLÍNICA

As características essenciais do diagnóstico de demência são perda de memória e comprometimento da função executiva. Demência é um diagnóstico clínico que pode permanecer despercebido até que esteja em um estágio avançado. Os pacientes raramente relatam a perda de memória; os informantes costumam ser os familiares. Entretanto, parentes podem não reconhecer sinais e sintomas de demência porque podem ter uma tendência a pensar que a perda de memória pode ser parte do envelhecimento normal. Estudos do envelhecimento mostraram que o pensamento criativo não verbal e novas estratégias de resolução de problemas podem declinar com a idade, mas que informações, habilidades aprendidas por experiência e retenção da memória permanecem intactas.

Os médicos devem avaliar a função cognitiva sempre que houver suspeita de comprometimento ou deterioração cognitiva. Essas preocupações podem estar baseadas em observação direta, relato do paciente ou preocupações levantadas por familiares, amigos ou cuidadores. Pacientes com demência podem apresentar dificuldade com um ou mais dos seguintes:

- Aprender e reter informações novas (confiam em listas, calendários);
- Manejar tarefas complexas (banco, contas, pagamentos);
- Raciocínio (adaptação a situações inesperadas, ambiente não familiar);
- Habilidade e orientação espacial (perder-se ao dirigir, caminhar);
- Linguagem (achar palavras, repetição, confabulação);
- Comportamento (agitação, confusão, paranoia).

A avaliação de um paciente com suspeita de demência deve incluir um exame do estado mental. O **Folstein Mini-Mental Status Examination** (MMSE) (miniexame do estado mental) é o instrumento mais amplamente usado no rastreamento da demência. A sensibilidade do MMSE para demência é de até 87%, e sua especificidade, de até 82%. A interpretação do escore depende do nível educacional do paciente, sendo mais preciso em pessoas com pelo menos o ensino médio completo.

Outro teste valioso que pode ser usado em uma situação de atenção primária é o **Teste do Relógio**. Pede-se ao paciente que desenhe um relógio com uma hora específica. O paciente deve então desenhar corretamente a face do relógio, com o "ponteiro grande" e o "ponteiro pequeno" nas posições corretas. É rápido, fácil de administrar e avalia funções executivas em múltiplas áreas cognitivas. Outros testes breves de rastreamento cognitivo, como o Short Portable Mental Status Questionnaire, MMSE modificado, e Mini-Cog (lembrar três itens combinados com desenho do relógio) podem ser usados em atenção primária.

Na avaliação de demência, é necessário obter informações de pessoas que conhecem bem o paciente. É possível obter informações úteis por meio de testes funcionais baseados no informante, como o questionário de atividades funcionais (FAQ), as atividades instrumentais da vida diária (AIVDs) e avaliações da carga dos cuidadores. Essas informações podem ser importantes para médicos e famílias ao fazer planos para cuidados em longo prazo.

DOENÇA DE ALZHEIMER

A doença de Alzheimer é a causa mais comum de demência. Embora um diagnóstico definitivo só possa ser feito pela presença de placas neuríticas e emaranhados neurofibrilares detectados na necropsia, foram desenvolvidos critérios clínicos para o diagnóstico (Quadros 32.1 e 32.2). **Os critérios diagnósticos comuns incluem o início e progressão graduais de disfunção cognitiva em mais de uma área de funcionamento mental que não são causados por outro distúrbio.**

A avaliação inicial inclui uma história detalhada, tanto do paciente quanto de outro informante (em geral um cônjuge, filho[a], ou outro contato próximo) e exames físicos e neurológicos completos para avaliar qualquer déficit neurológico focal que possa ser sugestivo de uma lesão neurológica focal. **Deve-se usar um teste validado, como o MMSE, para confirmar a presença de demência.** Os resultados desse teste também podem ser usados para acompanhar o curso clínico, pois uma redução de escore ao longo do tempo é consistente com a piora da demência.

Quadro 32.1 • CRITÉRIOS DO *DSM-IV* PARA DOENÇA DE ALZHEIMER

Desenvolvimento de múltiplos déficits cognitivos manifestados por comprometimento da memória e por uma das seguintes:
1. Afasia: perda da capacidade para compreensão de palavras.
2. Apraxia: perda da capacidade para executar tarefas complexas envolvendo coordenação muscular.
3. Agnosia: perda da capacidade para reconhecer e usar objetos familiares.

Os déficits acima representam um declínio em relação ao nível anterior de funcionamento e causam prejuízo significativo no funcionamento social ou ocupacional.

O curso é de início gradual e declínio contínuo.

Os déficits não são devidos a outras condições do sistema nervoso central, sistêmicas ou induzidas por substâncias que causem déficits na cognição.

O distúrbio não é explicado por outro diagnóstico psiquiátrico.

Dados da American Psychiatric Association. Diagnostic and Statistical Manual of Mental Disorders. 4th ed. Washington, DC: American Psychiatric Association, 1994.

Quadro 32.2 • CRITÉRIOS PARA A DOENÇA DE ALZHEIMER
Demência confirmada por exame clínico e neuropsicológico Problemas em pelo menos duas áreas do funcionamento mental Piora progressiva da memória e do funcionamento mental Nenhum distúrbio da consciência Início dos sintomas entre 40 e 90 anos, geralmente depois dos 65 anos Ausência de outro distúrbio que possa causar a demência

Dados de www.ninds.nih.gov.

Também é preciso realizar uma avaliação focalizada para afastar outras causas de demência. A **depressão no idoso pode se apresentar com sintomas de distúrbio de memória**, o que é conhecido como "pseudodemência". Como a depressão é comum e tratável, deve-se fazer um teste para rastreamento de depressão durante a avaliação de demência. De forma similar, o hipotireoidismo e a deficiência de vitamina B_{12} são condições comuns e tratáveis que podem causar problemas cognitivos. Devem-se obter níveis de TSH e vitamina B_{12} como parte da rotina de investigação. A neurossífilis poderia se apresentar dessa forma, mas esse é um diagnóstico tão incomum que o rastreamento de rotina não seria recomendado. A avaliação da neurossífilis estaria justificada se houvesse a identificação de fatores de alto risco, história da doença ou se o paciente tivesse vivido em uma área de alta prevalência de sífilis. Recomendam-se exames de neuroimagem por TC de crânio sem contraste ou RM cerebral, a fim de afastar outros diagnósticos que possam ser confusos. Outros exames, como tomografia por emissão de pósitrons (PET), exames genéticos e análise do líquor não são recomendados como rotina.

Quando se faz o diagnóstico de doença de Alzheimer, deve-se iniciar um plano abrangente de cuidados. **O manejo da doença de Alzheimer deve ser direcionado tanto ao paciente quanto à sua família ou aos seus cuidadores.** As metas da terapia são maximizar a cognição, retardar o declínio funcional e prevenir ou melhorar os distúrbios de comportamento.

O Quadro 32.3 lista as medicações usadas primariamente no tratamento da doença de Alzheimer. Os familiares devem entender que os **medicamentos podem retardar a progressão da doença, mas não reverter nenhum declínio já ocorrido.** Por essa razão, os medicamentos podem ser mais benéficos se usados mais precocemente no curso da doença. Medicações antipsicóticas também foram usadas para controlar alucinações e agitação em pacientes com doença de Alzheimer. Entretanto, esse é um uso "não autorizado" da medicação, e dados recentes mostram uma maior taxa de mortalidade associada ao uso dos antipsicóticos mais novos. O FDA colocou uma tarja preta alertando contra o uso de medicações antipsicóticas para a psicose relacionada à demência, devido ao maior risco de óbito. Medicações fitoterápicas, como *Ginkgo biloba* e huperzina A, possuem evidências inconsistentes quanto à eficácia, mas parecem ser alternativas seguras.

Quadro 32.3 • MEDICAMENTOS USADOS NO TRATAMENTO DA DEMÊNCIA DE ALZHEIMER

Inibidores da colinesterase	Indicações	Efeitos colaterais/comentários
Donepezil	Demência de Alzheimer leve a moderada	Comuns: náusea, vômitos, diarreia, tontura, cefaleia
Galantamina	Demência de Alzheimer leve a moderada	Graves: arritmias, bradicardia da demência, obstrução urinária
Rivastigmina	Demência de Alzheimer leve a moderada	
Tacrine	Demência de Alzheimer	Todos os efeitos colaterais acima; risco de hepatotoxicidade – monitoramento frequente de enzimas hepáticas
Antagonista da *N*-metil--D-aspartato (NMDA) Memantina	Demência de Alzheimer moderada a grave	Perfil de efeitos colaterais comparável ao placebo; pode ser usada em combinação com inibidores da colinesterase

Intervenções comportamentais também podem ser benéficas, incluindo idas ao toalete em horas marcadas, em um esforço para reduzir episódios de incontinência, escrever notas para lembrança, manter objetos familiares em volta, fornecer luz adequada e fazer duplicatas de objetos importantes (como chaves), caso se percam. Os cuidadores também precisam de apoio e podem se beneficiar de treinamento adequado, grupos de apoio e serviços de alívio periódico.

Infelizmente, mesmo com os melhores cuidados, a doença de Alzheimer é inexorável e progressiva. As famílias podem ter dificuldades e conflitos significativos em relação a questões sobre cuidados de fim de vida e colocação em casas geriátricas ou instituições de vida assistida. Recursos como os capítulos locais da Alzheimer Association (www.alz.org) podem fornecer serviços, informações e apoio valiosos.

DEMÊNCIA VASCULAR

A demência vascular, ou demência por múltiplos infartos, é a segunda causa mais comum de demência. Na demência vascular, há perda neuronal em consequência de um ou mais AVEs. **Os sintomas estão relacionados à quantidade e localização da perda neuronal.** A demência vascular pode existir juntamente com a doença de Alzheimer e outras causas de demência, resultando em uma síndrome de demência mista. Ao contrário da doença de Alzheimer, que é um processo gradualmente progressivo, a **demência vascular com frequência apresenta um início súbito e progride em degraus.** Pacientes tendem a funcionar em um certo nível e então mostrar uma deterioração aguda quando ocorre infarto inicial ou infartos subsequentes. Os fatores de risco incluem os de doença cerebrovascular (hipertensão, tabagismo, diabetes, etc.). Não existem estudos controlados que mostrem a efetividade da medicação na demência vascular, de modo que o tratamento visa reduzir o risco de maiores danos neurológicos.

DEMÊNCIA DE CORPÚSCULOS DE LEWY

A demência de corpúsculos de Lewy é a terceira forma mais comum de demência. Apresenta-se precocemente com **alucinações vívidas, cognição flutuante e frequentemente sinais parkinsonianos extrapiramidais e instabilidade postural**. Nesses pacientes, o tremor é menos aparente e a levodopa não é muito efetiva. Sonolência e sono diurno, fitar o espaço por períodos prolongados e episódios de fala desorganizada podem distinguir ainda mais a demência de corpúsculos de Lewy da doença de Alzheimer. As terapias são similares àquelas da doença de Alzheimer.

DEMÊNCIA DO LOBO FRONTOTEMPORAL

A demência do lobo frontotemporal é a quarta forma mais comum de demência e, devido aos distúrbios de comportamento associados, pode ser muito angustiante para a família do paciente. Nessa forma de demência, os pacientes podem apresentar alterações significativas da personalidade, tornando-se antissociais ou desinibidos das normas sociais, com mau controle de impulsos. Os pacientes podem desenvolver apatia, embotamento emocional e comportamentos de perseveração, incluindo ecolalia, além de comportamentos estereotipados, como bater os dedos dos pés e atividade motora repetitiva. Existem poucas terapias farmacológicas com evidências significativas de eficácia. Terapia e apoio familiar podem mitigar o estresse de cuidar desses pacientes.

OUTRAS DOENÇAS ASSOCIADAS COM DEMÊNCIA

Numerosas outras condições podem se apresentar com demência ou ter demência como um sintoma proeminente. Comumente, a **doença de Parkinson** comumente tem uma demência associada, em especial com a progressão da doença global. A **doença de Huntington** é um transtorno autossômico dominante que se apresenta com demência progressiva, depressão e movimentos coreiformes. A demência pode ser uma complicação do **abuso crônico de álcool**, reforçando a necessidade de uma história completa de uso de substâncias. Formas potencialmente reversíveis de demência incluem: **hidrocefalia com pressão normal** (tríade demência, distúrbio de marcha e incontinência urinária), **hematoma subdural crônico** e **depressão**. Muitos **medicamentos prescritos e de venda livre** podem causar distúrbios de memória, e os principais são medicações anticolinérgicas, sedativos (benzodiazepínicos), soníferos e analgésicos narcóticos. Como já notado, hipotireoidismo, deficiência de vitamina B_{12} e neurossífilis podem se apresentar como doenças demenciais. **Anormalidades metabólicas**, como hiponatremia ou níveis anormais de cálcio, e outras infecções, como **Aids**, também podem causar demência.

DELIRIUM

O *delirium* é uma **alteração aguda no estado mental, caracterizada por oscilações nos níveis de consciência**. Costuma ser causado por uma doença clínica aguda, uso de medicação ou abstinência de uma droga ou álcool. O *delirium* afeta 10 a 30% dos pacientes hospitalizados, com maior incidência no idoso, pacientes com demência subjacente e naqueles com múltiplas condições médicas subjacentes. **O tratamento é o da condição precipitante.** Com frequência, o *delirium* é reversível, caso seja possível descobrir a causa e manejá-la agressivamente. Pacientes com *delirium* têm hospitalizações significativamente mais longas e taxas de mortalidade mais altas.

QUESTÕES DE COMPREENSÃO

32.1 Um homem de 63 anos é trazido por sua família devido à perda de memória. Notaram uma piora dos sintomas ao longo de vários meses. Também relatam que teve múltiplas quedas, batendo a cabeça uma ocasião, e que tem tido incontinência urinária frequente. Ao exame, nota-se uma apraxia de marcha. Qual das seguintes alternativas apresenta o diagnóstico mais provável?

A. Doença de Alzheimer.
B. Hidrocefalia com pressão normal.
C. Demência com corpúsculos de Lewy.
D. *Delirium*.

32.2 Uma mulher de 82 anos é hospitalizada por alteração do estado mental. Sua família diz que tem estado confusa e caindo no sono frequentemente e que tem tido alucinações, falando com pessoas que não estão na sala. Relatam que, antes dessa doença, era independente e "afiadíssima". O exame de urina mostra uma infecção urinária (ITU). Qual das seguintes alternativas apresenta o tratamento mais apropriado?

A. Iniciar rivastigmina para piora da demência de Alzheimer.
B. Começar um agente de aumento da vigília como modafinil para o tratamento sintomático da hipersonia.
C. Iniciar um antibiótico para o tratamento da infecção e otimizar o manejo das outras condições clínicas.
D. Administrar-lhe uma dose de ziprasidona para as alucinações.

32.3 Um homem de 77 anos é trazido ao consultório por sua mulher, que declara que ele tem tido dificuldades mentais nos últimos meses, como não ser capaz de conciliar seu talão de cheques ou planejar sua visita anual ao contador. Também lhe diz ter visto animais na mesma sala, os quais pode descrever vividamente. Tira cochilos frequentes e fica de olhar fixo por longos períodos. Parece quase normal às vezes; em outras, parece muito confuso. Também tem sonhado muito e caiu mais de uma vez recentemente. Atualmente, toma ácido acetilsalicílico, 81 mg/dia. Ao exame, o paciente caminha de modo lento com uma postura curvada e quase cai ao dar a volta. Sua expressividade facial é mínima. Não se nota nenhum tremor, e o restante do exame é normal. É capaz de lembrar três de três palavras, mas o desenho do relógio é anormal. Estudos laboratoriais são normais e uma TC de cérebro mostra alterações do envelhecimento. Que tipo de demência é mais provável nesse paciente?

A. Demência com corpúsculos de Lewy.
B. Doença de Alzheimer.
C. Demência frontotemporal.
D. Demência vascular.
E. Demência da doença de Parkinson.

32.4 Uma mulher de 66 anos é trazida por sua família devido a dificuldades de memória e desorientação, que pioraram nos últimos seis meses. Fazem-se uma história e exame físico cuidadosos. Qual dos seguintes exames é o mais apropriado para esta paciente?

A. TC ou RM de crânio.
B. Punção lombar.
C. Reagina plasmática rápida (RPR).
D. Eletrencefalograma (EEG).

RESPOSTAS

32.1 **B.** A hidrocefalia com pressão normal classicamente causa demência, incontinência e distúrbio de marcha. Todas as outras condições listadas podem causar distúrbio de memória, mas a constelação desses três sintomas é mais consistente com hidrocefalia com pressão normal.

32.2 **C.** Esse cenário é comumente encontrado em pacientes idosos e é consistente com *delirium*. A paciente é idosa e tem uma infecção, causando tanto alteração aguda no estado mental quanto flutuação no nível de consciência. O tratamento consiste em tratar a infecção subjacente e qualquer condição médica associada.

32.3 **A.** Esse paciente tem demência com corpúsculos de Lewy, que é o segundo tipo histopatológico mais comum depois da doença de Alzheimer. Demonstra sinais e sintomas típicos, incluindo alucinações bem formadas, sonhos vívidos, cognição flutuante, transtorno do sono com períodos de sono diurno, quedas frequentes, déficits na capacidade visioespacial (desenho do relógio anormal) e transtorno do sono REM (sonhos vívidos). Na doença de Alzheimer, o sintoma precoce predominante é o comprometimento da memória sem os outros sintomas encontrados nesse paciente. Na demência da doença de Parkinson, sintomas extrapiramidais, como tremor, bradicinesia e rigidez precedem em mais de um ano o início do comprometimento de memória. A demência frontotemporal apresenta-se com alterações comportamentais, incluindo desinibição ou problemas de linguagem como afasia.

32.4 **A.** A American Academy of Neurology recomenda uma TC sem contraste ou RM do crânio para a avaliação de rotina de demência. Todos os outros exames podem ser apropriados se houver um achado na história ou exame que exija maiores testes (exposição à sífilis, episódios sugestivos de convulsões ou sintomas de hidrocefalia com pressão normal para a qual possa se realizar uma punção lombar).

> ### DICAS CLÍNICAS
>
> ▶ A apresentação de alteração aguda do estado mental (*delirium*) deve levar a uma investigação agressiva da causa subjacente, pois o tratamento pode resultar em correção do estado mental.
> ▶ A doença de Alzheimer é uma doença da família, não só do indivíduo. É crucial tratar o paciente e ao mesmo tempo apoiar os cuidadores.

REFERÊNCIAS

Alva G, Potkin SG. Alzheimer disease and other dementias. *Clin Geriatr Med.* 2003;19:763-776.

Alzheimer's Association website: www.alz.org.

American Geriatric Society website: www.americangeriatrics.org.

Burns A, Iliffe S. Dementia. *BMJ.* 2009;338:b75.

Graham L. AAFP and ACP release guideline on dementia treatment. *Am Fam Physician.* 2008;77(8): 1173-1175.

Knopman DS, DeKosky ST, Cummings JL, et al. Practice parameter: Diagnosis of dementia (an evidencebased review). *Neurology.* 2001;56(9):1143-1153.

Miller Bruce L, Viskontas IV. Memory loss (Chapter e6). In: Fauci AS, Braunwald E, Kasper DL, Hauser SL, Longo DL, Jameson JL, Loscalzo J, eds. *Harrison's Principles of Internal Medicine.* 17th ed. 2007. Available at: http://www.accessmedicine.com/content.aspx?aID=2885255. Accessed May 6, 2011.

Neef D, Walling AD. Dementia with Lewy bodies: an emerging disease. *Am Fam Physician.* 2006;73(7): 1223-1230.

CASO 33

Uma mulher de 20 anos vem ao ambulatório para um exame físico anual. Não tem queixas, nem história médica ou cirúrgica significativa. No momento, está tomando pílulas anticoncepcionais devido a ciclos menstruais irregulares. Sua menarca foi aos 13 anos de idade, e desde então apresenta ciclos menstruais irregulares. Nunca teve atividade sexual. Apresenta história familiar de hipertensão e obesidade em ambos os pais. Ao exame, tem pressão arterial de 120/85 mmHg, pulso 78 bpm e frequência respiratória 14 mpm. Pesa 85,35 kg e mede 1,60 m. Seu exame físico não apresenta particularidades, exceto um espessamento cutâneo aveludado, preto/acastanhado na parte posterior do pescoço, hirsutismo e obesidade abdominal.

▶ Quais são as questões clínicas que precisam ser abordadas durante essa consulta preventiva?
▶ Qual é o próximo passo na avaliação dessa paciente?
▶ Quais são as opções terapêuticas disponíveis para essa paciente?

RESPOSTAS PARA O CASO 33:
Obesidade

Resumo: Uma mulher obesa de 20 anos vem para um exame de rotina. Além de obesidade abdominal, apresenta ciclos menstruais irregulares, *acantose nigricans*, e hirsutismo.

- **Questões clínicas a abordar:** Obesidade e possível doença de ovários policísticos.
- **Próximos passos na avaliação:** Calcular o IMC, medir a circunferência da cintura, repetir a pressão arterial. Solicite exames laboratoriais para glicemia em jejum, lipídeos, TSH e enzimas hepáticas.
- **Opções terapêuticas:** Avalie o interesse da paciente em perder peso. Se estiver interessada, determine metas para a perda de peso e dê conselhos sobre dieta e atividade física para alcançá-las. Se não tiver interessada, aconselhe-a sobre os benefícios da perda de peso para a saúde e aborde outros fatores de risco. Em qualquer um dos casos, providencie acompanhamento. Em consultas subsequentes, pode considerar acrescentar farmacoterapia como adjunto a dieta e exercícios.

ANÁLISE

Objetivos

1. Compreender a etiologia e a patogênese da obesidade.
2. Conhecer outras comorbidades associadas à obesidade.
3. Aprender os critérios diagnósticos da obesidade e da síndrome metabólica.
4. Compreender as opções terapêuticas disponíveis para o manejo da obesidade.

Considerações

A obesidade é uma doença crônica e estigmatizante que começa precocemente. Aumento da ingestão calórica, diminuição do esforço físico e predisposição genética são causas comuns de obesidade. As consultas para exames físicos de rotina servem como uma boa plataforma para abordar questões relacionadas à obesidade e a comorbidades associadas. No presente caso, essa consulta deve ser encarada como uma oportunidade de abordar a obesidade, o risco metabólico e seu manejo.

O aumento do peso corporal é um importante fator de risco para o desenvolvimento de doenças e morte prematura. Segundo as National Health and Nutritional Examination Surveys (NHANES) III, a síndrome metabólica está presente em 5% dos indivíduos com peso normal, 22% daqueles com sobrepeso e 60% das pessoas obesas. A síndrome metabólica é um importante fator de risco para o desenvolvimento subsequente de diabetes tipo 2 e doença cardiovascular (DCV).

Neste caso, o IMC da paciente é 33,5. Outras medidas incluíram uma circunferência da cintura de 91,45 cm e pressão arterial repetida de 125/85 mmHg. Os resultados dos exames de laboratório incluíram colesterol total 202 mg/dL, colesterol HDL 35 mg/dL, colesterol LDL 120 mg/dL e triglicerídeos 172 mg/dL. Sua glicemia em jejum foi 104 mg/dL, e suas provas de função renal e hepática foram normais. Com base em sua circunferência abdominal, aumento de triglicerídeos, baixo HDL e LDL levemente aumentado, apresenta síndrome metabólica. Também pode necessitar maiores investigações para a presença da síndrome de ovários policísticos (SOP) devido à obesidade e história de ciclos irregulares.

Tanto a síndrome metabólica quanto a SOP estão muito intimamente associadas à obesidade e à resistência à insulina. Nessa situação, a implicação clínica chave desses diagnósticos é a identificação de uma paciente que necessita modificação agressiva do estilo de vida, com foco em redução de peso e aumento da atividade física.

ABORDAGEM À
Obesidade

DEFINIÇÕES

ÍNDICE DE MASSA CORPORAL (IMC): Medida da composição relativa da massa corporal magra e gordura corporal; calculada como peso em quilogramas/(altura em metros)^2.

SÍNDROME METABÓLICA: Conjunto de achados que descreve um estado de resistência à insulina, caracterizada por obesidade abdominal, dislipidemia, pressão arterial elevada e comprometimento da glicemia de jejum.

SOBREPESO: Definido como IMC 25 a 29,9 kg/m^2.

OBESIDADE: Quantidade excessiva de gordura corporal (definida como um IMC $\geq$ 30 kg/m²), que aumenta o risco de doenças clínicas e morte prematura. Define-se **obesidade mórbida** como um IMC de 40 kg/m^2 ou mais.

SACIAÇÃO: Nível de plenitude durante uma refeição.

SACIEDADE: Nível de fome após uma refeição.

ABORDAGEM CLÍNICA

A obesidade é uma doença crônica e facilmente diagnosticada que está associada à morbidade potencialmente fatal e à mortalidade. Nos EUA, os dados mostram que 32,2% dos homens adultos, 35,5% das mulheres adultas, 17% da faixa etária de 6 a 11 anos e 18% da faixa etária de 12 a 19 anos eram obesos. Com uma prevalência crescente em todas as faixas etárias, atualmente a obesidade é considerada uma epidemia global. Aproximadamente, 365.000 óbitos anuais são atribuídos à obesidade, com custos diretos e indiretos superiores a 100 bilhões de dólares por ano.

Instrumentos diagnósticos

O IMC é usado como medida rápida, fácil e confiável de sobrepeso e obesidade. Fornece uma medida mais precisa da gordura corporal total comparada ao peso corporal isolado. Entretanto, o **IMC não é uma medida tão correta de sobrepeso/obesidade em pacientes com insuficiência cardíaca, gestantes, fisiculturistas, atletas profissionais, pacientes idosos e certos grupos étnicos**. Além disso, a obesidade abdominal está associada a um risco aumentado de hipertensão, cardiopatia, dislipidemia e diabetes. É necessário usar medidas adicionais, como circunferência da cintura e razão cintura:quadril, para identificar corretamente a população de risco. A medida direta da porcentagem de gordura corporal também pode oferecer informações adicionais. O Quadro 33.1 lista a classificação de sobrepeso/obesidade com base no IMC.

Juntamente com as medidas anteriormente mencionadas, deve-se realizar uma história de saúde, exame físico e **investigação laboratorial guiada**, a fim de procurar complicações e comorbidades. Deve-se determinar esforços anteriores de perda de peso, cessação recente de tabagismo, níveis de atividade física diária e hábitos alimentares, a fim de identificar fatores que possam estar contribuindo para o ganho de peso e a obesidade. Deve-se medir a **glicemia em jejum** para avaliar diabetes melito e comprometimento da tolerância à glicose. A presença de *acantose nigricans* – um espessamento aveludado e hiperpigmentado da pele encontrado comumente no pescoço e em regiões axilares – também pode ser sinal de resistência à insulina. Além disso, é preciso obter um **perfil lipídico em jejum**, para avaliar a presença de síndrome metabólica quanto o risco de doença cardiovascular da paciente. O **TSH** deve ser medido como rastreamento de hipotireoidismo. Devem-se solicitar **enzimas hepáticas**, pois resultados anormais podem indicar o desenvolvimento de esteatose hepática.

Patogênese

O balanço energético é a relação da ingestão energética e do gasto energético. Quando se gasta mais energia do que se ingere, há perda de peso. Quando a ingestão de ener-

Quadro 33.1 • DEFINIÇÃO DE OBESIDADE COM BASE NO IMC

	IMC (kg/m^2)	Classe de obesidade
Subpeso	< 18,5	
Normal	18,5-24,9	
Sobrepeso	25,0-29,9	
Obesidade	30,0-34,9	I
	35,0-39,9	II
Obesidade extrema (também chamada grave ou mórbida)	> 40	III

gia ultrapassa a quantidade gasta, há um ganho de peso. Em todos os indivíduos, a **obesidade é causada por ingerir mais energia do que se gastou ao longo de um período de tempo**. O balanço energético é afetado por fatores genéticos, fisiológicos e ambientais.

Estimou-se que os antecedentes genéticos podem explicar 40% ou mais da variação de massa corporal em seres humanos. O componente genético é complexo e envolve a interação de múltiplos genes. Entretanto, o acentuado aumento na obesidade não pode ser totalmente atribuído à genética. Fatores sociais, como baixo nível educacional, baixa classe socioeconômica e cessação do tabagismo estão todos associados a um alto risco de obesidade. De forma similar, fatores fisiológicos como diversos hormônios gastrintestinais, nível de atividade física espontânea ("bicho carpinteiro") e declínio no gasto energético ligado à idade são determinantes-chave na regulação da ingestão alimentar e do gasto energético. **Acredita-se que um aumento no consumo de energia com diminuição na atividade física seja o principal contribuinte para a atual epidemia de obesidade.** Entre numerosas questões, a disponibilidade de alimentos de conveniência e o aumento no sabor e tamanho das porções, agregado ao estilo de vida sedentário secundário à industrialização, levaram a uma alteração no equilíbrio energético.

Riscos à saúde associados à obesidade

A obesidade é um fator de risco para o desenvolvimento de numerosas condições médicas (Quadro 33.2). Em geral, quanto mais alto o IMC, maior a associação com complicações e maior risco é o de mortalidade. Além disso, quanto mais complicações se desenvolvem, mais difícil se torna o manejo da obesidade subjacente. Por exemplo, uma pessoa com artrite degenerativa e miocardiopatia pode apresentar sintomas significativos durante o exercício, comprometendo sua capacidade de gastar mais energia em um esforço para perder peso.

Tratamento

O tratamento da obesidade deve começar em pacientes com IMC acima de 25 ou que apresentam obesidade visceral, documentada por aumento da circunferência de cintura acima de 102 cm em homens e de 88 cm em mulheres ou razão cintura: quadril acima de 0,9 em homens ou 0,85 em mulheres. Uma perda de peso de até 2,25 kg reduz o risco de desenvolver comorbidades. Desenvolver um **plano de tratamento** para a obesidade é complexo e deve usar uma **combinação de restrições alimentares, aumento da atividade física e terapia comportamental** como padrão-ouro.

A intervenção alimentar é a pedra angular da terapia para perda de peso. A maioria das dietas trabalha em duas dimensões principais: conteúdo energético e composição de nutrientes. **Um déficit calórico de 500 a 1.000 cal/dia produz uma perda de peso de 0,45 a 0,91 kg/semana. A perda de mais de 5% do peso corporal inicial pode melhorar o risco de DCV.** Existem diferentes tipos de recomendações de modificações alimentares específicas, mas todas funcionam com base na restrição

Quadro 33.2 • COMPLICAÇÕES MÉDICAS COMUNS DA OBESIDADE

Doenças cardiovasculares
Doenças cerebrovasculares
Colelitíase
Nefropatia crônica
Artropatia degenerativa
Transtornos alimentares
Doenças hepatobiliares
Hiperlipidemia
Hipertensão
Infertilidade/redução da fertilidade
Neoplasias
Irregularidades menstruais
Transtornos do humor
Síndrome de ovários policísticos
Disfunção psicossocial
Apneia do sono
Diabetes melito tipo 2

calórica. A seleção de uma dieta deve se basear nas preferências do paciente, a fim de promover uma adesão ótima à dieta, um determinante-chave da perda de peso independentemente do tipo e da composição de nutrientes da dieta. Além disso, a restrição calórica não deve comprometer o conteúdo nutricional da dieta: a meta dos pacientes deve continuar a ser uma refeição balanceada.

O acréscimo de exercícios a um programa dietético pode aumentar a perda de peso. Entretanto, **apenas atividade física não é um método efetivo para obter perda ponderal**. Embora aumentar a atividade física não seja efetivo para a perda ponderal inicial, a atividade física é muito importante para o manejo do peso em longo prazo, além de trazer benefícios cardiovasculares para a saúde. A atividade física pode melhorar a sensibilidade à insulina e o controle glicêmico, diminuir a gordura abdominal e reduzir o risco cardiovascular. Os pacientes devem realizar atividades físicas moderadas a vigorosas por pelo menos 30 min/dia, 5 a 7 dias por semana, tanto para manter a perda de peso e pelos benefícios independentes do exercício para a saúde.

O propósito da terapia de modificação comportamental é ajudar os pacientes a identificar e fazer mudanças em longo prazo em seus hábitos alimentares e de atividade física que contribuem para a obesidade. As metas de modificação comportamental são evitar desencadeantes, manter diários alimentares, usar porções controladas nos pratos, diminuir a velocidade da alimentação para potencializar a saciação, evitar situações de alto risco, aumentar a atividade física e quebrar comportamentos repetitivos, como ver TV e comer ao mesmo tempo.

Tratamento farmacológico

O Quadro 33.3 lista as medicações comumente usadas no tratamento da obesidade. Pode-se oferecer terapia farmacológica a pessoas com IMC acima de 30, ou IMC de

Quadro 33.3 • FÁRMACOS USADOS NO TRATAMENTO DA OBESIDADE		
Nome do fármaco (nome comercial)	Mecanismo de ação	Observação
Dextroanfetamina	Simpatomimético (aumento da liberação de noradrenalina)	Todas: Inúmeras interações medicamentosas; os efeitos colaterais estimulantes incluem insônia, agitação, taquicardia, hipertensão; efeitos aditivos com outros estimulantes (cafeína, remédios contra resfriado, etc.); podem ser aditivas; evitar com inibidores da MAO; todas indicadas apenas para uso em curto prazo (geralmente interpretado como até 12 semanas)
Fendimetrazina	Simpatomimético (aumento da liberação de noradrenalina)	
Dietilpropiona	Simpatomimético (aumento da liberação de noradrenalina)	
Fentermina	Simpatomimético (aumento da liberação de noradrenalina)	
Orlistat	Inibidor seletivo da lipase pancreática, resulta em redução da digestão intestinal de gordura e aumento da excreção fecal de gordura	Efeitos colaterais GI comuns: diarreia, incontinência fecal, distensão, cólicas, gases, fezes gordurosas; deve seguir dieta pobre em gorduras para reduzir efeitos colaterais; podem-se administrar suplementos vitamínicos devido à diminuição da absorção de vitaminas lipossolúveis (A, D, E) e betacaroteno; indicado para uso em curto e longo prazo

27 a 30 com comorbidades. Somente o orlistat está aprovado pela FDA para uso em longo prazo de até dois anos.

Com exceção do orlistat, que inibe a absorção de gordura alimentar, todas as medicações aprovadas para obesidade agem como anorexígenos. Medicações anorexígenas aumentam a saciação e/ou a saciedade, por meio de efeitos sobre o sistema monoamínico no hipotálamo. Aumentar a saciação resulta em uma redução no volume de comida ingerido, enquanto aumentar a saciedade reduz a frequência das refeições. A única classe de medicações anorexígenas aprovadas pela FDA é a dos simpatomiméticos, como a fentermina, que está indicada para uso em curto prazo (algumas semanas) em combinação com dieta, exercício e tratamentos comportamentais.

A metformina e a exenatida, ambas aprovadas para o diabetes melito tipo 2, podem ser um adjunto útil para a perda de peso em pacientes com obesidade comórbida. A metformina também pode ajudar na perda de peso em pacientes com síndrome de ovários policísticos.

Existem outras medicações aprovadas pela FDA para transtornos do humor e epilepsia que podem estar associadas à perda de peso, mas os estudos são limitados e a razão risco:benefício não foi investigada. Muitas medicações anteriormente aprovadas para perda de peso foram removidas do mercado, devido aos riscos significativamente maiores que os benefícios. Medicamentos e suplementos para perda de peso de venda livre, sem receita médica, possuem perfis risco/benefício similares ou foram alvo de poucas pesquisas de segurança e eficácia.

Cirurgia bariátrica

Os pacientes com um **IMC acima de 40 sem sucesso com dieta e exercício (com ou sem terapia medicamentosa), ou acima de 35 com comorbidades, são candidatos potenciais para o tratamento cirúrgico da obesidade**. As duas cirurgias mais comuns são derivação gástrica em "y" de Roux (DGYR) e anel gástrico ajustável por via laparoscópica (AGAL) ou *lap-band*. A DGYR envolve a construção de uma pequena bolsa gástrica (10 a 30 mL) que se esvazia em um segmento de jejuno. Com a pequena bolsa e a pequena saída limitando a ingestão calórica, a DGYR é principalmente um procedimento restritivo com algum grau de má absorção associada. Na AGAL, um anel gástrico ajustável de silicone é colocado por via laparoscópica em volta do estômago proximal imediatamente distal à junção gastresofágica. O anel possui um balão conectado a uma porta implantada subcutaneamente, que pode ser inflado ou desinflado para reduzir a circunferência do anel. O procedimento do anel ("*banding*") possui complicações menos comuns e menos graves que a derivação gástrica, mas a perda de peso em longo prazo também pode ser menor. O anel ajustável permite a flexibilidade de abordar diversas demandas nutricionais após a cirurgia. Por exemplo, pode-se ajustar um anel, aumentando o estômago a fim de acomodar uma maior demanda de ingesta líquida e calórica quando uma paciente engravida.

Síndrome metabólica

Diretrizes do National Cholesterol Education Program (Adult Treatment Panel [ATP] III) de 2001 sugerem que a identificação clínica da síndrome metabólica deve se basear na presença de três dos seguintes traços:

1. Obesidade abdominal, definida como uma circunferência de cintura acima de 102 cm em homens e 88 cm em mulheres. O ATP III reconheceu que alguns homens desenvolvem múltiplos fatores metabólicos de risco com aumentos apenas marginais da circunferência de cintura (94 a 102 cm); tais pacientes podem ter uma predisposição genética à resistência à insulina.
2. Triglicerídeos séricos de 150 mg/dL (1,7 mmol/L) ou mais.
3. Colesterol HDL sérico abaixo de 40 mg/dL (1 mmol/L) em homens e 50 mg/dL (1,3 mmol/L) em mulheres.
4. Pressão arterial de 130/85 mmHg ou mais.
5. Glicemia plasmática em jejum de 100 mg/dL (5,6 mmol/L) ou mais.

Estimativas mínimas atuais são que a prevalência da síndrome metabólica nos EUA é de pelo menos 34,5%, usando os critérios ATP III. A síndrome metabólica é um importante fator de risco para o desenvolvimento subsequente de diabetes tipo 2 e de doença cardiovascular. Assim, a implicação clínica chave de um diagnóstico de síndrome metabólica é a identificação de um paciente que precisa de modificações agressivas no estilo de vida enfocando perda de peso e aumento da atividade física.

QUESTÕES DE COMPREENSÃO

33.1 Um adolescente de 15 anos é trazido ao ambulatório por sua mãe. Ele vem apresentando dor torácica, falta de ar e tendo mais episódios de exacerbação de asma. Mede 1,78 m e pesa 181,14 kg. Um ECG no consultório mostra ritmo sinusal normal. É incapaz de participar em esportes na escola devido a seu peso e tem pouca atividade física depois das aulas. Tem amigos, mas apresenta alguns problemas de autoestima devido ao peso. Com frequência tem dificuldade em encontrar roupas na moda para seu tamanho, mas diz que isso não é problema, porque não é a maior pessoa na escola. Sua mãe, que também tem obesidade mórbida, está preocupada com a possibilidade que ele tenha um ataque cardíaco e quer que perca peso. Qual dos seguintes pacientes seria um candidato para cirurgia bariátrica como tratamento inicial para obesidade?
   A. Um homem com IMC de 32 e artrite dos joelhos.
   B. Uma mulher com IMC de 30 e diabetes tipo 2.
   C. Uma mulher com IMC de 42, mas sem complicações identificáveis.
   D. Deve-se oferecer cirurgia bariátrica a qualquer paciente obeso que a desejar.

33.2 Um paciente que você acompanha há 10 anos perdeu recentemente seu seguro de saúde porque seu IMC é muito alto. Ele nasceu com acondroplasia e tem 1,42 m de altura e pesa 87,16 kg. Tem boa saúde e não toma nenhum remédio. Ao exame, sua pressão arterial é 122/76 mmHg, pulso 56 bpm e frequência respiratória 16 mpm. Para qual dos seguintes pacientes o IMC tem maior probabilidade de ser uma avaliação correta de obesidade?
   A. Um fisiculturista com IMC de 38.
   B. Uma gestante com IMC de 31 na 37ª semana de gravidez.
   C. Um homem com insuficiência cardíaca congestiva, edema com cacifo e IMC de 30.
   D. Uma mulher hipertensa com IMC de 32.

33.3 Uma mulher de origem hispânica de 34 anos vem ao ambulatório para discutir manejo de peso. Atualmente, mede 1,57 m e pesa 120,3 kg. Diz que sempre teve problemas de controle de peso na infância, mas deixou que as coisas ficassem fora de controle quando morava sozinha no tempo da faculdade. Teve dois filhos nos últimos cinco anos. Na primeira gravidez, ganhou 22,7 kg e perdeu 13,6; na segunda, ganhou 15,9 kg e perdeu 4,54 kg. Tentou muitas dietas da moda, com as quais inicialmente perde peso, mas acaba por ganhar esse peso novamente. Faz algum exercício, mas é limitada por osteoartrite dos joelhos. Pensou sobre a derivação gástrica, mas tem medo de fazer um procedimento cirúrgico. Qual das seguintes medicações pode ser usada para o manejo em longo prazo da obesidade?
   A. Orlistat.
   B. Fendimetrazina.
   C. Dextroanfetamina.
   D. Fentermina.

RESPOSTAS

33.1 **C.** A cirurgia bariátrica pode ser efetiva, mas apresenta riscos significativos. Está indicada para pessoas com IMC acima de 40 que não tiveram sucesso com dieta e exercícios (com ou sem terapia medicamentosa) ou com IMC acima de 35 e complicações relacionadas à obesidade.

33.2 **D.** Uma leitura de IMC não avaliará corretamente a razão de massa corporal magra e gordura corporal em pessoas com grande musculatura (levantadores de peso, atletas), pessoas com diminuição da massa muscular (idosos), gestantes e na insuficiência cardíaca congestiva sintomática.

33.3 **A.** Somente o orlistat está indicado para o tratamento da obesidade em longo prazo. Todas as outras medicações só devem ser usadas por curto período.

DICAS CLÍNICAS

▶ A obesidade é uma doença crônica que está alcançando um estado de epidemia nos EUA e em todo o mundo.
▶ O IMC é uma ferramenta comumente usada para graduar a obesidade, mas pode ser inadequado em alguns casos.
▶ O tratamento da obesidade deve sempre incluir restrição alimentar, aumento da atividade e modificações comportamentais.

REFERÊNCIAS

Bray GA. Contemporary *Diagnosis and Management of Obesity and the Metabolic Syndrome*. 2nd ed. Newton, PA: Handbooks in Healthcare; 2003.

Centers for Disease Control and Prevention (CDC). Available at: www.cdc.gov/obesity.

Dyson PA. The therapeutics of lifestyle management on obesity. *Diabetes Obes Metab*. 2010;12(11): 941-946.

Flier JS, Maratos-Flier E. Biology of obesity. In: Fauci AS, Braunwald E, Kasper DL, et al. *Harrison's Principles of Internal Medicine*. 17th ed. New York, NY: McGraw-Hill; 2008:462-473.

Snow V, Barry P, Fitterman N, Qaseem A, Weiss K. Pharmacologic and surgical management of obesity in primary care: a clinical practice guideline from the American College of Physicians. *Ann Intern Med*. 2005;142:525-531.

CASO 34

Uma mulher de 33 anos chega com queixa de cefaleia. Tem cefaleias desde a adolescência, mas recentemente elas se tornaram mais debilitantes. Os episódios ocorrem uma ou duas vezes por mês e duram até dois dias. A dor começa na têmpora direita ou atrás do olho direito e se espalha para todo o couro cabeludo em algumas horas. Descreve a dor como uma sensação aguda pulsátil que piora gradualmente e está associada à náusea grave. Vários fatores agravam a dor, incluindo barulhos altos e movimento. Já tomou várias medicações de venda livre para a dor, mas a única coisa que funciona é ir dormir em um quarto escuro e silencioso. Uma história minuciosa revela que sua mãe sofre de enxaqueca. Seus sinais vitais, exame físico geral e um exame neurológico detalhado estão dentro dos limites normais.

▶ Qual é o diagnóstico mais provável?
▶ Que estudo de imagem é mais apropriado nesse momento?
▶ Quais são as opções terapêuticas mais apropriadas?

RESPOSTAS PARA O CASO 34:
Enxaqueca

Resumo: Uma mulher de 33 anos apresenta-se com cefaleia pulsátil sobre seu olho direito. Suas cefaleias ocorrem desde que era adolescente, piorando de forma progressiva. Não tem alívio com preparações de venda livre sem receita médica.

- **Diagnóstico mais provável:** Cefaleia sem aura.
- **Estudo de imagem mais apropriado:** Nenhum estudo de imagem está indicado nesse momento, pois não há nenhum sintoma ou sinal "de alerta".
- **Terapia mais apropriada:** Um medicação de tipo triptano administrada de forma que não precise ser engolida (p. ex., subcutânea, intranasal ou comprimido de dissolução oral).

ANÁLISE
Objetivos

1. Conhecer o diagnóstico diferencial da cefaleia crônica.
2. Aprender os sintomas e os sinais "de alerta" que devem levar a intervenções diagnósticas e terapêuticas rápidas e específicas.
3. Saber como manejar síndromes comuns de cefaleia.

Considerações

A paciente descrita no caso tem sintomas muito característicos de enxaquecas clássicas sem aura. A cefaleia é unilateral, de natureza pulsátil, e tem piorado progressivamente. As enxaquecas são as mais comuns cefaleias de origem vascular. Geralmente, causam episódios recorrentes de cefaleia, náusea e vômitos. Também podem estar associadas a outros sintomas neurológicos, como fotofobia, tontura, parestesia, vertigem e distúrbios visuais. Na paciente descrita, a história e a ausência de achados físicos podem razoavelmente levar ao diagnóstico de enxaqueca sem aura ("enxaqueca comum"), a forma mais frequente. Outras classificações de enxaquecas incluem enxaqueca com aura ("enxaqueca clássica"), enxaqueca oftalmoplégica, enxaqueca retiniana e síndromes periódicas da infância que podem ser precursoras ou associadas a enxaquecas. Durante a avaliação dessa paciente, o enfoque deve ser determinar a etiologia da cefaleia, bem como qualquer sinal de alerta (Quadro 34.1) que possa indicar piores causas patológicas, identificar desencadeantes e a terapia para a condição.

Segundo a International Headache Society, sintomas diagnósticos de enxaqueca incluem cefaleia pulsátil moderada a grave; localização unilateral, náusea e/ou vômitos, fotofobia, fonofobia, piora com atividade, ataques múltiplos que duram 4 horas a 3 dias e ausência de história ou achados de exame físico que tornassem provável outra causa para a cefaleia. Desencadeantes comuns de enxaqueca incluem menstruação, fadiga, fome e estresse.

Quadro 34.1 • SINTOMAS E SINAIS DE ALERTA NA AVALIAÇÃO DE CEFALEIAS

Alerta	Diagnóstico diferencial	Estudos de investigação
Início súbito da "pior dor de cabeça" de gravidade máxima ou cefaleia nova e diferente	Hemorragia subaracnóidea, apoplexia hipofisária, hemorragia no interior de uma lesão sólida ou malformação vascular, lesão sólida	Primeiro exames de neuroimagem; punção lombar se a neuroimagem for negativa
Cefaleia aumentando sua gravidade e frequência, causada pela manobra de Valsalva ou esforço físico	Lesão sólida, hematoma subdural, uso excessivo de medicação	Exames de neuroimagem, rastreamento de drogas
Cefaleia com início depois dos 50 anos; especialmente se dor mandibular ao mastigar (claudicação da mandíbula)	Arterite temporal, lesão sólida	Exames de neuroimagem, velocidade de hemossedimentação
Cefaleia de início recente em um paciente com fatores de risco para infecção pelo HIV e câncer	Meningite, abscesso cerebral (incluindo toxoplasmose), metástase	Primeiro exames de neuroimagem; punção lombar se a neuroimagem for negativa
Cefaleia com sinais de doença sistêmica (febre, rigidez de nuca, erupção cutânea)	Meningite, encefalite, doença de Lyme, infecção sistêmica, colagenose vascular	Exames de neuroimagem; punção lombar, sorologia
Sinais ou sintomas neurológicos focais de doença (além da aura típica)	Lesões sólidas, malformação vascular, AVE, colagenose vascular	Exames de neuroimagem, avaliação de colagenose vascular (incluindo anticorpos antifosfolipídeos)
Papiledema	Lesão sólida, pseudotumor cerebral, meningite	Exames de neuroimagem, punção lombar
Cefaleia subsequente a trauma encefálico	Hemorragia intracraniana, hematoma subdural, hematoma epidural, cefaleia pós-traumática	Exames de neuroimagem do cérebro, crânio e coluna cervical

Dados de South-Paul JE, Matheny SC, Lewis EL, et al. Current Diagnosis and Treatment in Family Medicine. New York, NY: McGraw-Hill; 2004:330.

ABORDAGEM ÀS
Enxaquecas

DEFINIÇÕES

ENXAQUECAS: Cefaleias vasculares, em geral de caráter pulsátil unilateral, e que podem se apresentar com ou sem aura. Há alta predominância no sexo feminino.

CEFALEIA TENSIONAL: Geralmente se apresentando com sensibilidade da musculatura pericraniana e uma descrição da distribuição bilateral em faixa da dor.

CEFALEIA EM SALVAS: Cefaleias unilaterais que podem ter alta predominância no sexo masculino e estar localizadas na região orbital, supraorbital ou temporal. São geralmente descritas como uma dor profunda excruciante durando de 15 minutos a 3 horas. Essas cefaleias costumam ser episódicas; entretanto, um subgrupo pequeno pode ter cefaleias crônicas.

ABORDAGEM CLÍNICA

A cefaleia é uma queixa extremamente comum em atenção primária, urgências e emergências. A vasta maioria dos adultos tem pelo menos uma cefaleia por ano, embora a maioria não procure assistência médica. **O papel do profissional é tentar diagnosticar com precisão a causa da cefaleia, afastar causas secundárias de cefaleias ("sinais de alerta") que podem significar uma patologia séria subjacente, fornecer o manejo agudo apropriado e ajudar na prevenção da cefaleia quando necessário.**

A história clínica em um paciente com cefaleia deve abordar várias áreas importantes. A qualidade e as características da cefaleia e sua localização e radiação específicas devem ser identificadas. Deve-se documentar a presença de sintomas associados, especialmente sintomas neurológicos que possam sugerir a presença de uma lesão neurológica focal ou aumento da pressão intracraniana. Deve-se explorar a idade em que o paciente começou a desenvolver a cefaleia, a frequência e a duração dos episódios, e o volume de incapacidade e angústia causadas ao paciente. Também é importante notar o que o paciente já fez para tentar tratar a cefaleia, incluindo o maior número possível de detalhes sobre uso de medicações (tanto receitadas quanto de venda livre [MVL]).

O exame deve incluir tanto um exame geral quanto um exame neurológico detalhado. Um exame fundoscópico revelando papiledema pode apoiar a presença de hipertensão intracraniana. **Identificar um déficit neurológico focal aumenta a probabilidade de encontrar uma patologia significativa do SNC como causa da cefaleia.**

Um paciente com sintomas e sinais consistentes com enxaqueca e que não apresenta nenhum "sinal de alerta vermelho" (ver Quadro 34.1) não requer nenhum outro estudo antes da instituição do tratamento. Devem-se realizar exames de neuroimagem se houver uma anormalidade neurológica inexplicada ao exame ou se a síndrome de cefaleia não for típica de nenhuma das enxaquecas ou de algum outro transtorno primário de cefaleia. **A presença de uma frequência rapidamente crescente da cefaleia ou uma história de falta de coordenação, sintoma neurológico focal ou cefaleia que desperta o paciente levantam a probabilidade de encontrar uma anormalidade em um exame de imagem.** A ressonância magnética (RM) pode ser mais sensível que a tomografia computadorizada (TC) para a identificação de anormalidades, mas pode não ser mais sensível na identificação de anormalidades *significativas*. Outros exames (como exames de sangue, eletrencefalograma [EEG]) só devem ser realizados para fins diagnósticos se houver uma suspeita baseada na história ou no exame físico.

O tratamento da cefaleia é melhor desenvolvido com base em uma história completa, exame físico e interpretação de qualquer resultado de estudos adicionais. Vale a pena considerar medidas não farmacológicas e terapia cognitivo-comportamental na maioria dos pacientes com transtornos primários de cefaleia. O US Headache Consortium lista as seguintes diretrizes gerais de manejo para o tratamento de enxaquecas:

- Educar pacientes com enxaqueca sobre sua condição e seu tratamento, e educá-los para participar em seu próprio manejo.
- Usar agentes específicos para enxaqueca (como triptanos, di-hidroergotamina, ergotamina) em pacientes com enxaquecas mais graves, e naqueles cujas enxaquecas respondem mal ao tratamento com AINEs ou aos analgésicos combinados, como ácido acetilsalicílico mais paracetamol mais cafeína.
- Selecione uma via de administração não oral para pacientes cujas enxaquecas apresentam-se precocemente com náusea ou vômitos como um componente significativo do complexo de sintomas.
- Considere usar uma medicação de resgate autoadministrada para pacientes com enxaqueca grave que não respondem bem a outros tratamentos.
- Tenha cuidado com cefaleias pelo uso excessivo de medicações ou cefaleias de rebote. Pacientes que requerem tratamento agudo duas ou mais vezes por semana provavelmente deveriam estar em tratamento profilático.

A meta da terapia na profilaxia da enxaqueca é uma redução de 50% ou mais na gravidade e frequência da cefaleia. As evidências mais fortes apoiam o uso de amitriptilina, propranolol, timolol e divalproato de sódio para a prevenção de enxaquecas.

OUTRAS SÍNDROMES DE CEFALEIA

Cefaleia tensional

A cefaleia tensional é a forma mais prevalente de distúrbio primário de cefaleia, em geral apresentando-se com sensibilidade de músculos pericranianos e descrição de distribuição bilateral de dor em faixa. A cefaleia pode durar de 30 minutos a sete dias e não é agravada por subir escadas ou atividades físicas de rotina similares. Não há associação com náusea ou vômitos. Há ausência de fotofobia e fonofobia juntas, podendo surgir isoladamente. Pode ser episódica (< 180 dias/ano) ou crônica (> 180 dias/ano).

O tratamento médico inicial da cefaleia tensional episódica inclui ácido acetilsalicílico, paracetamol e AINEs. Devido ao risco significativo de desenvolver dependência ou de cefaleia por uso excessivo de medicação, recomenda-se evitar fármacos receitadas ou de venda livre que contenham cafeína e preparações contendo codeína ou ergotamina (incluindo produtos combinados). Os princípios gerais do manejo para o tratamento de enxaquecas também podem ser aplicados ao tratamento da cefaleia tensional crônica. Em pessoas com cefaleia frequente, a combinação de medicações antidepressivas e terapia de manejo do estresse reduz significativamente a atividade da cefaleia. Outros tratamentos profiláticos da cefaleia tensional crônica incluem bloqueadores do canal de cálcio e β-bloqueadores.

Cefaleia em salva

A cefaleia em salva é estritamente unilateral e pode estar localizada na região orbital, supraorbital ou temporal. É geralmente descrita como uma dor profunda, excruciante, durando de 15 minutos a 3 horas. A frequência pode variar de uma a cada dois dias a oito ataques por dia. A cefaleia em salva está associada a sinais e sintomas autonômicos ipsilaterais e tem uma prevalência muito maior no sexo masculino. Comparados às vítimas de enxaqueca que frequentemente desejam dormir em um ambiente quieto e escuro durante a cefaleia, indivíduos com cefaleia em salva andam de um lado para outro, incapazes de encontrar uma posição confortável. O tratamento agudo da cefaleia em salva envolve 100% de oxigênio a 6 L/min, di-hidroergotamina e triptanos. Verapamil, lítio, divalproato de sódio, ergotamina e prednisona podem ser usados para tratamento profilático. Devido aos efeitos colaterais relacionados ao uso crônico, a ergotamina e a prednisona devem ser usadas com cautela.

Condições médicas crônicas

Os pacientes com certas condições clínicas subjacentes têm uma incidência maior de causas orgânicas de cefaleia. Os pacientes com câncer podem desenvolver cefaleias em consequência de metástases. Alguém com hipertensão não controlada (com pressões diastólicas > 110 mmHg) pode se apresentar com a queixa principal de cefaleia. Pacientes com infecção por HIV ou Aids podem se apresentar com metástases, linfoma, toxoplasmose ou meningite no sistema nervoso central como causa da cefaleia.

Cefaleia relacionada à medicação

A cefaleia é um possível efeito adverso relatado de numerosas medicações. A cefaleia por uso excessivo de medicação (antes cefaleia induzida por fármacos ou de "rebote") pode ocorrer após o uso frequente de qualquer medicação analgésica ou para cefaleia, incluindo tanto as medicações de venda livre (p. ex., paracetamol, AINEs) quanto as receitadas. O uso de cafeína, seja como componente de um analgésico ou bebida, é outro culpado nessa categoria. A duração e gravidade da cefaleia de abstinência após a suspensão do medicamento variam dependendo do(s) medicamento(s) envolvido(s).

QUESTÕES DE COMPREENSÃO

34.1 Um homem de 28 anos vem para avaliação de cefaleia. Teve vários episódios de cefaleia pulsátil unilateral que duram 8 a 12 horas. Quando ocorrem, fica enjoado e só quer se deitar. Geralmente, tem alívio depois de deitar em um quarto escuro e quieto pelo resto do dia. Está perdendo um tempo significativo de trabalho devido à cefaleia. Seu exame hoje é normal. Qual das seguintes afirmações é correta em relação a essa situação?

A. Precisa de uma TC do crânio para avaliar a causa da cefaleia.
B. Quando tiver sua próxima cefaleia, deve respirar oxigênio a 100% e usar um triptano.
C. Se já não tiver feito isso, deve usar ácido acetilsalicílico 650 mg VO 4/4 horas conforme necessário e fazer um curso de manejo de estresse.
D. Um triptano injetável ou por vaporizador nasal é o mais apropriado.

34.2 Uma mulher de 52 anos chega ao consultório para uma consulta por demanda livre queixando-se de dor de cabeça há 2 horas. Diz que começou de repente, sem nenhum trauma, e é a pior dor de cabeça que teve na vida. Tem enxaquecas desde o início da vida adulta. Descreve a dor como "em facada" e mais grave do lado esquerdo. Não toma nenhum medicamento, e recentemente deixou de tomar anticoncepcionais orais depois da menopausa. Sua pressão arterial está elevada, em 145/95 mmHg, mas fora isso não apresenta anormalidades neurológicas focais ao exame. Está alerta e orientada quanto a pessoa, lugar, tempo e situação. Qual dos seguintes é o manejo mais apropriado nesse momento?

A. Prescrever um triptano.
B. Marcar uma TC de crânio sem contraste para amanhã de manhã.
C. Solicitar "vaga zero".
D. Prescrever uma medicação anti-hipertensiva e acompanhar em duas semanas.

34.3 Um homem de 43 anos chega com dores de cabeça que tem tido diariamente há vários meses. Todas as manhãs no trabalho, em geral entre 9 e 10 horas da manhã, precisa tomar 650 mg de paracetamol para aliviar a cefaleia. Isso vem ocorrendo há três meses, e está a ponto de procurar outro emprego, pois acha que o estresse no trabalho é a causa de seus sintomas. Seu exame é normal. Qual dos seguintes é o conselho mais apropriado para ele?

A. Continuar com paracetamol conforme necessário e encontrar uma carreira menos estressante.
B. Começar a tomar um antidepressivo para profilaxia da cefaleia.
C. Há maior probabilidade de melhora da dor de cabeça se parar de tomar paracetamol.
D. Um triptano é o tratamento mais apropriado para ele.

RESPOSTAS

34.1 **D.** Esse paciente conta uma história muito consistente com enxaqueca comum. Não se encontram sinais de alerta na história ou no exame, de modo que nenhum outro exame é necessário no momento. Como tem náusea significativa, pode se beneficiar de medicação não oral. Um triptano injetável ou por vaporizador nasal é um ponto de início razoável para ele.

34.2 **C.** O início agudo da dor de cabeça mais grave da vida de um paciente causa preocupação quanto à presença de hemorragia subaracnóidea. Essa é uma emergência médica. Essa paciente deve ser transportada por serviços médicos de emergência ao serviço de emergência mais próximo para estabilização e manejo.

34.3 **C.** Essa situação é típica de uma cefaleia relacionada à medicação. Embora encontrar um trabalho novo e menos estressante possa ser benéfico, o problema não se resolverá até que ele suspenda o uso diário de seu analgésico de venda livre.

DICAS CLÍNICAS

▶ Enxaquecas podem ocorrer em crianças e adolescentes, tanto quanto em adultos.
▶ A maioria dos pacientes que vem para a avaliação de cefaleias não necessita de outros exames diagnósticos além de anamnese e exame físico. Entretanto, a presença de déficits neurológicos focais ou de outros sintomas/sinais de alerta devem levar a uma investigação ou ao encaminhamento imediato.

REFERÊNCIAS

Beithon J, et al. Diagnosis and treatment of headache. 10th ed. *Institute for Clinical Systems Improvement*. 2010.

Fuller G, Kaye C. Headache. BMJ. 2007;334(7587):254-256.

Goadsby PJ, Raskin NH. Headache. In: Fauci AS, Braunwald E, Kasper DL, et al. *Harrison's Principles of Internal Medicine*. 17th ed. New York, NY: McGraw-Hill; 2008:95-107.

Silberstein SD for the US Headache Consortium. Evidence-based guidelines for migraine headache (an evidence-based review). *Neurology*. 2000;55:754-762.

CASO 35

Um homem de 56 anos vem para uma consulta de rotina. É um paciente novo e não tem queixas específicas hoje. Tem hipertensão, para a qual toma hidroclorotiazida, e toma um comprimido de ácido acetilsalicílico ocasionalmente porque alguém lhe disse que isso seria bom para ele. Não tem nenhuma outra história clínica significativa. Não fuma, bebe álcool ocasionalmente e não faz exercícios. Seu pai morreu de ataque cardíaco aos 60 anos, e sua mãe morreu aos 72 anos de câncer. Suas duas irmãs mais novas têm boa saúde. Ao exame, sua pressão arterial é 130/80 mmHg e o pulso de 75 bpm. Mede 1,83 m e pesa 90,8 kg. Seu exame físico completo é normal. Você solicita um perfil lipídico em jejum, com os seguintes resultados: colesterol total 242 mg/dL; triglicerídeos 138 mg/dL; colesterol HDL 48 mg/dL; e colesterol LDL 155 mg/dL.

- Qual é a meta de colesterol LDL desse paciente?
- Que outros exames laboratoriais estão indicados nesse momento?
- Qual é o manejo recomendado nesse momento?

RESPOSTAS PARA O CASO 35:
Hiperlipidemia

Resumo: Um homem de 56 anos com hipertensão bem controlada descobre um colesterol elevado em um exame de sangue de rastreamento como parte de um exame físico. Não tem nenhuma história conhecida de doença arterial coronariana (DAC) ou nenhum equivalente de risco para DAC.

- **Meta de colesterol LDL:** Menos de 130 mg/dL.
- **Outros exames nesse momento:** Glicemia, creatinina, provas de função hepática, hormônio tireoestimulante (TSH).
- **Manejo inicial de seu colesterol elevado:** Mudanças terapêuticas no estilo de vida.

ANÁLISE
Objetivos

1. Conhecer os fatores de risco para doenças cardiovasculares.
2. Conhecer as diretrizes do Adult Treatment Panel (ATP) III para o diagnóstico, avaliação e manejo da hiperlipidemia.
3. Ser capaz de aconselhar pacientes sobre mudanças terapêuticas no estilo de vida, a fim de baixar seus níveis de colesterol.

Considerações

Esse caso ilustra um homem de 56 anos com hipertensão bem controlada e colesterol total 242 mg/dL, triglicerídeos 138 mg/dL, colesterol HDL 48 mg/dL e colesterol LDL 155 mg/dL. O principal componente do colesterol que impacta a doença cardiovascular é o nível de LDL. Como esse indivíduo tem um escore de fator de risco cardiovascular de 2 (idade e LDL), a meta de LDL desse paciente é 130 mg/dL. Inicialmente, devem-se usar medidas terapêuticas de estilo de vida, como perda ponderal, exercício e dieta, repetindo-se o perfil lipídico em jejum seis semanas mais tarde. Na reconsulta, se o colesterol LDL continuar elevado, será preciso discutir a terapia farmacológica.

ABORDAGEM À
Elevação do colesterol

DEFINIÇÕES

ATP III: Terceiro relatório do National Cholesterol Education Program Expert Panel on the Detection, Evaluation and Treatment of High Blood Cholesterol in

Adults (Painel de Peritos do Programa Nacional de Educação em Colesterol sobre a Detecção, Avaliação e Tratamento de Hipercolesterolemia em Adultos).

COLESTEROL HDL: Colesterol em lipoproteína de alta densidade.

COLESTEROL LDL: Colesterol em lipoproteína de baixa densidade.

ESTATINA: Medicação da classe de inibidores da beta-hidroxi-beta-metilglutanil--coenzima A redutase (HMG-CoA). São as medicações mais amplamente usadas para reduzir o colesterol LDL.

ABORDAGEM CLÍNICA

É importante lembrar que colesterol não é uma doença; entretanto, colesterol alto é um fator de risco para doença cardíaca coronariana (DCC). Assim, **os níveis de colesterol de um indivíduo devem ser interpretados no contexto de seus riscos globais de DCC.** A intensidade recomendada com que queremos diminuir o nível de colesterol de alguém deve ser proporcional ao seu risco de DCC: quanto mais alto o risco, menor a meta de colesterol. Para fazer isso, é preciso primeiro aprender quais são esses principais riscos.

Alguém com DCC conhecida tem um risco acima de 20% de apresentar outro evento coronariano nos próximos 10 anos. Diz-se que pessoas com outras formas de doença aterosclerótica (arteriopatia periférica, doença cerebrovascular ou aneurisma da aorta abdominal), diabetes tipo 2 ou múltiplos fatores de risco que, em conjunto, elevam o risco de DCC a 20% ou mais em 10 anos, têm um risco "equivalente-coronariano". **Pessoas com DCC ou risco equivalente-coronariano para DCC têm o mais alto risco de futuros eventos coronarianos e, portanto, suas metas de colesterol são as mais baixas.** Da mesma forma, alguém com um ou menos fatores de risco de DCC tem um baixo risco de evento coronariano. Essas pessoas costumam ter um risco menor que 10% de um evento coronariano em 10 anos. Nessa população, os níveis de lipídeos recomendados não são tão baixos.

Uma terceira população tem um risco intermediário comparado aos dois grupos anteriores. Têm dois ou mais fatores de risco, mas um risco de DCC entre 10 e 20%. Nessa população, deve-se calcular o risco individual. Existem numerosas calculadoras de risco disponíveis *online* ou para baixar em um assistente digital pessoal, uma delas disponível do National Heart, Lung and Blood Institute em www.nhlbi.nih.gov/guidelines/cholesterol/index.htm. Determinando o risco individual de DCC, pode-se então determinar a meta lipídica apropriada para aquele paciente.

Determinação da meta de lipídeos

Numerosos estudos mostram que o **colesterol LDL é um importante fator de risco para desenvolver DCC, e que a redução do LDL pode diminuir esse risco.** Por essas razões, as diretrizes ATP III enfocam a identificação de pessoas com alto colesterol LDL, a determinação do risco de DCC daquele indivíduo e o desenvolvimento de um plano de manejo apropriado para alcançar as metas de colesterol LDL.

Essas diretrizes recomendam medir os níveis de lipídeos em todos os adultos acima de 20 anos a cada cinco anos. O exame realizado pode ser perfil lipídico em jejum (colesterol total, LDL e HDL, triglicerídeos) ou colesterol total e HDL não em jejum, com perfil lipídico em jejum subsequente, caso o colesterol total estiver acima de 200 mg/dL ou o colesterol HDL abaixo de 40 mg/dL. O Quadro 35.1 lista a classificação ATP III dos níveis de lipídeos.

O colesterol LDL é a meta primária do manejo. Juntamente com a presença de DCC ou equivalente de risco para DCC, consideram-se os seguintes **cinco fatores ao determinar a meta LDL** de determinado indivíduo:

1. Tabagismo;
2. **Hipertensão** (pressão arterial ≥ 140/90 mmHg ou uso de medicação anti-hipertensiva);
3. HDL baixo;
4. **Idade** (≥ 45 anos para homens; ≥ 55 anos para mulheres);
5. **História familiar de DCC prematura** (familiar homem em primeiro grau ≤ 55 anos; familiar em primeiro grau ≤ 65 anos).

Um alto nível de HDL é considerado um risco negativo que remove outro fator de risco do total.

A meta de colesterol LDL baseia-se na avaliação desses riscos. Uma pessoa com DCC ou um risco equivalente-coronariano tem uma meta de LDL de 100 mg/dL ou

Quadro 35.1 • CLASSIFICAÇÃO ATP III DOS NÍVEIS DE LIPÍDEOS	
Colesterol LDL (mg/dL)	
< 100	Ótimo
100-129	Quase ótimo/acima do ótimo
130-159	Limite superior
160-189	Alto
190 ou mais	Muito alto
Colesterol total (mg/dL)	
< 200	Desejável
200-239	Limite superior
240 ou mais	Alto
Colesterol HDL (mg/dL)	
< 40	Baixo
60 ou mais	Alto

Dados do relatório ATP III.

menos. Alguém com 0 a 1 riscos identificados tem uma meta de LDL de 160 mg/dL ou menos. Um indivíduo com dois ou mais riscos deve fazer uma avaliação individual dos riscos, usando uma calculadora de riscos. Se alguém tiver dois ou mais fatores de risco e um risco individual entre 10 e 20%, sua meta de LDL é 130 mg/dL ou menos. Entretanto, se o risco individual for maior ou igual a 20%, aquela pessoa deve ser tratada como tendo um equivalente para DCC, com uma meta de LDL abaixo de 100 mg/dL (Quadro 35.2).

Em 2004, emitiu-se uma atualização do ATP III com uma interpretação de alguns estudos clínicos mais recentes. Essa atualização sugere uma **"opção terapêutica" de uma meta de LDL muito baixo de menos de 70 mg/dL para pacientes em risco muito alto de DCC**. Essa categoria de risco muito alto inclui pessoas com DCC e múltiplos fatores de risco (especialmente diabetes), fatores de risco mal controlados (especialmente tabagismo), múltiplos fatores de risco de síndrome metabólica (ver Caso 33) ou síndrome coronariana aguda.

Triglicerídeos também são considerados um fator de risco. Segundo a American Heart Association, os níveis ótimos em jejum são menos de 100 mg/dL, níveis normais menores de 150 mg/dL, limítrofes 150 a 199 mg/dL, altos 200-499 mg/dL e muito altos 500 mg/dL ou mais. Mudanças no estilo de vida e suplementos de óleo de peixe são o esteio da terapia de doenças cardiovasculares. Existem poucas evidências de farmacoterapia além dessas medidas.

Avaliação

Quando se identifica alta colesterolemia, deve-se realizar uma investigação para avaliar **causas secundárias de dislipidemia**, que incluem **diabetes, hipotireoidismo, hepatopatia obstrutiva e insuficiência renal crônica**. Consequentemente, uma avaliação laboratorial razoável inclui glicemia em jejum, TSH, enzimas hepáticas e creatinina. Certas medicações, incluindo progestinas, esteroides anabólicos e cor-

Quadro 35.2 • DIRETRIZES DE MANEJO PARA ATINGIR AS METAS DE LDL

Categoria de risco	Meta de LDL	Nível de LDL para iniciar mudança terapêutica de estilo de vida	Nível de LDL para considerar medicação
DCC ou equivalente para DCC	< 100	≥ 100	≥ 130 (opcional para 101-129)
Dois ou mais fatores de risco	< 130	≥ 130	Risco em 10 anos 10 a 20% ≥ 160 Risco em 10 anos < 10% ≥ 190
0 a 1 fatores de risco	< 160	≥ 160	≥ 190

Todos os níveis de LDL em mg/dL.
Dados do relatório ATP III.

ticosteroides, também podem resultar em hipercolesterolemia. Deve-se considerar mudá-las ou interrompê-las, quando possível.

Manejo

Modificações terapêuticas no estilo de vida (MTEVs) são o alicerce de todos os tratamentos para hiperlipidemia. Todos os pacientes devem ser educados sobre uma vida mais saudável, incluindo modificações alimentares, aumento da atividade física e cessação do tabagismo. Também deve-se estimular a redução de peso.

As recomendações alimentares específicas devem incluir a **redução de gorduras saturadas a menos de 7% das calorias totais e ingestão de colesterol abaixo de 200 mg/dia.** A gordura alimentar total deve ser mantida em até 35% das calorias totais, com menos de 10% de gorduras poli-insaturadas. As gorduras trans devem ser mantidas no nível mais baixo possível.

Quando apenas a restrição alimentar não levar a uma redução adequada do LDL, o acréscimo de fibra alimentar solúvel e estanóis/esteróis vegetais pode ser benéfico. Pode-se adicionar 10 a 25 g de fibras solúveis e 2 g estanóis/esteróis vegetais para ajudar a reduzir o colesterol. O encaminhamento a um nutricionista também pode ajudar.

Quando se instituem MTEVs, devem-se tomar providências para o acompanhamento regular. O perfil lipídico em jejum deve ser verificado novamente em aproximadamente seis semanas. Caso tenha ocorrido uma redução adequada, devem-se reforçar as mudanças no estilo de vida e acompanhar o paciente a cada 4 a 6 meses.

Pode-se considerar a farmacoterapia em pacientes que não alcançam suas metas de LDL apenas com MTEV. **As MTEV devem continuar a ser reforçadas e estimuladas, mesmo quando se iniciam medicações.** Em alguém sem DCC ou equivalente de risco (prevenção primária), devem-se considerar medicações depois da terceira consulta de manejo do MTEV. Em alguém com DCC ou um equivalente (prevenção secundária), as metas mais rigorosas de LDL frequentemente exigem a instituição mais precoce de tratamento medicamentoso.

A farmacoterapia de primeira linha para a redução do colesterol é uma estatina. As estatinas não apenas reduzem o colesterol LDL como também reduzem as taxas de eventos coronarianos, AVEs, mortes cardíacas e mortalidade por todas as causas. Quando se inicia a terapia com estatinas, deve-se verificar novamente o perfil lipídico em jejum em seis semanas. Se as metas de LDL não forem alcançadas, pode-se aumentar a dose da estatina ou adicionar um segundo agente. Essas outras medicações incluem fibratos, ácidos nicotínicos, quelantes de ácidos biliares e bloqueadores da absorção do colesterol (Quadro 35.3). Quando se tomam estatinas, também é preciso monitorar as enzimas hepáticas (6 a 12 semanas depois do início ou mudança de dose, e a seguir a cada 6 a 12 meses). Quando as metas são alcançadas, deve-se providenciar um acompanhamento regular para reforçar mudanças de estilo de vida, respeito às medicações e redução global de fatores de risco.

Quadro 35.3 • MEDICAÇÕES USADAS PARA REDUZIR O COLESTEROL			
Classe de medicação	Efeitos	Efeitos colaterais	Contraindicações
Estatina • Lovastatina • Pravastatina • Fluvastatina • Atorvastatina • Rosuvastatina • Sinvastatina	LDL ↓18 a 55%; HDL ↑5 a 15%; triglicerídeos (TG) ↓7 a 30%	Miopatia, mialgia, aumento das enzimas hepáticas	Hepatopatia ativa ou crônica; contraindicação relativa com inibidores do citocromo P-450, ciclosporina, macrolídeos, antifúngicos
Quelantes de ácidos biliares • Colestiramina • Colestipol • Colesevelam	LDL ↓15 a 30%; HDL ↑3 a 5%; TG sem alteração; ou aumento	Sofrimento GI, constipação, diminuição da absorção de outros fármacos	Disbetalipoproteinemia; TG > 400
Ácidos nicotínicos • Ácido nicotínico de liberação imediata, liberação continuada ou liberação estendida	LDL ↓5 a 25%; HDL ↑15 a 35%; TG ↓20 a 50%	Rubor, hiperglicemia, hiperuricemia, sofrimento GI superior, hepatotoxicidade	Absolutas: hepatopatia crônica, gota grave Relativas: diabetes, hiperuricemia, doença ulcerosa péptica
Fibratos • Gemfibrozila • Fenofibrato	LDL ↓5 a 20%; HDL ↑10 a 20%; TG ↓20 a 50%	Dispepsia, cálculos biliares, miopatia, óbitos não por DCC inexplicados no estudo da OMS	Nefropatia grave, hepatopatia grave
Bloqueador da absorção do colesterol • Ezetimiba	LDL ↓13 a 25%; HDL ↑3 a 5%; TG ↓5 a 14%	Dor abdominal, diarreia	Insuficiência hepática/hepatopatia ativa

Dados do relatório ATP III e da bula da ezetimiba.

QUESTÕES DE COMPREENSÃO

35.1 Um fumante de 62 anos, sem história conhecida de DCC, chega para acompanhamento de claudicação intermitente. Tem pressão arterial normal e nenhuma história familiar de DCC prematura. Seu colesterol HDL é 48 mg/dL. De acordo com as diretrizes ATP III, qual das seguintes alternativas é sua meta de LDL?

A. 70 mg/dL.
B. 100 mg/dL.
C. 130 mg/dL.
D. 160 mg/dL.

35.2 Uma mulher de 55 anos vem a seu consultório para acompanhamento. Teve alta do hospital há uma semana, depois de um infarto. Deixou de fumar desde então e jura ficar longe do cigarro para sempre. Seus níveis lipídicos são colesterol total 240 mg/dL, HDL 50 mg/dL, LDL 150 mg/dL e triglicerídeos 150 mg/dL. Qual das seguintes alternativas é o manejo mais apropriado no momento?
A. Instituir somente mudanças terapêuticas de estilo de vida.
B. Instituir mudanças terapêuticas no estilo de vida e iniciar uma estatina.
C. Iniciar uma estatina.
D. Instituir mudanças terapêuticas de estilo de vida e iniciar uma estatina e ácido nicotínico.

35.3 Um homem de 48 anos sem nenhuma história clínica significativa e sem sintomas descobre colesterol elevado em um rastreamento de saúde. Qual dos seguintes exames faz parte da avaliação de rotina desse problema?
A. ECG.
B. Teste de estresse.
C. Hemograma completo (HC).
D. Hormônio tireoestimulante (TSH).

RESPOSTAS

35.1 **B.** Esse paciente tem arteriopatia periférica sintomática, que é considerada equivalente de risco para DCC. Sua meta de LDL é 100 mg/dL ou menos.

35.2 **B.** Essa paciente tem DCC conhecida, documentada por seu recente infarto do miocárdio. Sua meta de LDL é 100 mg/dL ou menos. Como seu nível inicial está acima de 130 mg/dL, seria razoável começar tanto MTEVs quanto uma estatina para ajudá-la a atingir sua meta. O ácido nicotínico pode ser um acréscimo razoável, se MTEVs e estatina não levarem a uma redução adequada de LDL.

35.3 **D.** O hipotireoidismo é uma causa potencial de dislipidemia secundária. Nesse contexto, é razoável realizar um exame de TSH. Não há nenhuma indicação para fazer rastreamento de DCC com ECG ou teste de estresse nessa pessoa assintomática. Outros possíveis exames podem incluir glicemia de jejum, enzimas hepáticas e uma medida da função renal.

> **DICAS CLÍNICAS**
> - Os níveis de lipídeos devem ser sempre interpretados no contexto dos fatores globais de risco do indivíduo para cardiopatias.
> - As estatinas apresentam os melhores dados em apoio de melhorar resultados clinicamente significativos, como infarto, AVE e morte. A não ser que haja uma contraindicação, a primeira medicação usada para a redução do colesterol deve ser uma estatina.
> - Lembre a pacientes que tomam medicamentos para diminuir lipídeos que modificações do estilo de vida ainda continuam a ser necessárias. Medicações não substituem um estilo de vida saudável.

REFERÊNCIAS

Grundy SM, Cleeman JI, Merz CN, et al. NCEP report: implications of recent clinical trials for the National Cholesterol Education Program Adult Treatment Panel III guidelines. *Circulation*. 2004;110:227-239.

Miller M. et al. Triglycerides and Cardiovascular Disease: A Scientific Statement From the American Heart Association. *Circulation*. April 18, 2011. Downloaded from circ.ahajournals.org by on May 9, 2011.

National Cholesterol Education Program. The third report of the NCEP Expert Panel on the detection, evaluation and treatment of high blood cholesterol in adults. NIH Publication No. 01–3670; 2001.

CASO 36

Uma menina de 20 meses vem pela primeira vez ao seu consultório trazida pela mãe porque, há um dia, chora e não caminha. Sua mãe diz que a criança é "muito desajeitada e cai muito". Diz que a menina pode ter machucado a perna caindo do sofá porque, repete, "é realmente desajeitada e cai muito". Recapitulando com a mãe, esta diz que a menina não tem história médica significativa e não toma nenhuma medicação regularmente. Há duas outras crianças mais velhas na família, de 4 e 6 anos, que têm boa saúde, mas que também são "desajeitados e estão sempre se machucando". O marido vive com a família. Sem nenhuma pergunta ou incitação, a mãe declara que seu marido é "um homem bom, mas está muito estressado". Você pede à mãe que dispa a menina para o exame e ela retruca rapidamente, "É realmente preciso despi-la? Ela é muito envergonhada". Educado, mas firme, você diz que precisa examiná-la e ela tira as calças da filha. Você vê que o joelho direito está visivelmente inchado e sensível à palpação sobre as proeminências ósseas mediais. Você também nota numerosos hematomas nas nádegas e coxas posteriores, que parecem ter diferentes idades. Também há várias cicatrizes circulares pequenas nas pernas, com cerca de um centímetro de tamanho. "Vê como ela é desajeitada?" diz a mãe, apontando para seus hematomas. Uma radiografia do joelho da menina mostra uma fratura do canto da metáfise femoral distal.

▶ Qual é o mecanismo provável das lesões dessa menina?
▶ Que outra avaliação é necessária nesse momento?
▶ Que obrigação legal o médico deve cumprir nessa circunstância?

RESPOSTAS PARA O CASO 36:
Violência familiar

Resumo: Uma menina de 20 meses é trazida ao consultório para avaliação por chorar e não caminhar. Ao exame, descobre-se que apresenta múltiplos hematomas e ferimentos circulares suspeitos de queimaduras de cigarro. O raio X do joelho mostra uma fratura metafisária, lesão inconsistente com a história declarada de "cair do sofá".

- **Mecanismo mais provável das lesões:** Lesões infligidas, incluindo lesão à perna por puxar com força, hematomas por bater nas pernas da menina e queimaduras de cigarro.
- **Maior avaliação neste momento:** Exame físico completo da criança despida (incluindo exame oftalmoscópico e neurológico); estudo radiográfico do esqueleto.
- **Obrigação legal do médico:** Notificar a suspeita de abuso de criança à organização apropriada de serviços de proteção da infância.

ANÁLISE

Objetivos

1. Aprender os sintomas e sinais sugestivos de abuso.
2. Conhecer as situações nas quais o risco de violência familiar aumenta.
3. Aprender algumas das exigências médico-legais envolvidas em situações de violência familiar.

Considerações

A violência familiar pode ocorrer em famílias de qualquer classe socioeconômica e em lares de qualquer composição. O termo ***violência familiar* inclui abuso de crianças, violência por parceiro íntimo e abuso de idosos.** O abuso pode ser físico, sexual, emocional, psicológico ou econômico. Pode assumir as formas de espancamento, estupro, ameaças, intimidação, isolamento de amigos e família, roubo e impedimento de ganhar dinheiro, entre muitas outras.

No caso apresentado, existem vários sinais de lesões intencionalmente infligidas à criança. A presença de numerosos hematomas de idades variadas, especialmente em áreas relativamente protegidas, como as nádegas ou região pósterossuperior das coxas, deve levantar suspeita. Encontrar lesões inconsistentes com a história relatada também pode ser uma chave. Certos tipos de fraturas, como fraturas do canto metafisário (causadas por sacudir ou torcer a perna vigorosamente) costumam ser resultado de abuso. A identificação de feridas consistentes com queimaduras de cigarro é altamente específica de abuso.

Com frequência, os médicos consideram extremamente difícil e desconfortável lidar com essas situações. Podem sentir-se presos entre dois parceiros, ambos seus pacientes, que contam histórias conflitantes. Podem ter preocupações sobre as implicações legais de seus achados e temer processos caso notificarem os casos às autoridades. Podem ficar frustrados em lidar com uma pessoa que não abandona um cônjuge abusivo e podem sentir que não têm formação para lidar com muitas dessas situações. Conhecendo situações com maior probabilidade de ocorrência de violência familiar, conhecendo a legislação sobre exposição e notificação, e aprendendo a reconhecer os sinais de violência familiar, os médicos podem estar mais bem preparados para abordar tais situações, quando ocorrerem.

ABORDAGEM À
Violência familiar

DEFINIÇÕES

NEGLIGÊNCIA: Não satisfação das necessidades exigidas para funcionar ou evitar o dano.

ABUSO FÍSICO (ESPANCAMENTO): Ações físicas intencionais (p. ex., morder, chutar, esmurrar) que podem causar lesão ou dor a outra pessoa.

ABORDAGEM CLÍNICA

A violência familiar é um abuso de poder, **no qual uma pessoa mais poderosa exerce controle sobre uma pessoa (ou pessoas) menos poderosa**. Esse abuso pode assumir a forma de violência física (espancamento), violência sexual, intimidação, abuso emocional e psicológico, controle econômico, negligência e isolamento de outras pessoas.

Violência por parceiro íntimo

Embora seja mais comum pensar em violência por parceiro íntimo como um homem abusando uma mulher, o abuso pode ocorrer também em relações homossexuais ou em relações heterossexuais tendo o homem como vítima. Estima-se que **1 a 4 milhões de mulheres são abusadas anualmente nos EUA e que aproximadamente 1 em 3 mulheres são abusadas em algum momento de suas vidas.**

O abuso pode ocorrer em qualquer relação ou em qualquer classe socioeconômica. Certas situações aumentam a probabilidade ou ampliam as ocorrências de abuso. Essas situações incluem mudanças na vida familiar (como gravidez, doenças, mortes), estresses econômicos e abuso de substâncias. Histórias pessoais e familiares de abuso também aumentam a probabilidade de violência familiar. A maioria das mulheres não revela abuso a seus médicos.

Numerosas organizações profissionais, como American Medical Association, American Academy of Family Physicians e American College of Obstetricians and Gynecologists, defendem o rastreamento de rotina de mulheres em relação a abuso por meio de perguntas diretas. Existem numerosos instrumentos de rastreamento, desde simples perguntas ("Você se sente em segurança em casa?") até ferramentas mais formais para fazer um inventário. A United States Preventive Services Task Force (USPSTF) não encontrou evidências suficientes para fazer uma recomendação a favor ou contra o rastreamento de violência doméstica, porque não encontrou estudos que examinassem diretamente o impacto deste sobre a redução de resultados adversos. A USPSTF recomenda que **todos os clínicos devem estar alerta sobre os sinais e sintomas físicos e comportamentais associados ao abuso e negligência, e que perguntas diretas sobre abuso são justificáveis**, devido aos altos níveis de abuso não detectado em mulheres e ao valor potencial de ajudar essas pacientes. Recomendações sobre interações com vítimas de abuso incluem exibir cuidados compassivos, sem julgamentos, e oferecer apoio, em um ambiente seguro e privado.

Vítimas de abuso podem se apresentar com sintomas e sinais variados sugestivos do problema. Achados físicos diretos podem incluir lesões traumáticas óbvias, como contusões, fraturas, "olho roxo", concussões e sangramento interno. Trauma genital, anal ou faríngeo, doenças sexualmente transmissíveis (DSTs) e gestação não desejada podem ser sinais de agressão sexual. Depressão, ansiedade, pânico, transtornos somatoformes e de estresse pós-traumático e tentativas de suicídio também podem resultar de relações abusivas.

Alguns sinais e sintomas podem ser menos óbvios e exigir numerosas consultas até que se faça o achado de violência familiar. Vítimas de abuso podem consultar médicos frequentemente por queixas de saúde ou apresentar sintomas físicos que não podem ser explicados de outra forma. Demora no tratamento de lesões físicas podem ser um sinal de violência por parceiro íntimo. Dor crônica, com frequência abdominal ou pélvica, comumente é um sinal de história de abuso. O desenvolvimento de abuso de substâncias ou transtornos alimentares deve levar também a perguntas sobre violência familiar. Filhos de mulheres abusadas frequentemente são testemunhas diretas do abuso da mãe. Crianças e adolescentes, filhos de mães abusadas, podem exibir agressão, ansiedade, enurese noturna e depressão.

Quando se identifica abuso, uma prioridade inicial é determinar a segurança da situação doméstica. É crucial fazer perguntas diretas sobre os níveis crescentes de violência, presença de armas em casa, bem como a necessidade de ter um plano para a segurança da vítima e de outras pessoas na casa (crianças, idosos). Devem-se fornecer recursos, como abrigos. Pode ser útil permitir que a paciente contate um abrigo, polícia, familiares ou amigos quando ainda estiver no consultório. Frequentemente, são necessárias intervenções multidisciplinares, incluindo família, médicos e agências legais, de saúde mental e policiais.

As leis sobre a notificação médica referente à violência de parceiro variam de país para país. É importante conhecer os estatutos em sua localidade. Muitos países não exigem contato com autoridades legais caso a vítima do abuso for um adulto competente.

Abuso de criança

Aproximadamente, 1 milhão de casos de abuso de crianças, com mais de 1.000 mortes, são notificados a cada ano nos EUA; o número de casos não notificados aumenta muito a prevalência global. As situações que aumentam o risco de abuso de crianças são similares às que aumentam a probabilidade de outros tipos de violência familiar, e incluem depressão parental, abuso de substâncias, isolamento social e aumento do estresse. Fatores sociais incluem bairros perigosos e mau acesso a recursos de lazer. Crianças cronicamente doentes ou com distúrbios físicos ou de desenvolvimento podem ter risco ainda maior. Fatores de proteção incluem apoio familiar da comunidade ou parentes, capacidade dos pais de pedir ajuda e acesso a recursos de saúde mental. Demonstrou-se que a identificação de famílias em risco e intervenções de visitas domiciliares reduzem significativamente o abuso infantil. Consequências físicas, psicológicas e sociais em curto e longo prazo são frequentemente encontradas nas crianças vítimas de abuso.

Certos achados de história e exame físico levantam suspeita de abuso de criança. Lesões inconsistentes com a história relatada ou uma história que muda repetidamente com o questionamento devem levantar suspeita de abuso. As crianças levadas a numerosos médicos ou departamentos de emergência diferentes, ou que são trazidas repetidamente com lesões traumáticas, podem ser vítimas. A demora em procurar cuidados médicos para uma lesão também pode ser uma pista de abuso.

Negligência também é uma forma de abuso infantil. Uma lesão ou doença ocorrida devido à falta de supervisão adequada pode ser um sinal de negligência. A não satisfação das necessidades básicas de nutrição, cuidados de saúde ou segurança pode ser outra forma de negligência.

Crianças frequentemente apresentam hematomas, fraturas e outras lesões que ocorrem acidentalmente, e pode ser difícil distinguir com certeza se uma lesão é acidental ou intencional. Entretanto, **certos tipos de lesões são incomuns como acidentes** (Quadro 36.1). A presença dessas lesões é altamente sugestiva de abuso de criança.

Quando se identifica uma lesão suspeita de abuso infantil, deve-se em primeiro lugar focalizar o tratamento e a proteção contra outras lesões. É preciso realizar um exame completo, documentando-se todas as lesões com desenhos ou fotografias. Pode-se realizar um levantamento radiográfico do esqueleto buscando evidências de lesões ósseas prévias ou atuais. Deve-se realizar um exame oftalmológico buscando hemorragias retinianas. A nota de evolução deve ser documentada cuidadosa e legivelmente.

Todos os 50 Estados americanos exigem a notificação de suspeitas de abuso de crianças às autoridades apropriadas (consulte a legislação local para determinar qual é a autoridade apropriada).[*] Os pais devem ser informados que será feita uma

---

[*] N. de R.T. No Brasil, todo tipo de violência e abuso é de notificação compulsória.

> **Quadro 36.1 • LESÕES SUGESTIVAS DE ABUSO A CRIANÇAS**
>
> Queimaduras das extremidades "em meias e luvas" (imersão em água escaldante)
> Queimaduras das nádegas e virilhas que poupam as áreas intertriginosas (imersão em água escaldante)
> Queimaduras circulares de um centímetro de tamanho (cigarros)
> Múltiplos hematomas de diferentes idades (manifestação mais comum de abuso a crianças)
> Lesão inexplicada às nádegas, coxas, orelhas, pescoço
> Marcas de mordidas
> Hematomas na forma de mão, fivela de cinto ou alças de corda
> Hemorragias da retina ("síndrome do bebê sacudido")
> Fraturas do canto ou "em alça de balde" das metáfises dos ossos longos
> Fratura espiral do fêmur ou úmero
> Fraturas posteriores das costelas
> Fraturas escapulares
> Fraturas do processo espinhoso
> Fraturas do esterno
> Fraturas cranianas complexas, bilaterais ou amplas
> Lesão à genitália externa
> Doenças sexualmente transmissíveis, verrugas genitais
> Hematoma circunferencial anal (penetração forçada)

notificação e sobre o processo que provavelmente ocorrerá depois dela. Também é preciso considerar a possibilidade que existam outras vítimas de abuso na casa (cônjuge, outras crianças, idosos). **Qualquer provedor de saúde que faz uma notificação em boa fé de suspeita de abuso ou negligência está imune de qualquer ação legal, mesmo se a investigação revelar que não ocorreu nenhum abuso.** Os provedores podem ser considerados responsáveis por não notificar abuso de criança.

Abuso de idosos

Existem muitos tipos de abuso de idosos, incluindo abuso físico, sexual e psicológico, negligência e exploração financeira. Estima-se que 2 milhões de idosos (3,2% dos idosos em geral) sofram alguma forma de abuso nos EUA a cada ano. Juntamente com os outros riscos de violência doméstica, vários fatores singulares ao cuidado de idosos podem ter um papel. A maioria dos abusadores são familiares. Frustrações e exaustão (*burnout*) dos cuidadores são desculpas comumente ouvidas para o abuso. Os abusadores frequentemente apresentam histórias de problemas de saúde mental ou abuso de substâncias e têm pouca percepção sobre o fato de estarem abusando o paciente. Mulheres acima dos 75 anos são estatisticamente o grupo mais abusado. **Pessoas mais velhas, mais debilitadas cognitiva e fisicamente, e com menos acesso a recursos têm maior probabilidade de sofrerem abuso ou exploração.**

Pode ser difícil obter uma história de abuso, pois o paciente pode temer piora do abuso ou pode não ter a capacidade cognitiva para fazer um relato preciso. Se for factível, é **útil entrevistar o paciente sem a presença do cuidador**. Rastrear o cuidador, em particular, para estresse, com encaminhamento a recursos da comunidade, pode prevenir abuso de idoso. O exame físico, como no abuso de criança, deve documentar cuidadosamente qualquer lesão encontrada. Suspeitas de desidratação ou desnutrição devem ser confirmadas por meio dos exames laboratoriais apropriados, e radiografias devem ser realizadas conforme necessário.

Por lei, o abuso de idosos deve ser notificado aos serviços adequados de proteção de adultos, mas as exigências de notificação variam de país para país. Geralmente, é necessária uma abordagem multidisciplinar, envolvendo provedores médicos, assistentes sociais, autoridades legais e famílias, para abordar as questões envolvidas.

QUESTÕES DE COMPREENSÃO

36.1 Uma mulher de 42 anos chega ao seu consultório para avaliação de dor abdominal crônica. Já fez múltiplas consultas por essa queixa, mas as investigações sempre foram negativas. Ao exame, seu abdome é macio, e não há sinais peritoneais. Não tem nenhuma erupção cutânea, mas apresenta uma lesão purpúrea lateral à orbita esquerda. Qual das seguintes alternativas apresenta o melhor próximo passo no manejo?

   A. Perguntar à paciente sobre abuso físico e notificar as suspeitas à polícia local.
   B. Perguntar à paciente sobre abuso físico e fornecer informações sobre serviços locais de apoio.
   C. Excluir uma diátese hemorrágica antes de perguntar sobre abuso.
   D. Solicitar uma radiografia abdominal.
   E. Encaminhar à psiquiatria.

36.2 Um menino de 7 meses chega à emergência com seu pai depois de um dia de vômitos intratáveis. Ao exame, a criança está letárgica. A fontanela anterior está fechada. A radiografia abdominal mostra um padrão inespecífico de gases intestinais e incidentalmente revela uma fratura na metade da diáfise do fêmur direito. Quando confrontado sobre a fratura, o pai diz que ontem a criança subiu em uma cadeira e pulou. Qual dos seguintes é o próximo passo mais apropriado no manejo?

   A. Estudo radiográfico ósseo.
   B. Consulta a um especialista sobre abuso de crianças.
   C. Consulta ao serviço social.
   D. Revelar ao pai a intenção de contatar os serviços de proteção infantil.
   E. TC do crânio sem contraste.

36.3 Qual das seguintes lesões mais provavelmente foi causada por abuso na pequena infância?

   A. Três ou quatro hematomas nas canelas e joelhos.
   B. Fratura espiral da tíbia.
   C. Fratura posterior deslocada de costela.

D. Laceração da testa.

36.4 Um homem de 80 anos que mora em uma instituição geriátrica local é atendido em seu consultório por arranhões não explicados nos braços e hematomas em forma de faixa nos pulsos e tornozelos consistentes com o uso de restrições. O paciente tem demência leve e parece assustado. Não há família a ser contatada. O exame e resultados laboratoriais não mostram nenhuma razão clínica para propensão a equimoses. Qual dos seguintes deve ser seu próximo passo?

A. Encaminhar ao assistente social da instituição geriátrica.
B. Contatar o programa de ouvidoria de instituições geriátricas.
C. Fazer o paciente ser observado pelos funcionários da instituição geriátrica.
D. Contatar o vice-presidente para cuidados de enfermagem da instituição geriátrica.
E. Mandar o paciente de volta à instituição geriátrica.

RESPOSTAS

36.1 **B.** É apropriado discutir suas preocupações com seu paciente de uma forma não acusatória, sem julgamentos. Esperar que ela aborde o assunto pode resultar em mais abusos. A notificação do abuso de adultos competentes (não idosos) não é legalmente obrigatória na maioria dos países. Você deve oferecer assistência, avaliar sua segurança e fornecer-lhe informações sobre serviços disponíveis na área. Não há nenhuma razão para excluir uma diátese hemorrágica antes de abordar o tema de abuso.

36.2 **E.** Essa criança tem lesões consistentes com abuso físico. Em crianças abaixo de um ano, 75% das fraturas são devidas a abuso. Além disso, a forma de uma fratura – espiral, transversal, etc. – é menos importante na suspeita de abuso do que a idade da criança e a localização da fratura. A história de queda relatada é inconsistente com as capacidades de desenvolvimento de um bebê de 7 meses. A criança tem vômitos intratáveis e está letárgica ao exame. Esses achados são preocupantes em termos de dano neurológico. Deve-se solicitar uma TC para excluir sangramento intracraniano, pois esse distúrbio pode levar a dano cerebral irreversível ou mesmo à morte, se não for identificado rapidamente. Embora um estudo radiográfico ósseo esteja indicado em todas as crianças menores de 2 anos com suspeita de abuso, deve ser feito depois de excluir condições mais urgentes. Os provedores são responsáveis por notificar as autoridades apropriadas quando houver suspeita de abuso; entretanto, não é aconselhável revelar essa intenção ao pai/mãe. Finalmente, a fontanela anterior fecha entre 4 e 26 meses de idade (média de 13,8 meses). Pode ficar abaulada em condições como meningite ou hemorragia intracraniana, que aumentam a pressão intracraniana.

36.3 **C.** Uma fratura posterior de costela frequentemente é o resultado de agarrar e apertar o tórax violentamente. É muito suspeita de abuso. Uma fratura espiral da tíbia, conhecida como "fratura da pequena infância", é uma lesão comum muitas vezes confundida com abuso, mas não é frequentemente causada por ele. Hematomas no aspecto anterior do corpo e lesões sobre proeminências ósseas, como as canelas, joelhos e testa, são comuns por quedas ao aprender a caminhar. Hematomas em áreas bem acolchoadas, como coxa, nádega e bochechas, aumentam a probabilidade de abuso.

36.4 **B.** Os clínicos têm a obrigação legal de notificar possíveis abusos de idosos aos serviços de proteção de adultos em sua comunidade. Se o paciente vive em uma instituição geriátrica, cada estado possui um ouvidor para essas instituições com poder de investigar. O programa de ouvidoria é obrigatório pelo Federal Older Americans Act. Se você julga que esse paciente está em perigo imediato, pode hospitalizá-lo para avaliação dos hematomas, enquanto o ouvidor e os serviços locais de proteção de adultos investigam cuidados além dos padrões ou abuso na instituição geriátrica.

DICAS CLÍNICAS

▶ Suspeitas de abuso de crianças e idosos devem ser notificadas. Notificações de boa fé de suspeitas de abuso são um escudo contra processos; a não notificação pode resultar em processo contra o médico.
▶ Ao atender um paciente com suspeita de ser vítima de abuso, sempre considere a possibilidade de existirem outras vítimas de abuso na casa.

REFERÊNCIAS

Eyler AE, Cohen M. Case studies in partner violence. *Am Fam Physician*. 1999;60:2569-2576.

Gibbs LM, Mosqueda L. The importance of reporting mistreatment of the elderly. *Am Fam Physician*. 2007 Mar 1;75(5):628.

Hegarty K, Taft A, Feder G. Violence between intimate partners: working with the whole family. *BMJ*. 2008;337:a839.

Pressel DM. Evaluation of physical abuse in children. *Am Fam Physician*. 2000;61:3057-3064.

Punukollu M. Domestic violence: screening made practical. *J Fam Pract*. 2003 Jul;52(7):537-543.

Robertson J, Shilkofski N, et al. (eds). Johns Hopkins: *The Harriet Lane Handbook: A Manual for Pediatric House Officers*. 17th ed. St. Louis, MO: Mosby; 2005:120-123.

Swagerty DL, Takahashi PY, Evans JM. Elder mistreatment. *Am Fam Physician*. 1999;59(10):2804-2808.

United States Preventive Services Task Force. Screening for family and intimate partner violence. March 2004. Available at: www.ahrq.gov. Accessed June 14, 2011.

CASO 37

Um menino de 12 anos é trazido ao consultório com dor na coxa direita e claudicação. Sua mãe notou a claudicação por volta da semana passada. A criança nega qualquer lesão na perna, mas diz que ela dói um pouco ao jogar basquete com seus amigos. Nega dor nas costas, no quadril ou no tornozelo. Ocasionalmente, sente um pouco de dor no joelho direito, mas não apresenta edema ou hematoma. Não tem história clínica significativa, não toma medicações regularmente e, fora isso, sente-se bem. Ao exame, é um adolescente com sobrepeso. Seus sinais vitais e exame físico geral são normais. Quando você pede que ele caminhe, apresenta claudicação expressiva. Você nota que ele parece apoiar o peso na perna esquerda em maior proporção do ciclo de marcha que na perna direita. O exame do dorso revela amplitude de movimento completa, ausência de dor à compressão e nenhum espasmo muscular. Apresenta dor no quadril direito quando se faz rotação interna passiva. Com a flexão passiva do quadril, há perceptível rotação externa. Não há atrofia muscular na coxa. O joelho direito e o restante de seu exame ortopédico são normais.

▶ Qual é o exame mais apropriado para solicitar em primeiro lugar nesse paciente?
▶ Qual é o diagnóstico mais provável?
▶ Que complicação poderia ocorrer se esse problema não for diagnosticado e tratado?

RESPOSTAS PARA O CASO 37:
Claudicação na criança

Resumo: Um menino de 12 anos com sobrepeso chega para avaliação de claudicação e dor na coxa. Não há história de lesão ou trauma. Verifica-se que apresenta dor à rotação interna do quadril, assim como rotação externa do quadril à flexão passiva. Ao caminhar, coloca mais peso na perna esquerda que na direita.

- **Solicitação de exame mais apropriado:** Raio X do quadril direito.
- **Diagnóstico mais provável:** deslizamento da epífise da cabeça femoral.
- **Complicação a que está em risco:** Necrose avascular do quadril.

ANÁLISE
Objetivos

1. Desenvolver um diagnóstico diferencial das causas mais prováveis de dor na perna e claudicação na criança.
2. Conhecer causas comuns de dor na perna e claudicação em crianças de diferentes idades.
3. Conhecer avaliações apropriadas por exame físico, laboratorial e radiológico para a criança com claudicação.

Considerações

Dor na perna é uma queixa comum na infância, e suas causas mais comuns são lesões agudas – entorses, distensões, contusões, etc. Entretanto, dor na perna e claudicação podem ser sinais de uma patologia mais séria, até mesmo ameaçadora à vida. Aprender uma abordagem à avaliação e aos diagnósticos comuns envolvidos pode ajudar na identificação mais precoce desses problemas, com maior probabilidade de um melhor resultado.

Para entender uma claudicação, é importante primeiro entender a marcha normal. A marcha compõe-se de duas fases: balanço e apoio. A fase de apoio é a fase de sustentação de peso e corresponde a aproximadamente 60% do ciclo de marcha. A fase de balanço é a fase de não sustentação de peso, quando o pé sai do chão e é impulsionado à frente. **A marcha antálgica ocorre quando há encurtamento da fase de apoio, geralmente devido à dor durante a sustentação de peso.** A marcha antálgica é o tipo mais comum de claudicação, sendo o tipo de marcha descrito neste caso.

Existem muitas causas de claudicação dolorosa na infância; algumas das causas mais comuns podem ser divididas nas categorias amplas de primariamente ortopédicas, reacionais, infecciosas, reumatológicas ou neoplásicas. A prevalência dos diagnósticos específicos também varia com a idade. A claudicação indolor em geral é devida a anomalias ortopédicas congênitas ou a distúrbios neuromusculares.

No caso específico apresentado, existem vários sinais e sintomas que indicam a probabilidade do diagnóstico de deslizamento da epífise da cabeça femoral (DECF). A ausência de uma lesão específica é significativa, pois a DECF é a patologia não traumática de quadril mais comum em adolescentes. A queixa inicial de dor na coxa pode levar a outras considerações, mas **patologias de quadril frequentemente se apresentam com dor na virilha, na coxa ou mesmo no joelho**. A idade e o hábito corporal do paciente são típicos de DECF, classicamente descrita como ocorrendo com mais frequência em adolescentes do sexo masculino com sobrepeso. Dor à rotação interna do quadril e o achado de rotação externa à flexão passiva do quadril afetado também são sugestivas de DECF.

ABORDAGEM À Claudicação dolorosa na infância

DEFINIÇÕES

NECROSE AVASCULAR: Morte de tecido ósseo vivo, causada por interrupção do fluxo sanguíneo.

DISPLASIA: Crescimento ou desenvolvimento anormal.

ABORDAGEM CLÍNICA

Uma das características-chave da avaliação da criança com claudicação é determinar se há dor ou não. Na marcha antálgica, a causa da dor pode ir desde as costas até o pé (Quadro 37.1). Portanto, a não ser que haja uma origem óbvia para a dor, o exame deve incluir avaliação das costas, pelve, nádega, perna e pé. Em crianças muito apegadas ao pai/mãe, separá-los permite ao clínico observar sua marcha ao voltar. A criança que caminha rigidamente pode estar evitando mover a coluna, indicando uma possível discite. Aquela com inflamação ou fraqueza muscular no quadril moverá o tronco para o lado patológico (marcha de Trendelenburg). Inspecionar os pés pode mostrar encurvamento em garra dos artelhos ou deformidade em cavo, sinais de condições neuromusculares.

Como as patologias de quadril com frequência se apresentam com dor vaga, e condições de quadril provavelmente necessitam tratamento de emergência, a avaliação do quadril pode ser a parte mais importante do exame de um paciente quando o local da patologia não estiver imediatamente óbvio. **A restrição da rotação interna parece ser o marcador mais sensível de patologias do quadril na infância, seguida por uma ausência de abdução.** A rotação interna do quadril aumenta a pressão intracapsular no interior do acetábulo. A dor durante o rolamento da perna (criança em decúbito dorsal com extensão do quadril e do joelho; um examinador estabiliza a pelve enquanto outro rola a perna interna e externamente) e a rotação interna limitada a menos de 30 graus podem indicar patologias de quadril infecciosas ou

Quadro 37.1 • CAUSAS COMUNS DE CLAUDICAÇÃO DOLOROSA NA INFÂNCIA
Ortopédicas • Fratura • Fratura de estresse • Fratura patológica por tumor ou cisto • Entorse/distensão/contusão • Deslizamento da epífise da cabeça do fêmur • Doença de Legg-Calvé-Perthes em fase precoce
Reacionais • Sinovite tóxica • Sinovite transitória após uma infecção viral • Febre reumática
Infecciosas • Artrite séptica • Osteomielite • Celulite • Discite • Artrite gonocócica
Reumatológicas • Artrite idiopática juvenil • Lúpus eritematoso sistêmico
Tumorais • Tumores benignos (osteoma osteoide, osteoblastoma) • Sarcoma de Ewing • Osteossarcoma
Outras • "Dores de crescimento"

ortopédicas. O teste FABRE (**F**lexão, **Ab**dução, **R**otação **E**xterna – com o tornozelo ipsilateral colocado sobre o joelho contralateral e leve pressão para baixo colocada no joelho ipsilateral) pode encontrar patologias localizadas na articulação sacroilíaca, com frequência encontradas em distúrbios reumatológicos.

Devem-se obter raios X quando o diagnóstico diferencial indicar a probabilidade de anormalidades ósseas. Na fase não verbal da infância, radiografias desde o quadril até os pés podem encontrar uma fratura em uma minoria significativa de crianças com claudicação. Se houver preocupação com uma possível causa infecciosa, deve-se colher um hemograma completo. Para avaliar etiologias infecciosas e reumatológicas, devem-se considerar exames de velocidade de hemossedimentação (VHS) e proteína C-reativa. Considere a doença de Lyme em áreas endêmicas, pois ela pode mimetizar causas tanto infecciosas quanto reumáticas de distúrbios do quadril. Qualquer articulação na qual se considera uma artrite séptica deve ser aspirada, com exame do líquido sinovial. Febre acima de 37,7°C e VHS acima de 20 têm sensibilidade de 97% para articulação séptica do quadril. O exame do líquido deve incluir cultura para gonorreia em adolescentes sexualmente ativos.

A avaliação de claudicação indolor (Quadro 37.2) deve incluir medida do comprimento da perna, buscando discrepâncias do comprimento (medir do umbigo ao maléolo medial) e observação de possível atrofia muscular ou deformidade de membros. Podem-se usar os testes de Barlow (quadril e joelho fletidos 90 graus, segurar o joelho e procurar deslocar a coxa posterior), Ortolani (abdução guiada) e Galeazzi (discrepância de altura dos joelhos quando o paciente está em decúbito dorsal com tornozelos nas nádegas e quadris, e joelhos fletidos) para avaliar anormalidades congênitas do quadril e discrepâncias de comprimento femoral.

Lactentes e crianças abaixo de 3 anos

As causas comuns de claudicação em crianças nessa faixa etária são artrite séptica, fraturas e complicações da displasia congênita de quadril. **A artrite séptica** costuma ser monoarticular e está associada a sinais sistêmicos, como febre. Em bebês, os sintomas podem ser menos óbvios, como choro, irritabilidade e má alimentação. Devido à dor, crianças que deambulam (engatinham ou caminham) frequentemente recusam-se a fazer qualquer coisa que coloque peso na articulação afetada. A infecção de uma articulação causa um derrame séptico, o que eleva a pressão dentro da cápsula articular. **Crianças com uma articulação séptica de quadril frequentemente ficam deitadas em flexão, abdução e rotação externa do quadril**, o que ajuda a reduzir a dor, e terão dor significativa com qualquer rotação interna ou extensão da articulação. Crianças com articulação séptica provavelmente terão leucocitose, elevação da VHS, e proteína C-reativa. O diagnóstico definitivo decorre do exame do aspirado articular. **Qualquer articulação com suspeita de sepse deve ser aspirada.** Em bebês menores (até os 4 meses), os agentes patogênicos mais comuns são estreptococos do grupo B e *Staphylococcus aureus*. Acima dessa idade e até os 5 anos, as causas usuais são *S. aureus* e *Streptococcus pyogenes*. O tratamento é urgente, com debridamento e irrigação cirúrgica associados a antibióticos.

Quadro 37.2 • CAUSAS ORTOPÉDICAS COMUNS DE CLAUDICAÇÃO INDOLOR NA INFÂNCIA
Deslocamento congênito do quadril (displasia do desenvolvimento)
Hemiplegia espástica (paralisia cerebral)
Legg-Calvé-Perthes (subaguda e crônica)
Discrepância de comprimento entre as pernas
Displasia femoral focal proximal
Fêmur curto congênito
Curvatura congênita da tíbia

Dados de *Hollister JR. Rheumatic diseases. In: Hay WW, Levin MJ, Sondheimer JM, et al, eds. Current Pediatric Diagnosis and Treatment. 15th ed. New York, NY: McGraw-Hill; 2001:734; Leet AI, Skaggs DL. Evaluation of the acutely limping child. Am Fam Physician. 2000;61: 1011-1018; and Crawford AH. Orthopedics. In: Rudolph CD, Rudolph AM, Hostetter MK, eds. Rudolph's Pediatrics. 21st ed., New York, NY: McGraw-Hill; 2003: 2419-2458.*

Fraturas não suspeitadas – por estresse ou traumáticas – podem se apresentar com dor e claudicação. Deve-se suspeitar de abuso se a lesão for inconsistente com a história apresentada, se a história vai mudando com repetições a cada questionamento, se disserem que a criança fez um ato além de sua capacidade de desenvolvimento ou caso se encontre uma fratura associada com abuso (ver Caso 36). Entretanto, a **história pode não revelar a fonte da lesão**, pois uma criança pode cair longe da vista dos pais (ver Quadro 37.3). **Uma lesão traumática pode não resultar em claudicação ou em imobilidade completa, mas pode causar uma mudança no modo de deambulação da criança.** Por exemplo, uma criança que antes caminhava e agora se recusa a fazê-lo, mas engatinha, pode ter uma lesão na perna ou no pé.

A **fratura da diáfise da tíbia** é um exemplo de fratura insuspeitada que pode se apresentar primariamente como uma claudicação ou recusa em caminhar. Essa fratura é uma **fratura espiral da tíbia, que resulta de torção enquanto o pé está plantado no chão.** Pode-se suspeitar do diagnóstico quando há claudicação ou mudança na deambulação aguda, exame do joelho e parte alta da perna normal e sensibilidade da tíbia. Pode ser confirmada por uma radiografia simples. **Displasia congênita do quadril não suspeitada** e não diagnosticada **pode se apresentar como claudicação indolor presente a partir do momento em que a criança aprende a caminhar.** Todos os recém-nascidos e lactentes devem passar por exame de quadril, procurando instabilidade ou deslocamento. Se não diagnosticada, podem-se formar contraturas que limitam o movimento do quadril. Quando a criança aprender a caminhar, terá uma claudicação indolor. O diagnóstico pode ser confirmado por raios X, mostrando o alinhamento anormal do quadril. Se o problema for encontrado nas primeiras semanas de vida, o bebê pode ser tratado com tala do quadril, em geral seguida de um desenvolvimento normal. Se o diagnóstico for tardio, com frequência o tratamento será cirúrgico.

Crianças

A sinovite transitória é uma resposta inflamatória autolimitada que é uma causa comum de dor no quadril na infância. Costuma ocorrer em crianças entre 3 e 10 anos,

Quadro 37.3 • SINAIS DE ALERTA REQUERENDO INVESTIGAÇÃO DETALHADA IMEDIATA EM UMA CRIANÇA COM CLAUDICAÇÃO NÃO TRAUMÁTICA
Criança com menos de 3 anos de idade
Criança incapaz de sustentar peso
Febre em uma criança com claudicação
Crianças com doenças sistêmicas comórbidas
Criança com mais de 9 anos de idade com dor ou restrição de movimentos do quadril

Dados de Perry DC, Bruce C. Evaluating the child who presents with an acute limp. BMJ. 2010 Aug 20;341:c4250. doi: 10.1136/bmj.c4250.

é mais comum em meninos que em meninas, e **frequentemente segue-se a uma infecção viral**. Com frequência é vista como dor no quadril, aumentando gradualmente, que resulta em claudicação ou recusa em caminhar. Essas crianças apresentam temperatura normal ou febrícula, leucocitose normal e VHS normal. Ao exame, há dor à rotação interna do quadril e limitação da amplitude global de movimentos pela dor. As radiografias são normais ou mostram um grau leve de edema inespecífico. Em uma situação em que o paciente está afebril, tem rotação global do quadril acima de 30 graus, leucocitose e VHS normais, e é possível garantir o acompanhamento em curto prazo, o paciente pode ser seguido clinicamente, devendo melhorar em alguns dias. Se esses pré-requisitos não forem satisfeitos e for considerado o diagnóstico de uma articulação séptica, ou se um paciente acompanhado de forma expectante continuar a piorar, é preciso fazer uma aspiração. Com frequência utilizam-se os critérios de Kocher para determinar o risco de artrite séptica na infância. Os quatro critérios são: febre acima de 38,5°C, não sustentação de peso, VHS superior a 40, leucocitose superior a 12.000. A ausência de critérios é igual a um risco menor que 0,2%; um critério, 3%; dois critérios, 40%; três critérios, 93%; e quatro critérios têm uma chance de artrite séptica de quase 100%. **Uma articulação séptica terá um aspirado purulento com leucocitose acima de 50.000/μL; o aspirado da sinovite transitória é amarelo/transparente com leucocitose mais baixa (< 10.000/μL).**

A doença de **Legg-Calvé-Perthes** (LCP) é uma **necrose avascular da cabeça do fêmur** que costuma ocorrer em crianças de 4 a 8 anos. É muito mais comum em meninos que em meninas. Qualquer interferência com o fluxo sanguíneo para a epífise da cabeça femoral, como trauma ou infecção, pode causar necrose avascular. Desconhece-se a etiologia dessa interferência na doença de LCP. Geralmente, as crianças apresentam início gradual de dor no quadril, coxa ou joelho, e claudicação ao longo de alguns meses. No início do seu curso, raios X do quadril podem ter aparência normal; mais tarde, os achados radiográficos incluem colapso, achatamento e alargamento da cabeça femoral. Cintilografias ou ressonância magnética (RM) dos ossos podem ser necessárias para confirmar o diagnóstico. O **tratamento costuma ser conservador**, com proteção da articulação e esforços para manter a amplitude de movimentos. Crianças que desenvolvem necrose mais grave ou apresentam a doença mais tardiamente podem ter um resultado pior e maior risco de desenvolver artrite degenerativa.

Adolescentes

A epífise da cabeça femoral é a placa de crescimento que conecta a metáfise (cabeça femoral) à diáfise (haste do fêmur). O **deslizamento da epífise da cabeça femoral** é uma separação dessa placa de crescimento, resultando no deslocamento medial e posterior da cabeça do fêmur. É menos frequente que uma lesão aguda seja a causa. O quadro é encontrado mais frequentemente em meninos adolescentes com sobrepeso e se apresenta com dor no quadril, coxa ou joelho, além da claudicação. O exame revela **limitação da rotação interna e rotação externa obrigatória quando o quadril**

sofre flexão passiva. O raio X precoce pode mostrar apenas o alargamento da epífise; mais tarde, pode mostrar o deslizamento da cabeça femoral em relação ao colo do fêmur. O tratamento é a cirurgia para colocação de pinos na cabeça do fêmur. Esses pacientes devem ser acompanhados de perto, pois 33% desenvolvem necrose avascular e outros 33%, DECF do quadril contralateral.

Outras causas de dor em extremidades são comuns em adolescentes. Entorses, distensões e lesões por excesso de uso são as causas mais comuns de dor nas extremidades nessa faixa etária, e em geral são facilmente diagnosticadas por história e exame (ver Caso 12). Adolescentes sexualmente ativos estão em risco de doenças sexualmente transmissíveis (DSTs) e suas complicações, incluindo artrite gonocócica. Nessa população, são necessárias história adequada, história sexual e revisão de sistemas.

Todas as idades

Artrite séptica, fraturas, distúrbios neuromusculares e neoplasias podem causar claudicação em crianças de todas as idades. Uma dor que acorda a criança à noite é suspeita de malignidade. "Dores de crescimento" é um diagnóstico de exclusão. Deve ser considerada se a dor só ocorrer à noite, for bilateral, estiver ausente durante o dia, e não for encontrada nenhuma outra patologia.

QUESTÕES DE COMPREENSÃO

37.1 Um menino de 6 anos é trazido para avaliação de um quadril doloroso. Nos últimos dois dias, claudica e não quer caminhar. Não apresenta nenhuma lesão óbvia. Quando toma ibuprofeno, sente-se um pouco melhor. Não teve febre e não apresenta nenhum outro sintoma agora, embora tenha tido "gripe" na semana passada. Ao exame, seus sinais vitais são normais. Seu quadril direito apresenta um pouco de dor à rotação interna. Caminha com uma claudicação pronunciada. Qual das seguintes afirmações é a mais apropriada?

 A. Pode ser mandado para casa com uma receita de ibuprofeno.
 B. Deve fazer um hemograma completo (HC) e VHS.
 C. Deve-se aspirar seu quadril no consultório.
 D. Se o raio X for normal, não é necessária nenhuma outra investigação.

37.2 Uma bebê afro-americana de 18 meses é trazida ao consultório porque está chorando e parou de caminhar hoje. Entretanto, engatinha. Sua mãe nega qualquer lesão à criança. Ao exame, está chorando, mas pode ser consolada no colo da mãe. Tem equimoses e edema imediatamente proximais ao tornozelo esquerdo. O raio X revela uma fratura espiral da tíbia. Qual das seguintes afirmações melhor descreve seu conselho à mãe da paciente?

 A. Você vai notificar o caso aos serviços de proteção da infância como suspeita de abuso.
 B. Você vai encaminhar a criança para biópsia óssea, porque essa é uma fratura patológica que pode representar uma neoplasia.

C. Esta é uma fratura comum, resultando de uma torção sobre um pé fixo no chão.
D. Você deve retirar sangue para uma avaliação de doença falciforme, que pode causar infarto ósseo.

37.3 Um menino de 2 anos é trazido com febre e má ingestão alimentar. Começou a ficar doente ontem e piorou significativamente hoje. Não teve nenhuma doença ou lesão recentemente, e nenhum contato conhecido com doentes. Ao exame, sua temperatura é de 38,3°C, tem taquicardia e aparência de doente. Está deitado de costas com a perna esquerda fletida e abduzida no quadril. O exame da cabeça, olhos, orelhas, nariz e garganta (COONG) é normal, os batimentos cardíacos mostram taquicardia com ritmo regular e os pulmões estão limpos. O abdome não apresenta sensibilidade e os ruídos intestinais são normais. Grita de dor quando você move a perna esquerda de sua posição de repouso. Os exames de sangue revelam leucocitose de 15.000 mm^3 e VHS de 45 mm/h (normal: 0-10). Um raio X do quadril esquerdo mostra alargamento do espaço articular, e ausência de fratura. Nesse ponto, qual dos seguintes é seu próximo passo?

A. Antibióticos orais e retorno no dia seguinte.
B. RM do quadril e encaminhamento a um ortopedista.
C. Medicamentos anti-inflamatórios e acompanhamento de perto.
D. Aspiração da articulação do quadril.

37.4 Um menino de 6 anos chega ao seu consultório com história de dois meses de claudicação leve. Não tem nenhuma história médica pregressa significativa e não toma nenhuma medicação. Seus sinais vitais são normais, e nota-se que apresenta marcha antálgica e diminuição da amplitude de movimentos no quadril esquerdo (rotação interna mais limitada). Tem leve dor à palpação da cápsula anterior do lado esquerdo. A radiografia mostra fragmentação da cabeça do fêmur. Qual dos seguintes é o diagnóstico mais provável?

A. Sinovite tóxica do quadril.
B. Necrose avascular do quadril (Legg-Calvé-Perthes).
C. Deslizamento da epífise da cabeça femoral.
D. Fratura da diáfise femoral.

RESPOSTAS

37.1 **B.** O caso apresentado é suspeito de sinovite transitória após uma virose. Devem-se obter HC e VHS. Com HC e VHS normais e, se for possível, garantir o acompanhamento, essa criança pode ser tratada de forma expectante e receber um AINE. A expectativa de recuperação é de alguns dias.

37.2 **C.** O caso apresentado é clássico de fratura da pequena infância. Fraturas espirais de outros ossos longos (fêmur, úmero) são mais suspeitas de abuso. O encaminhamento ortopédico é apropriado para o manejo, mas uma biópsia óssea ou maiores investigações não são necessárias nesse momento.

37.3 **D.** A criança desse caso apresenta todos os sintomas e sinais de uma articulação séptica de quadril. Essa situação exige uma aspiração articular para confirmação do diagnóstico. Se confirmado, o paciente deve ser prontamente encaminhado para manejo cirúrgico urgente.

37.4 **B.** Essa criança tem o gênero e a faixa etária corretos e os sinais, sintomas e achados radiológicos associados com a doença de Legg-Calvé-Perthes. Com frequência, esse distúrbio tem cura espontânea. O foco do tratamento é limitar a dor e evitar a perda funcional. Dependendo da gravidade e da idade, o tratamento pode incluir espera com observação cuidadosa, fisioterapia, gesso e cirurgia.

> **DICAS CLÍNICAS**
>
> ▶ Patologias do quadril podem não causar dor no quadril, mas sim na virilha, na coxa ou no joelho.
> ▶ Devido ao alto risco de patologia bilateral, o acompanhamento de casos de DECF deve incluir exame e radiografias do quadril não afetado até o fechamento da placa de crescimento.

REFERÊNCIAS

Adkins SB, Figler RA. Hip pain in athletes. *Am Fam Physician*. 2000;61:2109-2118.

Crawford AH. Orthopedics. In: Rudolph CD, Rudolph AM, Hostetter MK, eds. *Rudolph's Pediatrics*. 21st ed., New York, NY: McGraw-Hill; 2003:2419-2458.

Leet AI, Skaggs DL. Evaluation of the acutely limping child. *Am Fam Physician*. 2000;61:1011-1018.

Peck M. Slipped capital femoral epiphysis: diagnosis and management. *Am Fam Physician*. 2010 Aug 1;82(3):258-262.

Perry DC, Bruce C. Evaluating the child who presents with an acute limp. BMJ. 2010 Aug 20;341:c4250. doi: 10.1136/bmj.c4250.

Smith SM. Physical examination of the patient in pain. In: Raj PP, ed. *Practical Management of Pain*. 3rd ed. Philadelphia, PA: WB Saunders; 2002.

CASO 38

No terceiro dia de pós-operatório depois de uma apendicectomia aberta sem problemas sob raquianestesia, um homem de 70 anos com história de hipertensão e hiperplasia prostática benigna (HPB) desenvolveu subitamente uma temperatura de 39,1°C, acompanhada de calafrios e vômitos. Imediatamente antes da cirurgia, foi colocado um cateter uretral, que foi removido 24 horas mais tarde, mas que voltou a ser colocado quando o paciente foi incapaz de urinar sozinho no segundo dia de pós-operatório. O exame físico não apresenta particularidades, exceto pela sensibilidade no ângulo costovertebral e suprapúbica. Não apresenta defesa abdominal ou descompressão dolorosa.

- Qual é a causa mais provável da febre pós-operatória?
- Qual é o próximo passo diagnóstico?
- Nesse momento, qual é o tratamento mais apropriado?

RESPOSTAS PARA O CASO 38:
Febre pós-operatória

Resumo: Um homem de 70 anos com história de hipertensão e HBP que fez uma apendicectomia aberta com raquianestesia desenvolve febre, calafrios e vômitos no terceiro dia de pós-operatório. O exame físico mostra sensibilidade costovertebral e suprapúbica. Está com um cateter uretral de permanência, devido a um problema de micção.

- **Causa mais provável da febre pós-operatória:** Infecção do trato urinário (ITU)
- **Próximo passo diagnóstico:** Exame de urina e urocultura
- **Tratamento:** Antibióticos IV

ANÁLISE

Objetivos

1. Identificar as diferentes causas de febre pós-operatória com base no momento de início, natureza da cirurgia e fatores de risco do paciente.
2. Compreender as diferentes apresentações clínicas que apontam para a etiologia da febre pós-operatória.

Considerações

Esse homem de 70 anos com história de hipertensão e HPB apresenta alto risco de ITU, porque recentemente passou por um procedimento pélvico com raquianestesia e porque tem retenção urinária secundária à HPB. Além disso, o uso de um cateter uretral cria um risco adicional de semeadura bacteriana da bexiga urinária. Dor suprapúbica e sensibilidade costovertebral são achados físicos sugestivos de ITU, mais provavelmente pielonefrite aguda. Em pessoas sem cateter uretral, são comuns sintomas como disúria, urgência e frequência. A ITU está no alto da lista de causas de febre no terceiro dia de pós-operatório, embora também possa ocorrer em qualquer momento dele. O exame de urina pode detectar a presença de bacteriúria, piúria, nitritos e esterase de leucócitos. A urocultura determina o tipo de organismo causal; os mais comuns são *Escherichia coli, Proteus, Klebsiella, Staphylococcus epidermidis, Pseudomonas* e *Candida*. Nesse paciente, o cateter uretral precisa ser trocado agora e suspenso assim que ele puder urinar espontaneamente. Os pacientes sintomáticos e aqueles em alto risco de infecção em geral são tratados com antibióticos IV apropriados, de acordo com os agentes patogênicos mais prováveis. Mais tarde, os antibióticos podem ser ajustados com base nos resultados da cultura. Em caso de suspeita de sepse urinária, devem-se solicitar hemoculturas. Ainda mais importante, é crucial abordar e tratar a causa da retenção urinária (p. ex., HPB, cálculo renal), a fim de prevenir recorrências e evitar complicações.

ABORDAGEM À
Febre pós-operatória

DEFINIÇÕES

FEBRE MEDICAMENTOSA: Febre que coincide com a administração de um dado fármaco e que não pode ser explicada de outra forma pelos achados clínicos e laboratoriais. Há resolução da febre com a suspensão do fármaco suspeito. Os fármacos comumente implicados são β-lactâmicos, derivados da sulfa, anticonvulsivantes, alopurinol, heparina e anfotericina B.

HIPERTERMIA MALIGNA: Distúrbio autossômico dominante raro, caracterizado por febre acima de 40°C, taquicardia, acidose metabólica, rabdomiólise e acúmulo de cálcio no músculo esquelético, levando à rigidez. Isso pode acontecer até 24 horas depois da exposição a agentes anestésicos, como halotano e succinilcolina. O tratamento inclui suspensão dos agentes causais e terapia de apoio, como antipiréticos, hiperventilação com oxigênio, cobertores de resfriamento, bicarbonato de sódio para a acidose e dantroleno IV.

INFECÇÃO NO SÍTIO CIRÚRGICO (ISC): Conceito introduzido pelos CDCs e diversos painéis de consenso para substituir o termo "infecção da ferida cirúrgica". Refere-se a qualquer infecção que ocorra no local da cirurgia nos 30 dias depois de um procedimento operatório ou em um ano após implantes. As ISCs são classificadas como infecções superficiais, profundas ou de órgão/espaço. A ISC é a segunda infecção hospitalar mais comum.

ABORDAGEM CLÍNICA

Febre (definida como > 38°C) é a complicação pós-operatória mais comum, ocorrendo no pós-operatório imediato em 50% das cirurgias de grande porte. **Como parte integral do consentimento informado antes da cirurgia, o médico deve deixar os pacientes cientes da possibilidade de episódios febris pós-operatórios.** Além disso, é imperativo realizar uma avaliação pré-operatória adequada, que inclui coletar a anamnese e realizar um exame físico para identificar fatores de risco, medicações, estado nutricional e condições comórbidas, a fim de evitar situações possivelmente ameaçadoras à vida durante o período perioperatório. Com vistas a reduzir o risco de desenvolver febre pós-operatória, podem-se usar estratégias pré e perioperatórias (Quadro 38.1). Felizmente, em geral a febre pós-operatória tem resolução espontânea e, na maioria das vezes, não indica necessariamente presença de infecção.

A etiologia da febre pós-operatória pode ser infecciosa ou não infecciosa (Quadros 38.2 e 38.3). A ajuda mnemônica **"5 Ws"** ajuda a lembrar das causas mais comuns da febre pós-operatória, grosseiramente na ordem de frequência: **ar** (*wind* – pneumonia), **água** (*water* – ITU), **ferida** (*wound* – ISC), **caminhar** (*walk* – trombose venosa profunda [TVP]) e **fármacos** (*wonder drugs* – febre medicamentosa).

> **Quadro 38.1** • ESTRATÉGIAS PARA REDUZIR O RISCO DE FEBRE PÓS-OPERATÓRIA
>
> **Intervenções pré-operatórias**
> - Otimizar o estado nutricional.
> - Abandono do tabagismo.
> - Tratar qualquer infecção ativa existente.
> - Otimizar o manejo de condições médicas existentes (p. ex., diabetes).
> - Reduzir a dose de terapias imunossupressoras (quando indicado).
>
> **Intervenções perioperatórias**
> - Administrar antibióticos perioperatórios.
> - Usar ventilação não invasiva.
> - Se a intubação for necessária, usar protocolos de prevenção de pneumonia.
> - Assim que possível, remover cateteres, acessos IV, tubos e drenos
> - Trocar os acessos venosos depois de 72 a 96 horas, se ainda forem necessários.
> - Profilaxia de TVP usando mobilização precoce, dispositivos de compressão sequencial, heparina subcutânea ou heparina de baixo peso molecular.

Quando um paciente cirúrgico desenvolve febre, o diagnóstico diferencial e os métodos investigativos são direcionados pelo seu momento, tipo de cirurgia, condições clínicas preexistentes e sintomas de apresentação. Deve-se fazer um exame físico detalhado, seguido de inspeção do local cirúrgico, revisão de todas as medicações, considerações de causas relacionadas ao hospital (acessos IV e cateteres) e solicitação dos exames laboratoriais necessários. Se três ou mais dos seguintes fatores de risco estiverem presentes, a probabilidade de infecção como fonte da febre é de quase 100%.

1. Trauma pré-operatório
2. Escore da American Society of Anesthesiologists (ASA) acima de 2 (paciente com doença sistêmica leve ou pior)
3. Início no segundo dia de pós-operatório
4. Leucocitose acima de 10.000/mm^3
5. Nitrogênio ureico plasmático (BUN) acima de 15 mg/dL
6. Manifestações sistêmicas, como calafrios

O trauma tecidual durante a cirurgia estimula uma resposta inflamatória, que causa liberação de citocinas pirogênicas teciduais (i.e, interleucina, fator de necrose tumoral, interferons). Em geral, procedimentos cirúrgicos mais extensos estão associados a maior trauma tecidual e maior grau da resposta febril. Níveis elevados de endotoxinas e exotoxinas bacterianas liberadas da flora intestinal endógena do colo em resultado de complicações cirúrgicas também evocam a mesma resposta inflamatória. Essa reação leva à elevação do ponto termorregulador estabelecido e ao surgimento de febre (temperatura > 38°C). Isso explica porque a supressão da liberação de citocinas por AINEs, esteroides ou paracetamol pode aliviar a febre e potencializar o conforto do paciente.

Quadro 38.2 • CAUSAS COMUNS DE FEBRE PÓS-OPERATÓRIA

Início aproximado da febre	Infecciosas	Não infecciosas
Intraoperatório até 24 horas após cirurgia	Infecção preexistente Bacteremia de origem urológica Vazamento intraperitoneal (até 36 horas) Infecção invasiva de tecidos moles Síndrome do choque tóxico	Trauma cirúrgico Fármacos Hemoderivados (no momento da transfusão) Hipertermia maligna
1 dia a 1 semana após cirurgia	ITU (frequente com cateteres uretrais de permanência ou após procedimentos geniturinários) Pneumonia (p. ex., associada ao uso de ventilador ou aspiração) ISC Infecção relacionada ao cateter Infecção preexistente Celulite Infecção viral das vias aéreas superiores	Infarto agudo do miocárdio Abstinência de álcool/drogas Gota Pancreatite Embolia pulmonar Tromboflebite de veia superficial (com frequência no local de acesso IV) Febre pós-operatória benigna (diagnóstico de exclusão)
1 a 4 semanas após cirurgia	ISC Tromboflebite (particularmente em pessoas com comprometimento da mobilidade) Colite pseudomembranosa Diarreia associada a antibióticos (i.e, *C. difficile*) Infecção relacionada ao cateter (i.e, cateteres venosos centrais) Infecções relacionadas a dispositivos Abscesso	Toxicidade de fármacos TVP Embolia pulmonar
Mais de um mês após a cirurgia	Infecções virais e parasitárias veiculadas por transfusão sanguínea (i.e, hepatite, CMV, HIV, toxoplasmose, *P. malariae*, babesiose) Endocardite infecciosa Síndrome pós-pericardiotomia (após cirurgia cardíaca) ISC Infecções relacionadas a dispositivos Infecção de enxerto vascular	Síndrome pós-pericardiotomia

Quadro 38.3 • OUTRAS CAUSAS DE FEBRE PÓS-OPERATÓRIA COM TEMPO VARIÁVEL DE INÍCIO

Infecciosas	Não infecciosas
Abscesso Sinusite Otite média Parotite Meningite Colecistite acalculosa Osteomielite Bacteremia Empiema Sepse fúngica Hepatite Úlceras de decúbito Infecções de períneo Peritonite Faringite Traqueobronquite	Reação de abstinência de drogas/álcool Hemorragia subaracnóidea Infarto intestinal Pancreatite Hipertireoidismo/tempestade tireoidiana Desidratação Necrose hepática aguda Hipoadrenalismo/crise addisoniana/insuficiência suprarrenal aguda Febre neoplásica Reação à sutura Síndrome da resposta inflamatória sistêmica (SRIS) Feocromocitoma Linfoma Hematoma Seroma Infarto do miocárdio/AVE Gota/pseudogota Reação transfusional Infecção relacionada a transplante de órgãos Síndrome neuroléptica maligna

Existem muito **poucas causas de febre no período pós-operatório imediato**. Uma delas é a **hipertermia maligna**, um distúrbio herdado caracterizado por temperatura acentuadamente elevada, de até 40°C, em geral até 30 minutos depois da indução de anestesia inalatória (i.e, halotano) ou relaxante muscular despolarizante (i.e, succinilcolina). Outra causa de febre pós-operatória imediata é **bacteremia**, que ocorre mais comumente em procedimentos urológicos envolvendo instrumentação, como ressecção transuretral da próstata. Bactérias gram-negativas são o agente patogênico mais comum. Em 30 a 45 minutos, o paciente desenvolve calafrios e temperaturas que podem ultrapassar 40°C. Sintomas comuns de acompanhamento incluem taquicardia, taquipneia, oligúria e hipotensão.

Se a febre ocorrer até 36 horas após uma laparotomia, é preciso ter em mente duas etiologias infecciosas importantes – **lesão intestinal com vazamento de conteúdos gastrintestinais no peritônio** e **infecção invasiva dos tecidos moles da ferida** causada por estreptococos β-hemolíticos ou *Clostridium* sp. A primeira é acompanhada por instabilidade hemodinâmica. Menos comum nesse contexto é a **síndrome do choque tóxico**, causada pelo *Staphylococcus aureus*.

Nas primeiras 48 a 72 horas de pós-operatório, a **atelectasia** (colapso parcial de alvéolos periféricos) causa 90% das complicações pulmonares da cirurgia, particularmente depois de procedimentos abdominais e toracoabdominais. Ao contrário de crenças populares, a literatura recente questiona sua associação próxima com febre pós-operatória precoce e julga que sua coexistência provavelmente é uma coincidência. O colapso alveolar é agravado por perda da capacidade funcional residual em quase todos os pacientes e 50% de redução na capacidade vital intraoperatória. O raio X de tórax pode revelar infiltrado discoide e elevação do hemidiafragma. Certas condições aumentam a probabilidade de atelectasia, incluindo forte tabagismo, ressecção pulmonar prévia, idade avançada, desnutrição, asma, doença pulmonar obstrutiva crônica (DPOC), procedimento prolongado, distensão abdominal e incisão torácica ou abdominal.

O uso de narcóticos e anestesia também poderia afetar o padrão respiratório do paciente. Instruir o paciente a fazer inspiração profunda e tossir, usar espirometria de incentivo e fornecer controle adequado da dor podem facilitar a abertura dos alvéolos. Se não houver resolução da atelectasia, pode decorrer uma **pneumonia** nos primeiros cinco dias do pós-operatório, quando o acúmulo de secreções facilita o crescimento de bactérias. Pacientes em ventilação mecânica apresentam o mais alto risco de pneumonia (pneumonia associada à ventilação mecânica). Febre associada a tosse produtiva, crepitações pulmonares, piora da oxigenação, leucocitose, cultura de escarro positiva e infiltrados novos na radiografia torácica são indicadores usuais de infecção pulmonar. A pneumonia pós-operatória costuma ser polimicrobiana; enterobactérias e *S. aureus* ou enterobactérias e estreptococos são combinações bacterianas comuns. O tratamento é o uso apropriado de antibioticoterapia IV de amplo espectro. Deve-se suspeitar de **aspiração** como possível causa de pneumonia em idosos, residentes de casas geriátricas e em pessoas com disfagia neurológica, comprometimento do reflexo de tosse, alteração da atividade mental, intubação endotraqueal e doença do refluxo gastrosofágico (DRGE). Geralmente, administram-se antibióticos após uma aspiração testemunhada, interrompendo-os depois de 48 a 72 horas caso não haja desenvolvimento de infiltrados. **A pneumonia de aspiração requer cobertura para gram-negativos,** e os agentes de escolha atuais são piperacilina/tazobactam ou ticarcilina/ácido clavulânico. Em geral, administra-se clindamicina na suspeita de bactérias anaeróbias. Também é por volta desse momento que a **ITU** deve ser considerada parte do diagnóstico diferencial. As ITUs podem ser tratadas com agentes similares ou com uma fluoroquinolona.

O paciente com febre persistente 5 a 7 dias depois da cirurgia precisa de exame minucioso do local cirúrgico procurando sinais de infecção, que incluem eritema, dor, edema local e secreção purulenta. As **infecções do sítio cirúrgico** (ISCs) declinaram acentuadamente, devido à ampla prática da técnica asséptica e protocolos de manejo perioperatório em equipe. Os pacientes em alto risco de infecção da ferida são aqueles que passaram por procedimento cirúrgico demorado, receberam transfusão sanguínea, estão desnutridos, têm imunossupressão e que têm diabetes melito. Devem-se administrar antibióticos profiláticos até 1 hora antes da cirurgia, suspendendo-os 24 horas depois do seu término, a fim de diminuir o risco de ISC. Infecções cutâneas locais podem ser tratadas com oxacilina ou com vancomicina, se o *Staphylococcus aureus* resistente à meticilina (MRSA) for comum na instituição ou meio ambiente. Infecções abdominais profundas frequentemente são tratadas com uma cefalosporina, como cefoxitina, ou uma combinação de fluoroquinolona mais metronidazol, para cobrir infecções por anaeróbios, enterococos e bacilos entéricos gram-negativos.

As febres medicamentosas estão frequentemente associadas a erupções cutâneas e/ou síndromes similares ao lúpus. Também podem apresentar disfunção renal, hepática, pulmonar, articular ou hematológica associada à toxicidade do fármaco. O risco de desenvolver febre medicamentosa está correlacionado ao número de fármacos prescritos. Agentes antimicrobianos são responsáveis por cerca de um terço de todos os casos. Os agentes antimicrobianos comuns associados à febre medicamentosa incluem minociclina, cefalosporinas, fluoroquinolonas, sulfonamidas e penicilinas. Em geral, a febre medicamentosa tem resolução em 72 a 96 horas após suspensão do agente ofensor.

Secreção purulenta e flutuação indicam a presença de abscesso, que requer incisão e drenagem. Com a confirmação do diagnóstico de celulite, justifica-se o tratamento antibiótico. Bactérias gram-positivas, como *S. aureus, S. epidermidis* (especialmente com implantes ou dispositivos), *Streptococcus pyogenes* e *Enterococcus*, são patógenos importantes. Não se deve afastar uma etiologia micológica em pacientes com comorbidades graves. Em raras ocasiões, abscessos profundos produzem febre 10 a 15 dias após a cirurgia. Um alto nível de suspeita leva a exames diagnósticos de imagem, como tomografia computadorizada (TC) da região corporal mais provavelmente infectada, o que depende do local da cirurgia. Especialistas em radiologia intervencionista podem ser chamados para drenagem do abscesso com orientação radiológica, o tratamento definitivo. A cobertura antibiótica deve incluir bacilos entéricos gram-negativos e anaeróbios, especialmente quando se suspeita de infecções intra-abdominais ou pélvicas. A cintilografia com gálio pode ser útil para encontrar locais de infecção em pacientes sem sintomas de localização e investigação.

A infecção associada a cateteres intravasculares ou acessos venosos precisa ser considerada quando o paciente tem acessos IV por três dias ou mais, mesmo se o local parecer limpo. Qualquer acesso venoso desnecessário deve ser retirado, pois são locais potenciais de infecção. Faz-se a cultura da ponta do cateter, a fim de revelar o organismo ofensor, o que direcionaria o tratamento.

A febre causada por **trombose venosa profunda (TVP)** costuma ocorrer no quinto dia do pós-operatório. Em metade dos casos, os pacientes com TVP são assintomáticos. Queixas comuns são edema, distensão, dor e calor na perna. Em alguns casos, demonstra-se **o sinal de Homan** (dor na panturrilha à dorsiflexão do pé). Quando possível, os pacientes cirúrgicos são estimulados a deambular precocemente; em caso contrário, dispositivos de compressão e heparina subcutânea ou heparina de baixo peso molecular são medidas profiláticas úteis. O diagnóstico é feito por ultrassonografia com Doppler, mas confirmado de forma mais precisa por venografia. Os pacientes que desenvolvem **embolia pulmonar** em geral apresentam TVP concomitante. Inicia-se o tratamento da TVP e da embolia pulmonar com heparina de baixo peso molecular ou heparina não fracionada, seguida por varfarina.

O tipo de cirurgia também fornece uma pista sobre os riscos de morbidade cirúrgica associada à febre. Em geral, a cirurgia laparoscópica causa comparativamente menos casos de febre que a cirurgia aberta, devido ao menor trauma tecidual. Todos os pacientes que se submetem a cirurgias cardiotorácicas desenvolvem derrame pleural, e 5% deles adquirem pneumonia. Particularmente únicos da cirurgia abdominal, são o abscesso abdominal profundo e a pancreatite. Cirurgias obstétricas e ginecológicas podem ser complicadas por endometrite/abscesso pélvico profundo pós-parto, fasceíte necrosante e tromboflebite pélvica. A ISC é a causa infecciosa mais comum de febre na cirurgia ortopédica. Abscessos prostáticos e perinéfricos são mais comumente encontrados em procedimentos urológicos. Embolização arterial ou "síndrome do dedo azul", devida a êmbolos de um enxerto vascular infectado, pode ocorrer após cirurgia vascular, especialmente em enxertos envolvendo virilha e pernas. Reparos endovasculares de aneurisma aórtico podem ser complicados pela "síndrome pós-implante", caracterizada por febre autolimitada, níveis elevados de proteína C-reativa, leucocitose e hemoculturas negativas. Pacientes que fazem procedimentos geniturinários têm maior risco de ITU. Meningite é uma causa comum de febre após um procedimento neurocirúrgico. Pacientes neurocirúrgicos, que em geral estão imobilizados e com anticoagulação menos agressiva, a fim de evitar hemorragia cerebral, têm a mais alta incidência de TVP.

QUESTÃO DE COMPREENSÃO

38.1 Um homem de 60 anos com adenocarcinoma do colo fez uma hemicolectomia esquerda com anastomose primária. Trinta horas depois da cirurgia, apresentou febre de 38,8°C, pressão arterial 90/60 mmHg, frequência cardíaca 140 bpm, respirações 24 mpm, e baixo débito urinário. O exame físico mostra dor à palpação abdominal difusa. O local cirúrgico está limpo e o exame de Gram não mostrou nenhum organismo. O exame de urina foi negativo, e o hemograma completo (HC) mostrou leucocitose. Qual das seguintes é a causa mais provável da febre desse paciente?

A. Pneumonia.
B. Vazamento intraperitoneal por lesão intestinal.
C. Infecção do local cirúrgico.
D. Abscesso tecidual profundo.

38.2 Uma mulher de 84 anos, residente em uma casa geriátrica, fez uma colecistectomia de emergência a céu aberto sob anestesia geral. Tem doença de Parkinson avançada, hipertensão e diabetes, e estava recebendo nutrição via sonda nasogástrica (SNG). No segundo dia de pós-operatório, notam-se tosse e vômitos. Quatro dias mais tarde, apresenta temperatura de 38,8°C, frequência cardíaca de 90 bpm, frequência respiratória de 25 mpm, pressão arterial de 120/70 mmHg e saturação de oxigênio de 87% em ar ambiente. Apresenta tosse produtiva de escarro que a enfermagem descreve como "pútrido". A ausculta pulmonar mostra crepitações à direita, e a radiografia torácica revela infiltrados difusos no pulmão direito. Qual dos seguintes é o próximo passo mais apropriado no manejo?

A. Obter uma amostra de escarro expectorado para cultura.
B. Tratar empiricamente com antibióticos.
C. Inserir uma sonda nasogástrica.
D. Tratar com um antagonista do receptor H_2.

38.3 Um homem de 42 anos fez redução aberta e fixação interna de uma fratura cominutiva do fêmur direito. Estava indo bem até o quinto dia pós-operatório, quando se queixou de dor torácica pleurítica e desenvolveu febre de 38,3°C, frequência cardíaca de 118 bpm, respiração de 30 mpm, pressão arterial de 130/85 mmHg, e saturação de oxigênio de 85% em ar ambiente. Seu tornozelo esquerdo tornou-se edemaciado, quente e sensível. Qual dos seguintes é um fator de risco para sua condição?

A. Ter um acesso IV no braço por mais de três dias.
B. Não usar adequadamente seu espirômetro de incentivo.
C. Cateterização vesical.
D. Imobilidade prolongada.

38.4 Uma mulher de 50 anos com diabetes estava se recuperando de uma correção de hérnia inguinal esquerda. Sua hemoglobina glicosilada (HbA_{1c}) antes da cirurgia era de 10%. Durante o acompanhamento pós-operatório uma semana após a cirurgia, o local cirúrgico estava acentuadamente eritematoso, quente, sensível e purulento. Qual das seguintes alternativas apresenta o próximo passo no tratamento?

A. Aplicar antibióticos tópicos no local cirúrgico.
B. Apenas compressas quentes podem aliviar a inflamação.
C. Abrir o local cirúrgico e drenar o material infectado.
D. Enviar a paciente para casa com prescrição de antibióticos orais por sete dias.

RESPOSTAS

38.1 **B.** Em presença de alterações hemodinâmicas graves e dor à palpação abdominal difusa, o vazamento intraperitoneal é a causa mais comum de febre nas primeiras 36 horas após a laparotomia.

38.2 **B.** Essa paciente provavelmente tem pneumonia de aspiração. Apresenta fatores de risco, incluindo idade, estado funcional, anestesia geral recente e doença neurológica avançada. Requer tratamento com antibióticos que cubram bactérias anaeróbicas. Há evidências que o risco de aspiração pode ser reduzido pela colocação de uma sonda nasogástrica antes da cirurgia, mas seu uso em longo prazo na realidade predispõe uma pessoa à pneumonia de aspiração. Administrar um antagonista do receptor H_2 também pode diminuir o risco de aspiração, diminuindo a secreção ácida gástrica; é uma medida preventiva. Escarro expectorado não é uma amostra confiável para culturas anaeróbias, devido à provável contaminação por flora oral.

38.3 **D.** Esse paciente tem TVP e embolia pulmonar (EP) concomitantes. Fatores de risco incluem imobilidade prolongada, lesão vascular e hipercoagulabilidade.

38.4 **C.** Incisão e drenagem é a terapia mais importante para ISC. Antibióticos são usados somente em casos de envolvimento sistêmico significativo.

DICAS CLÍNICAS

- Complicações pulmonares, com frequência secundárias à atelectasia, são a principal causa isolada de morbidade pós-operatória.
- Atualmente, a pneumonia é a principal causa de mortalidade por infecção hospitalar pós-operatória não cirúrgica. A taxa de mortalidade é de 20 a 50%. A ventilação mecânica é o fator de risco mais importante.
- A ITU é a causa mais comum de infecção hospitalar pós-operatória não cirúrgica.
- A causa não infecciosa mais comum de febre pós-operatória é a febre medicamentosa.

REFERÊNCIAS

Beilman G. et. al. Perioperative Protocol, *Institute for Clinical System Improvement*. 3rd ed, October 2010.

Dellinger EP. Surgical infections. In: Mulholl M, Lillemoe K, Doherty G, Maier R, Upchurch G, eds. *Greenfield's Surgery: Scientific Principles and Practice*. Philadelphia, PA: Lippincott Williams and Wilkins; 2006:163-176.

Engoren M. Lack of association between atelectasis and fever. *Chest*. 1995;107:81-84.

Kulaylat M, Dayton M. Surgical complications. In: Townsend C, Beauchamp RD, Evers BM, Mattox K, eds. *Sabiston Textbook of Surgery*. 18th ed. Philadelphia, PA: WB Saunders; 2007. Available at http://www.expertconsultbook.com. Last accessed May 6, 2011.

Libman H. *Evaluation of Postoperative Fever,* ACP PIER & AHFS DI. Essentials, editorial changes 2008-05-29. Philadelphia, PA: American College of Physicians; 2008. Available at http://www.expertconsultbook.com. Accessed September 2008.

Lim E, Motaleb-Zadeh M, Wallard M, et al. Pyrexia after cardiac surgery: natural history and association with infection. *J Thorac Cardiovasc Surg*. 2003;126 (4):1013-1017.

Marik P. Aspiration pneumonitis and aspiration pneumonia. *N Engl J Med*. 2001;344:665-671.

Paulman A, Paulman P. Perioperative care. AAFP Home Study Self-Assessment Monograph Series, No. 263. Leawood, KS: American Academy of Family Physicians; 2001.

Perlino C. Postoperative fever. *Med Clin North Am*. 2001;85(5):1141-1149.

CASO 39

Você está ocupado atendendo pacientes na clínica quando ouve uma comoção vinda da sala de espera. Vai verificar e encontra uma mãe frenética e seu filho de 2 anos que está agarrando a garganta, tossindo, babando e visivelmente lutando para respirar. A mãe afirma que há apenas alguns minutos a criança estava correndo pela sala e comendo uvas quando subitamente ela o ouviu, com engasgos e sibilos. O menino tinha uma consulta de puericultura e aparentemente vai bem. Não apresenta nenhuma história significativa de doenças respiratórias. Ainda está consciente, mas incapaz de falar e sua tosse está ficando mais fraca. Há diminuição do murmúrio vesicular bilateralmente, com sibilos e estridor à ausculta. Você tenta ventilar o paciente com a manobra de levantar o queixo, mas o tórax não se ergueu. Você abriu a boca, mas foi incapaz de ver qualquer objeto estranho.

▶ Qual é o diagnóstico mais provável?
▶ Qual é o próximo passo no manejo desse paciente?

RESPOSTAS PARA O CASO 39:
Causas agudas de sibilância na criança, além da asma

Resumo: Um menino de 2 anos teve início agudo de tosse, engasgo, baba e sibilos ao comer uvas. Não consegue falar, e sua tosse é fraca. Antes desse incidente, seu estado de saúde era bom, e não tinha nenhuma história de doenças respiratórias. O exame físico revela diminuição do murmúrio vesicular, sibilos e estridor. Não há elevação do tórax com a tentativa de ventilação. Não se visualiza nenhum corpo estranho em sua boca.

- **Diagnóstico mais provável:** Obstrução das vias aéreas por corpo estranho.
- **Próximo passo no manejo desse paciente:** Manobra de Heimlich (compressões abdominais subdiafragmáticas).

ANÁLISE
Objetivos

1. Identificar outras doenças, além da asma, que causam sibilância aguda em crianças.
2. Compreender os passos no diagnóstico e manejo de uma criança com sibilância.

Considerações

O início agudo de sibilos em uma criança sadia, como no caso anterior, deve levantar a suspeita de **obstrução das vias aéreas por corpo estranho (OVACE)**. Não é necessário haver uma testemunha do evento de deglutição seguido de engasgo para fazer o diagnóstico, mas deve-se coletar o máximo de informações sobre o início dos sintomas. A OVACE é comum em crianças entre 6 meses a 3 anos de idade, grupo que concentra aproximadamente 70% dos casos. Brinquedos e objetos pequenos, balõezinhos e alimentos (p. ex., nozes e castanhas, uvas e balas) são objetos de alto risco para aspiração. Crianças mais velhas podem ser capazes de identificar o objeto que engoliram e assumir a postura de agarrar o pescoço com a mão (**sinal universal do engasgo**). Sintomas como tosse fraca, incapacidade de falar ou chorar, alto timbre dos sons ou ausência de sons durante a inalação, cianose, engasgo, vômitos, baba, sibilos, saliva com raias de sangue e angústia respiratória são pistas para o diagnóstico de OVACE. São comuns os achados físicos de sibilos unilaterais, murmúrio vesicular desigual ou diminuído e estridor. Em crianças, o corpo estranho pode se alojar em qualquer lado das vias aéreas. Se o corpo estranho se alojar no esôfago, ainda é possível haver sibilância aguda, quando a obstrução comprimir as vias aéreas.

Não se deve tentar remover o corpo estranho em uma criança que tosse ativamente. Não se recomenda uma varredura às cegas com o dedo, devido ao risco de maior obstrução ou lesão. Embora o paciente do caso mencionado ainda esteja consciente, parece que sua tosse não é efetiva e que começa a se cansar. Deve-se tentar fazer ventilação ao mesmo tempo em que se abrem as vias aéreas com a manobra de inclinação da cabeça, que também pode aliviar a obstrução. Nesse caso, iniciou-se uma tentativa de remover o corpo estranho quando a ventilação falhou.

Como não se visualiza nenhum corpo estranho, uma série de **compressões abdominais para cima (manobra de Heimlich)** deve ser o próximo passo para tentar expelir o corpo estranho. Em lactentes, realizam-se batidas nas costas e impulsos no tórax em vez de impulsos abdominais, que poderiam causar trauma iatrogênico ao fígado e ao estômago, que não estão protegidos pela caixa torácica nessa idade. Se a criança continuar em deterioração mesmo depois de um minuto de esforços de ressuscitação, e se as manobras mencionadas não conseguirem expelir o corpo estranho, devem-se ativar os serviços médicos de emergência (SAMU) enquanto se continua a ressuscitação cardiopulmonar (RCP).

Em ambiente hospitalar, um procedimento broncoscópico é o tratamento de escolha. A radiografia de tórax frequentemente é normal, mas em alguns casos mostra um corpo estranho radiopaco ou identifica hiperinflação e/ou atelectasia localizada. A maioria dos óbitos por OVACE ocorre em crianças abaixo de 5 anos; 65%, abaixo de 1 ano.

ABORDAGEM AOS Sibilos

DEFINIÇÕES

MANOBRA DE HEIMLICH: Realizada em pé ou sentado, atrás da pessoa engasgada, colocando-se o lado do polegar de um punho fechado entre o umbigo e o processo xifoide. A outra mão segura a mão fechada e faz-se uma série de impulsos abdominais para cima, a fim de criar uma "tosse artificial" na vítima de engasgo, com vistas a deslocar o objeto que bloqueia a via aérea.

ESTRIDOR: Ruído decorrente da obstrução das grandes vias aéreas, com timbre e intensidade constantes durante todo o esforço inspiratório.

SIBILO: Som musical ouvido à ausculta pulmonar, produzido pela oscilação das paredes das vias aéreas que foram estreitadas por muco, inflamação, etc.

ABORDAGEM CLÍNICA

Entre as muitas causas de sibilância na infância, as mais comuns são asma e viroses. Estudos em todo o mundo mostram que aproximadamente 10 a 15% dos bebês apresentam "chiados" nos primeiros 12 meses de vida. O diagnóstico de sibilância depende de uma história precisa, exame físico, exames laboratoriais e até mesmo resposta a tratamentos. Também é importante coletar informações sobre a idade de início, exposição à fumaça de cigarro, presença de sinais e sintomas alérgicos, frequência dos sibilos, associação com vômitos ou alimentação e outros sintomas acompanhantes.

A etiologia de **sibilos agudos** na infância pode ser infecciosa (como bronquiolite) ou por obstrução mecânica (p. ex., OVACE). **Sibilância recorrente**, por outro lado, abrange anomalias da árvore traqueobrônquica (como bronquiomalácia), doenças cardiovasculares (p. ex., anéis e alças vasculares), refluxo gastresofágico e distúrbios imunológicos (p. ex., displasia broncopulmonar, fibrose cística). Esse caso concentra-se no início agudo de sibilância não causada por asma na infância (O caso 56 oferece uma discussão mais detalhada de asma).

Bronquiolite

A **bronquiolite** é a causa aguda mais comum de sibilos em crianças abaixo dos 2 anos de idade, especialmente em bebês de 1 a 3 meses. Lactentes abaixo dos 6 meses são afetados de forma mais grave, devido às vias aéreas menores, mais facilmente obstruídas e com menor capacidade de eliminar secreções. É uma virose que causa inflamação não específica das pequenas vias aéreas, com pico de incidência no inverno. **O vírus sincicial respiratório (VSR) é responsável por 70% dos casos**; o restante é causado pelos vírus parainfluenza, adenovírus, influenza, *Mycoplasma pneumoniae*, *Chlamydia pneumoniae* e metapneumovírus. Esses vírus e bactérias atípicas promovem respostas imunes e inflamatórias que produzem muco, edema e restos celulares que bloqueiam as pequenas vias aéreas. Vacinações contra a influenza em lactentes e crianças pequenas diminuíram a incidência de bronquiolite causada por esses vírus.

Inicialmente, a criança desenvolve rinorreia e sibilos, seguidos de febrícula. Nos dias seguintes, a rinorreia será mais copiosa, e a criança também pode apresentar tosse, irritabilidade e graus variados de dispneia. Em resultado disso, o lactente pode ter má ingestão oral e possivelmente desidratação.

Coriza profusa, congestão, faringite, secreção nasal e febre costumam caracterizar a síndrome clínica na infância. Mais de 50% das infecções primárias pelo VSR estão confinadas às vias aéreas superiores. O pico dos sintomas ocorre em 2 a 5 dias, com envolvimento do trato respiratório inferior. Os sintomas típicos incluem tosse, dispneia, sibilos e dificuldade de alimentação.

O exame físico pode revelar sibilos, crepitações finas, prolongamento da fase expiratória, taquipneia e aumento do trabalho respiratório, evidenciado por batimentos nasais, retrações intercostais e mesmo apneia. Outros achados físicos frequentemente incluem otite média, irritabilidade e hipo ou hipertermia.

O diagnóstico de bronquiolite baseia-se na apresentação clínica, idade do paciente, ocorrência sazonal e achados de exame físico. Costuma-se fazer exames para excluir outros diagnósticos, como pneumonia bacteriana, sepse ou insuficiência cardíaca congestiva, ou para confirmar uma etiologia viral e determinar o controle de infecção necessário para pacientes hospitalizados.

A literatura atual não apoia o uso de rotina de exames laboratoriais, uma vez que não alteram os resultados clínicos. Se houver dúvida quanto ao diagnóstico, ou se a apresentação clínica for incomum, pode-se solicitar um raio X de tórax. Achados radiológicos em indivíduos com bronquiolite são variáveis, podendo incluir espessamento da parede brônquica, pequenos nódulos, opacidades lineares, atelectasia, opacidades alveolares difusas e consolidação lobar. O hemograma em geral é normal. Existem ensaios rápidos para VSR e influenza, frequentemente desnecessários, a não ser que se considere o uso de antibióticos e/ou o paciente deva ser hospitalizado e colocado em um quarto com outros lactentes com VSR. Solicita-se cultura de escarro em caso de suspeita de superinfecção bacteriana ou pneumonia.

A bronquiolite por VSR é uma doença autolimitada e pode ser manejada com segurança em ambulatório. Entretanto, a manifestação da doença pode ser variável, e os fatores de risco para um quadro grave incluem cardiopatia ou pneumopatia preexistentes, prematuridade, idade muito precoce (< 2 a 3 meses), infecção hospitalar por VSR e, em alguns estudos, baixa situação socioeconômica. Os pacientes em sofrimento respiratório, com menos de 3 meses de vida ou prematuros, que apresentam comorbidades, letargia, hipoxemia ou hipercarbia, e aqueles com atelectasia ou consolidação na radiografia de tórax devem ser hospitalizados.

A Agency for Healthcare Research and Quality (AHRQ), em colaboração com a American Academy of Family Physicians (AAFP) e a American Academy of Pediatrics (AAP), recomenda **suplementação de oxigênio, caso SpO$_2$ for inferior a 90% e cuidados de apoio como as modalidades de tratamento com claras evidências de efetividade na bronquiolite por VSR.**

Os cuidados de apoio devem consistir de suplementação com oxigênio umidificado, líquidos e sucção de secreções nasais e faríngeas. A terapia mais importante é o oxigênio umidificado. O papel dos medicamentos no manejo da bronquiolite é limitado. Vários fármacos são comumente usados, mas as evidências em favor do uso de rotina de qualquer fármaco no manejo da bronquiolite são poucas ou inconclusivas. Não há evidências suficientes ou demonstração que nebulização com broncodilatadores, névoa fria, esteroides, antibióticos ou ribavirina sejam de ajuda em crianças anteriormente saudáveis. Esteroides e broncodilatadores podem ajudar se houver asma subjacente, mas devem ser suspensos caso os testes iniciais não mostrarem melhora clínica significativa.

O tratamento sintomático inclui elevação da cabeça, sucção das secreções depois de vaporizar as passagens nasais com soro fisiológico, antipiréticos para a febre, oxigênio umidificado para a hipoxemia e hidratação adequada. Se o lactente tiver alto risco de aspiração, líquidos IV podem ser o modo mais seguro de aporte de nutrientes. Um teste terapêutico com salbutamol, especialmente em bebês com história pessoal ou familiar de alergias, pode identificar alguns respondedores. Pais de lactentes com bronquiolite devem ser instruídos a não expor seu filho à fumaça de cigarro e educados sobre lavagem frequente das mãos para prevenir a transmissão de doenças.

Para lactentes com cardiopatias congênitas ou pneumopatias crônicas, pode-se considerar o uso do agente antiviral ribavirina via aerossol, mas não se comprovou que ele altere a mortalidade e a duração da doença. Comprovou-se que a administração da imunoglobulina ao VSR (RespiGam) e do palivizumabe (Synagis) imediatamente antes da temporada do VSR é uma terapia preventiva efetiva para crianças abaixo de 2 anos com riscos aumentados, devido a pneumopatia crônica, história de prematuridade (menos de 35 semanas de gestação) ou cardiopatia congênita. Entretanto, a custo-efetividade da profilaxia ainda é discutível. Na maioria dos casos, a doença é autolimitada, com duração comum de 2 a 4 dias. Um curso protraído (meses) pode ocorrer em cerca de 20% dos pacientes. A mortalidade é inferior a 1% e poderia ser atribuída a apneia, acidose respiratória e desidratação grave. O melhor indicador individual de gravidade é uma baixa da oximetria de pulso. Indicadores de doença leve incluem boa ingestão oral, mais de 2 meses de idade, saturação de oxigênio de 94% ou mais e frequência respiratória baseada na idade (< 45 irpm para 0 a 2 meses, < 43 irpm para 2 a 6 meses e < 40 irpm para 6 a 24 meses). As crianças que tiveram bronquiolite têm maior risco de desenvolver asma.

Crupe

O **crupe** é a causa mais comum de obstrução das vias aéreas em crianças entre 6 meses a 6 anos e é a principal causa de hospitalização em crianças abaixo dos 4 anos. É **uma infecção viral que causa inflamação na região subglótica** da laringe, que produz a "tosse de cachorro" característica, rouquidão, estridor e diferentes graus de sofrimento respiratório, que são mais graves à noite. A síndrome de crupe abrange **laringotraqueíte, laringotraqueobronquite, laringotraqueobroncopneumonite e crupe espasmódico**.

Em geral, o crupe ocorre durante o outono e o inverno. Os vírus parainfluenza (I, II, III) são responsáveis por até 80% dos casos de crupe, e o parainfluenza I pela maioria dos episódios e por 50 a 70% das hospitalizações. Outros patógenos incluem adenovírus, vírus sincicial respiratório (VSR), sarampo, vírus coxsackie, rinovírus, vírus ECHO, reovírus, metapneumovírus, varicela, vírus herpes simples, bocavírus humano, coronavírus e influenza A e B. A influenza A foi implicada em crianças com comprometimento respiratório grave. O pródromo caracteriza-se por 12 a 72 horas de coriza e febrícula. A hipoxia só ocorre em casos graves. Esses sintomas têm um pico de 1 a 2 dias, e a maioria dos casos resolve em uma semana.

Faz-se o diagnóstico por meio da apresentação clínica. Estudos de imagem, entretanto, confirmam o diagnóstico. Radiografias frontais do pescoço mostram o "sinal do campanário", indicativo do estreitamento subglótico da luz traqueal. Quando o diagnóstico é incerto, a tomografia computadorizada (TC) do pescoço oferece uma avaliação mais sensível.

O tratamento é direcionado para a gravidade do crupe (i.e, o nível de depressão respiratória). Vários sistemas de avaliação foram desenvolvidos; em todos eles, as características clínicas cruciais são estridor em repouso e retrações da parede torácica. Um instrumento bem estudado de avaliação clínica é o escore de crupe de Westley. Cada elemento recebe um valor. Escores maiores que 8 indicam crupe grave, sendo preciso considerar hospitalização.

- Nível de consciência: Normal, incluindo sono = 0; desorientado = 5
- Cianose: ausência de cianose = 0; com agitação = 4; em repouso = 5
- Estridor: ausência de estridor = 0; com agitação = 1; em repouso = 2
- Entrada de ar: normal = 0; diminuída = 1; acentuadamente diminuída = 2
- Retrações: ausência de retrações = 0; leve = 1; moderada = 2; grave = 3

O escore total varia de 0 a 17.

O crupe leve (escore de Westley ≤ 2) não requer nenhuma terapia específica, mas uma dose única de corticosteroide pode reduzir a necessidade de hospitalização. O crupe moderado (escore de Westley 3-7) requer medidas adicionais, como adrenalina, para prevenir a hospitalização. O crupe grave envolve uma abordagem mais intensa e abrangente.

O manejo de emergência do crupe deve iniciar com a avaliação da obstrução das vias aéreas; deve-se usar oxigênio liberalmente. Não há provas que o ar umidificado tenha valor, e devem-se evitar tendas de nebulização. A hospitalização é apropriada se houver aparência clínica de crupe grave, exemplificada por cianose, diminuição do nível de consciência, estridor progressivo, estridor grave, retrações importantes, movimento aéreo acentuadamente diminuído, aparência tóxica, desidratação grave e fatores sociais limitando a adequação do monitoramento ambulatorial. Crianças hospitalizadas com crupe devem ser monitoradas de perto, sendo preciso realizar exames físicos frequentes.

Devem-se evitar as seguintes medicações: sedativos, opiáceos, expectorantes, broncodilatadores e anti-histamínicos.

Os atuais pilares do tratamento são glicocorticoides e adrenalina nebulizada, embora se tenha provado que esteroides são benéficos no crupe grave, moderado e mesmo leve. Os corticosteroides são benéficos devido à sua ação anti-inflamatória, causando diminuição do edema da mucosa laríngea. Também diminuem a necessidade de resgate por adrenalina nebulizada. A nebulização com adrenalina racêmica (mistura de d-isômeros e l-isômeros) ou L-adrenalina costuma estar reservada a pacientes em sofrimento moderado a grave. Funciona por meio de estimulação adrenérgica, que causa constrição das arteríolas pré-capilares, levando assim à reabsorção de líquido do interstício e melhora no edema da mucosa da laringe. Sua atividade beta-2-adrenérgica leva ao relaxamento da musculatura lisa brônquica e à broncodilatação. Embora uma criança suficientemente sintomática para receber adrenalina possa ter alta depois de pelo menos 3 horas de observação, qualquer pessoa recebendo adrenalina também deve receber corticosteroides.

Epiglotite

A **epiglotite é uma infecção bacteriana do tecido supraglótico** e das áreas circundantes que causa obstrução rapidamente progressiva das vias aéreas. Afeta geralmente crianças abaixo de 5 anos, sendo mais comumente causada por bactérias como *Haemophilus influenzae, H. parainfluenzae, Streptococcus pneumoniae, Staphylococcus aureus* e estreptococos β-hemolíticos A, B e C. Com a introdução da vacina contra o *H. influenzae* tipo b (Hib), houve um declínio constante nos casos de epiglotite. Em 24 horas, o paciente com epiglotite parece "tóxico" e desenvolve febre, faringite grave, fala abafada ("voz de batata quente"), baba e disfagia. Em geral, a criança está visivelmente ansiosa e assume uma posição sentada, inclinando-se para frente sobre os braços estendidos com o queixo estendido para frente e hiperextensão do pescoço (posição de tripé), de forma a aumentar o diâmetro das vias aéreas.

Com a progressão da obstrução das vias aéreas, o paciente pode começar a apresentar sibilos e estridor. A **epiglotite é uma emergência médica, sendo preferível fazer a monitoração para confirmar a presença de epiglote eritematosa grave no centro cirúrgico, com um cirurgião ou anestesista experiente**. Podem ocorrer taxas de mortalidade de até 10% em crianças cujas vias aéreas não estão protegidas por intubação endotraqueal. Com a intubação endotraqueal, a mortalidade cai para menos de 1%.

O paciente deve ser mantido em um ambiente calmo, a fim de prevenir a obstrução súbita das vias aéreas. O HC costuma mostrar leucocitose e neutrofilia, com aumento de bastões. O achado radiográfico característico da epiglotite é o "sinal do polegar" ou protrusão da epiglote aumentada da parede anterior da hipofaringe, vista na radiografia lateral do pescoço. Culturas da epiglote e hemoculturas mostram a bactéria patogênica.

O tratamento médico começa pela avaliação das vias aéreas, boa respiração e circulação.

A administração de oxigênio suplementar, um passo inicial não ameaçador, é facilmente realizada por respiração de apoio com oxigênio administrado por um dos pais. Coloque o equipamento necessário para o manejo de emergência das vias aéreas à beira do leito. Não perca o paciente de vista em nenhum momento.

Caso ocorra parada respiratória aguda, ventile a criança com oxigênio a 100%, usando um dispositivo ambu, e tome as providências para intubação. Quando a criança tem uma parada respiratória e não há pessoal cirúrgico apropriado, o clínico pode tentar a intubação.

Métodos alternativos para obter o controle imediato das vias aéreas, como cricotireotomia por agulha, são considerados temporários até que se possa realizar um procedimento mais permanente (p. ex., traqueostomia). O melhor ambiente para uma intubação endotraqueal é o centro cirúrgico, com anestesia geral.

O tratamento consiste nos antibióticos apropriados (oxacilina ou nafcilina; cefazolina; clindamicina e ceftriaxona ou cefotaxima) e manejo das vias aéreas, geralmente na UTI com uma equipe pronta para responder com intubação ou traqueostomia. O óbito resulta de hipoxia, hipercapnia e acidose, que levam à insuficiência cardiorrespiratória.

Abscessos

Abscessos profundos do pescoço são causas menos comuns de sibilância aguda, mas têm o potencial de ser muito graves. Localizam-se nos espaços peritonsilares, retrofaríngeos e faringomaxilares.

Abscessos retrofaríngeos afetam crianças de 2 a 4 anos. O abscesso costuma ser causado por extensão de infecção faríngea, trauma penetrante, instrumentação iatrogênica ou corpo estranho. Crianças com essa condição apresentam-se com febre, baba, disfagia, odinofagia, estridor e sofrimento respiratório. O exame físico pode indicar linfadenopatia cervical aumentada e dolorosa, limitação da amplitude de movimento da coluna cervical, possível estridor e sibilância. Faz-se o diagnóstico por meio de radiografias laterais de pescoço, que mostram saliência na faringe posterior (tecidos moles pré-vertebrais mais abundantes na criança durante a expiração). O tratamento utiliza antibióticos, como cefalosporinas ou penicilinas antiestafilocócicas. Incisão e drenagem também são opções.

O **abscesso peritonsilar** é uma infecção do polo superior das tonsilas, mais comum em adolescentes jovens. Febre, dor de garganta grave, voz abafada, baba, trismo e dor cervical são sintomas típicos. Tonsilas aumentadas com abscesso, adenopatia cervical e desvio da úvula podem ser óbvios ao exame físico. A TC do pescoço é a modalidade diagnóstica mais útil para identificar abscessos profundos de pescoço. Os agentes patogênicos predominantes são *Streptococcus pyogenes, S. aureus* e anaeróbios. A administração de ampicilina-sulbactam ou clindamicina (se houver alergia à penicilina) por 14 dias é o tratamento apropriado. A drenagem do abscesso está indicada como tratamento de primeira linha ou quando os agentes antimicrobianos não produzirem resultados adequados. Complicações sérias de abscessos profundos resultam de obstrução das vias aéreas, septicemia, aspiração, trombose/tromboflebite da veia jugular, ruptura da artéria carótida e mediastinite.

QUESTÕES DE COMPREENSÃO

39.1 Uma bebê de 7 meses foi trazida ao ambulatório por sua mãe devido a uma história de dois dias de febre, copiosas secreções nasais e sibilos. A mãe diz que a filha é saudável e nunca teve esses sintomas antes. A temperatura da menina é 38,1°C, frequência respiratória de 50 mpm e oximetria de pulso de 95% em ar ambiente. O exame físico não revela sinais de desidratação, mas à ausculta notam-se sibilos nos dois campos pulmonares. A menina não mostra nenhuma melhora depois de três administrações de salbutamol nebulizado. Qual dos seguintes é o tratamento recomendado?

   A. Continuar o salbutamol nebulizado a cada 4 horas.
   B. Anti-histamínicos e descongestionantes.
   C. Antibióticos por sete dias.
   D. Iniciar Palivizumabe.
   E. Cuidados de apoio com hidratação e oxigênio umidificado.

39.2 Uma menina de 9 anos é atendida em seu consultório com febre e dificuldade em respirar. Você está preocupado com o diagnóstico de epiglotite. Qual dos seguintes é a afirmação mais correta sobre epiglotite?

   A. Geralmente a criança prefere ficar em decúbito ventral (pronação).
   B. Achado radiográfico do "sinal do campanário".

C. Devem-se empenhar todos os esforços para visualizar a epiglote no consultório para confirmar o diagnóstico.
D. A incidência do diagnóstico está em queda.

39.3 Uma criança de 5 anos é trazida ao consultório devido à preocupação da mãe com sua dificuldade em respirar. Ao exame, notam-se sibilos. Em qual das seguintes condições a antibioticoterapia é mais apropriada?
A. Asma.
B. Epiglotite.
C. Crupe.
D. Bronquiolite.
E. Aspiração de corpo estranho.

39.4 Uma menina de 12 anos foi trazida ao departamento de emergência devido a dor de garganta grave, voz abafada, baba e fadiga. Está doente há três dias e é incapaz de se alimentar, devido à dor na deglutição. Os pais negam qualquer história de faringite recorrente. A paciente ainda conseguiu abrir a boca, e você pode ver um abscesso no polo superior da tonsila direita, com desvio da úvula para a linha média. O exame do pescoço revela linfonodos aumentados e dolorosos. Qual dos seguintes é o manejo mais apropriado?
A. Analgésicos para a dor.
B. Antibióticos orais.
C. Adrenalina racêmica nebulizada.
D. Incisão e drenagem do abscesso.
E. Tonsilectomia e adenoidectomia.

RESPOSTAS

39.1 **E.** Bronquiolite é o diagnóstico mais provável nesse caso. Não há tratamento estabelecido para bronquiolite, exceto manejo de apoio aos sintomas do paciente. Como a lactente não respondeu ao teste de salbutamol, não há justificativa para continuá-lo. Anti-histaminas, descongestionantes e antibióticos não são efetivos. Palivizumabe não é útil em um contexto agudo.

39.2 **D.** A incidência da epiglotite teve uma acentuada redução desde a introdução da vacina Hib. Crianças com epiglotite têm maior probabilidade de adotar a posição de tripé que a prona. O "sinal do campanário" é encontrado no crupe; o sinal "do polegar" é visto na epiglotite. A visualização da epiglote deve ocorrer preferencialmente no bloco cirúrgico, onde pode ocorrer intubação ou traqueostomia imediatas.

39.3 **B.** A epiglotite é uma infecção bacteriana tratada com antibióticos.

39.4 **D.** Essa paciente está com um abscesso peritonsilar. A mais apropriada entre as escolhas listadas é incisão e drenagem. A tonsilectomia só está indicada se houver casos confirmados de faringite **recorrente** e abscesso peritonsilar.

> ### DICAS CLÍNICAS
>
> ▶ É necessário um fluxo aéreo suficiente para que as vias aéreas produzam um som sibilante. O desaparecimento dos sibilos em um paciente que inicialmente os apresentava é um mau sinal que sugere bloqueio completo das vias aéreas ou insuficiência respiratória iminente.
> ▶ Bronquiolite é a doença respiratória inferior mais comum em lactentes e a razão mais comum de hospitalização em crianças abaixo de 1 ano de vida.
> ▶ Nunca faça uma varredura cega com o dedo de um corpo estranho aspirado por um lactente ou criança.
> ▶ A epiglotite é uma emergência médica.

REFERÊNCIAS

Acevedo JL, Lander L, Choi S, Shah RK. Airway management in pediatric epiglottitis: a national perspective. *Otolaryngol Head Neck Surg.* 2009;140(4):548-551.

Agency for Healthcare Research and Quality. Management of bronchiolitis in infants and children. Evidence report/technology assessment no. 69. AHRQ publication no. 03-E009. Rockville, MD: Agency for Healthcare Research and Quality; 2003. Available at: http://www.ahrq.gov/downloads/pub/evidence/pdf/bronchio/bronchio. pdf. Last accessed May 6, 2011.

Cherry JD. Clinical practice. Croup. *N Engl J Med.* 2008;358(4):384.

Cincinnati Children's Hospital Medical Center. Evidence based clinical practice guideline for medical management of bronchiolitis in infants less than 1 year of age presenting with a first time episode. 2001. Available at: http://www.guideline.gov/summary/summary.aspx?doc_id=7665&nbr=004464&string=bronchiolitis. Last accessed March 19, 2006.

Eisen GM, Baron TH, Dominitz JA, et al. Guideline for the management of ingested foreign bodies. *Gastrointest Endoscopy.* 2002;55(7):802-806.

Johnson D. Croup. *Clin Evid (Online).* Mar 10, 2009. Accessed July 3, 2011.

Kuntson D, Aring A. Viral croup. *Am Fam Physician.* 2004;69:3.

Roosevelt GE. Acute inflammatory upper airway obstruction. In: Behrman RE, Kliegman RM, Jenson HB, Stanton BF, eds. e version. *Nelson Textbook of Pediatrics.* 18th ed. Philadelphia, PA: WB Saunders; 2007:Chapter 382. Accessed July 5, 2011.

Rotta AT, Wiryawan B. Respiratory emergencies in children. *Respir Care.* 2003;48(3):248-258.

Subcommittee on Diagnosis and Management of Bronchiolitis. Clinical practice guideline: diagnosis and management of Bronchiolitis. *Pediatrics.* 2006;118(4):1774-1793.

Ward ER. Peritonsillar and retropharyngeal abscess in children. In: Rose DR, ed. UpToDate version 14.1. Available at: www.uptodate. Accessed October 2008.

Westley CR, Cotton EK, Brooks JG. Nebulized racemic epinephrine by IPPB for the treatment of croup: a double-blind study. *Am J Dis Child.* 1978;132(5):484.

CASO 40

Uma mulher branca de 28 anos chega ao seu consultório com a queixa principal de constipação e dor abdominal. Mais perguntas revelam que tem esse problema desde que começou a universidade, aos 18 anos. Seus sintomas aumentam e diminuem desde então, mas nunca pioraram. Descreve sua dor abdominal como vaga, em cólica, e não focal, porém mais proeminente no quadrante inferior esquerdo, sendo às vezes aliviada pela evacuação. Nega irradiação da dor, náusea, vômitos, febre, calafrios, perda ponderal, pirose ou fezes escuras ou sanguinolentas. Relata ter uma evacuação a cada 1 a 2 dias, endurecida, e que parece incompleta. Tentou medicamentos de venda livre, incluindo emolientes fecais e antiácidos, mas a melhora dos sintomas foi mínima. Sua única medicação são os anticoncepcionais orais e nega qualquer uso de fitoterápicos ou laxativos. Sua história familiar é negativa, incluindo para câncer colorretal e doença inflamatória intestinal, e diz que seus pais e irmãos são saudáveis. Atualmente, está noiva e relata um grau significativo de estresse com as preparações para o casamento. Ao exame físico, você nota que ela está um pouco ansiosa, mas com nenhum outro sofrimento aparente. Seus sinais vitais e exame físico geral são normais. Seu abdome apresenta ruídos intestinais normais, nenhuma dor à palpação superficial e profunda, e nenhuma descompressão dolorosa, rigidez ou defesa abdominal. O fígado e o baço estão dentro do tamanho normal e não há nenhuma massa palpável. O exame pélvico é normal. O exame retal mostra tônus esfincteriano normal, ausência de massas e fezes marrons negativas para sangue oculto.

▶ Qual é seu diagnóstico mais provável?
▶ Qual é seu próximo passo diagnóstico?
▶ Qual é o próximo passo na terapia?

RESPOSTAS PARA O CASO 40:
Síndrome do intestino irritável

Resumo: Uma mulher de 28 anos chega com uma história de vários anos de dor abdominal e constipação. Nega febre, perda ponderal, pirose ou fezes sanguinolentas. Sua história médica pregressa e história familiar não apresentam particularidades. Grosseiramente, o exame físico, incluindo exame abdominal e pélvico, é normal.

- **Diagnóstico mais provável**: Síndrome do intestino irritável.
- **Próximo passo diagnóstico mais apropriado**: Na ausência de qualquer característica GI de alerta, o rastreamento inicial é composto por hemograma completo (HC) e exame de sangue oculto nas fezes.
- **Próximo passo na terapia**: Teste de suplementação de fibras.

ANÁLISE

Objetivos

1. Descrever a epidemiologia, as manifestações clínicas e a fisiopatologia da síndrome do intestino irritável.
2. Aprender a abordagem diagnóstica à síndrome do intestino irritável e os argumentos para solicitar estudos diagnósticos com base no subtipo de sintomas e/ou presença de "características de alerta".
3. Revisar as estratégias terapêuticas atuais no paciente com síndrome do intestino irritável.
4. Reconhecer o papel dos fatores psicossociais na síndrome do intestino irritável.

Considerações

Essa é uma mulher jovem com dor abdominal e constipação de longa duração. Nega quaisquer "características de alerta", como perda ponderal, fezes sanguinolentas, febre e diarreia refratária, e sua história familiar é negativa para câncer de colo ou doença inflamatória intestinal. A cronicidade e a falta de piora de seus sintomas, associadas à sua juventude, apontam para um distúrbio GI funcional, como a síndrome do intestino irritável. A presença de febre, perda de peso ou um exame físico anormal seriam achados preocupantes. Uma investigação razoável nesse caso incluiria teste de guáiaco para fezes e hemograma completo.

ABORDAGEM À Suspeita de síndrome do intestino irritável

DEFINIÇÕES

SÍNDROME DO INTESTINO IRRITÁVEL (SII): Distúrbio GI funcional caracterizado por dor abdominal crônica e alteração dos hábitos intestinais.

LUBIPROSTONA (AMITIZA): Agente farmacológico que ativa seletivamente os canais intestinais de cloro e aumenta a secreção de líquido, aprovado pela FDA para SII em mulheres com constipação, mas que apresenta o efeito colateral de náusea em uma porcentagem significativa de pacientes.

ABORDAGEM CLÍNICA

A prevalência da SII é de aproximadamente 10 a 15% da população dos EUA, e a doença é responsável por uma grande proporção de queixas GI em consultas tanto de médicos de atenção primária quanto de gastrenterologistas. A **SII afeta mulheres em uma frequência 2 a 3 vezes maior que homens**, e os pacientes geralmente se apresentam na segunda e terceiras décadas de vida, embora praticamente qualquer faixa etária possa ser afetada. Apesar de estudos para elucidar as anormalidades fisiológicas subjacentes encontradas na SII, sua fisiopatologia permanece obscura. Vários estudos mostram hipersensibilidade intestinal anormal à percepção e dor visceral, alteração da flora microbiana, mobilidade gastrintestinal e desregulação do eixo cérebro-intestino por meio da maior reatividade ao estresse. Encontra-se uma alta prevalência de psicopatologia em pacientes que são eventualmente diagnosticados com SII. Embora a associação entre distúrbios psicológicos e SII seja complicada e não claramente definida, sintomas psiquiátricos parecem prever o comportamento da doença, e não causá-la diretamente. A SII também coexiste comumente com outros distúrbios funcionais, como fibromialgia, dor lombar e cefaleias crônicas.

Os pacientes com SII queixam-se de constipação, diarreia, alternação de constipação e diarreia, e períodos de hábito intestinal normal que se alternam com constipação e/ou diarreia. Frequentemente, a dor abdominal associada à SII é no abdome inferior, mais comumente no quadrante inferior esquerdo. Entretanto, tanto a localização quanto a natureza da dor na SII estão sujeitas a grande variabilidade. A dor é descrita como uma sensação de cólica de frequência intermitente e intensidade variável, frequentemente melhorada ou aliviada pela evacuação. A dor abdominal em geral não acorda uma pessoa com SII. Entretanto, casos graves de SII podem ser acompanhados por despertar noturno. Outros sintomas gastrintestinais encontrados na SII incluem eliminação de muco com as fezes, urgência intestinal, distensão abdominal e sensação de evacuação incompleta. Até 50% das pessoas com SII também apresentam sintomas GI superiores, como dispepsia, náusea e refluxo gastresofágico.

Diagnóstico

Em um esforço para diagnosticar objetivamente um paciente com SII, foram desenvolvidos e subsequentemente revisados os critérios de Roma (Quadro 40.1). Com base na presença de sintomas positivos e na ausência de explicações estruturais ou bioquímicas para os sintomas, pode-se fazer o diagnóstico de SII em um paciente. Os médicos são estimulados a evitar estudos desnecessários e caros e, em vez disso, usar exames diagnósticos de julgamento custo-efetivos.

Deve-se coletar uma história detalhada, usando perguntas abertas e sem fazer julgamentos. O exame físico deve enfocar o afastamento de processos patológicos orgânicos inconsistentes com SII. Deve-se atribuir importância a todas as medicações e hábitos alimentares que possam piorar ou mimetizar os sintomas da SII.

O diagnóstico diferencial da SII pode ser muito amplo. Deve-se perguntar aos pacientes sobre a presença de "características de alerta" (Quadro 40.2), que incluem febre, anemia, perda involuntária de peso acima de 4,5 kg, hematoquezia, melena, diarreia refratária ou sanguinolenta e história familiar de câncer de colo ou doença inflamatória intestinal (DII). A **presença de características de alerta costuma apontar para uma etiologia orgânica subjacente**, como DII ou câncer de colo, e pode justificar maior investigação, incluindo exames laboratoriais, endoscópicos e/ou radiográficos.

No paciente com características típicas de SII e ausência de características de alerta, um hemograma completo e exame de sangue oculto nas fezes são exames apropriados para o rastreamento inicial. Devido à alta probabilidade pré-teste de neoplasia em pacientes com 50 anos ou mais, recomenda-se acrescentar uma colonoscopia a qualquer outra investigação diagnóstica nessa faixa etária. Pode-se realizar uma sigmoidoscopia ou colonoscopia no paciente mais jovem, em caso de suspeita de DIP, ou se o paciente apresentar outras características de alerta, como diarreia refratária ou perda de peso não intencional.

Quadro 40.1 • CRITÉRIOS DIAGNÓSTICOS ROMA III PARA A SÍNDROME DO INTESTINO IRRITÁVEL

Dor ou desconforto abdominal recorrente pelo menos três dias/mês nos últimos três meses, associado a dois ou mais dos seguintes:
- Melhora com a evacuação
- Início associado a uma mudança na frequência das fezes
- Início associado a uma mudança na forma (aparência) das fezes

Critérios satisfeitos nos três meses anteriores, com início dos sintomas pelo menos seis meses antes do diagnóstico

Dados da Rome Foundation. Disponível em: www.romecriteria.org/criteria. Acessado em 21 de outubro de 2011.

> **Quadro 40.2** • SINAIS DE ALERTA QUE JUSTIFICAM MAIOR INVESTIGAÇÃO
>
> Perda de peso
> Febre
> Melena
> Sangue nas fezes
> Diarreia excessiva
> Idade mais avançada
> Anemia
> História familiar de câncer de colo
> História familiar de doença inflamatória intestinal
> Início súbito de sintomas
> Mudança importante nos sintomas

Tratamento

A SII é uma condição crônica recorrente com um amplo leque de sintomas. Portanto, o objetivo geral do tratamento é aliviar os sintomas de dor abdominal, alteração do trânsito intestinal (diarreia ou constipação) e qualquer sintoma associado, como distensão ou incontinência fecal. A abordagem de tratamento deve ser individualizada, e dependerá da intensidade dos sintomas.

Com base no subtipo predominante de sintomas, pode-se iniciar uma terapia empírica para controlar os sintomas do paciente.

Dor abdominal
- Antiespasmódicos, como diciclomina e hiosciamina, podem ser usados quando necessário, especialmente quando a dor for leve e infrequente.
- Devem-se considerar doses baixas de antidepressivos tricíclicos (ADTs) quando a dor for mais frequente e grave.
- Inibidores seletivos de recaptação da serotonina (ISRSs) podem ser benéficos quando também houver transtornos de depressão ou de ansiedade juntamente com a SII.
- Rifaximina, um antibiótico usado para a diarreia do viajante, pode ser considerada em pacientes sem sintomas de constipação.
- Probióticos e óleo de hortelã podem ser úteis para algumas pessoas.

SII com predominância de constipação
- Recomenda-se a ingestão de fibras, sejam alimentares, sintéticas ou naturais.
- Lubiprostona, que ativa seletivamente os canais de cloro e aumenta a secreção de líquido é aprovada pelo FDA para SII em mulheres com constipação, mas tem como efeito colateral náusea em uma porcentagem significativa de pacientes.

SII com predominância de diarreia
- Loperamida pode reduzir a frequência de fezes moles, bem como diminuir a urgência intestinal.

- Alosetrona é aprovado pelo FDA para sintomas graves de diarreia de pelo menos seis meses.

Agentes farmacológicos devem ser usados como adjuvantes no plano global de tratamento. Frequentemente, é necessária uma abordagem multifatorial, incluindo modificação da dieta e do estilo de vida, educando e tranquilizando o paciente, além de terapia medicamentosa. Para pacientes com problemas psicossociais significativos, psicoterapia, manejo de estresse e tratamento de transtornos psiquiátricos subjacentes parecem ser úteis no manejo global de sintomas. Demonstrou-se que a terapia cognitivo-comportamental é especialmente útil. Como sempre, uma relação terapêutica médico-paciente é crucial para maximizar o melhor resultado clínico. É importante que o médico não pareça menosprezar as queixas do paciente e comunique que os sintomas são reais e não existem apenas em sua cabeça.

QUESTÕES DE COMPREENSÃO

40.1 Um homem de 65 anos relata uma história de SII durante toda a vida, com alternância de constipação e de diarreia. Nega qualquer dos chamados sintomas de alerta, mas relata que seus sintomas pioraram nos últimos meses. Diz que nunca fez uma colonoscopia. Suas fezes são negativas para sangue e leucócitos. Qual das seguintes alternativas apresenta o próximo passo mais importante?

A. Esofagogastroduodenoscopia (EGD).
B. Começar um teste com o agonista de 5-HT Tegaserod.
C. Explorar possíveis sintomas psiquiátricos subjacentes.
D. Colonoscopia.
E. Aumentar a ingestão de fibras.

40.2 Uma mulher de 37 anos relata uma história de 10 anos de dor abdominal intermitente e alternação de constipação e diarreia. Não apresenta perda de peso, febre ou características preocupantes ao exame. Qual dos seguintes agentes está clinicamente indicado como tratamento de primeira linha para o tratamento da dor abdominal leve a moderada associada à SII?

A. Amitriptilina.
B. Lubiprostona.
C. Diciclomina.
D. Fluoxetina.

40.3 Uma estudante de graduação em psicologia com 27 anos é avaliada por dor abdominal intermitente, e é diagnosticada com SII. Ela pergunta se há alguma relação entre transtornos psiquiátricos e SII. Qual das seguintes afirmações é a mais correta?

A. A SII costuma ser causada por um transtorno psiquiátrico subjacente.
B. Condições psiquiátricas podem piorar uma SII coexistente.
C. O tratamento bem-sucedido da comorbidade psiquiátrica causa remissão da SII.

D. Não há evidências que apoiem uma relação entre SII e transtornos psiquiátricos.

40.4 Uma estudante universitária de 26 anos está cada vez mais estressada antes dos exames finais. Está usando antiácidos de venda livre na maioria dos dias da semana por um mal-estar estomacal e por sentir-se "cheia" imediatamente após comer. Geralmente, tem uma evacuação por semana, e não há sangue nas fezes. Sente alívio imediato após a evacuação de fezes e eliminação de flatos. Para essa paciente com SII com predominância de constipação, qual dos seguintes fármacos é a melhor terapia de primeira linha?

A. Hiosciamina.
B. Sertralina.
C. Psyllium.
D. Loperamida.

40.5 Uma mulher de 25 anos vem ao consultório, preocupada com a possibilidade de ter SII, de que ouviu falar no noticiário. Relata dor abdominal e diarreia há três meses. Também relata a observação de sangue nas fezes em várias ocasiões. Está preocupada com o impacto que suas constantes idas ao banheiro possam ter sobre seu trabalho como advogada. Seu exame físico é normal, exceto por exame de sangue oculto nas fezes positivo após um exame retal. Ao examinar seu prontuário, você nota que ela perdeu 9 kg desde a última consulta há três meses. Qual das seguintes alternativas apresenta o próximo passo apropriado?

A. Encaminhá-la para terapia cognitivo-comportamental.
B. Oferecer-lhe alívio sintomático com loperamida.
C. Recomendar-lhe que tome fibras para melhor regulação intestinal.
D. Obter uma colonoscopia.

RESPOSTAS

40.1 **D.** O rastreamento de câncer apropriado para a idade (colonoscopia) está indicado, mesmo no contexto de um diagnóstico estabelecido de SII, devido à alta probabilidade pré-teste de detectar uma neoplasia subjacente.

40.2 **C.** A diciclomina, uma medicação anticolinérgica antiespasmódica, pode ser usada conforme necessário para dor abdominal leve a moderada associada à SII. Para dor mais persistente e grave, baixas doses de ADTs, como amitriptilina, são benéficas. A lubiprostona está indicada como um agente de segunda linha em mulheres com SII com predominância de constipação.

40.3 **B.** Transtornos psiquiátricos comórbidos em geral pioram a sintomatologia da SII, mas não se demonstrou que causem a SII diretamente. O tratamento bem-sucedido de um transtorno psiquiátrico subjacente pode melhorar os sintomas de SII, mas provavelmente não resolverá todos eles.

40.4 **C.** A suplementação com fibras é considerada terapia de primeira linha na SII com predominância de constipação. É efetiva e segura, e está disponível sem receita médica.

40.5 **D.** Essa paciente apresenta os sinais de alerta de sangue nas fezes e perda de peso. Embora problemas psiquiátricos ou SII sejam possíveis, condições mais sérias devem ser avaliadas e afastadas. Seria prudente obter um HC, VHS, e colonoscopia ou estudo radiológico para avaliar uma possível doença inflamatória intestinal.

> ### DICAS CLÍNICAS
>
> ▶ A fisiopatologia da SII não está claramente elucidada. Entretanto, alteração da motilidade intestinal, hipersensibilidade visceral e desregulação do eixo cerebrointestinal, acopladas a fatores psicossociais, parecem influenciar sintomas da SII em diversos graus.
> ▶ O complexo sintomático de alteração no hábito intestinal e dor abdominal crônica é a marca característica da SII. Geralmente, os sintomas têm início precoce, aumentam e diminuem, e ocorrem na ausência de qualquer causa orgânica.
> ▶ Características de alerta podem indicar uma patologia orgânica subjacente e requerer investigação diagnóstica adicional que pode incluir estudos laboratoriais, radiológicos e/ou endoscópicos.
> ▶ O tratamento deve ser específico para os sintomas e incluir o uso apropriado de medicação, mudanças alimentares e de estilo de vida, e exame de qualquer fator psicossocial que contribua para os sintomas da SII.

REFERÊNCIAS

American College of Gastroenterology Functional Gastrointestinal Disorders Task Force. Evidencebased position statement on the management of irritable bowel syndrome in North America. *Am J Gastroenterol*. 2009;104(Suppl 1):S1.

Kennedy TM, Rubin G, Jones RH. Clinical evidence concise: irritable bowel syndrome. *Am Fam Physician*. 2005;52(12):942.

Mayer EA. Irritable bowel syndrome. *N Eng J Med*. 2008;358(16):1692-1699.

Owyang C. Irritable bowel syndrome. In: Fauci AS, Braunwald E, Kasper DL, et al, eds. *Harrison's Principles of Internal Medicine*. 17th ed. New York, NY: McGraw-Hill; 2008:1899-1903.

Spiller R. Clinical update: irritable bowel syndrome. Lancet. 2007;369(9573):1596-1598.

CASO 41

Uma estudante universitária de 20 anos é trazida ao departamento de emergência devido à dor torácica que teve início há 45 minutos. Ela descreve a dor como subesternal, de intensidade 10/10, irradiando-se para a mandíbula e associada com cefaleia, sudorese, náusea e palpitações. No caminho para o serviço de emergência com o SAMU, recebeu oxigênio, ácido acetilsalicílico e nitroglicerina e ao chegar ao serviço de emergência recebeu morfina. Está acompanhada por sua colega de quarto, que mencionou que a paciente voltou de um show há cerca de 1 hora e se queixou de náusea. A paciente não tem nenhuma história de problemas de saúde e nunca teve episódios similares antes. No momento, é sexualmente ativa com um parceiro e usa pílulas anticoncepcionais orais (ACOs) como método contraceptivo. Relata beber e fumar cigarros ocasionalmente. Perguntada sobre uso de drogas, hesita e então diz que bebeu seis cervejas e fumou maconha no show. Jura que essa é a primeira vez que fumou maconha e nega qualquer história anterior de uso de drogas.

Ao exame, está ansiosa e agitada, com aumento do alerta. Sua temperatura é 38,3°C, pulso 119 bpm, frequência respiratória 24 mpm, pressão arterial 165/90 mmHg, saturação de oxigênio de 97% em ar ambiente, altura 1,52 m e peso 45,4 kg. O exame ocular revela pupilas dilatadas bilateralmente com reflexo lento à luz, juntamente com espasmo ocasional do olho direito. Os movimentos extraoculares são normais. O exame cardíaco revela taquicardia, sem sopros. O exame respiratório revela taquipneia com respirações curtas, mas a ausculta pulmonar é limpa. O pescoço não apresenta sopro carotídeo ou turgência da veia jugular. O restante de seu exame é normal.

▶ Quais são os diagnósticos diferenciais para esse caso?
▶ Qual é seu próximo passo diagnóstico?
▶ Qual é o próximo passo no manejo dessa paciente?

RESPOSTAS PARA O CASO 41:
Abuso de substâncias

Resumo: Uma estudante universitária de 20 anos sem nenhuma história médica pregressa significativa chega ao serviço de emergência com sintomas de isquemia coronariana e outros sintomas que significam aumento da atividade simpática depois de beber álcool e fumar uma substância desconhecida.

- **Diagnóstico diferencial**: Isquemia do miocárdio induzida por cocaína, arritmias, embolia pulmonar e pneumonia.
- **Próximo passo diagnóstico**: Eletrocardiograma (ECG) de 12 derivações, hemograma completo (HC), eletrólitos, nitrogênio ureico plasmático, creatinina (Cr), tempo de protrombina (TP), tempo de tromboplastina parcial (TTP), relação normalizada internacional (INR), rastreamento toxicológico na urina, raio X de tórax (RXT), marcadores de dano miocárdico, incluindo creatinoquinase (CK) e isoenzima MB (CK-MB), e troponina T e troponina I imediatamente. A paciente deve ser colocada em telemetria e oxigênio e monitorada.
- **Próximo passo no manejo**: O manejo inicial dessa paciente será o mesmo de qualquer outro paciente chegando com dor torácica. Em primeiro lugar, assegurar as vias aéreas, boa respiração e circulação, e em segundo lugar administrar oxigênio, ácido acetilsalicílico, nitroglicerina sublingual e morfina. O próximo passo deve ser afastar a síndrome coronariana aguda por meio de ECG e enzimas cardíacas seriadas.

ANÁLISE
Objetivos

1. Conhecer a etiologia e a epidemiologia do abuso de substâncias.
2. Conhecer as drogas ilícitas e receitadas mais comumente usadas.
3. Conhecer os instrumentos de rastreamento existentes, coleta de história, exame físico e achados laboratoriais em pacientes com transtorno relacionado a substâncias.
4. Conhecer as medicações disponíveis para controle de sintomas de abstinência, tratamento e prevenção de recidivas.
5. Conhecer diferentes terapias comportamentais disponíveis para o tratamento do abuso de substâncias.

Considerações

Essa é uma mulher jovem e saudável que chega com dor torácica aguda não relacionada com respiração e posição, mas associada a náusea, febre, taquicardia, taquipneia, ansiedade, aumento do estado de alerta e midríase. Os eventos anteriores à sua chegada incluem exposição ao álcool e possivelmente a algumas outras substâncias que podem ter causado dor torácica. Depois de afastar as causas cardíacas de dor torácica, é muito importante procurar sinais de abuso de drogas e intoxicação aguda por drogas nessa paciente. Faz-se o rastreamento toxicológico na urina, a fim de detectar as substâncias de abuso mais comuns; se positivo, o exame é uma indicação de uso recente de substâncias. Quando um indivíduo consome duas ou mais drogas psicoativas juntas, como cocaína e álcool, o perigo de cada droga é exponenciado. Nessa paciente, a história e o exame físico sugerem que possa ter usado uma combinação de cocaína e álcool que pode ter levado à formação de uma terceira substância, cocaetileno, que intensifica os efeitos eufóricos da cocaína. O cocaetileno está associado a um maior risco de vasospasmo coronariano que a cocaína, resultando em isquemia miocárdica e morte súbita.

ABORDAGEM AO
Abuso de substâncias

DEFINIÇÕES

ABUSO DE SUBSTÂNCIAS: Padrão mal adaptativo de uso de substâncias, levando ao comprometimento clinicamente significativo e ao uso continuado, apesar de consequências profissionais (p. ex., mau desempenho no trabalho ou na escola), legais (como dirigir alcoolizado) ou interpessoais (p. ex., brigas, perda de relacionamentos).

DEPENDÊNCIA DE SUBSTÂNCIAS: Padrão mal adaptativo de uso de substâncias, causando prejuízo ou sofrimento clinicamente significativo, manifestado pelo desenvolvimento de tolerância à droga, sintomas de abstinência, incapacidade de diminuir o uso e uso apesar do desenvolvimento de problemas físicos ou psicológicos causados pela substância.

RECAÍDA: Reinício do uso de drogas após uma tentativa de abandono.

DESINTOXICAÇÃO: Processo que permite ao organismo livrar-se de uma droga.

ABORDAGEM CLÍNICA

A cada ano, o abuso de drogas ilícitas e de álcool contribui para a morte de mais de 100.000 norte-americanos, enquanto o tabaco está ligado a uma estimativa de 440.000 mortes anuais. Estima-se que o custo do abuso de substâncias aproxime-se de meio trilhão de dólares por ano. Provedores de atenção primária estão bem posicionados para identificar esses pacientes mais precocemente no curso do problema. Como a adicção não faz discriminação entre gêneros e grupos étnicos, os médicos devem fazer o rastreamento de todos os pacientes novos para abuso de substâncias. Mudanças abruptas de comportamento ou funcionamento do paciente também devem estimular o médico a fazer o rastreamento para abuso de substâncias. Como no caso de muitas outras doenças, o reconhecimento e o manejo precoces do abuso de substâncias levam a resultados melhores.

AVALIAÇÃO

Expectativas do abuso de substâncias e via de recompensa

Vários levantamentos mostraram que pessoas abusam das drogas para se sentir bem, para ter melhores resultados e, em alguns casos, por curiosidade. Uma sensação de prazer está associada a todas as drogas de abuso comuns. A fase eufórica inicial é seguida por outros efeitos, que diferem segundo o tipo de droga usado. No caso dos estimulantes, como cocaína e fenciclidina (PCP), o "barato" é seguido de superexcitação, sensações de poder e autoconfiança. Por outro lado, em indivíduos que abusam dos opiáceos, a fase eufórica é seguida de relaxamento e satisfação. A busca por emoções, correr riscos e comportamento de curiosidade, especialmente em adolescentes, têm um papel-chave na experimentação inicial e no abuso continuado de substâncias.

Acredita-se que a presença de uma via de recompensa-reforço seja a causa da repetida autoadministração de drogas para alcançar os efeitos desejados. A área tegmentar ventral, o *nucleus accumbens* e o lobo frontal do cérebro formam a via de recompensa para estimulantes, álcool, sedativos e hipnóticos. A área cinzenta periaquedutal, núcleo arqueado, amígdala e *locus ceruleus* formam o sistema de recompensa para opioides. Essas vias são mediadas por dopamina, ácido gama-aminobutírico (GABA) e certos outros peptídeos.

Etiologia e fatores de risco

A vulnerabilidade e a afinidade à adicção diferem de pessoa a pessoa e são consideradas de origem multifatorial. Os fatores incluem gênero, origem étnica, estágio de desenvolvimento e ambiente socioeconômico. **A suscetibilidade genética é responsável por 40 a 60% da vulnerabilidade de uma pessoa à adicção.** Populações em risco aumentado para abuso de drogas incluem adolescentes e pessoas com transtornos psiquiátricos.

Epidemiologia

Segundo a National Survey on Drug Use and Health de 2009, a maconha era a droga de abuso mais comum, seguida de medicamentos psicoterapêuticos. A maior taxa de uso era na faixa etária de 18 a 25 anos, e homens tinham mais probabilidade que mulheres de usar várias drogas diferentes. As taxas mais altas de uso foram encontradas entre indígenas americanos ou nativos do Alasca, seguidos de afro-americanos, brancos, hispânicos e, finalmente, asiáticos. A taxa de uso de drogas era mais baixa em pessoas que terminaram o ensino superior que naqueles que não tinham terminado o ensino médio. Entretanto, adultos que terminaram o ensino superior tinham maior probabilidade de ter experimentado drogas ilícitas durante a vida, se comparados a adultos que não tinham terminado o ensino médio. A taxa de uso de drogas ilícitas era maior em desempregados comparados a pessoas empregadas. A taxa de uso atual de drogas ilícitas foi aproximadamente nove vezes maior em jovens fumantes que em jovens não fumantes. Entre jovens que bebiam muito, 69,9% também usavam drogas ilícitas no momento. **O Quadro 41.1 inclui as categorias de substâncias de abuso mais comuns, nomes populares, via de administração, efeitos intoxicantes e complicações potenciais para a saúde.**

História

No momento, a **United States Preventive Services Task Force (USPSTF) conclui que as evidências atuais são insuficientes para determinar o balanço de benefícios e danos do rastreamento de uso de drogas ilícitas em adolescentes, adultos e gestantes**. Demonstrou-se que alguns questionários curtos e padronizados são válidos e confiáveis para o rastreamento de pacientes adolescentes e adultos quanto ao uso/mau uso de drogas.

A maioria dos clínicos faz rastreamentos de abuso de álcool e drogas como parte da história social de rotina. Se um indivíduo for identificado como portador de um transtorno de abuso de substância, a história volta-se para determinar o que, como e quando o paciente usa. Também é preciso obter informações sobre condições psiquiátricas ou clínicas simultâneas e uma história pessoal ou familiar de abuso de substâncias. O clínico deve fazer perguntas abertas e sempre apresentar ausência de julgamento, respeito e empatia. Também é preciso buscar informações sobre os impactos do uso de drogas sobre a saúde, família, vida social, carreira, financeiros e legais.

Exame físico

Alguns achados de exame físico podem auxiliar o diagnóstico. O exame ocular é crucial, em especial em um paciente inconsciente suspeito de estar sob influência de drogas. Pupilas dilatadas podem indicar o uso de estimulantes ou alucinógenos ou a abstinência de opioides. Pupilas contraídas são a marca registrada do uso de opioides. O exame físico também pode revelar danos à mucosa nasal devido a cheirar cocaína, marcas de injeção devidas ao uso de heroína ou cocaína, ou sequelas de cirrose pelo uso de álcool, como angiomas aracneiformes, cabeça de medusa, hepatomegalia ou ascite.

Exames laboratoriais

Existem vários exames laboratoriais para determinar a presença de álcool ou outras drogas em líquidos corporais como sangue e urina. **Exames laboratoriais medem o uso recente de substâncias e não o uso crônico ou dependência.** Não existe nenhum exame conclusivo para determinar a dependência de substâncias. Exames laboratoriais úteis em pessoas suspeitas de abuso de substâncias incluem exames de álcool no ar exalado ou no sangue, toxicologia na urina, enzimas hepáticas, eletrólitos, função renal, HC e rastreamento de deficiências vitamínicas.

Quadro 41.1 • DROGAS COMUNS DE ABUSO PRESCRITAS E ILÍCITAS

Categoria e nome	Nomes comerciais e populares	Via de administração	Efeitos intoxicantes e consequências potenciais para a saúde
CANABINOIDES			
Haxixe	Naco, xito, *shit*, chocolate, ganza, *hash*	VO, fumado	**Características comuns:** *euforia, lentidão de pensamento e tempo de reação, confusão, comprometimento do equilíbrio e coordenação e tosse, infecções respiratórias frequentes; comprometimento da memória e do aprendizado; taquicardia, ansiedade; ataques de pânico;* **tolerância, adicção**
Maconha	*Marijuana*, erva, baseado, *beck*, Maria Joana, *mary jane*, fininho	VO, fumada	
DEPRESSIVOS			
Barbitúricos	*Amytal, Nembutal, Seconal, Fenobarbital,* sedativos, bolas, bolinhas	IV, VO	**Características comuns:** *redução da ansiedade; sensação de bem-estar; diminuição de inibições; lentidão da frequência cardíaca e respiratória; diminuição da pressão arterial; má concentração e fadiga;* comprometimento da coordenação, memória, julgamento; **adicção**; depressão e parada respiratória; óbito **Mais, para Barbitúricos:** *sedação, sonolência e depressão*, excitação, mau julgamento, tontura, **abstinência** potencialmente letal **Mais, para Benzodiazepínicos:** *sedação, sonolência e tontura* **Mais, para GHB:** *sonolência, náusea e vômitos*, cefaleia, perda de consciência, perda de reflexos, convulsões, coma, óbito **Mais, para Metaqualona:** *euforia e depressão*, maus reflexos
Benzodiazepínicos	Diazepam, clonazepam, alprazolam, lorazepam, bromazepam calmantes, soníferos, ansiolíticos	VO, IV	
GHB	Gama-hidroxibutirato e G, ecstasy líquido, grave lesão corporal (trocadilho GHB), droga de estupro	VO	
Metaqualona	*Quaalude, Sopor, Parest* e droga do amor ou heroína do amor	IV, VO	

(*continua*)

Quadro 41.1 • DROGAS COMUNS DE ABUSO PRESCRITAS E ILÍCITAS *(continuação)*

Categoria e nome	Nomes comerciais e populares	Via de administração	Efeitos intoxicantes e consequências potenciais para a saúde
ANESTÉSICOS DISSOCIATIVOS			
Cetamina	Ketalar, *Cat Valium*, *Keta*, *Kit Kat*, Vitamina K	IV, aspirada, fumada	**Características comuns:** taquicardia, aumento da PA, comprometimento da função motora e perda de memória; entorpecimento; vômitos **Mais, para Cetamina:** em altas doses, *delirium*, depressão, depressão e parada respiratórias **Mais, para PCP e análogos:** *possível diminuição na pressão arterial e frequência cardíaca, pânico, agressão e perda de apetite, depressão*
PCP e análogos	Fenciclidina, pó de anjo, poeira da lua, *hog, peace pill*	IV, VO, fumada	
DERIVATIVOS DE OPIOIDES E MORFINA			
Codeína	Codeína com Empirina ou Fiorinal, Robitussin A-C, Tylenol com Codeína e *Captain Cody*, escolar, xarope	IV, VO	**Características comuns:** *alívio da dor, euforia, sonolência e* náusea, constipação, confusão, sedação, depressão e parada respiratórias, **tolerância**, **adicção**, inconsciência, coma, óbito **Mais, para Codeína:** menos analgesia, sedação e depressão respiratória que morfina **Mais, para Heroína:** marcha cambaleante
Heroína	Diacetilmorfina e açúcar marrom, H, cavalo, pó e rainha	IV, fumada, aspirada	
Fentanil e análogos	Actiq, Duragesic, Sublimaze e Apache, *jackpot*, TNT	IV, fumado, aspirado	

(continua)

Quadro 41.1 • DROGAS COMUNS DE ABUSO PRESCRITAS E ILÍCITAS (continuação)

Categoria e nome	Nomes comerciais e populares	Via de administração	Efeitos intoxicantes e consequências potenciais para a saúde
ANESTÉSICOS DISSOCIATIVOS			
Morfina	Roxanol, Duramorph MS-Contin e M, Miss Emma, sonhador	IV, VO, fumada,	
Ópio	Láudano, paregórico	VO, fumado	
Hidrocloreto de oxicodona	Oxicontina e Oxy, OC, *killer*	VO, IV	
Hidrocodona Paracetamol	*Vicodin, Anexsia, Lorcet, Lortab, Norco* e *Vike*, Watson-387	VO	
ALUCINÓGENOS			
LSD	Dietilamida do ácido lisérgico, ácido, doce, açúcar e cubos	VO, absorvido através dos tecidos bucais	**Características comuns:** alteração nos estados de percepção e sensação; náusea; transtorno de percepção persistente *(flashbacks)* **Mais, para LSD e Mescalina:** aumento da temperatura corporal, frequência cardíaca, pressão arterial; perda de apetite, insônia, entorpecimento, fraqueza, tremores; transtornos mentais persistentes **Mais, para Psilocibina:** nervosismo, paranoia
Mescalina	Cacto, peiote, mescalito	VO, fumada	
Psilocibina	Cogumelo mágico, cogumelos	VO	

(continua)

Quadro 41.1 • DROGAS COMUNS DE ABUSO PRESCRITAS E ILÍCITAS *(continuação)*

Categoria e nome	Nomes comerciais e populares	Via de administração	Efeitos intoxicantes e consequências potenciais para a saúde
ESTIMULANTES			
Anfetaminas	*Bifetamina, Dexedrina* e *benraira, detis, speed,* bolinhas, rebites	IV, VO, fumadas, aspiradas	**Características comuns:** *aumento da frequência cardíaca, pressão arterial, metabolismo; sensações de animação, energia, maior alerta mental* e batimentos cardíacos rápidos ou irregulares; redução do apetite, perda de peso, insuficiência cardíaca, nervosismo, insônia
Cocaína	Hidrocloreto de cocaína e pó, neve, coca, branca, farinha, dama-de-branco, rapa, pedra e *crack*	IV, fumada, aspirada	**Mais, para Anfetamina:** *respiração rápida* e tremor, perda de coordenação; irritabilidade, ansiedade, agitação, *delirium*, pânico, paranoia, comportamento impulsivo, agressividade, **tolerância**, **adicção**
MDMA	Metilenedioximetanfetamina, Adam, XTC, pílula do amor, *ecstasy* e STP	VO	**Mais, para Cocaína:** *aumento da temperatura* e dor torácica, insuficiência respiratória, náusea, dor abdominal, AVEs, convulsões, cefaleia, desnutrição, ataques de pânico
Metanfetamina	Desoxyn, *crystal, meth,* tina e *ice*	IV, VO, fumada, aspirada	**Mais, para MDMA:** *efeitos alucinógenos leves, aumento da sensibilidade tátil, sentimentos de empatia* e comprometimento da memória e aprendizado, hipertermia, toxicidade cardíaca, insuficiência renal, toxicidade hepática
Metilfenidato	Ritalina e JIF, MPH, R-ball, *skippy,* droga da inteligência e Vitamina R	IV, VO, aspirado	**Mais, para Metanfetamina:** *agressão, violência, comportamento psicótico* e perda de memória, dano cardíaco e neurológico; comprometimento da memória e aprendizado, tolerância, adicção
Nicotina	Cigarros, charutos, tabaco não fumado, rapé, fumo de mascar	Fumado, aspirado, tomado como rapé e mascado	**Mais, para Nicotina:** efeitos adicionais atribuíveis à exposição ao tabaco; resultados gestacionais adversos; pneumopatia crônica, doença cardiovascular, AVE, câncer, tolerância, adicção

(continua)

Quadro 41.1 • DROGAS COMUNS DE ABUSO PRESCRITAS E ILÍCITAS (continuação)			
Categoria e nome	Nomes comerciais e populares	Via de administração	Efeitos intoxicantes e consequências potenciais para a saúde
OUTROS COMPOSTOS			
Esteroides anabólicos	Anadrol, Oxandrolona, Durabolin, Depo Testosterona, Equipoise	IV, VO, aplicados na pele	**Características comuns:** Nenhum efeito de intoxicação e hipertensão, alterações na coagulação e no colesterol, cistos e câncer hepático, carcinoma renal, hostilidade e agressão, acne; em adolescentes, parada prematura do crescimento; em homens, câncer de próstata, redução da produção de esperma, diminuição do volume dos testículos, aumento das mamas; em mulheres, irregularidades menstruais, desenvolvimento de barba e outras características masculinas
Dextrometorfano	Encontrado em algumas medicações para tosse e resfriados; Robotripping, Robo, Triple C	VO	**Características comuns:** Distorção das percepções visuais até efeitos dissociativos completos e em altas doses, ver "anestésicos dissociativos"
Inalantes	Solventes (tíners de tintas, gasolina, colas), gases (butano, propano, propulsores de aerossol, óxido nitroso), nitritos (isoamila, isobutila, ciclo-hexila), gás hilariante, nitratos	Inalados pelo nariz ou boca	**Características comuns:** estimulação, perda da inibição; cefaleia; náusea ou vômitos; fala indistinta, perda da coordenação motora; sibilância e perda de consciência, câimbras, perda de peso, fraqueza muscular, depressão, comprometimento da memória, dano aos sistemas nervoso e cardiovascular, morte súbita

Dados de Commonly Abused Drugs. (Revistos em outubro de 2010). Obtidos de The National Institute on Drug Abuse (NIDA).

INTERVENÇÃO

Abordagem ao tratamento

O abuso de substâncias é um transtorno difícil de tratar e requer uma compreensão da história natural de recuperação da adicção. Embora os sintomas iniciais de abstinência possam não ser muito diferentes de uma classe de drogas para outra, existem diferenças significativas em complicações e manejo da abstinência de diferentes substâncias. Portanto, é de crucial importância identificar a substância utilizada precocemente no tratamento. O tratamento é um processo em longo prazo, independentemente da substância utilizada, que com frequência requer muitas mudanças comportamentais e múltiplas tentativas de abandono.

Nos EUA, o tratamento da adicção a drogas é fornecido em diversos contextos, com diferentes opções de medicação e terapia comportamental, que devem ser discutidas com o paciente no início do tratamento. Considerando os desejos e a prontidão do paciente de fazer o tratamento, o médico deve recomendar um plano abrangente, preferivelmente incluindo tanto a medicação quanto a terapia comportamental. Categorias gerais de programas de tratamento de drogas incluem desintoxicação e abstinência manejada farmacologicamente, tratamento institucional em longo prazo, tratamento institucional em curto prazo seguido de tratamento ambulatorial em longo prazo, ou tratamento exclusivamente ambulatorial.

As terapias farmacológica e comportamental, especialmente quando combinadas, são elementos importantes de um processo terapêutico global, que frequentemente tem início com a desintoxicação, que inclui o manejo dos sintomas de abstinência, seguido de tratamento e prevenção de recaídas. A chave para a prevenção de recaídas é mitigar os sintomas da abstinência, que frequentemente são o primeiro passo do tratamento de um paciente que reconhece sua adicção. Com frequência, usa-se a diminuição das doses de agentes de ação prolongada para as drogas abusadas, a fim de tratar a abstinência. Fármacos antidepressivos, ansiolíticos, estabilizadores do humor e antipsicóticos podem ser cruciais para o sucesso do tratamento em pacientes com distúrbios psiquiátricos coexistentes.

Tratamento farmacológico

A desintoxicação é o primeiro passo importante no tratamento do abuso de substâncias. Seus objetivos são iniciar a abstinência, reduzir seus sintomas e suas complicações graves, bem como reter o paciente em tratamento. A partir daí, é preciso um tratamento contínuo para manter a abstinência. A meta é restaurar a função cerebral normal, diminuir o desejo (fissura) e prevenir recidivas. A medicação também ajuda a tornar os pacientes mais receptivos ao tratamento comportamental e a evitar a procura de drogas e o comportamento criminal correlato. **Ver Quadro 41.2 para sintomas de abstinência de substâncias, medicações usadas para tratar esses sintomas, tratamento em longo prazo e previsão de recaídas.**

Quadro 41.2 • ADICÇÃO: SINTOMAS DE ABSTINÊNCIA E FARMACOLOGIA PARA ABSTINÊNCIA DE DROGAS E PREVENÇÃO DE RECAÍDAS

ADICÇÕES

Sintomas de abstinência	Nome genérico	(*Nome comercial*) Características do tratamento
OPIOIDES		
Câimbras musculares, artralgia, ansiedade, náusea, vômitos, mal-estar, busca pela droga, midríase, piloereção, sudorese, rinorreia, lacrimejamento, diarreia, insônia, hipertensão e pulso elevado	Metadona	(*Dolofina, Demerol, Meperidina*) Opioide sintético de ação prolongada; administrado em dose suficiente para impedir a abstinência de opioides, bloqueia os efeitos do uso do opioide ilícito, diminui o desejo por opioides.
	Buprenorfina	(*Subutex, Suboxona*) Agonista parcial de receptores opioides, diminui o risco de overdose, reduz ou elimina sintomas de abstinência; ausência de euforia e sedação causadas por outros opioides (incluindo metadona)
	Naltrexona	(*Revie*) Antagonista sintético de ação prolongada a opioides, usado ambulatorialmente, impede um indivíduo adicto de sentir os efeitos associados ao uso de opioides, que é a noção por trás desse tratamento: menor desejo e adicção
TABACO		
Cefaleia, irritabilidade, desejo intenso, depressão, ansiedade, déficits cognitivos e de atenção, distúrbios de sono e aumento do apetite	Terapias de substituição da nicotina	(*Gomas de mascar, adesivo, vaporizador, pastilhas*) Usados para manter níveis baixos de nicotina no organismo e reduzir os sintomas de abstinência.
	Bupropiona	(*Wellbutrin, Zyban*) Efeitos estimulantes leves, bloqueia a recaptação da noradrenalina e dopamina; comercializada inicialmente como antidepressivo, mostrou eficácia em reduzir o desejo por tabaco, promovendo a cessação sem o ganho ponderal concomitante.
	Vareniclina	(*Chantix*) Agonista parcial/antagonista de receptores nicotínicos, mínima estimulação do receptor de nicotina, mas não o suficiente para estimular a liberação de dopamina, que está relacionada aos efeitos gratificantes da nicotina; reduz o desejo e garante a abstinência.

(*continua*)

Quadro 41.2 • ADICÇÃO: SINTOMAS DE ABSTINÊNCIA E FARMACOLOGIA PARA ABSTINÊNCIA DE DROGAS E PREVENÇÃO DE RECAÍDAS *(continuação)*

ADICÇÕES

Sintomas de abstinência	Nome genérico	*(Nome comercial)* Características do tratamento
ÁLCOOL		
< 12 horas: insônia, tremores, leve ansiedade, mal-estar gastrintestinal, cefaleia, sudorese, palpitações, anorexia **12 a 24 horas:** alucinações visuais, auditivas ou táteis **24 a 48 horas:** convulsões tônico-clônicas generalizadas **48 a 72 horas: delirium tremens;** alucinações (predominantemente visuais), desorientação, taquicardia, hipertensão, febrícula, agitação, sudorese	Naltrexona	*(Revie)* Usada para reduzir recidivas em bebedores intensos (definidos como quatro ou mais doses/dia em mulheres e cinco ou mais doses/dia em homens), redução de recidivas de até 36% nos primeiros três meses, não muito efetiva para manter a abstinência.
	Acamprosato	*(Campral)* Reduz a abstinência agindo na via GABA e glutamato, muito efetivo para manter a abstinência em dependentes de álcool, mesmo em casos graves, por várias semanas a meses.
	Dissulfiram	*(Antabuse)* Causa retenção de acetaldeído ao interferir com a degradação do álcool, rubor, náusea e vômitos com a ingestão de álcool; é comum o desrespeito ao tratamento.
	Topiramato	*(Topamax)* Acredita-se que tenha um modo de ação similar ao acamprosato, não aprovado pela FDA para tratamento de adições ao álcool.
	Clordiazepóxido, diazepam, lorazepam	*(Librium, Valium, Ativan)* Benzodiazepínicos (de preferência de ação prolongada); menor gravidade de sintomas de abstinência; menor risco de convulsão e *delirium tremens*.
	Carbamazepina, valproato	*(Tegretol, Depakote)* Anticonvulsivantes; menor gravidade dos sintomas de abstinência.
	Atenolol, propranolol	*(Tenormin, Inderal)* Betabloqueadores; usados como agentes adjuntos, melhora dos sinais vitais; redução no desejo intenso.
	Clonidina	*(Atensina, Catapres)* Alfa-agonista; usada como agente adjunto, menor gravidade dos sintomas de abstinência.
ESTIMULANTES		
Paranoia, depressão, sonolência, ansiedade, irritabilidade, dificuldade de concentração, retardo psicomotor, aumento do apetite	Metilfenidato, amantadina	*(Ritalina, Symmetrel)* Antagonistas indiretos da dopamina; um estudo de cada agente mostrou melhora na retenção do tratamento; dados muito limitados.
	Propranolol	*(Inderal)* Antagonista adrenérgico; melhora da retenção do tratamento e redução do uso da cocaína em pacientes com sintomas graves de abstinência.
	Desipramina, bupropiona	*(Norpramin, Welbutrin)* Antidepressivos; medicações bem toleradas, mas não parecem ser efetivas durante a abstinência de estimulantes.

Terapias comportamentais

O tratamento comportamental é um acessório importante ao tratamento da adicção. Ajuda a fornecer reforço positivo para permanecer abstinente, modificar estilos de vida relacionados ao abuso de drogas e desenvolver mecanismos para lidar com situações estressantes. Modelos comuns de terapia comportamental incluem terapia cognitivo-comportamental e o modelo dos 12 passos, usado por organizações como os Alcoólicos Anônimos e os Narcóticos Anônimos.

QUESTÕES DE COMPREENSÃO

41.1 Um homem de 45 anos, presidente de uma firma de investimentos financeiros, vem à clínica para um exame anual. Tem uma história de hipertensão controlada com hidroclorotiazida. Seu último painel lipídico há um ano mostrou colesterol normal, mas baixo HDL. Fuma um maço e meio de cigarros por dia há 20 anos e bebe 120 mL de vinho tinto diariamente, depois do jantar. Diz que gostaria de deixar de fumar, mas está tendo muita dificuldade. Com cada tentativa de cessação, sente intenso desejo, cefaleia, irritabilidade, depressão e insônia que afetam seu trabalho, resultando em recaída. Insiste em que você lhe receite qualquer medicação que possa diminuir seus sintomas de abstinência e aumentar suas chances de deixar o cigarro. Qual das seguintes afirmações referentes aos tratamentos disponíveis para a cessação do tabagismo é correta?

A. A bupropiona pode ser usada em combinação com suplementos de substituição da nicotina.
B. A nicotina em forma de goma de mascar é mais efetiva quando mascada continuamente, a fim de promover a liberação constante de nicotina.
C. Suplementos de nicotina são mais efetivos quando usados conforme necessário para sintomas de abstinência.
D. Todos os agentes disponíveis são mais efetivos quando usados em combinação uns com os outros.

41.2 Um homem de 67 anos é trazido de ambulância à emergência com alteração do estado mental. Seu fisioterapeuta, que o acompanha, declara que encontrou o paciente semiconsciente na cama. Menciona que o paciente teve uma fratura do colo femoral secundária a uma queda há quatro semanas. Passou por reabilitação hospitalar e teve alta na semana passada. Está fazendo fisioterapia em casa três vezes por semana. Tem história de hipertensão, diabetes melito tipo 2 e depressão. Suas medicações atuais incluem lisinopril, metformina, glibenclamida, fluoxetina e morfina. O exame revela um homem semiconsciente com temperatura de 36,8°C, pressão arterial de 135/87 mmHg, frequência respiratória de 8 mpm e de pulso 59 bpm. O restante do exame revelou pupilas puntiformes ao exame ocular e bradicardia sinusal sem sopros, frêmito ou galope ao exame cardíaco. O exame pulmonar revelou respiração rasa e diminuição do murmúrio vesicular nos dois lados. Foi imediatamente ventilado por ambú. Qual seria o próximo passo mais apropriado no manejo desse paciente?

A. Obter uma consulta neurológica.
B. TC cerebral sem contraste.
C. Administrar naloxona IV.
D. Ecocardiograma imediato.
E. Transferir para a UTI.

41.3 Uma mulher de 30 anos chega à clínica com queixas de depressão e nervosismo. Sente-se assim intermitentemente, no último ano, desde que seu marido morreu em um acidente de carro. Relata um aumento recente em cefaleias, insônia, perda de apetite e aumento da irritabilidade. Perguntada sobre abuso de substâncias, diz que bebe vinho à noite para ajudá-la a dormir. Mais perguntas levam-na a revelar que começou a beber mais depois da morte do marido e que atualmente bebe, em média, uma garrafa e meia de vinho a cada noite. Nega história prévia de transtorno psiquiátrico. O exame físico da paciente não apresenta particularidades, exceto elevação da pressão arterial, de 140/90 mmHg. Você diagnostica dependência de álcool e aconselha a paciente. Qual das seguintes afirmações sobre tratamentos disponíveis para dependência de álcool é a mais correta?

A. Naltrexona e acamprosato são recomendados como opções aprovadas pela FDA para tratamento de dependência de álcool, em conjunto com terapia comportamental.
B. Dissulfiram é o tratamento de primeira linha para diminuir a recidiva.
C. A hospitalização para desintoxicação é o melhor próximo passo no manejo.
D. Fluoxetina e outros inibidores seletivos de recaptação da serotonina (ISRSs) são recomendados para pacientes com transtornos depressivos comórbidos.

RESPOSTAS

41.1 **A.** Bupropiona pode ser usada em combinação com qualquer um dos produtos de suplementação de nicotina. Os produtos de nicotina também podem ser usados em combinação entre si. A vareniclina não foi estudada para uso com outros agentes de cessação do tabagismo. Dois erros comuns no uso da suplementação de nicotina são usar a suplementação apenas ao apresentar sintomas de abstinência e não usar corretamente a goma de mascar de nicotina. A goma deve ser mascada brevemente e depois estacionada na bochecha. Se mascada continuamente, torna-se menos efetiva.

41.2 **C.** O tratamento de escolha para a intoxicação aguda por opioides é a administração IV de um antagonista de opioides (i.e, nalaxona). Esse paciente estava tomando morfina oral para controle da dor depois da cirurgia e agora apresenta os sintomas clássicos de intoxicação aguda por opioides. Uma ajuda mnemônica útil para lembrar os sinais e sintomas de agentes opioides é MORPHINE-ABC (i.e, **M**iose; ***O**ut* (fora de)/sedação; Depressão **R**espiratória; **P**neumonia/aspiração; **H**ipotensão/hipotermia; **I**nfrequência, que inclui constipação, diminuição dos ruídos intestinais e retenção urinária; **N**áusea; **E**mese/euforia; **A**nalgésico; **B**radicardia; **C**oma/alteração do estado mental).

41.3 **A.** Usa-se o tratamento farmacológico como um adjunto ao tratamento da dependência alcoólica. Naltrexona, disulfiram e acamprosato são aprovados pela FDA para essa indicação. Evidências consistentes, de boa qualidade e orientadas para o paciente verificaram que a naltrexona ou o acamprosato são o tratamento mais efetivo da dependência do álcool quando usados em conjunto com a terapia comportamental. Há evidências de qualidade limitada orientadas para o paciente sobre o uso de fluoxetina ou outros ISRSs para pacientes com transtorno depressivo comórbido.

> **DICAS CLÍNICAS**
>
> ▶ Nenhum tratamento único é apropriado para todos os indivíduos.
> ▶ Terapia individual e/ou em grupo e outras terapias comportamentais são componentes cruciais do tratamento efetivo da adicção.
> ▶ A medicação é um elemento importante do tratamento de muitos pacientes, especialmente quando combinada com terapia de aconselhamento e outras terapias comportamentais.
> ▶ Indivíduos adictos ou que abusam de drogas e que apresentam transtornos mentais coexistentes devem receber tratamento para os dois transtornos de forma integrada.
> ▶ A desintoxicação clínica é apenas o primeiro estágio do tratamento da adicção e isoladamente tem pouco impacto sobre o uso de drogas em longo prazo.
> ▶ A recuperação da adicção a drogas pode ser um processo em longo prazo e frequentemente requer múltiplos episódios de tratamento.

REFERÊNCIAS

Center for Substance Abuse Treatment. (n.d.). Incorporating alcohol pharmacotherapies into medical practice. T*reatment Improvement Protocol (TIP) Series 49*. HHS Publication No. (SMA) 09-4380. Rockville, MD: Substance Abuse and Mental Health Services Administration; 2009. (Retrieved from Agency for Healthcare Research and Quality.)

Commonly Abused Drugs. (Revised October 2010). Retrieved from The National Institute on Drug Abuse (NIDA).

Diagnosis & Treatment of Drug Abuse in Family Practice. (2003). Retrieved from The National Institute on Drug Abuse (NIDA).

Drugs, Brains, and Behavior - The Science of Addiction. (Revised August 2010). Retrieved from The National Institute on Drug Abuse (NIDA).

National Center for Biotechnology Information, US National Library of Medicine. (Bookshelf ID: NBK25909). *Appendix B Assessment and Screening Instruments*.

National Center for Biotechnology Information, US National Library of Medicine. (Bookshelf ID: NBK25606). *Specialized Substance Abuse Treatment Programs*.

Principles of Drug Addiction Treatment: A Research-Based Guide. 2nd ed. NIH Publication No. 09-4180. (Revised April 2009). Retrieved from The National Institute on Drug Abuse (NIDA).

Screening for Illicit Drug Use. (January 2008). Retrieved from US Preventive Services Task Force.

Substance abuse and mental health services administration. *Results from the 2009 National Survey on Drug Use and Health: Mental Health Findings*. Center for Behavioral Health Statistics and Quality, NSDUH Series H-39, HHS Publication No. SMA 10-4609. Rockville, MD: Substance Abuse and Mental Health Services Administration; 2010.

Thomas R, Kosten M. Management of drug and alcohol withdrawal. *N Engl J Med*. 2003;348:1786-1795.

CASO 42

Uma mulher de 35 anos chega ao seu consultório queixando-se de "batimentos irregulares" ou "coração disparando" nas últimas semanas. Não deu muita atenção aos sintomas, porque tem tido estresse relacionado ao trabalho e pensava que desapareceriam. Em vez disso, os episódios ocasionais de disparos cardíacos aumentaram de frequência para duas vezes ao dia, durando até 2 minutos. Seu pai, que é cardiopata, insistiu que fosse ao médico. Não teve dor torácica, falta de ar ou tontura. Toma cerca de duas xícaras grandes de café por dia. Recentemente, tentou umas pílulas de dieta para perder peso, mas parou esse medicamento quando seus sintomas tornaram-se mais frequentes. Ao exame, tem configuração média. Sua pressão arterial é 130/85 mmHg, frequência cardíaca de 92 bpm e temperatura de 37°C. O exame de cabeça, olhos, orelhas, nariz e garganta (COONG) é normal. Não se nota palidez conjuntival. Ao exame, o pescoço é flexível, e não há turgência da jugular. A glândula tireoide tem tamanho normal, sem nódulos e não apresenta sensibilidade. Não há sopros tireóideos associados. O exame pulmonar é normal. O exame cardíaco revela frequência e ritmo regulares com B_1 e B_2 normais. Não se ouve estalido mesossistólico. O exame abdominal e de extremidades é normal. O exame neurológico não revela tremor em repouso. Os reflexos são normais.

- Qual é seu diagnóstico mais provável?
- Qual é seu próximo passo diagnóstico?
- Qual é o próximo passo na terapia?

RESPOSTAS PARA O CASO 42:
Palpitações

Resumo: Uma mulher de 35 anos chega ao seu consultório com algumas semanas de palpitações que aumentaram de frequência. Seus sintomas não estão associados a dor torácica, síncope, dispneia ou tontura. Não tem história médica pregressa pertinente. Apresenta os possíveis desencadeantes de consumo de cafeína, uso de pílulas de dieta e estresse. Também se nota uma história familiar de cardiopatia. Seu exame é normal.

- **Diagnóstico mais provável:** Arritmia cardíaca, benigna.
- **Próximo passo diagnóstico:** Obter um ECG de 12 derivações.
- **Próximo passo na terapia:** Restringir cafeína, álcool e drogas (especialmente estimulantes baseados em anfetaminas e diuréticos) nas próximas duas semanas; manter um diário de sintomas ou possíveis desencadeantes; reconsulta em duas semanas. Se os sintomas persistirem, investigações adicionais podem ser necessárias.

ANÁLISE
Objetivos

1. Definir palpitações.
2. Identificar distúrbios benignos de ritmo e aqueles associados com morte cardíaca súbita.
3. Identificar as cardiopatias estruturais mais comumente associadas à morte cardíaca súbita.
4. Desenvolver uma abordagem racional que considere as causas cardíacas e não cardíacas de palpitações.

Considerações

Essa mulher de 35 anos conta uma história de palpitações frequentes e, fora isso, parece saudável (exame físico normal), sem associação com tontura ou síncope. Como também tem menos de 50 anos (estando, assim, em baixo risco de doença arterial coronariana [DAC]), apresenta maior probabilidade de ter uma causa não ameaçadora para seus sintomas e pode ser investigada ambulatorialmente.

Essa história é a parte mais importante da investigação. Recebemos pistas de fatores não cardíacos que podem contribuir para palpitações, incluindo o consumo de cafeína, uso de pílulas para dieta, estresse ligado ao trabalho e possivelmente estresse pelos problemas de saúde do pai. Deve-se considerar anemia se houver uma história de fadiga, tontura, perda sanguínea GI ou menorragia.

A história familiar pode ser muito importante, porque algumas arritmias, como a síndrome familiar do QT longo, podem ocorrer em famílias. Deve-se buscar uma história familiar de morte cardíaca prematura (ou morte súbita inexplicada), pois a miocardiopatia hipertrófica é autossômica dominante, e pode não demonstrar um sopro cardíaco ao exame.

Se essa mulher tivesse um estalido mesossistólico com ou sem um sopro sistólico tardio, precisaríamos considerar a presença da síndrome de **prolapso da valva mitral** (PVM). Em geral assintomática, é o **defeito cardíaco valvular mais comum** nos EUA, ocorrendo em 3 a 6% da população. Como o PVM é comum, a presença de palpitações pode ou não ser resultado dessa condição. Ainda assim, as pessoas com esse achado valvular podem se apresentar com palpitações, fadiga, desconforto torácico (não típico de angina) e dispneia. Esse complexo de sintomas é definido como síndrome de prolapso da valva mitral. Essas pacientes também podem se apresentar com ataques de pânico ou síndromes maníaco-depressivas. Dois por cento dos pacientes com PVM terão complicações resultando em progresso para regurgitação mitral, com subsequente aumento das duas câmaras esquerdas, fibrilação atrial (se o átrio esquerdo se tornar aumentado), disfunção ventricular esquerda levando a insuficiência cardíaca, hipertensão pulmonar e endocardite infecciosa. Por esses motivos, recomenda-se uma ecocardiografia bidimensional pelo menos uma vez quando o PVM é identificado.

ABORDAGEM ÀS Palpitações

DEFINIÇÃO

PALPITAÇÕES: Sensação subjetiva de batimentos cardíacos indevidamente fortes, lentos, rápidos ou irregulares, que podem estar relacionados a arritmias cardíacas. A sensação pode durar segundos, minutos, horas ou dias. São comuns e, em geral, não perigosas. Geralmente resultam de uma mudança no sistema elétrico do coração.

ABORDAGEM CLÍNICA

Etiologias

Aproximadamente, 40% dos pacientes com queixa de palpitações têm um distúrbio primário de ritmo. Um problema subjacente de saúde mental (transtorno de ansiedade ou pânico) é a causa em 31% dos pacientes sintomáticos. Drogas (prescritas, recreacionais ou de venda livre) causam 6% das palpitações, problemas estruturais intrínsecos do coração são a causa de 3%, 4% têm causas não cardíacas e os restantes 16% não têm nenhuma causa identificável.

O maior grupo tem algum tipo de distúrbio primário de ritmo.

- Bradicardia sinusal
- Taquicardia sinusal
- Síndrome de Wolff-Parkinson-White (WPW)
- Síndrome do nódulo sinusal
- Contrações atriais prematuras (CAP)
- Taquicardias supraventriculares (TSV)

- Contrações ventriculares prematuras (CVP)
- Taquicardia ventricular (TV)

Esses distúrbios de ritmo podem ser encontrados na infância e na idade adulta. Taquicardia supraventricular refere-se a qualquer taquicardia que não seja de origem ventricular. Essa definição inclui taquicardia sinusal fisiológica, que pode ser uma reação normal ao estresse, e várias condições não cardíacas, como febre e hipertireoidismo.

Frequentemente, entretanto, em um contexto clínico, é usada praticamente como sinônimo para taquicardia supraventricular paroxística (TSVP). Esse termo refere-se às TSVs que apresentam início súbito, quase imediato, e ritmo regular. Uma pessoa com TSVP pode sentir sua frequência cardíaca saltar de 60 a 200 bpm instantaneamente, muitas vezes em resposta a um movimento rápido, como pegar alguma coisa do chão. Como a taquicardia sinusal fisiológica tem um início gradual, e a fibrilação atrial (FA) e a taquicardia atrial multifocal (TAM) são ritmos irregulares, são excluídas da categoria TSVP.

TSVPs são mais comumente taquicardias de reentrada no nódulo AV ou parte da síndrome de Wolff-Parkinson-White (WPW), que podem estar "escondidas" (i.e, não evidentes no EEG de repouso). A síndrome WPW é causada por uma via acessória entre os átrios e ventrículos, além do nódulo AV, que conduz impulsos elétricos. O achado clássico ao ECG é uma lentidão na subida do complexo QRS, conhecida como onda delta. A WPW pode causar arritmias perigosas e provocar morte cardíaca súbita.

A síndrome de Brugada é um distúrbio do canal iônico que é mais comum em homens asiáticos. Achados característicos ao ECG incluem um padrão de bloqueio de ramo direito e uma elevação no ponto J acima de 2 mm, com um segmento ST lentamente descendente, em conjunto com ondas T planas ou negativas nas derivações pré-cordiais direitas V_1, V_2 ou V_3. Pode causar uma arritmia perigosa que resulta em morte súbita.

A síndrome do nódulo sinusal costuma envolver uma disfunção do nódulo SA que leva a bradicardia e pode causar fadiga e síncope. Entretanto, os pacientes também podem ter uma variedade de taquicardia-bradicardia da síndrome em questão em que também sofrem taquicardia supraventricular, com seus sintomas associados de palpitações e *angina pectoris*.

Pacientes com **síndrome do intervalo QT longo** têm maior risco de arritmias ventriculares e morte cardíaca súbita (MCS). A síndrome do QT longo é causada por mutações em múltiplos genes e pode ter um **padrão autossômico dominante**. É encontrada mais comumente em mulheres. Os pacientes podem se apresentar com palpitações e/ou síncope, e ter história familiar de síncope ou morte súbita. Define-se intervalo QT longo como QT_C 470 ms em homens ou acima de 480 ms em mulheres. **Qualquer paciente com um intervalo QT acima de 500 msec tem risco aumentado de arritmias perigosas.** Intervalos QT longos também podem resultar do uso de certos fármacos, como quinidina, procainamida, sotalol, amiodarona e antidepressivos tricíclicos.

Distúrbios benignos de ritmo incluem contrações atriais prematuras, taquicardia sinusal e bradicardia sinusal apropriada para o nível de atividade/estresse, pausas sinusais menores de três segundos e contrações ventriculares prematuras unifocais isoladas (CVPs). Entretanto, CVPs na presença de cardiopatia conhecida, doença metabólica ou presença de sintomas preocupantes (como quase síncope, síncope ou convulsões) requerem investigação agressiva, devido ao risco de taquicardia ou fibrilação ventricular. CVPs ocorrendo em repouso e desaparecendo com o exercício costumam ser benignas, comumente encontradas em atletas, e não requerem investigação.

Causas psiquiátricas são sempre consideradas no diagnóstico diferencial de palpitações e podem não ser percebidas se não se fizer um rastreamento ao obter a história inicial. O transtorno do pânico é encontrado com mais frequência em mulheres em idade reprodutiva. Pacientes com ataques de pânico comumente procuram os departamentos de emergência. Relatam episódios breves de pânico esmagador ou sensação de terror iminente associados a taquicardia, dispneia ou tontura. Contudo, essas queixas podem ser idênticas a distúrbios primários de ritmo e merecem uma investigação formal.

Problemas cardíacos ou estruturais incluem miocardiopatia, comunicação interatrial ou interventricular, cardiopatias congênitas, prolapso de valva mitral, pericardite, cardiopatia valvar (como estenose aórtica, insuficiência aórtica) e insuficiência cardíaca congestiva. A presença de miocardiopatias restritivas, hipertróficas ou dilatadas pode causar morte cardíaca súbita. **A miocardiopatia hipertrófica é a causa mais comum de morte cardíaca súbita** em adolescentes nos EUA. Esses pacientes podem se apresentar com dor torácica, síncope e palpitações. A miocardiopatia hipertrófica pode ser transmitida como um traço autossômico dominante. Caso presente, um sopro cardíaco costuma ser sistólico e acentuado pela manobra de Valsalva. Uma ecocardiografia demonstrando um septo intraventricular espessado permanece o padrão-ouro do diagnóstico.

Deve-se suspeitar de síndrome de Marfan em pacientes altos e que apresentam escoliose, peito escavado, dedos longos e finos (aracnodactilia), palato ogival e uma envergadura de braços que ultrapassa sua altura. O prolapso da valva mitral pode ser visto em pacientes com síndrome de Marfan. Esses pacientes com frequência apresentam dilatações da raiz aórtica e estão em risco de ruptura de aneurisma do arco aórtico. O diagnóstico pode ser confirmado por ecocardiografia.

A anamnese e o exame podem sugerir causas não cardíacas de palpitações, incluindo anemia, distúrbios eletrolíticos, hiper ou hipotireoidismo, hipoglicemia, hipovolemia, febre, feocromocitoma, pneumopatia e síncope vasovagal. **O rastreamento laboratorial inclui hemograma completo (HC), painel químico e TSH.** Em caso de suspeita de feocromocitoma, é preciso obter uma coleta de urina de 24 horas para catecolaminas e metanefrinas.

Numerosos fármacos e substâncias podem contribuir para palpitações, entre eles álcool, cafeína, drogas ilícitas (cocaína), tabaco, descongestionantes (com frequência encontrados em MVL e medicamentos fitoterápicos para perder peso), diuréticos (causando distúrbios eletrolíticos), digoxina, β-agonistas (como salbutamol), teofilina e fenotiazina. Deve-se fazer perguntas aos pacientes sobre uso de medicamentos de venda livre, fitoterápicos e suplementos, pois muitas vezes eles não fornecem essas informações, a não ser quando especificamente perguntados.

APRESENTAÇÃO CLÍNICA

A avaliação de um paciente que se apresenta com palpitações deve levar em conta numerosos fatores. A idade do paciente no início dos sintomas é importante, pois a **idade acima de 50 anos deve sempre levar a considerações de doença arterial coronariana (DAC)**. Deve-se investigar possíveis desencadeantes, como uso de fármacos, exercício e estresse. Dê particular atenção a palpitações associadas a síncopes, pois geralmente são patológicas, e deve-se considerar a hospitalização.

O exame clínico deve enfocar os sinais vitais (pressão arterial e frequência cardíaca), incluindo leituras ortostáticas se sugerido pela história. A glândula tireoide deve ser examinada, buscando anomalias como bócio, nódulo ou sopro. A presença de tremor em repouso ou reflexos vivos também deve levar à consideração de hipertireoidismo.

O exame cardíaco deve ser meticuloso. Deve-se palpar o *ictus cordis*, pois o deslocamento pode sugerir cardiomegalia. A velocidade e o ritmo devem ser notados, particularmente se houver qualquer irregularidade. Por exemplo, um ritmo irregularmente irregular sugere fibrilação atrial, enquanto um ocasional batimento extra pode ser CVP. Também é preciso documentar sons extras, como o estalido mesossistólico do prolapso da valva mitral ou qualquer sopro consistente com patologia valvular.

Um eletrocardiograma de 12 derivações é apropriado em todos os pacientes com palpitações, mesmo se estiverem assintomáticos durante a consulta. A presença de hipertrofia ventricular esquerda, aumento atrial, bloqueio atrioventricular, infarto antigo do miocárdio e ondas delta (como as encontradas na síndrome WPW) deve desencadear outros exames. Intervalos QT longos aumentam o risco de distúrbios de ritmo perigosos e geralmente requerem consulta com um cardiologista ou eletrofisiologista cardíaco.

Outros exames cardíacos podem ser apropriados com base na história, no exame e nos resultados da avaliação inicial. **O monitoramento ambulatorial do ritmo eletrocardiográfico** pode ser realizado **por períodos de 24 a 72 horas usando um monitor Holter.** Um **monitor de eventos cardíacos pode ser usado por um paciente por até 30 dias** e pode ser útil quando as palpitações não são diárias. O monitor é usado continuamente e ativado pelo paciente quando sente palpitações.

Uma ecocardiografia pode ser útil para identificar pacientes com suspeita de anormalidades estruturais das câmaras ou válvulas cardíacas, que poderiam desencadear distúrbios de ritmo cardíaco. Esses achados podem não ser detectados ao exame físico. Antes de uma cardioversão, pode-se realizar uma ecocardiografia transesofágica pode procurar um trombo. Testes de estresse ao exercício em pacientes com idade apropriada podem ser importantes para identificar arritmias desencadeadas pelo exercício, o que pode ter uma importância particular em pacientes com suspeita de DAC. Qualquer pessoa com suspeita de problemas estruturais deve ser avaliada por ecocardiografia antes de fazer exercícios. Os pacientes com suspeita de miocardiopatia hipertrófica ou estenose aórtica grave devem evitar o teste de estresse ao exercício, pois podem desenvolver distúrbios de ritmo cardíaco que podem ser irrecuperáveis. Finalmente, podem ser necessários estudos eletrofisiológicos a fim de recriar distúrbios de ritmo e identificar focos hiperativos e vias acessórias, como as encontradas na síndrome de WPW. Subsequentemente, podem sofrer ablação elétrica.

Tratamento

O tratamento dos sintomas de um dado paciente depende da etiologia. Se forem relacionados a fármacos, o agente causal deve ser suspenso. A ansiedade pode ser tratada por uma combinação de intervenções farmacológicas e não farmacológicas. Se o problema for uma cardiopatia estrutural, em geral indica-se encaminhamento a um cardiologista.

Distúrbios supraventriculares de ritmo primários podem responder bem a β-bloqueadores ou bloqueadores do canal de cálcio. A digoxina pode ser usada para retardar respostas ventriculares rápidas a fibrilação e *flutter* atriais. Se os sintomas forem de curta duração ou episódicos, cronotrópicos negativos de ação curta, como β-bloqueadores de ação curta, podem ser usados conforme necessário.

A taquicardia supraventricular paroxística sintomática (TSVPS) frequentemente pode ser autotratada pelo paciente com episódios recorrentes por meio de várias técnicas de estimulação vagal. Massagem do seio carotídeo, manobra de Valsalva e aplicações frias na face (reflexo do mergulhador) podem desencadear a estimulação do nervo vago, que pode interromper um episódio de TSV. Se não tiverem sucesso, com frequência administra-se adenosina IV. Se a adenosina interrompe a TSV, então a arritmia mais provavelmente é TSV de reentrada. Caso contrário, então se pode diminuir a velocidade por meio de β-bloqueadores ou bloqueadores do canal de cálcio. Nesse ponto, deve-se buscar uma consultoria com um cardiologista.

A fibrilação atrial crônica deve ser tratada farmacologicamente, com vistas a manter a frequência ventricular abaixo de 100 bpm; esses agentes para controle de velocidade com frequência são β-bloqueadores ou bloqueadores do canal de cálcio. Pode-se tentar um retorno ao ritmo sinusal normal com cardioversão elétrica ou fármacos antiarrítmicos, como amiodarona, sotalol ou fármacos de classe 1C, como flecainida e propafenona. Fármacos de classe 1C não devem ser usados em presença de cardiopatia estrutural ou hipertrofia cardíaca. Deve-se fazer uma ecocardiografia transesofágica (ETE) antes da cardioversão, a fim de afastar a presença de um trombo que possa se deslocar com o procedimento. Controle de ritmo e controle de velocidade apresentam taxas similares de AVE e mortalidade. Com frequência, o controle de velocidade é a estratégia preferida por muitos pacientes. **A maioria dos**

pacientes com fibrilação atrial também requer anticoagulação com varfarina, pois têm risco aumentado de AVE embólico por coágulos sanguíneos que se formam no átrio cardíaco.

Arritmias ventriculares podem ser extremamente perigosas e em geral requerem tratamento imediato. A fibrilação ventricular não é compatível com a vida e necessita ser tratada imediatamente com desfibrilação elétrica. Pacientes com taquicardia ventricular, que são instáveis, precisam de cardioversão elétrica. Deve-se administrar amiodarona a um paciente com taquicardia ventricular estável e a pacientes que tiveram conversão a um ritmo sinusal por cardioversão. Deve-se usar lidocaína em lugar de amiodarona em pacientes alérgicos ao iodo. A causa mais comum de arritmias ventriculares é a isquemia.

A implantação de um cardioversor-desfibrilador está indicada em pacientes com condições que comumente resultam em fibrilação ventricular ou taquicardia levando à morte súbita. Algumas dessas condições são miocardiopatia dilatada avançada, síndrome do QT longo, miocardiopatia hipertrófica e síndrome de Brugada.

QUESTÕES DE COMPREENSÃO

42.1 Um homem de 35 anos que nunca fez um exame físico vem à clínica. Mudou-se recentemente para esta área e precisa definir seu novo médico. Até agora, nunca teve problemas médicos e não tem história familiar pertinente. Nega qualquer alteração em seus hábitos urinários ou intestinais e não fuma nem bebe. Quando instado, diz que notou um "tremor" em seu tórax nos últimos três meses, que se resolve espontaneamente. Tem tido mais estresse no escritório e está tomando seis xícaras de café por dia para completar sua carga de trabalho. Não tem tido tempo para fazer exercícios, e sua dieta consiste no que consegue encontrar na cantina do escritório. Nega qualquer história de ansiedade. Qual das seguintes alternativas apresenta a causa mais comum da etiologia subjacente de palpitações?
   A. Medicação.
   B. Cardiopatia estrutural.
   C. Doença arterial coronariana.
   D. Distúrbio primário de ritmo.
   E. Idiopática.

42.2 Nota-se um achado anormal ao ECG de uma mulher de 42 anos, assintomática. Qual das seguintes alternativas apresenta uma indicação de encaminhamento a um cardiologista ou eletrofisiologista cardíaco?
   A. CVPs em um ECG de repouso que resolvem com exercício.
   B. Ondas delta no ECG.
   C. CVPs unifocais isoladas encontradas no ECG.
   D. Arritmia sinusal.

42.3 Qual dos seguintes pacientes deve fazer um teste de exercício de estresse para avaliar sua condição?

A. Paciente de 60 anos com CVPs sintomáticas.
B. Paciente de 35 anos com miocardiopatia hipertrófica encontrada em uma ecocardiografia.
C. Um homem de 32 anos alto, magro, com peito escavado e prolapso de valva mitral ao exame.
D. Paciente de 68 anos com suspeita de estenose aórtica.

42.4 Um adolescente de 16 anos vem ao consultório para um exame físico para esportes. Está planejando se candidatar ao time de futebol americano da escola, mas primeiro precisa da liberação médica. Não tem queixas, e sua história não tem particularidades, com exceção de uma história familiar de um tio que morreu subitamente aos 25 anos ao correr. Seu exame físico também não apresenta particularidades, exceto um sopro sistólico rude mais alto sobre o bordo inferior esquerdo do esterno. Você obtém um ECG que mostra hipertrofia ventricular esquerda. Qual das seguintes alternativas apresenta o próximo passo mais apropriado no manejo?
A. Um teste de exercício de estresse.
B. Uma ecocardiografia.
C. Uma radiografia de tórax.
D. Um cateterismo coronariano.
E. Tranquilização de que tem condições físicas para jogar futebol.

42.5 Você é chamado à beira do leito de um paciente que estava se queixando de dor torácica. Ao chegar, você encontra o paciente confuso e sem responder a perguntas. A enfermeira o informa que o paciente estava falando coerentemente até um momento atrás. O pulso do paciente é 180 bpm, sua pressão arterial sistólica é 60 mmHg, e a diastólica não pode ser aferida. Foi hospitalizado por uma condição totalmente não relacionada com a dor torácica. Uma tira de ritmo mostra taquicardia ventricular. Qual das alternativas apresenta o próximo passo mais apropriado no manejo deste paciente?
A. Adenosina.
B. Consulta cardiológica.
C. Cardioversão elétrica de emergência.
D. Agente cronotrópico negativo.
E. ECG de 12 derivações.

RESPOSTAS

42.1 **D.** Distúrbios primários de ritmo são as causas mais comuns de palpitações, compreendendo aproximadamente 40% dos casos. Outras causas comuns incluem ansiedade, medicações e cardiopatia estrutural. Muitos casos de palpitações permanecem sem diagnóstico, apesar de avaliação apropriada.

42.2 **B.** A presença de ondas delta indica a síndrome WPW e a presença de uma via acessória que pode sofrer ablação por um eletrofisiologista.

42.3 **A.** Uma pessoa de 60 anos com CVPs, especialmente se forem de início recente, pode estar mostrando a apresentação inicial de DAC e deve fazer um teste de estresse. Todas as outras condições listadas são contraindicações ao teste de estresse.

42.4 **B.** Esse jovem tem sinais sugestivos de miocardiopatia hipertrófica. O teste de confirmação é uma ecocardiografia. O cateterismo coronariano e o teste de estresse são provas para DACs e não estão recomendados para esse paciente. Um β-bloqueador ou bloqueador do canal de cálcio pioraria a situação hemodinâmica do paciente. A adenosina está indicada para taquicardia supraventricular com um complexo QRS estreito e não taquicardia ventricular.

42.5 **C.** Este paciente tem taquicardia ventricular com deterioração clínica e instabilidade hemodinâmica. Precisa de cardioversão elétrica imediata.

DICAS CLÍNICAS

▶ Considere síndrome de Marfan em um paciente alto com braços e dedos longos que use óculos.

▶ Um monitor Holter por 24 a 72 horas é apropriado em um paciente com palpitações frequentes (i.e, diárias); um monitor de eventos por 30 dias é melhor em alguém com episódios infrequentes.

▶ A miocardiopatia hipertrófica é a causa mais comum de morte cardíaca súbita em adolescentes. Um adolescente com um sopro cardíaco sistólico que aumenta de intensidade com a manobra de Valsalva deve ter sua atividade restrita até que se possa realizar uma ecocardiografia diagnóstica.

REFERÊNCIAS

Abbott AV. Diagnostic approach to palpitations. *Am Fam Physician*. 2005;71(4):743-750.

Batra AS, Hon AR. Consultation with the specialist: palpitations, syncope, and sudden death in children: who's at risk? *Pediatric Rev*. 2003;24(8):269-275.

Bouknight DP, O'Rourke RA. Current management of mitral valve prolapse. *Am Fam Physician*. 2000;61(11):3343-3350, 3353-3354.

Field JM, ed. Executive Summary of 2010 AHA Guidelines for CPR and ECC. *Circulation*. (in Press).

Marill KA, Ellinor PT. Case records of the Massachusetts General Hospital. Case 37-2005. A 35-year-old man with cardiac arrest while sleeping. *N Engl J Med*. 2005;353(23):2492-2501.

Marchlinski F. The tachyarrhythmias. In: Fauci AS, Braunwald E, Kasper DL, et al, eds. *Harrison's Principles of Internal Medicine*. 17th ed. New York, NY: McGraw-Hill; 2008:1425-1523.

Miller JM, Zipes DP. Diagnosis of cardiac arrhythmias. In: Libby P, Bonow RO, Mann DL, et al, eds. *Braunwald's Heart Disease*. 8th ed. Philadelphia, PA: Saunders Elsevier; 2008:763-831.

Rowland T. Evaluating cardiac symptoms in the athlete: is it safe to play? *Clin J Sport Med*. 2005;15(6): 417-420.

Zipes DP, Ackerman MJ, Mark Estes NA, et al. Arrhythmias. *J Am Coll Cardiol*. 2005;45:1354-1363.

CASO 43

A mãe de uma jovem de 16 anos telefona durante seu plantão, em um sábado à tarde, e diz que a adolescente foi picada por uma vespa no braço esquerdo há cerca de 2 horas. A paciente não tem nenhuma história conhecida de reação alérgica prévia a picadas ou a mordidas de insetos. Não está com dificuldade em respirar ou deglutir, nem está tonta. A mãe está preocupada primariamente porque a área em volta da picada está vermelha e inchada. A filha diz que sente dor e coceira no local. Diz que a lesão foi no ponto médio do antebraço, que agora apresenta um círculo vermelho e inchado com um diâmetro de aproximadamente 7,5 cm. A área vermelha está quente ao toque, de modo que a mãe está preocupada com infecção. Deu à filha ibuprofeno para dor e gostaria que você receitasse um antibiótico e algo que impedisse que a reação se dissemine.

▶ Qual antibiótico você deveria prescrever para tratar essa condição?
▶ Que outros tratamentos poderiam ser benéficos nesse momento?
▶ Que imunização é apropriada para essa paciente?

RESPOSTAS PARA O CASO 43:
Lesões por picadas e mordeduras

Resumo: Uma adolescente de 16 anos foi picada por uma vespa e está tendo uma reação local com dor e prurido. Não tem história de reações alérgicas prévias. A mãe da paciente liga e lhe pede que maneje a situação à distância, pelo telefone.

- **Antibiótico mais apropriado para usar:** Não há indicação de qualquer tratamento antibiótico, pois esta é uma reação local.
- **Outras terapias que podem ser benéficas:** Aplicações locais de gelo, AINEs ou paracetamol para dor e anti-histamínicos para o prurido.
- **Imunização apropriada:** Reforço da vacina contra tétano e difteria, se não estiver atualizada.

ANÁLISE

Objetivos

1. Conhecer os insetos que comumente causam lesões por mordedura e picada.
2. Ser capaz de diferenciar reações locais a picadas e mordeduras de reações sistêmicas.
3. Conhecer o manejo de lesões comuns por mordedura de animais.

Considerações

Essa adolescente sem alergias foi picada por uma vespa, e a única terapia necessária é sintomática. A ordem de insetos *Hymenoptera* inclui vespas, marimbondos, vespas amarelas, vespões, abelhas domésticas, mangangabas e formigas-de-fogo. Esses insetos causam a maioria dos casos de anafilaxia induzida por picada ou mordedura e causam mais mortalidade que todos os outros tipos de picadas e mordeduras de insetos. Reações locais ocorrem como resultado das propriedades tóxicas do veneno, enquanto reações mais graves tendem a ser causadas por reação alérgica a seus alérgenos.

Vários tipos de picadas de abelha deixam o ferrão na vítima, o que pode resultar na injeção continuada do veneno da abelha. O ferrão deve ser removido rapidamente. Agarrar a base do ferrão pode levar à compressão do saco contendo veneno, resultando no aumento da liberação do mesmo. Assim, sugere-se que raspar ou varrer o ferrão para fora da pele é preferível do que agarrá-lo. Entretanto, **é preferível remover rapidamente o ferrão que gastar tempo para localizar um implemento de raspagem** se não houver nenhum (como um cartão de crédito ou carteira de motorista) à mão imediatamente.

ABORDAGEM A
Mordeduras e picadas

DEFINIÇÕES

HYMENOPTERA: Ordem de insetos que inclui vespas, marimbondos, vespas amarelas, vespões, abelhas domésticas, mangangabas e formigas-de-fogo, e é responsável pela maioria das picadas de inseto.

GRANDES REAÇÕES ALÉRGICAS LOCAIS: Vermelhidão ou calor na pele na área da picada do inseto, mediada por imunoglobulina E (IgE) reagente ao veneno de himenópteros.

ABORDAGEM CLÍNICA

PICADAS DE INSETOS

Reações locais

Quase todas as picadas de himenópteros resultarão em **reação local**, que inclui vermelhidão, inchaço, dor e prurido no local da lesão. Essas reações **tendem a ocorrer quase imediatamente e durar algumas horas**. A resposta tecidual local é consequência de uma reação de tipo histamínico causada pelo veneno liberado pelo ferrão. Reações locais podem ser tratadas com gelo e anti-histamínicos para o prurido. Deve-se fazer profilaxia de tétano nas pessoas não vacinadas.

Reações retardadas

Reações alérgicas locais de grande porte são mediadas por imunoglobulina E (IgE) reagente ao veneno de himenópteros. Essas reações são muitas vezes confundidas com celulite, pois desenvolvem grandes áreas (≥ 10 cm de diâmetro) vermelhas e quentes em 24 a 48 horas. Essas reações não são infecciosas e não respondem a antibióticos. O **melhor tratamento para essas reações é com esteroides orais** iniciados precocemente após a picada. A profilaxia do tétano deve ser revista e atualizada, se necessário. Uma pessoa com história de grande reação local a uma picada de abelha provavelmente terá reações similares em episódios subsequentes. Entretanto, a história desse tipo de reação não leva a um risco aumentado de anafilaxia a picadas posteriores.

Anafilaxia

Até 4% da população pode apresentar reação sistêmica a picadas de himenópteros. Pessoas que tiveram reação sistêmica têm um risco de 50% ou mais de apresentar reação sistêmica a picadas futuras. Essas reações sistêmicas podem variar de sintomas leves, como náusea, urticária generalizada ou angioedema, a sintomas graves e potencialmente fatais, como hipotensão, choque, edema das vias aéreas e óbito. Em geral, reações graves de hipersensibilidade imediata ocorrem minutos após a picada.

O tratamento da anafilaxia deve incluir avaliação e manejo dos ABCs (via aérea, respiração [*breathing*] e circulação), com intubação, se necessário, acesso IV e ressuscitação com líquidos de 10 a 20 mg/kg (geralmente 500 a 1.000 mL) tão logo seja possível. **Deve-se administrar uma injeção subcutânea ou intramuscular de 0,3 a 0,5 mL de adrenalina em solução 1:1.000 o mais rapidamente possível** e repeti-la em 10 a 15 minutos, quando necessário. Anti-histamínicos, esteroides (em casos graves), e broncodilatadores também podem ser necessários. Qualquer pessoa com uma reação anafilática deve ser observada no hospital por 12 a 24 horas, pois pode haver recorrência dos sintomas. Pessoas com reações anafiláticas conhecidas devem receber uma prescrição para um *kit* de injeção de adrenalina e carregá-lo sempre, de forma a ter acesso imediato a qualquer hora. Devem ser instruídas a evitar o uso de perfumes, roupas de cores muito vivas e caminhar descalças. Também é possível oferecer terapia de dessensibilização a pessoas com anafilaxia conhecida, pois isso pode diminuir em até 50% seu risco de reações graves futuras.

MORDEDURAS DE ANIMAIS

Quase 5 milhões de mordeduras de animais ocorrem nos EUA a cada ano, envolvendo mais comumente cães, gatos e seres humanos.

O manejo inicial deve enfocar, como sempre, os ABCs e a proteção da lesão atual (talas para fraturas, proteção da coluna cervical, etc.), assim como controle do sangramento e avaliação das lesões sofridas. Deve-se obter a história do tipo de animal envolvido na mordida, a situação (se provocada ou não provocada) e a situação vacinal do animal, documentando particularmente o estado vacinal contra a raiva. Quase todos os casos de raiva humana nos EUA desde 1960 foram causados por morcegos, gambás, cães e raposas. Depois das mordidas de animais, recomenda-se consultar a secretaria local de saúde.

A limpeza local da(s) ferida(s) com água e sabão, irrigação com soro fisiológico e debridamento do tecido desvitalizado devem ser realizados o mais rapidamente possível. Com frequência, esses tratamentos são suficientes em caso de feridas menores.

O risco de infecção depende de numerosos fatores. Feridas maiores e mais profundas têm maior probabilidade de infecção que feridas pequenas e superficiais. Feridas na mão também tendem a apresentar maior risco de infecção. Fatores do hospedeiro, como a presença de doenças crônicas ou imunossupressão, também têm um papel. O animal envolvido na mordida é importante. Aproximadamente, 20% das feridas por mordida de cão tornam-se infectadas, enquanto mordidas de gatos e seres humanos apresentam uma ocorrência mais alta de infecção.

Várias bactérias podem estar envolvidas em infecções de feridas por mordeduras. Tanto gatos quanto cachorros podem ser portadores de estafilococos, estreptococos, anaeróbios e *Pasteurella* sp. Seres humanos são portadores de estafilococos, estreptococos, *Haemophilus* sp., *Eikenella* sp. e anaeróbios.

O tratamento de mordidas começa pelo cuidado local – limpeza, irrigação e debridamento. O fechamento primário das feridas é controverso e deve ser limitado a lacerações com menos de 24 horas. Ferimentos puntiformes profundos e aqueles com sinais de infecção não devem ser fechados por primeira intenção. A vacinação contra o tétano deve ser atualizada, caso necessário. Autoridades de controle de zoonoses devem ser contatadas para orientações sobre vacinação contra a raiva.

Embora não existam evidências claras de eficácia para mordidas de cães e gatos, as recomendações atuais são de profilaxia com antibióticos por 5 a 7 dias para pacientes com ferimentos moderados e graves por mordidas de cães, gatos ou seres humanos. Amoxicilina-clavulanato VO é uma profilaxia apropriada para a maioria dos ferimentos por mordidas. Quando há celulite, são necessários períodos mais longos de antibióticos, em geral de 7 a 14 dias. Hospitalização e intervenção cirúrgica podem ser necessárias para infecções mais graves, osteomielite, infecções articulares e pacientes com condições médicas que complicam o quadro.

QUESTÕES DE COMPREENSÃO

43.1 Qual das seguintes opções terapêuticas é útil para o tratamento tanto de picadas de abelhas quanto de feridas por mordeduras?
   A. Profilaxia antibiótica com amoxicilina-ácido clavulânico.
   B. Anti-histamínicos para o prurido.
   C. Vacina contra o tétano.
   D. Debridamento cirúrgico da ferida.

43.2 Depois de uma picada por vespa amarela, uma mulher de 22 anos desenvolveu uma área vermelha e quente que aumentou de forma progressiva. Afirma que a picada foi precisa e rápida e que foi possível remover completamente o ferrão com uma pinça. Não sofreu nenhuma anafilaxia sistêmica. Não tem história de alergias anteriores. Vai ao seu consultório no dia seguinte à picada e diz que a lesão ainda está aumentando, apesar do uso do creme de corticosteroide e uma fármaco anti-histamínico de primeira geração de venda livre. Qual das seguintes alternativas apresenta o tratamento mais apropriado para esta paciente?
   A. Prednisona oral.
   B. Corticosteroide tópico.
   C. Antibiótico direcionado contra cocos gram-positivos.
   D. *Kit* portátil de adrenalina para picadas futuras.
   E. Tranquilização.

43.3 Você vê um menino de 7 anos um dia depois de ser mordido por seu cachorro de estimação. Segundo a mãe, a mordida ocorreu depois que o menino se esgueirou até o cachorro e agarrou sua cauda. O cachorro está com todas as vacinas em dia, incluindo raiva. A criança não teve febre, conserva todos os movimentos do membro ferido e não tem nenhum sinal de lesão neurológica ou vascular. A ferida é no antebraço, não é profunda e não está sangrando, mas há um eritema de cerca de 2 cm em volta do local. Qual das seguintes alternativas apresenta o tratamento mais apropriado?

A. Hospitalização para antibióticos IV.
B. Amoxicilina-clavulanato oral por 3 a 5 dias.
C. Amoxicilina-clavulanato oral por 7 a 14 dias.
D. Cuidados locais sem nenhum antibiótico.

43.4 Você vê um homem de 43 anos que dois dias antes teve uma briga de socos e sofreu uma laceração profunda em volta dos nós dos dedos quando atingiu a face de outro homem. Estava intoxicado no momento e, ao voltar para casa, caiu no sono sem limpar a ferida. No momento, apresenta secreção purulenta, dor, eritema e febre. Não há *rash*, e ele não notou nenhuma disseminação do eritema. A radiografia da mão mostra uma fratura capilar do quinto metacarpo com edema e hematoma sobre a área afetada. Qual dos seguintes organismos tem maior probabilidade de ser o causador da infecção?

A. *Staphylococcus aureus.*
B. Estreptococos.
C. *Eikenella corrodens.*
D. *Escherichia coli.*
E. *Peptostreptococcus.*

43.5 Uma mãe traz sua filha de 6 anos que foi mordida na mão ao brincar com um coelho recentemente obtido de um vizinho. A ferida é na superfície volar do segundo dedo direito, imediatamente distal à articulação interfalângica proximal. Qual dos seguintes passos no manejo de feridas por mordeduras é mais efetivo para a prevenção de infecção da ferida?

A. Profilaxia de tétano.
B. Profilaxia de raiva.
C. Irrigação com soro fisiológico e cuidados com a ferida.
D. Antibióticos profiláticos.
E. Irrigação e fechamento por primeira intenção.

RESPOSTAS

43.1 **C.** A vacinação contra o tétano é comum ao manejo tanto de picadas de abelha quanto de feridas por mordedura. Picadas de abelha raramente se infectam e não requerem antibioticoterapia.

43.2 **A.** Essa paciente está tendo uma grande reação local à sua picada. Essa é uma reação mediada por IgE. Pode responder a um curso de esteroides orais. Existe uma possibilidade de pelo menos 50% de ocorrer uma reação similar se for picada novamente, mas é improvável que desenvolva reações anafiláticas no futuro, e ela não precisa de profilaxia anafilática. Sua história de picada diminui a probabilidade do diagnóstico de celulite.

43.3 **C.** Essa criança está desenvolvendo celulite do ferimento por mordedura. Com base em sua apresentação, não parece requerer hospitalização. Pode ser tratado com antibióticos orais por 1 a 2 semanas.

43.4 **C.** Embora cada uma dessas bactérias possa ser isolada em lesões por mordeduras humanas, a *Eikenella* sp. parece ser especialmente comum em lesões de punho fechado.

43.5 **C.** Roedores e lagomorfos (coelhos) não são reservatórios do vírus da raiva nem demonstradamente o transmitem a seres humanos. O passo mais importante na prevenção das complicações infecciosas de feridas por mordeduras é o cuidado adequado da ferida com inspeção, irrigação e debridamento. A profilaxia do tétano deve ser considerada em todas as feridas por mordedura. A profilaxia antibiótica também pode estar indicada, especialmente em mordidas de alto risco (localizadas na mão, apresentação tardia, mordidas de gato) e deve ser direcionada contra estafilococos, estreptococos, anaeróbios e *Pasteurella* sp, conforme apropriado.

DICAS CLÍNICAS

▶ Qualquer pessoa com uma história de reações anafiláticas deve receber uma prescrição para um *kit* de injeção de adrenalina e ser instruído sobre a importância de mantê-lo à mão. Essas receitas devem ser atualizadas com frequência, pois a medicação expira em 6 a 12 meses.
▶ Amoxicilina-clavulanato VO é uma profilaxia apropriada para a maioria das feridas por mordedura.
▶ A limpeza local da ferida com água e sabão, irrigação com soro fisiológico e debridamento de tecidos desvitalizados devem ser feitos assim que possível.
▶ Feridas "por mordedura" de seres humanos nem sempre resultam de mordidas. Um soco na boca pode causar inoculação e infecção sérias nos nós dos dedos do agressor.
▶ Aproximadamente, 20% das feridas por mordedura de cachorro tornam-se infectadas, enquanto mordidas de gatos e seres humanos apresentam taxas mais altas de infecção.

REFERÊNCIAS

Brook I. Management of human and animal bite wounds: an overview. *Adv Skin Wound Care.* 2005;18(4):197-203.

Chen E, Hornig S, Shepherd SM, Hollander JE. Primary closure of mammalian bites. *Acad Emerg Med.* 2000;7:157-161.

Golden DBK. Stinging insect allergy. *Am Fam Physician.* 2003;67:2541-2546.

Manning SE, Rupprecht CE, Fishbein D, et al. Human rabies prevention-United States 2008: recommendation of the Advisory Committee on Immunization Practices; CDC. *MMWR Recomm Rep.* 2008;57:1-28.

Tintinalli JE, Powers RD, Schwab RA, et al. Puncture wounds and bites. Bites and Stings. *Tintinalli's Emergency Medicine: A Comprehensive Study Guide.* 7th ed. New York, NY: McGraw-Hill; 2011: Chapters 50 and 205. Available at www.accessmedicine.com. Accessed May 6, 2011.

Turner TW. Do mammalian bites require antibiotic prophylaxis? *Ann Emerg Med.* 2004;44:274-276.

CASO 44

Um homem de 60 anos é trazido de ambulância ao serviço de emergência devido a fala enrolada e fraqueza do lado esquerdo. A esposa do paciente diz que ele se deitou por volta das 11 horas da noite anterior e estava bem. Às 5 da manhã, hora em que geralmente acordam, notou que ele tinha alguma dificuldade em falar e mexer o braço e a perda esquerdos. Chegaram ao DE às 6 horas da manhã. Ele tem uma longa história de hipertensão (HAS), infarto há 10 anos e colesterol elevado. Toma diariamente ácido acetilsalicílico infantil, um inibidor da enzima conversora da angiotensina (ECA), e uma estatina. Costumava consumir bastante álcool, mas parou depois do infarto. Ainda fuma meio maço de cigarros por dia. A esposa do paciente lembra que, há cerca de três meses, ele se queixou de leve dor bilateral nas pernas durante seu passeio matinal e teve que parar depois de 15 minutos. Também lembra que, há um mês, ele teve "um leve blecaute do olho direito" por cinco minutos. Ao chegar à emergência, sua pressão arterial é 195/118 mmHg, pulso de 106 bpm, frequência respiratória de 18 mpm, temperatura de 37,6°C, e saturação de oxigênio de 97% em ar ambiente. Embora suas pupilas sejam iguais e reagentes e os movimentos oculares estejam intactos, é incapaz de olhar voluntariamente para o lado esquerdo. O pescoço é flexível, sem turgência da jugular ou sopros. Os pulmões estão claros, as bulhas cardíacas regulares, sem sopros, e o abdome é normal. Não há boa perfusão dos membros distalmente. O exame neurológico revela que está alerta e orientado, embora não reconheça que está doente. É destro. Mostra negligência e falta de atenção a objetos ou estímulos em seu lado esquerdo. Tem leve disartria, mas sua fala é fluente, e compreende e segue comandos muito bem. Há leve fraqueza no lado esquerdo da face e hemianopsia homônima do lado esquerdo, mas não há nistagmo ou ptose, e nenhum desvio de língua ou úvula. Não é capaz de mover o braço e a perna esquerdos, tem hiper-reflexia, e o grande artelho esquerdo sobe.

- Qual é o diagnóstico mais provável?
- Qual é seu próximo passo diagnóstico?
- Qual é seu próximo passo terapêutico?

RESPOSTAS PARA O CASO 44:
Acidente vascular encefálico/ Acidente isquêmico transitório

Resumo: O paciente é um homem de 60 anos, destro, com história de doença arterial coronariana (DAC), hipertensão e hipercolesterolemia, que chega à emergência com história de 5 horas de fala enrolada e incapacidade de mover seu braço e perna esquerdos. Teve um episódio de amaurose fugaz (cegueira) no olho direito um mês antes da baixa. Ao exame físico, embora esteja alerta e orientado, não tem consciência de sua incapacidade (anosognosia) e exibe negligência do lado esquerdo. Tem hipertensão, disartria e hemiparesia esquerda. Também apresenta hemianopsia homônima do lado esquerdo, desvio conjugado do olhar para a direita, fraqueza hemifacial esquerda e hiperreflexia esquerda.

- **Diagnóstico mais provável:** Acidente vascular cerebral (AVE).
- **Próximo passo diagnóstico:** Obter uma tomografia computadorizada (TC) cerebral sem contraste.
- **Próximo passo terapêutico:** Determinar se é aconselhável instaurar o tratamento agudo com agentes trombolíticos.

ANÁLISE
Objetivos

1. Reconhecer a significância do diagnóstico e avaliação corretos de acidentes isquêmicos transitórios (AITs) e AVEs.
2. Reconhecer as condições que podem mimetizar um AVE.
3. Compreender que a avaliação clínica dá as pistas mais importantes sobre o diagnóstico de AVE.
4. Estar familiarizado com a abordagem aceita para o manejo precoce de pacientes com AVE isquêmico.
5. Estar familiarizado com as estratégias atuais para a prevenção de AVE isquêmico e AIT.

Considerações

Esse paciente de 60 anos desenvolveu déficits neurológicos focais, que são a apresentação comum de pacientes com AVEs. Considerando a história de hipertensão, hipercolesterolemia e manifestações vasculares de aterosclerose, como DAC e vasculopatia periférica (claudicação de membros inferiores), um AVE isquêmico é o diagnóstico mais provável. Além disso, teve um AIT (amaurose fugaz) 30 dias antes da baixa, o que o coloca em risco ainda maior de AVE isquêmico. Seus déficits neurológicos são compatíveis com um AVE isquêmico no território da artéria cerebral média direita, que é seu hemisfério não dominante, motivo pelo qual não está afásico.

De importância imediata, o clínico deve confirmar que os comprometimentos neurológicos são secundários ao AVE isquêmico e não a outras condições, especialmente hemorragia intracraniana. Deve-se obter uma TC cerebral sem contraste o mais cedo possível, a fim de afastar hemorragia, tumor e abscesso. Também estão indicados glicemia, rastreamento toxicológico, estudos de coagulação, eletrólitos séricos, provas da função renal, perfil lipídico e hemograma completo (HC). Deve-se colocar o paciente em um monitor cardíaco e obter-se um ECG de 12 derivações, de forma a excluir infarto do miocárdio ou fibrilação atrial.

Como o início dos sintomas ocorreu há mais de 3 horas, esse paciente não é candidato à terapia trombolítica. O levantamento inicial dos ABC (vias aéreas, respiração e circulação) deve orientar o tratamento, se os sinais vitais estiverem comprometidos. Embora sua pressão arterial esteja aumentada, o manejo da pressão arterial deve ser cauteloso no contexto de um AVE agudo. O paciente deve ser hospitalizado para maior avaliação e manejo, preferivelmente em uma unidade dedicada a AVE, se houver. Deve-se administrar ácido acetilsalicílico nas primeiras 48 horas após o AVE, e também usar profilaxia para trombose venosa profunda. Entretanto, a anticoagulação com heparina ou varfarina para o infarto em si tem baixa razão risco/benefício e não está indicada. Deve-se obter uma avaliação da função de deglutição e uma consulta precoce de fisioterapia. Outras imagens por ressonância magnética (RM) cerebral, angiografia por ressonância magnética, ou angiografia por TC podem ajudar a esclarecer a etiologia do AVE e orientar o tratamento. Nesse paciente, está indicado estudo das carótidas por Doppler, pois apresentou um episódio de amaurose fugaz, causada por um bloqueio da artéria oftálmica, um ramo da carótida interna.

É crucial fazer o manejo de suas condições médicas crônicas, a fim de tentar reduzir seu risco de AVEs subsequentes. Nesse paciente, tais medidas incluem controle rígido da hipertensão e da hipercolesterolemia, bem como cessação do tabagismo. Como o paciente teve um AVE em uso de ácido acetilsalicílico, deve-se considerar um agente antiplaquetário alternativo.

ABORDAGEM A AVE/AIT

DEFINIÇÕES

ACIDENTE ISQUÊMICO TRANSITÓRIO (AIT): Episódio transitório de disfunção neurológica, causado por isquemia focal do cérebro, medula espinal ou retina, **sem** infarto agudo. Não há um corte temporal que distinga confiavelmente se um evento isquêmico sintomático resultará em infarto isquêmico.

SINTOMAS TRANSITÓRIOS COM INFARTO (STI): Episódio transitório de disfunção neurológica associada a lesão isquêmica cerebral irreversível.

AVE ISQUÊMICO: Infarto do tecido do sistema nervoso central.

ABORDAGEM CLÍNICA

Nos EUA, 700.000 pessoas sofrem um AVE a cada ano, e a incidência anual de AIT é de aproximadamente 200.000 a 500.000. Os AVEs permanecem a terceira principal causa de óbito na América do Norte e são uma importante causa de incapacidade. **Define-se AIT como um episódio transitório de disfunção neurológica causada por isquemia focal do cérebro, medula espinal ou retina, *sem* infarto agudo.** A maioria dos AITs dura menos de 1 hora. Presume-se que ocorreu um AVE se os sintomas persistirem por mais de 24 horas. Entretanto, há uma correlação não confiável entre duração de sintomas e infarto. **Os pacientes com AIT têm um risco aumentado de AVE subsequente.** A ocorrência relatada de AVE após um AIT chega a até 5,3% em dois dias e a 10,5% em 90 dias. Pacientes com AIT frequentemente requerem hospitalização, maior avaliação, e o mesmo manejo em longo prazo de pacientes com AVE. **Uma avaliação chamada escore ABCD^2 (Idade, Pressão Arterial, Características clínicas, Duração dos sintomas e Diabetes)** pode ser usada para identificar pacientes em alto risco de AVE isquêmico nos primeiros sete dias depois de um AIT. O escore ABCD^2 é composto de:

Idade ($\geq$ 60 anos = 1 ponto)

Elevação da pressão arterial na primeira aferição pós-AIT (sistólica $\geq$ 140 mmHg ou diastólica $\geq$ 90 mmHg = 1 ponto)

Características clínicas (fraqueza unilateral = 2 pontos; distúrbio isolado de fala = 1 ponto; outro = 0 pontos)

Duração dos sintomas neurológicos ($\geq$ 60 minutos = 2 pontos; 10-59 minutos = 1 ponto; < 10 minutos = 0 pontos)

Diabetes (presente = 1 ponto)

O risco estimado de AVE em dois dias, determinado pelo escore ABCD^2, é o seguinte:

Escore 0 a 3: Baixo risco de AVE (1%)

Escore 4 a 5: Risco moderado (4%)

Escore 6 a 7: Alto risco (8%)

A hipertensão é o mais importante fator de risco isolado para AVE, e a incidência de AVE nos EUA diminuiu, em parte, como resultado de melhores esforços para controlar a hipertensão nas últimas décadas. Outros fatores de risco incluem diabetes melito, idade mais avançada, sexo masculino, história familiar, dislipidemia e tabagismo. Muitas condições cardiovasculares também predispõem a um AVE, geralmente por meio de um coágulo embólico. Essas condições incluem fibrilação atrial, infarto do miocárdio, endocardite, estenose de carótida, cardiopatia reumática, presença de válvula mecânica, miocardiopatia dilatada avançada e forame oval patente ou comunicação interatrial, que podem expor o sistema arterial sistêmico a um êmbolo paradoxal de uma fonte venosa. Outro fator de risco para AVE é a drepanocitose (anemia falciforme): os pacientes com drepanocitose comumente sofrem seus AVEs na infância.

AVEs geralmente são classificados como de origem trombótica ou embólica. AVEs que afetam os pequenos ramos das principais artérias do cérebro são chamados infartos lacunares ou AVEs de pequenos vasos. Com frequência, esses AVEs prenunciam um AVE maior, mais debilitante. Em geral, as causas dos êmbolos são de origem cardiovascular e incluem as condições anteriormente mencionadas, bem como a dissecção de vários vasos. A maioria dos êmbolos são coágulos. Entretanto, em raras ocasiões, os êmbolos podem ser vegetações de endocardite infecciosa, vegetações estéreis da endocardite de Libman-Sacks (que ocorre no lúpus eritematoso sistêmico) e da endocardite marântica (que ocorre no câncer).

DIAGNÓSTICO E AVALIAÇÃO

O início súbito de um déficit neurológico focal é a apresentação usual dos pacientes com AVE, embora alguns pacientes possam apresentar uma piora gradual dos sintomas. Quase todos os pacientes estão alertas, a não ser que haja um infarto hemisférico, oclusão da artéria basilar ou AVE cerebelar com edema. Se o território da artéria cerebral média estiver afetado, o paciente sofrerá afasia (quando o hemisfério dominante estiver envolvido), hemiparesia contralateral, perda sensorial, negligência espacial e comprometimento da conjugação contralateral do olhar. Quando o território afetado for o da artéria cerebral anterior, déficits de pé e perna são mais frequentes que de braço. Com frequência, esses pacientes apresentam alterações cognitivas e de personalidade. Sinais e sintomas de AVE vertebrobasilar incluem perda motora ou sensorial nas quatro extremidades, sinais cruzados, olhar desconjugado, nistagmo, disartria e disfagia. Se o cerebelo estiver afetado, pode haver ataxia de membros ipsilaterais e ataxia de marcha.

Que fatores de risco para AVE não podem ser alterados?

- Idade
- Hereditariedade (história familiar) e grupo étnico
- Sexo (gênero)
- Episódios prévios de AVE, AIT ou infarto do miocárdio

Que fatores de risco para AVE podem ser alterados, tratados ou controlados?

- Hipertensão arterial
- Tabagismo
- Diabetes melito
- Arteriopatia de carótida ou de outras artérias
- Arteriopatia periférica
- Fibrilação atrial
- Doença cardíaca coronariana ou insuficiência cardíaca
- Drepanocitose (anemia falciforme)
- Hipercolesterolemia
- Dieta fraca
- Inatividade física e obesidade

A avaliação dos sinais vitais é importante no exame inicial. A hipertensão arterial grave pode ser sugestiva de encefalopatia hipertensiva ou hemorragia intracraniana. Uma febre pode levar à consideração de causas infecciosas. Um pulso rápido ou irregularmente irregular pode implicar fibrilação atrial como possível causa do AVE. Um exame físico geral e um exame neurológico abrangente devem ser realizados oportunamente.

O diagnóstico diferencial de sinais e sintomas neurológicos agudos é amplo. Juntamente com AVEs, esses sintomas podem ser causados por convulsões, estados confusionais agudos, *delirium*, síncope, encefalopatia metabólica e tóxica (hipoglicemia), tumores cerebrais, infecções do SNC, enxaquecas, esclerose múltipla e hematoma subdural. Pode ser especialmente difícil diferenciar enxaquecas com sintomas neurológicos de AVE, pois não é obrigatório que enxaquecas sejam acompanhadas de cefaleia. Entretanto, o início dos sintomas de AVE costuma ser muito mais rápido que os de uma enxaqueca. Em geral, vítimas de AVE também estão alertas e cientes do que está acontecendo com eles, ao contrário de pessoas sofrendo de *delirium* ou de diversos tipos de encefalopatias. Quando se determina que a causa da apresentação é um AVE, **é crucial diferenciar entre AVE isquêmico e hemorrágico, devido às implicações para o tratamento posterior.**

A avaliação inicial deve estabelecer se o paciente é elegível para tratamento trombolítico. Estabelecer o momento de início dos sintomas é o fator mais importante. Presume-se que o início dos sintomas seja o momento em que o paciente estava sabidamente sem sintomas, como quando se deitaram.

Imagens cerebrais

Uma TC cerebral sem contraste é o exame de imagem inicial de escolha. A TC cerebral pode não mostrar um AVE isquêmico por até 72 horas, mas pode excluir rapidamente a maioria dos casos de hemorragia intracraniana, tumores ou abscessos. Também está mais facilmente disponível, é custo-efetiva e leva menos tempo que uma RM. A TC também pode ser usada para detectar a transformação hemorrágica de um infarto em um paciente com AVE isquêmico e deterioração dos sintomas. Se houver resolução dos sintomas neurológicos, a RM (se disponível) em 24 horas é o estudo de imagem preferido, devido à sua maior sensibilidade em diferenciar entre ATI e AVE com STI.

Outros estudos de imagem podem estar indicados para esclarecer a etiologia do AVE e detectar oclusões arteriais intracranianas ou extracranianas, que podem afetar decisões de tratamento. A avaliação do sistema vascular cerebral pode ser feita por angiografia por ressonância magnética (ARM), angiografia por TC, angiografia por cateter ou ultrassonografia transcraniana com Doppler.

Outros exames

Deve-se fazer um ECG de 12 derivações em todos os pacientes com AVE, a fim de detectar infartos agudos do miocárdio, que podem tanto causar AVEs quanto resultar de um AVE. Um ECG também ajuda a diagnosticar fibrilação atrial. A ecocardiografia também pode ser necessária para a avaliação adequada do coração. A ecocardiografia transesofágica é particularmente útil para detectar fontes cardíacas de embolia, como trombo causado por infarto do miocárdio, endocardite, cardiopatia reumática, próteses valvulares e comunicações interatriais. Com frequência, também é aconselhável um estudo carotídeo com Doppler, a fim de avaliar placas ou estenoses de carótidas.

Glicemia, eletrólitos, provas de função renal e rastreamento de drogas são importantes para excluir hipoglicemia e encefalopatia metabólica e tóxica. Se o paciente estiver fazendo uso de terapia anticoagulante, deve-se medir tempo de protrombina, tempo de tromboplastina parcial e contagem de plaquetas, obrigatórios antes de considerar a terapia trombolítica. Lipidograma, velocidade de hemossedimentação, fator antinuclear (FAN), HC e testes sorológicos para sífilis também estão frequentemente indicados. Em pacientes jovens sem nenhuma causa identificável para o AVE, pode estar indicada uma investigação para distúrbios de coagulação ou síndrome antifosfolipídica. Uma punção lombar está indicada caso se considerar uma hemorragia subaracnóidea e a TC não for diagnóstica, ou se uma infecção do SNC for possível.

Tratamento

Como em todos os pacientes críticos, **o levantamento inicial deve avaliar os ABCs**. Caso se detecte hipoxia, deve-se administrar oxigênio suplementar para manter a saturação de oxigênio acima de 92%, e investigar a causa da hipoxia (obstrução parcial das vias aéreas, pneumonia por aspiração, atelectasia). Se a via aérea estiver ameaçada, deve-se inserir uma cânula endotraqueal. **Um monitor cardíaco deve ser colocado, a fim de detectar fibrilação atrial ou qualquer outra arritmia.**

A não ser que haja encefalopatia hipertensiva, dissecção aórtica, insuficiência renal aguda ou edema pulmonar, o **tratamento da hipertensão arterial deve ser cauteloso**. Recomenda-se medicação anti-hipertensiva com valores da pressão arterial acima de 220 mmHg (sistólica) ou 120 mmHg (diastólica). Se o paciente for adequado para tratamento trombolítico, deve-se iniciar medicação para diminuir a pressão arterial abaixo de 185 mmHg (sistólica) e de 110 mmHg (diastólica). Os agentes mais frequentemente usados são labetalol, nicardipina e nitroprussiato de sódio.

Febre e hiperglicemia após um AVE estão frequentemente associadas aos piores resultados e devem ser controladas durante o período pós-AVE. Deve-se investigar uma fonte infecciosa para a febre.

Exceto quando se administra terapia trombolítica, **a maioria dos pacientes com AVE não hemorrágico deve receber ácido acetilsalicílico nas primeiras 48 horas.** Não se recomenda anticoagulação urgente.

Pacientes cuidadosamente selecionados podem se beneficiar da administração intravenosa de ativador do plasminogênio tecidual recombinante (rtPA), caso possam ser tratados nas primeiras 3 horas após o início do AVE isquêmico. O risco de hemorragia associada ao tratamento com rtPA é de aproximadamente 5%, e existem numerosas contraindicações ao uso da terapia trombolítica, incluindo cirurgia recente, trauma, sangramento gastrintestinal, infarto do miocárdio, uso de certos fármacos anticoagulantes e hipertensão não controlada. Dependendo da disponibilidade, alguns hospitais têm capacidade de realizar trombólise intra-arterial direta, onde o agente trombolítico é aportado diretamente ao coágulo por canalização, ou mesmo de realizar a retirada mecânica do trombo. Esses modos de tratamento podem ser considerados em centros com protocolos experimentais ou ampla experiência.

Edema cerebral pós-AVE pode ser uma complicação muito séria, podendo levar à herniação do tronco cerebral, resultando em óbito. Esse edema pode ser tratado com manitol ou cirurgia de descompressão, embora nesse momento existam evidências insuficientes para mostrar benefícios significativos para esses tratamentos.

Estudos demonstraram que o tratamento em uma unidade dedicada a AVE leva a melhores resultados e a menor mortalidade. Cuidados precoces pós-tratamento incluem mobilização assim que o paciente estiver estável e depois de avaliações da sua capacidade de deglutição. Depois de um AVE, com frequência, o paciente está imóvel e necessita de cuidados médicos intensivos, a fim de evitar desnutrição, degradação cutânea e outras complicações. Os déficits neurais do paciente costumam melhorar depois do AVE e podem continuar melhorando até 6 meses a 1 ano. AVEs prévios também predispõem pacientes a convulsões, e alguns pacientes podem inicialmente apresentar convulsão como primeiro sintoma de AVE. Quando não for usada terapia trombolítica, deve-se fornecer profilaxia de trombose venosa profunda. Apoio familiar e tratamento da depressão também devem ser iniciados, quando apropriado.

PREVENÇÃO DE AVE EM PACIENTES COM AVE ISQUÊMICO OU AIT PRÉVIOS

Uma história de um AIT ou AVE prévio confere alto risco de futuros eventos. Nesses pacientes, é preciso fazer um controle agressivo de fatores de risco. Todos os pacientes devem ser aconselhados a deixar de fumar e a reduzir a ingestão de álcool. Pacientes hipertensos devem ser tratados de acordo com as diretrizes do JNC-7 (Joint National Committee on Prevention, Detection, Evaluation, and Treatment of High Blood Pressure, 7th report) (ver Caso 30). O colesterol alto deve ser tratado tendo como meta um LDL menor que 100 mg/dL. Deve-se buscar um controle rígido do diabetes. Agentes antiplaquetários, como ácido acetilsalicílico (50 a 325 mg/dia), a combinação de ácido acetilsalicílico e dipiridamol de liberação prolongada, ou clopidogrel, devem ser iniciados em pacientes com história de AIT ou AVE isquêmico não cardioembólico.

A endarterectomia de carótida (EAC) pode reduzir o risco de AVE em alguém com história de AIT/AVE prévios e estenose de artéria carótida. Está indicada para pacientes sintomáticos com estenose carotídea acima de 70% quando puder ser realizada por um cirurgião experiente com baixa taxa de complicações perioperatórias. Pode-se considerar EAC em pacientes sintomáticos com estenose entre 50 e 70%, mas ela não está indicada quando a estenose for menor que 50%. Angioplastia carotídea por balão e colocação de *stents*, não invasivas, também estão sendo realizadas, sendo alternativas à EAC.

A anticoagulação com varfarina reduz o risco de AVE e sua recorrência em certas circunstâncias. Está indicada para reduzir o risco de AVEs embólicos para pacientes com fibrilação atrial persistente ou paroxística ou insuficiência cardíaca muito avançada. Também está indicada para pacientes com AVE isquêmico causado por infarto do miocárdio e a existência de trombo ventricular esquerdo, bem como para pacientes com cardiopatia reumática ou uma válvula cardíaca mecânica.

QUESTÕES DE COMPREENSÃO

44.1 Um homem de 72 anos é trazido à emergência devido a fraqueza e entorpecimento do braço direito. O estudante de medicina acompanhando o caso pergunta ao médico responsável sobre o diagnóstico e manejo de AITs. Qual dos seguintes pode-se esperar em pacientes com AIT?

A. Resolução dos sintomas em 1 hora.
B. AVE nos 90 dias subsequentes em menos de 1% dos pacientes.
C. Evidências de infarto na TC.
D. Evidências de infarto na RM.

44.2 Uma mulher afro-americana de 84 anos foi encontrada por sua nora caminhando na rua a algumas quadras de sua casa. A nora notou que parecia não saber onde estava e não a reconheceu. Instada, parecia confusa e não falava. A paciente sofreu um AVE há um ano e tinha leves déficits residuais em seu lado esquerdo. Toma medicações para hipertensão, hiperlipidemia, constipação e gota. Na emergência, apresenta pressão arterial de 145/76 mmHg, pulso de 86 bpm, frequência respiratória 18 mpm e temperatura de 36,6°C. Não obedece a comandos e está orientada quanto à pessoa. Queixa-se de dor de cabeça. Uma TC cerebral não mostra evidências de sangramento. O médico suspeita de hemorragia subaracnóidea. Qual dos seguintes é o próximo passo mais apropriado no manejo?

A. Punção lombar.
B. Raio X de tórax.
C. TC cerebral com contraste.
D. RM cerebral.

44.3 Um homem de 82 anos com suspeita de AVE é transferido de um hospital rural para um importante centro médico de trauma. Passaram-se 4 horas desde a apresentação inicial. Qual dos seguintes deve ser considerado no manejo desse paciente?

A. Evitar paracetamol.
B. Manejo agressivo da pressão arterial.
C. Trombólise.
D. Mobilização precoce.

44.4 Um homem de 65 anos foi hospitalizado devido a fraqueza no braço direito, diagnosticada como AVE isquêmico. Qual dos seguintes é o melhor passo para a prevenção de futuros AVEs nesse paciente?
 A. Provavelmente se beneficiaria de anticoagulação oral.
 B. Se tiver uma oclusão carotídea direita de 60%, então provavelmente se beneficiaria de uma endarterectomia de carótida.
 C. Ácido acetilsalicílico é uma opção aceitável para a terapia inicial.
 D. O colesterol LDL deve ser tratado, com uma meta de menos de 130 mg/dL.

44.5 Um homem chega de ambulância à emergência. Colegas de escritório declararam que estava agindo normalmente até cerca de 1 hora antes, quando ficou confuso e teve problemas em caminhar. Um colega pensou que sua perna direita parecia especialmente fraca. Os sinais vitais são: temperatura de 37°C, pulso de 110 bpm e pressão arterial de 120/80 mmHg. O paciente pode ser despertado, mas não obedece a comandos. Tem no braço uma pulseira de alerta médico indicando que é diabético e alérgico à penicilina. A glicemia à beira do leito é de 20 mg/dL. Qual das seguintes alternativas apresenta seu próximo passo imediato?
 A. Administrar imediatamente glicose ou glucagon ao paciente.
 B. Obter imediatamente uma TC para avaliar a possibilidade de administrar rtPA.
 C. Realizar imediatamente uma punção lombar para avaliar uma meningite.
 D. Administrar imediatamente manitol ao paciente.
 E. Iniciar imediatamente ressuscitação cardiopulmonar (RCP) com compressões de tórax.

RESPOSTAS

44.1 **A.** Um AIT é um episódio neurológico breve, que dura menos de 1 hora, o qual não causa infarto. A ocorrência de AVE depois de AIT é de até 5,3% em dois dias e 10,5% em 90 dias. A varfarina está indicada em circunstâncias específicas, como presença de fibrilação atrial, mas não é usada como rotina após um AIT.

44.2 **A.** Raios X de tórax de rotina afetam o manejo clínico em poucos pacientes com AVE, e não estão indicados como investigação inicial de rotina. A TC cerebral *sem* contraste pode excluir a maioria dos casos de hemorragia intracraniana, tumores ou abscessos, sendo o teste de escolha inicial na investigação de suspeita de AVE, mas pode não detectar até 15% das hemorragias subaracnóideas. Quando há suspeita de uma hemorragia subaracnóidea que não é vista à TC, está indicada uma punção lombar para o diagnóstico.

44.3 **D.** A mobilização de pacientes com AVE deve ser iniciada quando forem considerados clinicamente estáveis. No contexto de um AVE agudo, o manejo da hipertensão arterial deve ser cuidadoso. A terapia trombolítica pode ser benéfica em pacientes selecionados, mas apresenta riscos significativos e tem numerosas contraindicações. A febre deve ser tratada, fazendo-se uma investigação para determinar sua etiologia, pois representa um risco aumentado de morbidade e mortalidade.

44.4 **C.** Pacientes com AVE, mas sem fontes detectadas de embolia, beneficiam-se de agentes antiplaquetários, não de anticoagulantes. Ácido acetilsalicílico, clopidogrel ou uma combinação de ácido acetilsalicílico e dipiridamol são esquemas aceitáveis. Para pacientes com AIT ou AVE isquêmico recente e estenose carotídea ipsilateral grave (> 70%), recomenda-se endarterectomia da carótida. Quando o grau de estenose for menor de 50%, não há indicação de EAC. Os pacientes com história de vasculopatia cerebral sintomática devem ser tratados, a fim de obter uma meta de LDL abaixo de 100 mg/dL.

44.5 **A.** O paciente tem hipoglicemia grave e precisa ser tratado imediatamente com glicose ou glucagon. Se não se recuperar com a infusão de glicose ou glucagon, então outros exames, como uma TC, podem estar justificados. Mas o primeiro passo mais importante é tratar a hipoglicemia do paciente. Esteja ciente que a hipoglicemia pode mimetizar muitos dos sintomas de um AVE, incluindo fraqueza focal. Usa-se manitol em casos de edema cerebral, e não para aumentar a glicemia.

DICAS CLÍNICAS

▶ Hipertensão é o mais importante fator de risco isolado para AVE.
▶ Embora a maioria dos AVEs sejam infartos cerebrais, é crucial diferenciar entre AVE isquêmico e hemorrágico, devido às implicações para o futuro tratamento.
▶ TC cerebral sem contraste é o exame de imagem inicial de escolha na maioria das suspeitas de AVE.
▶ A não ser que haja encefalopatia hipertensiva, dissecção aórtica, insuficiência renal aguda ou edema pulmonar, o tratamento da hipertensão arterial deve ser cauteloso.

REFERÊNCIAS

Adams H, Adams R, Del Zoppo G, Goldstein LB. Guidelines for the early management of patients with ischemic stroke: 2007 guidelines update. A scientific statement from the Stroke Council of the American Heart Association/American Stroke Association. *Stroke.* 2007;38:1655-1711.

Donnan G, Fisher M, Macleod M, Davis S. Stroke. *Lancet.* 2008;371(9624):1612-1623.

Easton JD, Saver JL, Albers GW, et al. Definition and evaluation of transient ischemic attack. *Stroke.* 2009;40(6):2276.

Johnston SC, Rothwell PM, Nguyen-Huynh MN, et al. Validation and refinement of scores to predict very early stroke risk after transient ischaemic attack. *Lancet.* 2007;369(9558):283.

National Heart, Lung and Blood Institute. The 7th report of the Joint National Committee on the Prevention, Detection, Evaluation and Treatment of High Blood Pressure. December 2003. Available at: www.nhlbi.nih.gov/guidelines/hypertension/express.pdf. Accessed October 21, 2011.

Sacco RL, Adams R, Albers G, et al. Guidelines for prevention of stroke in patients with ischemic stroke or transient ischemic attack. *Circulation.* 2006;113:e409-e449.

Smit WS, English JD, Johston CS. Cerebrovascular diseases. In: Fauci AS, Braunwald E, Kasper DL, et al. *Harrison's Principles of Internal Medicine.* 17th ed. New York, NY: McGraw-Hill; 2008: 2513-2536.

van der Work HB, van Gijn J. Acute ischemic stroke. *New Engl J Med.* 2007;357(6):572-579.

CASO 45

Um morador de rua de 39 anos vem à emergência com tosse e febre. Diz que sua doença vem piorando nas duas últimas semanas. Originalmente, apresentava dispneia ao esforço e agora tem falta de ar em repouso. Perguntado, diz que vive em um abrigo para sem teto quando pode, mas que frequentemente dorme nas ruas. Usou drogas IV (principalmente heroína) "intermitentemente" por muitos anos. Nega uma história médica, mas a única ocasião em que recebe atenção médica é quando vem ao DE devido à doença ou à lesão. Na revisão de sistemas, queixa-se de fadiga, perda de peso e diarreia. Ao exame, é um homem magro, desalinhado, aparentando muito mais que sua idade declarada. Sua temperatura é de 38°C, pressão arterial de 100/50 mmHg, pulso de 105 bpm e frequência respiratória de 24 mpm. Sua saturação de oxigênio inicial é 89% em ar ambiente, subindo a 94% em 4 L de oxigênio por cânula nasal. Achados significativos ao exame incluem membranas mucosas secas, ritmo cardíaco taquicárdico, mas regular, abdome sem alterações e extremidades com aparência geral de caquexia. Seu exame pulmonar é significativo por taquipneia e crepitações finas bilateralmente, sem nenhum sinal visível de cianose. Sua radiografia de tórax é lida pelo radiologista como apresentando infiltrados intersticiais bilaterais difusos com aparência de "vidro fosco".

▶ Qual é a causa mais provável das queixas pulmonares atuais desse paciente?
▶ Que doença subjacente é mais provável nesse paciente?
▶ Que exames e tratamento devem ser iniciados agora?

RESPOSTAS PARA O CASO 45:
HIV e Aids

Resumo: Um usuário de drogas IV de 39 anos, morador de rua, é atendido com febre, tosse, dispneia e fadiga. Está taquipneico, febril e hipoxêmico. Sua radiografia de tórax revela infiltrados intersticiais bilaterais.

- **Causa mais provável da doença atual:** Pneumonia por *Pneumocystis jiroveci* (antes conhecido como *Pneumocystis carinii*).
- **Doença subjacente mais provável:** Aids.
- **Exames e tratamentos recomendados nesse momento:** Hemograma completo (HC), eletrólitos, gasometria arterial; enzimaimunoensaio (Elisa) para HIV com confirmação por Western blot; contagem de células CD4; ensaio de RNA do HIV; escarro para *P. jiroveci*; iniciar tratamento com sulfametoxazol-trimetoprima (SMX-TMP) e considerar iniciar terapia antirretroviral altamente ativa (HAART) com manejo apropriado de caso, incluindo tratamento intensivo para abuso de drogas, aconselhamento e assistência social.

ANÁLISE
Objetivos

1. Conhecer os riscos e os modos de transmissão comuns do HIV/Aids.
2. Estar ciente das apresentações comuns de pessoas infectadas pelo HIV.
3. Aprender o papel da terapia antirretroviral e de outros tratamentos adjuntos no manejo crônico de HIV e Aids.
4. Ser capaz de identificar complicações e infecções oportunistas comuns associadas a HIV/Aids.

Considerações

Esse é o caso de um homem de 39 anos sem teto e usuário de drogas intravenosas. Tem apresentado fadiga e perda de peso. Chega agora com febre, taquipneia e hipoxemia. É provável que esteja infectado pelo HIV e tenha pneumonia por *P. jiroveci*. O vírus da imunodeficiência humana (HIV) infecta as células T auxiliares do sistema imunológico, que são definidas pela presença da proteína CD4, e causa um declínio tanto em seu número quanto em sua efetividade. Essa queda em células T auxiliares funcionais incapacita o braço celular do sistema imunitário e deixa o corpo vulnerável a infecções por múltiplos organismos oportunistas. Esse estágio avançado da infecção pelo HIV em que ocorrem tais infecções oportunistas é conhecido como síndrome da imunodeficiência adquirida (Aids).

A pneumonia por *Pneumocystis jiroveci* (antes conhecido como *P. carinii*) é uma doença definidora da Aids indivíduos infectados pelo HIV. O *P. jiroveci* é um fungo que pode colonizar muitas pessoas, mas em geral só causa doença naquelas com imunodeficiências profundas, como Aids ou cânceres tratados por quimioterapia. A pneumonia por *P. jiroveci* costuma se apresentar como tosse não produtiva, febre e dispneia que piora ao longo de alguns dias a algumas semanas. Em geral, os pacientes estão febris, taquipneicos e com hipoxia, embora seu exame pulmonar possa ser pouco característico (além da taquipneia). A presença de um infiltrado intersticial bilateral ao raio X de tórax, frequentemente descrito como tendo aparência de vidro fosco, é clássica para a pneumonia por *P. jiroveci*. A identificação do organismo no escarro, seja espontâneo ou induzido, é diagnóstica, mas o tratamento em geral é iniciado antes do diagnóstico definitivo em indivíduos que apresentam o quadro clássico.

Como a pneumonia por *P. jiroveci* ocorre depois que a contagem de CD4 está acentuadamente reduzida, com frequência pacientes também apresentam sinais e sintomas de outras complicações relacionadas à Aids. Em um paciente que chega com pneumonia por *P. jiroveci*, é comum encontrar candidíase oral ou esofágica, diarreia, sarcoma de Kaposi, síndrome de caquexia e outras complicações. Embora se apresente no contexto de uma doença avançada, a pneumonia por *P. jiroveci* permanece uma doença de apresentação comum em pessoas que não sabiam que estavam infectadas pelo HIV, sendo uma frequente infecção oportunista inicial naquelas sabidamente portadoras do HIV. Com a maior conscientização da doença por HIV, uso mais amplo da terapia antirretroviral e uso profilático de SMX-TMP em pacientes com contagens de CD4 abaixo de 200 células/µL, a incidência da pneumonia por *P. jiroveci* está diminuindo nos EUA.

ABORDAGEM A
HIV e Aids

DEFINIÇÕES

SÍNDROME DE IMUNODEFICIÊNCIA ADQUIRIDA (Aids): Estágio avançado da infecção pelo HIV no qual ocorrem infecções oportunistas, com critérios específicos para sua designação.

VÍRUS DA IMUNODEFICIÊNCIA HUMANA (HIV): Retrovírus que infecta as células T auxiliares do sistema imunológico, definidas pela presença da proteína CD4, e que causa um declínio tanto em seu número quanto em sua efetividade.

ABORDAGEM CLÍNICA

Epidemiologia

Mais de 33 milhões de pessoas no mundo são portadoras da infecção pelo HIV. Estima-se que mais de 2 milhões de pessoas morrem de Aids a cada ano, com uma parcela desproporcional das mortes ocorrendo na África subsaariana. A doença pelo HIV é causada pelos retrovírus humanos HIV-1 e HIV-2. O HIV-1 é mais comum em todo o mundo, enquanto o HIV-2 foi relatado na África ocidental, Europa, América do Sul e Canadá.

Nos EUA, estima-se que 1,2 milhões de pessoas estejam infectadas pelo HIV, com **aproximadamente 25% desconhecendo sua infecção**. As prevalências mais altas de HIV ocorrem em homens que fazem sexo com outros homens e em usuários de drogas IV, embora a ocorrência em contatos sexuais heterossexuais esteja aumentando. Afro-americanos são desproporcionalmente afetados pela infecção, tanto em número total de casos quanto no desenvolvimento de novas infecções.

Transmissão

O HIV é transmitido de pessoa a pessoa por meio de contato com sangue e líquidos corporais infectados. O contato sexual é o mecanismo mais comum de transmissão e, embora a relação anal tenha a maior taxa de transmissão, o HIV também pode ser adquirido por relação vaginal e oral. A presença de lesões genitais ou anais causadas por outras DSTs, como gonorreia e herpes genital, também aumenta o risco de transmissão do HIV. O risco de transmissão pode ser reduzido pelo uso adequado e consistente de preservativos de látex (masculinos ou femininos). Como o HIV pode passar através de preservativos de pele de cordeiro, esses não são recomendados. Também se demonstrou que a circuncisão diminui a taxa de transmissão do HIV.

Devido ao grande volume de infecções por HIV não diagnosticadas, em 2006 os CDCs expandiram suas recomendações de rastreamento, resumidas no Quadro 45.1.

O compartilhamento de seringas por usuários de drogas IV é a segunda fonte mais comum de transmissão do HIV. Verificou-se que há transmissão vertical de uma mulher infectada para o bebê durante a gestação, o processo de parto e a amamentação. Transfusões de sangue e de hemoderivados foram vinculadas à infecção, embora atualmente isso seja um evento extremamente raro, devido ao rastreamento de rotina do sangue doado.

Houve infecções de profissionais de saúde por meio de picadas acidentais com agulhas usadas em pacientes infectados por HIV. Também há um risco de infecção pela entrada de sangue infectado em feridas abertas de pele ou mucosas. O risco de transmissão a profissionais de saúde é baixo e está relacionado à carga viral do paciente, ao volume de sangue a que o profissional é exposto e à profundidade do inóculo. O risco pós-exposição de desenvolver a infecção pelo HIV pode ser reduzido pela limpeza imediata e cuidadosa do local da exposição/picada, juntamente com o tratamento profilático pós-exposição (PEP) com terapia antirretroviral. Idealmente, a PEP deve ser iniciada até 2 horas depois da exposição e somente quando a exposição a sangue contaminado pelo HIV for provável. Embora modelos animais limitem a utilidade da PEP a 36 horas, não há um limite de tempo definido antes de iniciar as medicações. A duração atualmente recomendada para a PEP é de quatro semanas.

O HIV foi encontrado em pequenas quantidades na saliva e lágrimas de pacientes infectados, mas não se documentou nenhum caso de transmissão baseado nessa exposição. Relatou-se a ocorrência de transmissão em ferimentos por mordida de indivíduos infectados, mas somente quando ocorreu dano tecidual significativo e sangramento. Não se encontraram quantidades mensuráveis do HIV no suor. Nenhum caso de transmissão do HIV por inseto vetor foi documentado.

> **Quadro 45.1 • RECOMENDAÇÕES DO CDC PARA O RASTREAMENTO DE HIV**
>
> **Para pacientes em todas as situações de cuidados de saúde**
> - Recomenda-se o rastreamento do HIV para pacientes em todos os contextos de cuidados de saúde depois de notificados da realização do exame, a não ser que o paciente recuse (optar por não fazer o rastreamento).
> - Pessoas em alto risco de infecção pelo HIV devem fazer rastreamento de HIV pelo menos uma vez ao ano.
> - Não é necessário solicitar um consentimento escrito em separado para o teste de HIV; o consentimento geral para cuidados médicos deve ser considerado suficiente para abranger o consentimento para o teste de HIV.
> - O aconselhamento preventivo não deve ser exigido com o teste diagnóstico de HIV ou como parte de programas de rastreamento de HIV em contextos de assistência à saúde.
>
> **Para gestantes**
> - O rastreamento do HIV deve ser incluído no painel de testes pré-natal de rotina para todas as grávidas.
> - Recomenda-se o rastreamento de HIV depois que a paciente for notificada que o teste será realizado, a não ser que a paciente recuse (optar por não fazer o rastreamento).
> - Não é necessário solicitar um consentimento escrito em separado para o teste de HIV; o consentimento geral para cuidados médicos deve ser considerado suficiente para abranger o consentimento para o teste de HIV.
> - Recomenda-se repetir o rastreamento no terceiro trimestre em certas zonas com taxas elevadas de infecção pelo HIV em gestantes.

Reproduzido de Branson BM, Handsfield HH, Lampe MA, et al. Revised recommendations for HIV testing of adults, adolescents and pregnant women in health-care settings. MMWR Recomm Rep. 2006;55(RR-14):1-17.

Infecção primária

Depois da exposição inicial ao HIV, alguns pacientes queixam-se de sintomas inespecíficos, como febrícula, fadiga, dor de garganta ou mialgia. Essas doenças em geral ocorre 6 a 8 semanas depois da infecção e é autolimitada. A infecção primária também é conhecida como síndrome de soroconversão aguda, pois se acredita que os sintomas estejam relacionados ao desenvolvimento de anticorpos ao vírus.

Depois da resolução dos sintomas da infecção primária (se ocorrerem), há um período de latência clínica. Durante esse tempo, a maioria das pessoas infectadas está assintomática, embora alguns possam apresentar linfadenopatia. Esse período pode durar de 6 meses a 10 anos após a transmissão do vírus. Entretanto, enquanto o paciente está assintomático, pode ocorrer um declínio inexorável no número e na na função imunitária de células T auxiliares no paciente não tratado, fazendo com que muitos pacientes inicialmente se apresentem com imunodeficiência profunda e infecções oportunistas.

Categorização clínica de infecções pelo HIV/Aids

O CDC define quatro estágios clínicos para adultos com 13 anos ou mais.

Estágio 1. Contagem de células CD4 de 500 células/µL ou mais ou porcentagem de linfócitos totais superior a 29.

Estágio 2. Contagem de células CD4 de 200 a 499 células/μL ou porcentagem entre 14 e 28.

Estágio 3. (Aids) Contagem de células CD4 ou 200 células/μL ou menos ou porcentagem inferior a 14 e documentação de uma condição definidora de Aids (Quadros 45.2 e 45.3).

Estágio 4. Parâmetros laboratoriais desconhecidos com uma condição definidora de Aids.

Para fins de classificação, um paciente com **HIV é definido pelo mais alto estágio clínico que o paciente já atingiu.**

Avaliação diagnóstica

O teste padrão de rastreamento da infecção pelo HIV é a detecção de anticorpos ao HIV usando o enzimaimunoensaio (Elisa). **Amostras repetidamente positivas ao teste Elisa devem ser confirmadas pelo exame Western blot.** O Western blot é uma eletroforese que detecta anticorpos a antígenos do HIV de pesos moleculares específicos.

Quando se faz o diagnóstico de HIV, deve-se realizar anamnese e exame físico completos. Deve-se enfatizar a identificação de condições comórbidas, determinando a presença de condições definidoras de Aids, reduzindo comportamentos de risco e ajudando com estratégias para lidar com a situação. O **HIV é notificável às autoridades sanitárias locais, mas as leis de notificação de parceiros variam de país para país**, de forma que é importante conhecer as regulamentações de cada local.

Os exames laboratoriais prévios à instituição da terapia devem incluir exames de genótipo do HIV, a fim de identificar cepas que possam ser resistentes à terapia. Níveis de RNA do HIV podem ajudar a avaliar a atividade da doença. Devem-se medir contagens de linfócitos CD4 no momento basal e, em geral, a cada 3 a 6 meses, para monitorar o estadiamento e a progressão da doença, bem como o risco de complicações. Um hemograma completo (HC), painel metabólico abrangente e exame de urina devem ser realizados no momento basal e periodicamente, a fim de monitorar

---

Quadro 45.2 • ALGUNS EXEMPLOS DE CONDIÇÕES RELACIONADAS AO HIV QUE NÃO SÃO DEFINIDORAS DE AIDS

Angiomatose bacilar
Candidíase orofaríngea
Candidíase vaginal persistente, recorrente ou difícil de tratar
Displasia cervical ou carcinoma in situ
Leucoplasia pilosa oral
Púrpura trombocitopênica idiopática
Listeriose
Doença inflamatória pélvica (especialmente se complicada por abscesso tubovariano)
Neuropatia periférica
Herpes-zóster, dois ou mais episódios envolvendo mais de um dermátomo

Dados do Centers for Disease Control and Prevention. 1993 Revised classification system for HIV infection and expanded surveillance case definition for Aids among adolescents and adults. MMWR. 1992;41(RR-17):1-19.

> **Quadro 45.3** • EXEMPLOS DE CONDIÇÕES DEFINIDORAS DE AIDS
>
> Candidíase de brônquios, traqueia ou pulmões
> Coccidioidomicose (disseminada ou extrapulmonar)
> Citomegalovirose
> Histoplasmose disseminada ou extrapulmonar
> Linfoma de Burkitt
> Complexo *Mycobacterium avium* (disseminado ou extrapulmonar)
> Pneumonia, recorrente
> Toxoplasmose cerebral
> Candidíase esofágica
> *Cryptococcus* extrapulmonar
> Encefalopatia relacionada ao HIV
> Isosporíase intestinal (duração > 1 mês)
> Linfoma imunoblástico
> *Mycobacterium tuberculosis* (qualquer local)
> Leucoencefalopatia multifocal progressiva
> Síndrome de caquexia causada pelo HIV
> Câncer cervical invasivo
> Criptosporíase intestinal (duração > 1 mês)
> Herpes simples: úlcera crônica, bronquite, pneumonite ou esofagite
> Sarcoma de Kaposi
> Linfoma cerebral primário
> Pneumonia por *P. jiroveci*
> Septicemia recorrente por *Salmonella*

Dados do Centers for Disease Control and Prevention. Guidelines for the prevention and treatment of opportunistic infections among HIV-exposed and HIV-infected children: Recommendations from the National Institutes of Health, the HIV Medicine Association of the Infectious Diseases Society of America, the Pediatric Infectious Diseases Society, and the American Academy of Pediatrics, 2009. MMWR Recomm Rep. 2009;58(RR-11):1-166.

complicações do HIV e dos fármacos usados no tratamento. Também é preciso obter sorologia de toxoplasmose e citomegalovírus, a fim de identificar organismos em risco de reativação após a imunossupressão.

O rastreamento de outras DSTs (sífilis, hepatite B e C, gonorreia, clamídia) **deve ser realizado** inicialmente e repetido, se necessário, devido a qualquer risco continuado identificado. As vacinas contra hepatite B e A devem ser oferecidas àqueles que não têm imunidade. Deve-se fazer um teste com derivado proteico purificado (PPD) e, caso inicialmente negativo, repeti-lo a cada ano. Entretanto, o PPD pode ser falso-negativo se o paciente estiver muito imunossuprimido ou muito doente. As mulheres devem fazer exames citopatológicos regulares para avaliar displasia ou câncer.

Doença tardia

O HIV e as infecções oportunistas afetam todos os sistemas do organismo. Algumas infecções, como tuberculose e pneumonia pneumocócica, também afetam pessoas saudáveis, mas sua incidência e gravidade estão grandemente aumentadas na presença do HIV. Muitos organismos fracamente patológicos, como *Candida*, causam infecções graves e pouco comuns em partes do corpo, como esôfago e pulmões, que raramente ou nunca seriam afetadas sem a coinfecção pelo HIV. Além disso, algumas condições definidoras de Aids, como o sarcoma de Kaposi, podem ocorrer com contagens normais de células T, enquanto outras infecções, como retinite por citomegalovírus e meningite criptocócica, só são vistas na presença de extrema imunodeficiência e contagem de células T muito baixa. Muitos cânceres são comuns em portadores do HIV. Alguns deles, como carcinoma cervical, também são encontrados na população não portadora do HIV; outros, como o linfoma primário do SNC, são extremamente raros fora de portadores do HIV. Além disso, a infecção pelo HIV provoca lesões diretas ao organismo e leva a condições como demência relacionada ao HIV e nefropatia associada ao HIV. Sem a terapia antirretroviral, a Aids é uma doença universalmente fatal.

Tratamento

Devido à complexidade dos esquemas de tratamento e à frequente mudança das diretrizes de tratamento, **quase todos os pacientes com HIV/Aids devem ser encaminhados a um médico com experiência no tratamento dessas condições**. Em geral, usa-se a terapia antirretroviral em pacientes com Aids (por critérios laboratoriais ou clínicos), que apresentam sintomas da doença ou que estão grávidas (a fim de reduzir o risco de transmissão vertical). Diretrizes atualizadas sobre o tratamento e monitoramento de HIV/Aids podem ser obtidas na página **www.aidsinfo.nih.gov**.

Tratamentos profiláticos para reduzir o risco de infecção também são importantes em pacientes com imunossupressão. Os portadores do HIV devem receber vacina anual contra a influenza e a oferta de vacina contra o pneumococo (de preferência antes que a contagem de CD4 caia abaixo de 200 células/µL). **Vacinas de vírus vivos estão contraindicadas tanto em pacientes com HIV como em seus contatos próximos (domiciliares).** Deve-se instituir a profilaxia contra a pneumonia por *P. jiroveci* usando SMX-TMP quando a contagem de CD4 cair abaixo de 200 células/µL ou se houver uma história de candidíase orofaríngea. Recomenda-se a profilaxia do complexo *Mycobacterium avium-intracellulare*, usando azitromicina ou claritromicina, se a contagem de CD4 cair abaixo de 50 células/µL.

QUESTÕES DE COMPREENSÃO

45.1 Uma mulher de 42 anos sabidamente portadora do HIV apresenta uma contagem de CD4 de 125 células/mm^3. Usa terapia antirretroviral. Nunca sofreu nenhuma doença definidora de Aids. Continua a usar drogas IV e a abusar de álcool. Não toma regularmente suas medicações antirretrovirais e com frequência passa por períodos de perda do acompanhamento. Qual dos seguintes tratamentos é mais apropriado nesse momento?
  A. Iniciar fluconazol para profilaxia da candidíase.
  B. Iniciar tratamento antiviral para profilaxia de herpes-zóster.
  C. Iniciar SMX-TMP para profilaxia da pneumonia por *P. jiroveci*.
  D. Iniciar claritromicina para prevenção do complexo *Mycobacterium avium-intracellulare*.

45.2 Um homem de 25 anos previamente saudável chega à emergência depois de sofrer uma convulsão tônico-clônica generalizada com duração de 30 segundos. Tem sofrido dores de cabeça nos últimos seis meses, sem nenhum outro sintoma associado. Sua mãe diz que testemunhou duas outras convulsões prévias. O paciente tem história de promiscuidade sexual e uso de drogas IV ilícitas. Não se sabe o resultado de seu último exame de HIV. Ao exame neurológico, nota-se aumento do tônus à direita e diminuição do balanceio do braço direito ao caminhar. O restante do exame neurológico é normal. Uma TC do crânio com contraste evidencia lesão anular medindo 15 mm sobre a região da faixa motora esquerda e outra, uma lesão anular de 12 mm nos gânglios basais esquerdos. Qual das seguintes seria uma condição definidora de Aids nesse paciente?

A. Monilíase oral.
B. Herpes-zóster envolvendo dois dermátomos.
C. Listeriose.
D. Linfoma cerebral primário.

45.3 Uma mulher vem ao consultório depois de receber o diagnóstico de HIV ao doar sangue. Admite ter tido múltiplos parceiros sexuais recentes sem usar preservativos. Sua contagem de células T é 400 e seus exames de hepatite B e C são negativos. Não se lembra de ter tido catapora. Não recebeu vacinas contra hepatite B ou varicela e nunca viajou para fora do país. No momento, sua temperatura é 37,4°C. Qual das seguintes vacinas está contraindicada nessa paciente?

A. Vacina contra hepatite B.
B. Vacina contra influenza.
C. Vacina contra tétano.
D. Vacina contra varicela.

45.4 Ao limpar uma sala, uma faxineira de 32 anos que trabalha em uma clínica onde é atendido um número significativo de pacientes portadores de HIV foi picada por uma agulha descartada inadequadamente. A agulha não tinha sangue evidente na superfície, e ela não tinha certeza de qual paciente a havia usado. Limpou a picada com álcool e uma pomada antibacteriana. Esperou dois dias antes de notificar essa lesão porque tinha medo de admitir seu erro. Estimulada por seu marido, deseja agora saber o que deve fazer. Qual dos seguintes é o melhor próximo passo para essa paciente?

A. Recomende profilaxia pós-exposição (PEP), pois a exposição aconteceu em uma clínica, com risco de contaminação da agulha por HIV.
B. Não administre PEP, pois a exposição ocorreu há mais de 2 horas.
C. Ofereça PEP depois de explicar os riscos e benefícios do tratamento, porque essa exposição percutânea veio de fonte desconhecida em uma clínica de alto risco.
D. Não administre PEP, porque foi demonstrado definidamente que não diminui a transmissão de HIV.

RESPOSTAS

45.1 **C.** Com essa contagem celular, a paciente deve continuar a terapia antirretroviral e começar a profilaxia da pneumonia por *P. jiroveci*. O nível ainda não é suficientemente baixo para recomendar profilaxia do complexo *Mycobacterium avium-intracellulare*.

45.2 **D.** O linfoma cerebral primário é uma condição definidora de Aids. Todas as outras condições listadas estão associadas ao HIV, mas não são condições definidoras de Aids.

45.3 **D.** A vacina contra varicela é uma vacina de vírus vivos atenuados e está contraindicada a portadores do HIV.

45.4 **C.** Exposições percutâneas de fonte desconhecida apresentam um risco indeterminado. As diretrizes atuais recomendam que exposições de fontes desconhecidas geralmente não justificam PEP. Entretanto, em contextos de alto risco, os funcionários devem ser aconselhados sobre os riscos e benefícios da medicação e ter a oportunidade de escolher PEP, caso desejarem.

> **DICAS CLÍNICAS**
>
> ▶ Devido à complexidade dos esquemas medicamentosos e às diretrizes em constante mudança, portadores de HIV devem ser manejados conjuntamente com um infectologista ou outro médico com experiência no tratamento de HIV.
> ▶ O uso da terapia antirretroviral durante a gravidez pode reduzir o risco de transmissão vertical do HIV. Deve-se oferecer parto cesáreo eletivo a termo a mulheres com altos títulos virais de HIV, pois isso reduz ainda mais o risco de transmissão vertical.
> ▶ O risco de transmissão do HIV a profissionais de saúde por picadas acidentais de agulhas de pacientes infectados pelo HIV é muito baixo. É importante notificar essas lesões rapidamente, pois o tratamento profilático precoce pode diminuir de forma significativa o risco de adoecer pelo HIV.

REFERÊNCIAS

AIDS Education and Training Centers. Clinical manual for management of the HIV-infected adult, 2006 ed. Available at: http://www.aidsetc.org/. Accessed May 2011.

Branson BM; Centers for Disease Control and Prevention (CDC). Revised recommendations for HIV testing of adults, adolescents, and pregnant women in health-care settings. *MMWR Recomm Rep.* 2006;55(RR-14):1-17.

Campos-Outcalt D. HIV postexposure prophylaxis: who should get it? *Am Fam Physician.* 2006;55(7): 600-604.

Centers for Disease Control and Prevention. Updated U.S. Public Health Service guidelines for the management of occupational exposures to HIV and recommendations for postexposure prophylaxis. *MMWR.* 2005;54(RR-9):1-17.

Fauci AS, Lane HC. Human immunodeficiency virus disease: AIDS and related disorders. In: Fauci AS, Braunwald E, Kasper DL, et al, eds. *Harrison's Principles of Internal Medicine.* 17th ed. New York, NY: McGraw-Hill; 2008:1137-1203.

Khalsa AM. Preventive counseling, screening, and therapy for the patient with newly diagnosed HIV infection. *Am Fam Physician.* 2006;73(2):271-280.

Schneider E, Whitmore S, Glynn KM, Dominguez K, Mitsch A, McKenna MT; Centers for Disease Control and Prevention (CDC). Revised surveillance case definitions for HIV infection among adults, adolescents, and children aged < 18 months and for HIV infection and AIDS among children aged 18 months to < 13 years–United States, 2008. *MMWR Recomm Rep.* 2008;57(RR-10):1-12.

United Nations AIDS Joint United Nations Program on HIV/AIDS. Report on the Global AIDS Epidemic, 2008: Available at: http://www.unaids.org/en/dataanalysis/epidemiology/2008report ontheglobalaidsepidemic/. Accessed May 6, 2011

CASO 46

Um homem afro-americano de 33 anos chega para uma consulta por demanda livre com náusea e diarreia na última semana. Juntamente com esses sintomas, teve febre baixa, um pouco de dor abdominal no quadrante superior direito (QSD), e notou que seus olhos pareciam amarelos. Sua história médica pregressa não é significativa, e não toma nenhum medicamento regularmente. Nega uso de álcool, tabaco ou drogas. Trabalha como pastor em uma igreja local que foi em uma missão para construir um ambulatório médico em uma área rural da América Central há cerca de cinco semanas. Lá, teve um caso leve de diarreia do viajante, mas fora isso esteve bem. Ao exame, é um homem bem desenvolvido que parece moderadamente doente. Sua temperatura é 37,6°C, pressão arterial de 110/80 mmHg, pulso de 90 bpm e frequência respiratória de 14 mpm. As escleróticas e região sublingual mostram proeminente coloração amarelada. Suas mucosas estão úmidas. O exame pulmonar e cardíaco são normais. Seu abdome apresenta ruídos intestinais normais e sensibilidade no quadrante superior direito. O bordo do fígado é palpável imediatamente abaixo do rebordo costal. Não há outras massas, descompressão dolorosa ou defesa muscular. Ao exame retal, tem fezes macias cor de massa de vidraceiro com teste de sangue oculto nas fezes negativo.

▶ Qual é o diagnóstico mais provável?
▶ Quando e como ele mais provavelmente contraiu essa doença?
▶ Como você pode confirmar o diagnóstico?
▶ Qual é o tratamento nesse momento?

RESPOSTAS PARA O CASO 46:
Icterícia

Resumo: Um homem de 33 anos sem história médica significativa desenvolve diarreia, dor abdominal e icterícia aproximadamente um mês depois de viajar à América Central. Apresenta olhos amarelados e hepatomegalia sensível.

- **Diagnóstico mais provável**: Infecção aguda por hepatite A.
- **Momento e fonte mais prováveis de infecção**: Ingestão de alimentos ou água contaminados durante sua missão na América Central há cinco semanas.
- **Exame para confirmar o diagnóstico**: Imunoglobulina M (IgM) anti-hepatite A.
- **Tratamento da hepatite A aguda**: Cuidados de apoio e tratamento sintomático para o paciente; notifique a infecção à secretaria de saúde local; considere a administração de vacina contra hepatite A ou profilaxia com Ig a contatos domiciliares íntimos ou contatos sexuais.

ANÁLISE
Objetivos

1. Desenvolver um diagnóstico diferencial para adultos com icterícia.
2. Conhecer os sintomas, manejo, complicações e modos de transmissão das hepatites A, B e C.
3. Ser capaz de interpretar os resultados das sorologias de hepatite viral.

Considerações

Essa apresentação de diarreia juntamente com dor abdominal inespecífica em cólica é mais frequentemente causada por gastrenterite viral. Entretanto, esse paciente apresenta vários sinais e sintomas que servem como pistas para indicar outros diagnósticos possíveis. Particularmente importante, a queixa de olhos amarelos deve levar à avaliação de icterícia.

A bilirrubina é um produto de degradação de hemácias. Durante a degradação da hemoglobina, forma-se bilirrubina, que é ligada à albumina e transportada ao fígado. No fígado, uma parte da bilirrubina é tornada hidrossolúvel por conjugação com um glicuronídeo. Essa "bilirrubina conjugada" é excretada na bile e depois excretada em grande parte nas fezes. A bilirrubina que não é conjugada ("bilirrubina não conjugada") no fígado permanece em grande parte ligada à albumina e, em menor grau, a lipoproteínas de alta densidade.

A maioria dos casos de **icterícia pode ser caracterizada como tendo causas pré-hepáticas, hepáticas ou pós-hepáticas**. A icterícia pré-hepática mais frequentemente resulta de hemólise de hemácias, que ultrapassam a capacidade do fígado de conjugar e eliminar a bilirrubina por meio de suas vias normais. Isso produz uma hiperbilirrubinemia que é primariamente não conjugada.

Causas hepáticas de icterícia podem levar a uma hiperbilirrubinemia tanto conjugada quanto não conjugada. Vírus, como os da hepatite, e álcool reduzem a capacidade do fígado de transportar a bilirrubina *depois* de ter sido conjugada, resultando em hiperbilirrubinemia conjugada.

A icterícia pós-hepática costuma ser causada pela obstrução ao fluxo de bile pelos ductos biliares. Isso pode ser causado por cálculos, estenoses ou tumores nos ductos biliares, que estreitam ou bloqueiam os ductos. Portanto, a icterícia pós-hepática é uma hiperbilirrubinemia conjugada.

ABORDAGEM À Icterícia

DEFINIÇÕES

CABEÇA DE MEDUSA: Veias periumbilicais superficiais dilatadas, que geralmente resultam das derivações associadas à hipertensão porta grave.

ARANHAS VASCULARES: Veias superficiais, pequenas, dilatadas, que aparecem como formações de redes vermelhas, azuladas ou arroxeadas, encontradas mais frequentemente nas pernas e na face.

ABORDAGEM CLÍNICA

Anamnese e exame

Em geral, a informação mais importante na avaliação diagnóstica provém da anamnese. Em pacientes que chegam com icterícia, a anamnese deve ser minuciosa e incluir perguntas focalizadas para identificar causas comuns de icterícia. Informações específicas devem incluir quando a icterícia começou e se o início foi agudo ou gradual. A presença de sintomas gastrintestinais, como dor abdominal, náusea, vômitos, diarreia ou alterações na coloração de fezes ou urina pode ser significativa. O prurido é comum na icterícia e, na verdade, pode antecedê-la.

Sintomas associados, como perda de peso não intencional ou desenvolvimento de adenopatias, podem levar à consideração de certos diagnósticos, incluindo neoplasias. Febre, calafrios e dor no quadrante superior direito podem ser sinais de colangite ou coledocolitíase agudas. Anorexia, fadiga e mialgias podem indicar hepatite viral. Hematomas ou coagulopatias podem sugerir disfunção hepática grave interferindo na produção de fatores de coagulação. Uma circunferência abdominal crescente pode ser causada por ascite, e o edema periférico, pela obstrução do retorno venoso dos membros inferiores ou da hipoalbuminemia.

É necessário fazer uma revisão completa da história médica pregressa. **Devem-se revisar todos os medicamentos usados, sejam receitados, de venda livre ou suplementos fitoterápicos.** O paracetamol é um agente de venda livre amplamente usado que, em quantidades tóxicas, pode causar lesão hepatocelular. Numerosos agentes fitoterápicos (p. ex., chá do sertão da Jamaica, Kava Kava e Ma Huang) também foram associados a lesões hepáticas.

A história social tem uma importância crucial no paciente ictérico. O abuso de álcool é a causa mais comum de cirrose. O uso de drogas intravenosas, transfusões de sangue ou hemoderivados, ou práticas sexuais inseguras podem levar à infecção por hepatite B ou C. A hepatite também está associada a tatuagens, caso se use equipamento não esterilizado. Uma história de viagem, especialmente local e época de qualquer viagem ao exterior, e exposição recente a pessoas com icterícia ou alimentos contaminados (ostras cruas são uma fonte comum) podem levar à consideração de hepatite A.

Um exame físico abrangente também é importante na investigação de uma pessoa ictérica. Juntamente com um exame físico geral, certas áreas devem ser enfatizadas. Em geral, a icterícia permanece não detectada ao exame até que o nível sérico da bilirrubina esteja acima do dobro do limite superior normal, ou 2 mg/dL. A pigmentação amarela pode ser notada pela primeira vez como um tom amarelo na esclerótica, especialmente em pessoas de pele mais escura. A cor amarela também pode ser comumente vista em mucosas orais, como embaixo da língua e no palato duro.

O exame da pele deve documentar a icterícia e também procurar pistas para sua causa. Devem-se notar os estigmas do abuso de álcool (cabeça de medusa, aranhas vasculares) ou uso de drogas IV (marcas de agulhas). Grandes hematomas, por si só, poderiam causar icterícia à medida que o sangue é reabsorvido. Sinais de sangramento ou equimoses fáceis também devem ser documentados.

O exame abdominal deve incluir, entre outras coisas, avaliação do contorno geral do abdome, presença de qualquer ascite, organomegalia e sensibilidade. Um fígado muito aumentado com contorno nodular pode sugerir neoplasia ou hepatite. Hepatomegalia pode ocorrer como parte de hepatopatia ou por congestão hepática devida à insuficiência cardíaca direita. Sensibilidade no quadrante superior direito pode estar associada à hepatite aguda, mas também a calculopatias biliares. A esplenomegalia pode sugerir hipertensão porta secundária à cirrose, ser causada por neoplasia ou pelo sequestro esplênico de hemácias danificadas.

Exames laboratoriais

A avaliação laboratorial inicial mais importante em caso de icterícia é a bilirrubinemia, geralmente apresentada como bilirrubina total e bilirrubina direta. O grau de icterícia geralmente está correlacionado ao nível de concentração da bilirrubina sérica. **A bilirrubina direta relatada é uma medida do nível da bilirrubina conjugada.** Pode-se determinar a bilirrubina não conjugada subtraindo a bilirrubina direta da bilirrubina total.

A relação relativa da bilirrubina conjugada e não conjugada em uma pessoa ictérica pode ser avaliada indiretamente por um exame de urina. **A bilirrubina conjugada é excretada na urina, enquanto a bilirrubina não conjugada está ligada à albumina e não passa por filtração glomerular.** Um exame de urina em um paciente ictérico com alta bilirrubinemia sugere que este tenha uma hiperbilirrubinemia conjugada; ausência de bilirrubina na urina sugere que esta é uma hiperbilirrubinemia não conjugada. A superprodução ou defeito na conjugação ou na captação da bilirrubina geralmente resulta em hiperbilirrubinemia não conjugada. Inversamente, uma diminuição da excreção ou obstrução biliar pode levar à hiperbilirrubinemia conjugada.

HIPERBILIRRUBINEMIA NÃO CONJUGADA

Uma hiperbilirrubinemia não conjugada leve, em geral identificada incidentalmente ao testar enzimas hepáticas por alguma outra razão, é com frequência causada pela **síndrome de Gilbert**, uma redução congênita na conjugação hepática da bilirrubina devido a um gene autossômico recessivo envolvido na glicuronização. Ocorre em aproximadamente 5% da população e não tem significado para a saúde. Em geral, os pacientes apresentam-se com exame físico e exames laboratoriais de rotina normais, exceto pela icterícia e leve hiperbilirrubinemia não conjugada (2 a 4 mg/dL). Também é mais comumente diagnosticada em homens, devido à maior produção diária de bilirrubina. Ocasionalmente, o nível de bilirrubina aumenta durante épocas de estresse, doença ou jejum, voltando ao nível basal, que é levemente elevado (menos de 3 mg/mL), depois do final da doença. Em um paciente com hiperbilirrubinemia não conjugada levemente elevada, mas que esteja bem e com outras provas de função hepática, TSH e HC normais, nenhuma outra investigação é necessária.

A **hemólise** pode causar uma hiperbilirrubinemia não conjugada proporcional ao seu volume. É diagnosticada com mais frequência pela identificação de anemia, juntamente com a presença de anormalidades ou fragmentos de hemácias. A bilirrubina sérica permanece abaixo de 5 mg/dL em condições hemolíticas, como esferocitose, talassemias, drepanocitose, malária, púrpura trombocitopênica trombótica (PTT) e síndrome hemolítico-urêmica (SHU). O manejo é tratar a causa da hemólise.

HIPERBILIRRUBINEMIA CONJUGADA

A **hepatite A** é uma infecção viral aguda do fígado transmitida primariamente por contaminação fecal-oral e corresponde a 30% das hepatites virais agudas nos EUA. Alimentos e água contaminados são as fontes primárias de infecção, embora os riscos também incluam o uso de drogas (tanto injetáveis quanto não injetáveis), contato sexual entre homens, contato doméstico e sexual com outro indivíduo infectado e trabalho em creches. O vírus da hepatite A (HAV) também é mais disseminado entre as pessoas que vivem em áreas de baixo nível socioeconômico, provavelmente devido ao saneamento e a práticas higiênicas inadequadas. A infecção por hepatite A é amplamente disseminada na África, Ásia, Groenlândia, Oriente Médio, México e Américas Central e do Sul. Viajantes a essas áreas estão em risco de infecção.

A hepatite A causa uma doença autolimitada caracterizada por icterícia, febre, fadiga, mal-estar, náusea, vômitos, anorexia e desconforto no quadrante abdominal superior direito. Os achados físicos comuns incluem icterícia e hepatomegalia. A infecção pelo HAV pode causar uma insuficiência hepática fulminante em portadores de infecção crônica por hepatite C. O período médio de incubação é de 25 a 50 dias, e a transmissão é possível desde duas semanas antes dos sintomas até uma semana depois do surgimento da icterícia. Enquanto os sintomas podem parecer uma doença leve do tipo gripal, sendo mesmo assintomática em pacientes mais jovens, existe uma taxa de letalidade de aproximadamente 0,1 a 1%, que aumenta em indivíduos acima de 40 anos. A duração da fase ictérica é de 6 a 8 semanas. A maioria se recupera da fadiga associada em três meses, embora em algumas pessoas esse quadro possa durar até seis meses. Não há tratamento específico para a hepatite A. Cuidados de apoio e tratamentos sintomáticos estão indicados. Pacientes que desenvolvem hepatite fulminante devem ser hospitalizados em uma instituição com capacidade para realizar transplantes de fígado.

O diagnóstico de hepatite A baseia-se na presença de hiperbilirrubinemia conjugada, elevação das transaminases hepáticas e sorologia. Uma infecção aguda causa elevação da IgM antivírus da hepatite A. Na ausência de sintomas do HAV, uma IgM anti-HAV elevada pode indicar um resultado falso-positivo, infecção assintomática ou presença prolongada de imunoglobulina depois da infecção inicial. Uma IgG anti-HAV elevada com IgM negativa indica história de infecção prévia por hepatite A, mas não doença aguda. Achados laboratoriais adicionais podem incluir elevações inespecíficas de reagentes de fase aguda, fosfatase alcalina e velocidade de hemossedimentação (VHS).

Medidas efetivas para prevenir a transmissão do HAV incluem lavagem adequada das mãos, evitar água e alimentos contaminados, e manipular alimentos de forma adequada. A vacina contra hepatite A está disponível e é recomendada para crianças de 1 ano, crianças entre 2 a 18 anos em regiões de alto risco identificadas, viajantes a áreas endêmicas, pessoas com hepatopatias crônicas ou coagulopatias crônicas, homens que fazem sexo com homens, usuários de drogas IV, portadores do HIV ou trabalhadores com alto risco de exposição e manipuladores de alimentos, além de qualquer pessoa que deseje imunidade contra a hepatite A. Pode-se oferecer profilaxia pós-exposição a contatos domésticos ou sexuais de pessoas infectadas com hepatite A e não vacinadas anteriormente, usando vacina contra hepatite A ou imunoglobulina (Ig). Prefere-se a Ig em pacientes com contraindicações da vacina, adultos acima de 40 anos, indivíduos imunocomprometidos e aqueles com diagnóstico de hepatopatia crônica. Dois bilhões de pessoas em todo o mundo já foram infectadas pela **hepatite B**, sendo 350 milhões portadores crônicos, e cerca de meio milhão morre anualmente de hepatopatias associadas ao vírus da hepatite B (HBV). Áreas do mundo com taxas intermediárias a altas de infecção são a Europa Oriental, Ásia, África, Oriente Médio e Ilhas do Pacífico. É uma infecção viral transmitida por meio do contato com sangue ou líquidos corporais contaminados. Contatos sexuais (homens que fazem sexo com homens, múltiplos parceiros e contato sexual com uma pessoa infectada) e compartilhamento de agulhas são mecanismos comuns de infecção nos EUA. A hepatite B também pode ser transmitida verticalmente da mãe para o bebê. O período de incubação da exposição até o surgimento de sintomas clínicos é de 6 semanas a 6 meses. Somente 50% das infecções por hepatite B são sintomáticas. Até 5% da população mundial está afetada por infecção crônica por HBV, e aproximadamente 1% das infecções resultam em insuficiência hepática e morte. Juntamente com os sintomas agudos, similares aos da hepatite A, a hepatite B pode causar uma infecção crônica. O risco de desenvolver **hepatite B crônica está inversamente relacionado à idade de infecção** – 90% dos bebês infectados, 20 a 50% das crianças abaixo de 5 anos e menos de 5% adultos infectados desenvolvem hepatite B crônica, que pode levar a cirrose e carcinoma hepatocelular. **A hepatite B causa até 80% dos carcinomas hepatocelulares em todo o mundo.**

Estudos sorológicos usando vários marcadores são necessários para determinar a presença e o tipo de infecção da hepatite B presente. O antígeno de superfície da hepatite B (HBsAg) está presente em infecções agudas e crônicas, e sua presença está associada à infecciosidade. O HBsAg pode tornar-se detectável 1 a 10 semanas depois da exposição ao HBV e desaparece em 4 a 6 meses nos pacientes que se recuperam subsequentemente. A persistência da detecção do HBsAg além de seis meses pós-exposição geralmente indica infecção crônica. O antígeno "e" da hepatite (HBeAg) geralmente é aceito como marcador da replicação e infectividade do HBV. Pacientes com HBeAg são 100 vezes mais infectantes que aqueles que não o possuem. **Anticorpos ao antígeno de superfície (anti-HBs), na ausência de HBsAg, são encontrados em infecções resolvidas, e são o marcador sorológico produzido após a vacinação contra a hepatite B.** Um anticorpo IgM ao antígeno *core* do vírus da hepatite B (IgM anti-HBc) é diagnóstico de infecção aguda. A IgM anti-HBc é o único marcador sorológico detectável durante o período de janela. Um nível mensurável de HBsAg com IgM anti-HBc negativa é diagnóstico de hepatite B crônica. As Figuras 46.1 e 46.2 mostram os estudos sorológicos associados à hepatite B aguda e à hepatite B crônica, respectivamente.

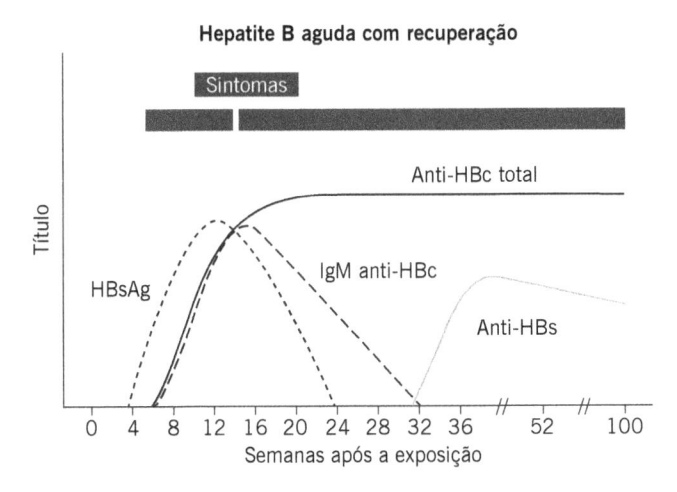

Figura 46.1 Hepatite B aguda com recuperação. (*Reproduzida, com permissão, de Briscoe DB*. Lange Q&A: USMLE Step 3. *4th ed. New York, NY: McGraw-Hill; 2005:48.*)

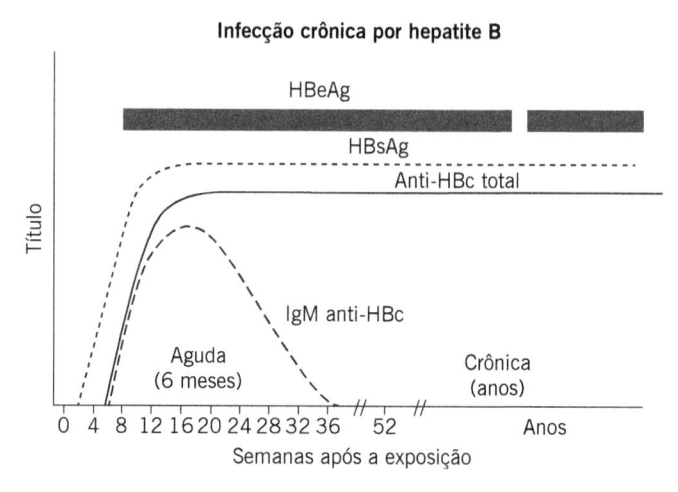

Figura 46.2 Infecção crônica pela hepatite B. (*Reproduzida, com permissão, de Briscoe DB. Lange Q&A: USMLE Step 3. 4th ed. New York, NY: McGraw-Hill; 2005:48.*)

A infecção aguda pela hepatite B é tratada com apoio. Pessoas com hepatite B crônica podem ser candidatas à terapia antiviral. Devem ser encaminhadas a um especialista, tanto para avaliar se a terapia é apropriada quanto para monitorar o desenvolvimento de carcinoma hepatocelular ou cirrose.

A vacina contra a hepatite B é universalmente recomendada para crianças, bem como para adultos em alto risco de doença, incluindo trabalhadores de saúde e de segurança pública, contatos domésticos de pacientes com HBV, usuários de drogas IV, pessoas com hepatopatias crônicas, indivíduos que requerem transfusões periódicas de sangue ou hemoderivados e pacientes em diálise. A profilaxia pós-exposição com Ig contra hepatite B e/ou vacinação é recomendada para pessoas não vacinadas expostas a líquidos ou secreções corporais infectadas.

A **hepatite C** é a causa mais comum de hepatopatia crônica nos EUA, com mais de 4 milhões de pessoas infectadas. A transmissão ocorre por meio da exposição a sangue ou a líquidos corporais infectados via contato sexual, compartilhamento de agulhas, tatuagens, exposição acidental de trabalhadores de saúde ou transmissão vertical. A transfusão de sangue ou hemoderivados e o transplante de órgãos de doadores infectados eram fontes comuns de exposição antes de 1992.

O vírus pode ser detectado no sangue 1 a 3 semanas após a exposição, seguida de uma infecção aguda por hepatite C entre 2 a 12 semanas pós-exposição, podendo-se detectar lesões em hepatócitos em 4 a 12 semanas. A maioria das infecções é assintomática, mas a hepatite C pode causar um quadro agudo com icterícia, dor abdominal, mal-estar e anorexia. **Dos infectados por hepatite C, 60 a 80% desenvolvem infecção crônica**, com níveis mensuráveis de RNA do vírus da hepatite C (RNA do HCV) por mais de seis meses.

A hepatite C crônica pode causar cirrose, descompensação hepática e carcinoma hepatocelular. Até 30% dos portadores de infecção crônica por HCV desenvolvem cirrose em um período de 20 a 30 anos, fazendo da hepatite C a principal causa de transplante de fígado nos EUA. Pacientes com infecção por HCV devem evitar o consumo de álcool e receber vacinas contra hepatites A e B, a fim de impedir a progressão rápida da doença. A progressão da infecção crônica por HCV pode ser avaliada pela quantidade de inflamação e cirrose encontradas na biópsia hepática. Em geral, deve-se fazer biópsia de fígado para avaliar a extensão da fibrose e determinar se o paciente é ou não candidato ao tratamento antiviral com ribavirina e/ou interferon. Os resultados são variáveis, dependendo do subtipo viral e dos fatores de risco do paciente. Os objetivos do tratamento são reduzir as complicações em longo prazo da infecção crônica, ao induzir uma remissão sustentada do vírus. Às vezes, o transplante de fígado é usado como último recurso. Atualmente, não existe nenhuma vacina contra a hepatite C.

A hepatite D é uma causa rara de hepatite viral nos EUA que usa o envelope viral da hepatite B para infectar seu hospedeiro e, portanto, requer a coinfecção das hepatites B e D. Aproximadamente, 5% dos portadores de HBV podem estar coinfectados com hepatite D em todo o mundo. É endêmica no Mediterrâneo, Oriente Médio, ilhas do Pacífico e América do Sul. As manifestações clínicas da coinfecção HBV e vírus da hepatite D (HDV) costumam ser semelhantes às de uma infecção por HBV. Até 10% dos casos de coinfecção serão infectados crônicos. O interferon é o único fármaco aprovado para o tratamento da hepatite D crônica. A vacina contra a hepatite B é a base da prevenção do HDV.

A hepatite E é uma hepatite viral de transmissão fecal-oral. É rara nos EUA, mas tem alta prevalência na Ásia, África, Oriente Médio e América Central. O período de incubação é de 4 a 5 semanas. Os sinais clínicos e sintomas da infecção pelo vírus da hepatite E (HEV) geralmente são mais graves se comparados aos encontrados no HAV, com maior probabilidade de colestase prolongada. Sua taxa de mortalidade é muito alta, principalmente no terceiro trimestre da gestação. Indivíduos desnutridos e pessoas com hepatopatia subjacente também têm maior probabilidade de desenvolver hepatite fulminante. O diagnóstico da infecção aguda por HEV pode ser confirmado pela detecção do HEV no soro ou fezes ou por IgM anti-HEV. O tratamento é de apoio, e não há imunização. A profilaxia com Ig está disponível em países onde o HEV é endêmico, mas sua eficácia permanece não comprovada.

O **abuso de álcool** pode causar hepatite aguda grave ou esteatose hepática crônica, hepatite, cirrose e fibrose. O álcool leva a uma hiperbilirrubinemia conjugada, ao afetar a secreção e a captação de ácidos biliares. Achados físicos comuns incluem ascite, icterícia, telangiectasias cutâneas, eritema palmar, atrofia testicular, ginecomastia e desnutrição. **Em geral, níveis de transaminases por abuso de álcool mostram a aspartato aminotransferase (AST/TGO) desproporcionalmente elevada em relação à alanina aminotransferase (ALT/TGP), em uma razão de 2 ou mais;** níveis de gamaglutamil transferase (GGT) com frequência são anormais na hepatite alcoólica; a hepatite viral costuma causar maiores elevações da ALT (ver caso Caso 41 para uma discussão mais completa do abuso de álcool). **Obstruções físicas** à **drenagem biliar** também podem causar hiperbilirrubinemia conjugada. Etiologias comuns incluem impactação de cálculos biliares em ductos biliares, estenoses biliares pós-cirúrgicas ou compressão extrínseca dos ductos biliares por tumores, como câncer pancreático. Em geral, imagens do sistema biliar por ultrassonografia, TC ou RM ou colangiopancreatografia por RM são diagnósticas. A colangiopancreatografia endoscópica retrógrada (CPER) pode ser diagnóstica e, em alguns casos, terapêutica.

QUESTÕES DE COMPREENSÃO

46.1 Um homem de 32 anos com asma e hipertensão vem para avaliação de hiperbilirrubinemia detectada em exames de sangue exigidos para um exame físico admissional. O nível de bilirrubina era 2,5 mg/dL (normal até 1,0 mg/dL) com elevado componente não conjugado. Sente-se bem e geralmente bebe uma cerveja à noite. Tem uma relação monogâmica com sua mulher e nenhuma história de abuso de drogas IV ou tatuagem. Seus olhos não estão ictéricos, e não há sinais de icterícia. Suas enzimas hepáticas, exames bioquímicos, TSH e hemograma completo (HC) são normais. Qual das seguintes afirmativas apresenta o próximo passo em sua avaliação?

A. Tranquilização.
B. Conselhos sobre redução de álcool.
C. Ultrassonografia abdominal.
D. Sorologias de hepatite.

46.2 Uma mulher de 45 anos foi diagnosticada há seis meses com hepatite B aguda. Não sabe como contraiu o vírus. Não toma nenhuma medicação e, desde o diagnóstico, começou a tomar uma multivitamina e a fazer exercícios. Atualmente, tem as seguintes sorologias: HBsAg negativo; anti-HBsAg positivo; HBeAg negativo; anti-HBcAg positivo. Qual das seguintes é sua interpretação desses resultados?

A. Hepatite B ativa crônica.
B. Infecção aguda resolvida.
C. Infecção aguda resolvida, mas contagiosa em contatos sexuais.
D. Infecção resolvida mas em risco de reinfecção no futuro.

46.3 Um marinheiro aposentado de 67 anos vem ao médico depois de um ganho não intencional de 6,8 kg nos últimos quatro meses. Anteriormente não tinha nenhuma história médica significativa, e sente-se bem, exceto por fadiga. Ao exame, está levemente ictérico, sem hepatomegalia ou aumento da sensibilidade à palpação do QSD. Apresenta leve grau de macicez móvel no abdome e significativo edema periférico. Nota-se que apresenta várias tatuagens desbotadas na pele. O paciente mais provavelmente apresenta qual das seguintes sorologias?

A. IgG anti-HAV positiva.
B. Presença de RNA do HCV.
C. Apenas anticorpos anti-HBs.
D. Presença de RNA do HCV e anticorpos anti-HCV.

46.4 Um estudante universitário de 21 anos planeja uma viagem à Tailândia com seus amigos daqui a aproximadamente dois meses. Está excitado com a próxima viagem e quer descobrir quais outras vacinas adicionais precisaria fazer antes da partida. Acredita que todas suas imunizações estão em dia. Ele mais provavelmente precisará de quais das seguintes vacinações?
A. Hepatite A, hepatite B, febre tifoide e encefalite japonesa.
B. Somente hepatite A.
C. Somente hepatite B.
D. Nenhuma vacina adicional é necessária.

RESPOSTAS

46.1 **A.** Esse é um caso clássico de doença de Gilbert, uma elevação leve e benigna de bilirrubina não conjugada. Com história, exame e enzimas hepáticas normais, nenhuma outra investigação está indicada. Pessoas com síndrome de Gilbert podem ter escleróticas ictéricas e piora da icterícia com estresse ou doença.

46.2 **B.** Essas sorologias são consistentes com hepatite B resolvida e imunidade continuada; os anticorpos antiantígeno de superfície da hepatite B indicam imunidade. Essa paciente tem antígeno de superfície e antígenos "e" negativos, de modo que não há risco de disseminação da doença para terceiros.

46.3 **D.** O paciente provavelmente tem hepatite C crônica que progrediu para cirrose, causando edema, ganho de peso e ascite. Tanto o RNA do HCV quanto anticorpos anti-HCV estão presentes na hepatite C crônica. A hepatite A não progride para cirrose, e o anti-HBs está presente em pessoas imunizadas contra hepatite B.

46.4 **A.** A imunização contra hepatite A é altamente recomendada ao viajar para regiões onde a infecção por hepatite A é muito disseminada, como África, Ásia, Groenlândia, Oriente Médio, México e Américas Central e do Sul. A vacina contra hepatite B é recomendada para pessoas não imunizadas anteriormente. As vacinas contra febre tifoide e encefalite japonesa estão indicadas caso se espere viajar em cidades menores. As recomendações vacinais podem mudar, e é melhor revisar recomendações de viagem em www.cdc.gov/travel.[*] Deve-se marcar uma consulta com um médico de atenção primária ou clínica de viagem 4 a 6 semanas antes de qualquer viagem internacional, a fim de determinar as vacinas apropriadas necessárias e para informações gerais de saúde.

---

[*] N. de R.T. No Brasil, pode-se consultar o Centro de Informação em Saúde para Viajantes (www.cives.ufrj.br).

> **DICAS CLÍNICAS**
>
> ▶ O início agudo de icterícia indolor em um paciente acima de 50 anos deve levar a exames buscando câncer pancreático (neoplasia na cabeça do pâncreas causando compressão dos ductos biliares).
> ▶ Todas as gestantes devem fazer rastreamento de HBsAg. Em caso positivo, o tratamento do recém-nascido com imunoglobulina de hepatite B (Ig HBV) e vacinação pode reduzir o risco de transmissão vertical.
> ▶ Um dos maiores riscos para o desenvolvimento de cirrose em indivíduos com hepatite C crônica é o uso de álcool. Todas as pessoas com hepatite C crônica devem ser aconselhadas a evitar qualquer ingestão de álcool.

REFERÊNCIAS

Centers for Disease Control and Prevention. Diagnosis and management of food-borne illnesses. *MMWR*. 2004;53(RR-04):1-33.

Centers for Disease Control and Prevention. Traveler's Health. Available at: www.CDC.gov/travel. Accessed April 24, 2011.

National Institutes of Health. Management of hepatitis C: 2002. Consensus statement. Available at: http://consensus.nih.gov/2002/2002hepatitisC2002116html.htm. Accessed December 2008.

Roche SP, Kobos R. Jaundice in the adult patient. *Am Fam Physician*. 2004;69:299-304.

Sullivan S, Lisker-Melman M. Liver disease. In: Cooper DH, Krainik AJ, Lubner SJ, et al, eds. *The Washington Manual of Medical Therapeutics*. 32nd ed. Philadelphia, PA: Wolters Kluwer/Lippinocott Williams, and Wilkins; 2007:473-509.

Ward RP, Kugelmas M, Libsch KD. Management of hepatitis C: evaluating suitability for drug therapy. *Am Fam Physician*. 2004;69(6):1429-1436.

Workowski KA, Levine WC. Sexually transmitted diseases treatment guidelines, 2002. *MMWR*. 2002;51(RR-06):1-80.

CASO 47

Um homem de 52 anos chega ao consultório com aproximadamente duas semanas de dor abdominal superior. Tem dificuldade em descrever seus sintomas, mas incluem algum "desconforto" intermitente na região epigástrica. Teve um pouco de "azia" e náusea, mas nenhum vômito ou diarreia. Notou que suas fezes parecem mais escuras que antes, mas não viu sangue. Sente-se satisfeito rapidamente ao comer. Tentou usar um antiácido de venda livre, que ajuda um pouco. Sua única outra medicação é um anti-inflamatório não esteroide (AINE) de venda livre que toma "uma ou duas" vezes por dia devido à artrite nos joelhos. Não fuma nem bebe álcool. Ao exame, está pálido, mas sem desconforto agudo. Está afebril, pressão arterial de 120/80 mmHg, pulso de 95 bpm e frequência respiratória de 14 mpm. A única particularidade ao exame de cabeça, orelhas, olhos, nariz e garganta (COONG) é palidez conjuntival. Os exames cardíacos e pulmonares são normais. Seu abdome apresenta ruídos intestinais normoativos e sensibilidade no epigástrio. Não há massas, descompressão dolorosa ou defesa muscular. O exame retal revela tônus normal, ausência de massas e fezes negras escuras fortemente positivas ao teste de sangue oculto nas fezes (SOF). O restante de seu exame é sem particularidades.

▶ Qual é o diagnóstico mais provável?
▶ Que avaliação e tratamento estão indicados neste momento?
▶ O que pode ser feito para reduzir o risco de recorrência deste problema?

RESPOSTAS PARA O CASO 47:
Dispepsia e doença ulcerosa péptica

Resumo: Um homem de 52 anos chega com desconforto abdominal superior vago, náusea e saciedade precoce. Faz uso diário de AINEs. Parece pálido ao exame, sugerindo que possa estar anêmico. Tem leve sensibilidade abdominal e fezes em melena ao exame.

- **Diagnóstico mais provável:** Úlcera péptica sangrante.
- **Avaliação e tratamento nesse ponto:** Um hemograma completo (HC) imediato, suspensão do AINE, endoscopia GI alta e exames de *Helicobacter pylori*. Deve ser tratado com um inibidor da bomba de prótons (IBP) e antibióticos contra o *H. pylori*, se sua presença for confirmada. Pode necessitar uma transfusão de sangue (dependendo do resultado do HC). Também requerirá avaliação com uma colonoscopia.
- **Redução do risco de recorrência:** Suspender e evitar AINEs ou, se incapaz de suspendê-los totalmente, usar IBP ou misoprostol com o AINE; erradicação do *H. pylori*.

ANÁLISE

Objetivos

1. Aprender o manejo da dispepsia.
2. Aprender os fatores de risco para o desenvolvimento de doença ulcerosa péptica (DUP).
3. Saber como diagnosticar e tratar a úlcera péptica.
4. Compreender o papel do *H. pylori* na DUP, incluindo métodos de exame e tratamento da DUP.
5. Conhecer os "sintomas de alarme" para os quais se indica endoscopia.

Considerações

O Comitê Roma III define dispepsia como um ou mais dos seguintes sintomas: sensação de plenitude pós-prandial, saciedade precoce, dor ou queimação epigástrica. Aproximadamente, 20% das dispepsias são causadas pela doença ulcerosa péptica. Outras causas comuns incluem doença do refluxo gastresofágico (DRGE) e dispepsia funcional. A investigação diagnóstica e o tratamento de pacientes com dispepsia variam e dependem da idade do paciente, dos sinais e sintomas de apresentação e da resposta ao manejo inicial oferecido.

    A doença ulcerosa péptica é um problema do trato gastrintestinal caracterizado por lesão mucosa secundária à secreção de pepsina e ácido gástrico. Em geral, ocorre no estômago e no duodeno proximal; menos comumente, ocorre no baixo esôfago, duodeno distal ou jejuno, como em estados hipersecretórios sem oposição, como síndrome de Zollinger-Ellison, em hérnias de hiato (úlceras de Cameron), ou na ectopia da mucosa gástrica (p. ex., no divertículo de Meckel).

Deve-se considerar endoscopia diagnóstica precoce para pacientes com dispepsia de início recente acima de 55 anos ou com sintomas que possam estar associados a neoplasia GI alta (Quadro 47.1). Pode ser mais apropriado estabelecer a idade de corte em 45 a 50 anos em pacientes de ascendência asiática, hispânica ou afro-caribenha. Em indivíduos abaixo de 55 anos e sem sintomas de alarme, recomenda-se o exame de *H. pylori* por sorologia IgG devido a seu baixo preço e facilidade de coleta, e não pelo exame respiratório de ureia 13-C ou exame de antígeno nas fezes. Nesse grupo demográfico, recomenda-se confirmar um resultado sorológico positivo com exames de ureia ou antígeno fecal. Naqueles com exame positivo, indica-se o tratamento do *H. pylori* seguido de supressão de ácido. Para pessoas com teste negativo, a terapia empírica com um IBP por quatro a oito semanas é uma intervenção custo-efetiva. Deve-se considerar endoscopia ou reconsideração do diagnóstico naqueles que continuarem sintomáticos após essas intervenções.

ABORDAGEM À
Dispepsia e doença ulcerosa péptica

DEFINIÇÕES

BLOQUEADOR H_2: Classe de medicações que são antagonistas competitivos da ligação da histamina aos receptores H_2 da célula parietal gástrica, impedindo a ativação da via mediadora da liberação de ácido na luz estomacal.

INIBIDOR DA BOMBA DE PRÓTONS (IBP): Classe de medicações que suprime a produção de ácido gástrico, inibindo de forma irreversível a bompa de prótons H^+K^+ ATPase nas células parietais gástricas.

ABORDAGEM CLÍNICA

DUP é um termo geralmente usado para descrever tanto úlceras gástricas quanto duodenais. **A prevalência de úlceras duodenais é globalmente maior, enquanto úlceras**

Quadro 47.1 • SINAIS "DE ALARME" PARA OS QUAIS SE RECOMENDA UMA ENDOSCOPIA GI ALTA PRECOCE

Perda de peso não intencional
Disfagia progressiva
Vômitos recorrentes/persistentes
Odinofagia
Anemia inexplicada
Sangramento gastrintestinal/hematêmese
História familiar de câncer, especificamente câncer GI superior
História de cirurgia gástrica

gástricas são mais comuns em usuários de AINEs. Fatores de risco para o desenvolvimento de DUP incluem infecção pelo *H. pylori*, uso de AINEs, tabagismo e história pessoal ou familiar de DUP. Populações negras e hispânicas também têm maior probabilidade de desenvolver DUP. Nos EUA, o risco de desenvolver DUP ao longo da vida é de aproximadamente 10%. O **Quadro 47.2** resume outras causas de DUP.

Anamnese e exame

Os sintomas de dispepsia são comuns, e existe uma significativa superposição entre os sintomas de DUP, DRGE e dispepsia funcional. Pacientes com sintomas primariamente de azia ou regurgitação ácida têm maior probabilidade de apresentar DRGE. **Sintomas clássicos associados à DUP incluem dor abdominal epigástrica que melhora com a ingestão de alimentos ou dor que se desenvolve algumas horas depois de comer.** Sintomas noturnos também são comuns com a DUP, em geral entre 11 da noite e 2 da manhã, quando ocorre o pico circadiano da estimulação da secreção ácida. Geralmente, os sintomas têm início gradual e estão presentes por semanas ou meses. Com frequência, os pacientes se automedicam com antiácidos de venda livre, que podem dar algum alívio, antes de procurar o médico.

O exame deve tanto procurar confirmar sua suspeita de DUP quanto afastar outros diagnósticos que podem se apresentar com dor abdominal. Com frequência, o único achado de exame na DUP é sensibilidade epigástrica. A presença de sangramento GI pode ser documentada pelo exame de sangue oculto nas fezes; entretanto,

Quadro 47.2 • CAUSAS DE ÚLCERAS PÉPTICAS

Causas	Etiologia	Comentários
Causas comuns	Infecção pelo *Helicobacter pylori* AINEs	Bacilo gram-negativo espiral móvel encontrado em 48% dos pacientes com doença da úlcera péptica De 5 a 20% dos pacientes que usam AINEs por longos períodos desenvolvem doença da úlcera péptica Úlceras induzidas por AINEs e complicações são mais comuns nos idosos, indivíduos com infecção concomitante pelo *H. pylori* ou pessoas que recebem esteroides ou anticoagulantes
Outras causas raras	Outros medicamentos Estados hipersecretórios ácidos/gastrinomas (p. ex., síndrome de Zollinger-Ellison) Neoplasias Estresse	Esteroides, bifosfonados, cloreto de potássio, agentes quimioterápicos (p. ex., fluorouracil IV) Múltiplas úlceras gastroduodenais, jejunais ou esofágicas difíceis de curar Câncer gástrico, linfomas, cânceres de pulmão Depois de doenças agudas, falência de múltiplos órgãos, suporte respiratório, queimaduras extensas (úlcera de Curling) ou trauma encefálico (úlcera de Cushing)

Dados de Kurata JH, Nogawa AN. Meta-analysis of risk factors for peptic ulcer. Nonsteroidal anti-inflammatory drugs, Helicobacter pylori, and smoking. J Clin Gastroenterol. 1997;24:2-17.

o sangramento da DUP pode ser episódico, e um único exame de SOF negativo feito no consultório não afasta completamente um sangramento. Sinais de anemia (palidez de pele ou conjuntivas, taquicardia, hipotensão, ortostasia) devem ser avaliados e manejados conforme necessário.

Muitos diagnósticos em potencial devem ser considerados no diferencial. A descoberta de sensibilidade no quadrante superior direito pode sugerir doença da vesícula ou nas vias biliares. A apendicite, embora classicamente cause dor no quadrante inferior direito, pode se apresentar somente com sintomas abdominais vagos (especialmente em caso de apêndice retrocecal). Dor epigástrica com irradiação para as costas e associada a náusea e vômito pode ser pancreatite. Infecções pélvicas, patologias pélvicas e mesmo gravidez ectópica devem ser consideradas como possibilidades em mulheres. Isquemia do miocárdio deve ser considerada naqueles em risco.

Helicobacter pylori

O *Helicobacter pylori* é um bacilo gram-negativo em forma de sacarrolhas que é o agente causal da maioria das úlceras não relacionadas aos AINEs. O *H. pylori* também está associado ao desenvolvimento de câncer gástrico. **A presença do organismo está associada a um risco 5 a 7 vezes maior de desenvolver DUP.** A infecção pelo *H. pylori* costuma ser adquirida da mãe na infância e é mais comum em países em desenvolvimento. Existem vários exames para o diagnóstico de infecções por *H. pylori*. **Atualmente, o exame de antígeno fecal é o exame não invasivo de consultório preferido para o *H. pylori*,** devido a seu valor preditivo positivo superior e capacidade de ser usado pós-tratamento para verificar a erradicação. Entretanto, para que esse teste seja correto, os pacientes devem se abster de tratamento com IBPs por pelo menos duas semanas antes do exame. **O exame sorológico de anticorpos anti-*H. pylori*** está amplamente disponível, é barato e não invasivo. É altamente sensível para a presença de uma história de infecção, mas **não pode distinguir infecção ativa de infecção tratada.**

A infecção ativa pode ser confirmada pelo **exame respiratório de ureia**. Realiza-se o exame fazendo com que o paciente ingira um composto de ureia com carbono marcado, que é então metabolizado pela urease do *H. pylori*. Mede-se o CO_2 marcado liberado por esse processo no ar expirado. Esse exame é altamente sensível e específico, mas é limitado pela disponibilidade e pelo custo.

O **padrão-ouro** para o diagnóstico é a **endoscopia com biópsia para o *H. pylori*.** A bactéria pode ser visualizada ao microscópio, usando diversos métodos de coloração, isolada em cultura ou detectada pelo exame rápido da amostra. A endoscopia também permite a visualização direta de úlceras e a avaliação da presença de neoplasia ou outra patologia no esôfago, estômago ou duodeno. A endoscopia é invasiva e cara, limitando sua utilidade a algumas situações clínicas.

Complicações da DUP

Aproximadamente, 25% dos pacientes com doença ulcerosa péptica apresentam uma complicação séria, como hemorragia, perfuração ou obstrução do piloro. Úlceras silenciosas e complicações são mais comuns em pacientes idosos e em pacientes que usam AINEs.

Sangramento gastrintestinal alto ocorre em 15 a 20% dos pacientes com doença ulcerosa péptica. É a causa mais comum de mortalidade e a indicação mais comum de cirurgia nessa doença. O risco de novo sangramento e óbito aumenta com base na idade, nas comorbidades e no estado hemodinâmico.

Manejo de suspeita de DUP

Depois da anamnese e do exame físico iniciais, devem-se solicitar exames focalizados apropriados para avaliar as síndromes clínicas suspeitas. Deve-se pedir um HC para avaliar anemia, mesmo quando exames de fezes forem negativos para sangue oculto. Em um paciente que estava vomitando ou não se alimentando, devem-se solicitar estudos bioquímicos básicos. Enzimas hepáticas, amilase e lipase podem ser solicitadas quando houver suspeita de patologia biliar ou pancreática. Pode-se fazer um ECG caso se considere cardiopatia, e a radiografia de tórax em posição ortostática é o exame de escolha para possível perfuração de víscera abdominal. A ultrassonografia abdominal está indicada na suspeita de cálculos biliares. Um exame de gravidez deve ser solicitado em mulheres em idade reprodutiva, colhendo-se culturas cervicais em caso de suspeita de infecção.

Pacientes com anemia significativa, instabilidade hemodinâmica (hipotensão, taquicardia, ortostasia) ou suspeita de abdome agudo devem ser hospitalizados. Deve-se fazer reidratação IV e transfusão sanguínea, quando necessário, e obter uma avaliação cirúrgica urgente em caso de abdome agudo.

A dispepsia em pacientes abaixo de 55 anos sem sintomas de alarme pode ser manejada com um protocolo não invasivo de "testar e tratar" o *H. pylori*, seguido de supressão de ácido, de preferência com o uso de um IBP, especialmente se os sintomas continuarem. **Deve-se realizar um exame para infecção ativa pelo *H. pylori* (antígeno fecal ou anticorpos IgA séricos por Elisa).** Um teste negativo afasta úlcera em pacientes dispépticos. Caso positivo, deve-se prescrever tratamento para erradicar a infecção, juntamente com um IBP para suprimir a produção de ácido (a Quadro 47.3 lista esquemas de tratamento para o *H. pylori*).

Em geral, o IBP é mais eficaz para suprimir a produção de ácido e acelerar a cura da úlcera do que os bloqueadores H_2. Pessoas sem evidências de infecção ativa podem ser tratadas apenas com supressão ácida por 4 a 8 semanas. Se houver resolução dos sintomas, nenhum outro exame está indicado. Juntamente com o tratamento, devem-se suspender agentes agressivos, como AINEs e tabaco.

Pacientes acima de 55 anos ou com sintomas de alarme devem ser encaminhados para endoscopia GI alta, a fim de excluir a possibilidade de neoplasia. Prefere-se endoscopia em vez de procedimentos radiográficos, devido à melhor visualização e à capacidade de realizar biópsias. A endoscopia também pode ser terapêutica, caso seja possível identificar e cauterizar uma fonte de sangramento. **Um paciente acima de 50 anos com sangue nas fezes também deve fazer colonoscopia, independentemente**

Quadro 47.3 • ESQUEMAS DE TRATAMENTO PARA O *HELICOBACTER PYLORI*	
Fármaco	**Dose**
Terapia tripla (7-14 dias)	
*Omeprazol (lansoprazol) *mais* Claritromicina *mais* Amoxicilina ou Metronidazol (em pacientes alérgicos à penicilina)	20 mg 2x/dia (30 mg 2x/dia) 250 ou 500 mg 2x/dia 1 g 2x/dia 500 mg 2x/dia
Citrato de bismuto ranitidina *mais* Tetraciclina *mais* Claritromicina ou metronidazol	400 mg 2x/dia 500 mg 2x/dia 500 mg 2x/dia
Subsalicilato de bismuto *mais* Metronidazol *mais* Tetraciclina	2 comps 4x/dia 250 mg 4x/dia 500 mg 4x/dia
Terapia quádrupla (10-14 dias)	
Omeprazol (lansoprazol)	20 mg (30 mg)/dia
Subsalicilato de bismuto	525 mg 4x/dia
Metronidazol	250 mg 4x/dia
Tetraciclina	500 mg 4x/dia

Dados de Del Valle J. Peptic ulcer disease and related disorders. In: Fauci AS, Braunwald E, Kasper DL, et al, eds. Harrison's Principles of Internal Medicine. 17th ed. New York, NY: McGraw-Hill; 2008:1863.

dos achados endoscópicos superiores, a fim de garantir que não haja câncer de colo que também contribui para a perda sanguínea GI.

O tratamento cirúrgico de DUP é raramente necessário. Entretanto, pode estar justificado em casos de hemorragia que não pode ser controlada, perfuração e obstrução.

QUESTÕES DE COMPREENSÃO

47.1 Uma mulher de 30 anos sem problemas de saúde conhecidos chega para aconselhamento. Foi a uma feira de saúde onde fez um exame de sangue que foi positivo para *H. pylori*. Não apresenta desconforto abdominal, náusea, vômitos ou diarreia. Suas fezes são negativas para sangue. Ocasionalmente, precisa usar antiácidos de venda livre depois de comer pratos temperados. Qual dos seguintes você lhe diria a respeito dos resultados desse teste?

---

* N. de R.T. Esquema no Brasil: Omeprazol 20 mg 1×/dia
　　　　　　　　　　　　　　　　Claritromicina 500 mg 2×/dia
　　　　　　　　　　　　　　　　Amoxicilina 1 g 2×/dia por sete dias.

A. Ela pode ou não ter uma infecção por *H. pylori*.
B. Provavelmente tem uma úlcera péptica.
C. Tem uma infecção por *H. pylori*, mas pode ou não ter uma úlcera.
D. Deve ser tratada imediatamente para *H. pylori*.

47.2 Um homem de 62 anos vem à clínica com crescente fadiga e falta de ar. O exame cardíaco é negativo, e a ausculta pulmonar é limpa bilateralmente. Não se nota icterícia, turgência da veia jugular (TVJ) ou edema periférico. As mucosas estão rosadas, sem evidência de cianose, e o enchimento capilar é bom. O HC revela anemia microcítica, e a endoscopia GI alta diagnostica uma úlcera gástrica. Uma biópsia e outros exames confirmam infecção por *H. pylori*. Sua última colonoscopia, há dois anos, foi normal. Qual dos seguintes exames está indicado nesse momento?

A. Série radiográfica GI alta com acompanhamento do intestino delgado.
B. Ultrassonografia abdominal.
C. Colonoscopia.
D. Teste respiratório de ureia.

47.3 Um homem de 41 anos chega para avaliação de desconforto GI alto que sente há cerca de dois meses. Diz que tem uma sensação de "plenitude" na região epigástrica. Começou a fumar recentemente, depois de aumento do estresse no trabalho. Não apresentou sangue nas fezes, vômito ou disfagia. Perdeu cerca de 4,5 kg, mas não faz exercícios. Sua mãe tem hemorroidas, mas nenhum familiar teve câncer de colo. Nunca fez uma colonoscopia. Qual dos seguintes é o mais apropriado?

A. "Testar e tratar" *H. pylori*.
B. Terapia empírica para *H. pylori*.
C. TSOF com tranquilização, caso negativo.
D. Encaminhamento para endoscopia.

47.4 Uma mulher de 19 anos chega ao departamento de emergência com uma história de 15 horas de dor abdominal, náusea e vômitos. Acordou cedo de manhã devido à dor abdominal grave. Admite ter bebido demais na noite anterior, o que não é incomum nos fins de semana. Não usa AINEs regularmente. Sua pressão arterial é 100/60 mmHg, pulso 130 bpm, respirações 14 mpm e temperatura 39°C. A rotina de abdome agudo na internação mostrou um volume substancial de ar livre embaixo do hemidiafragma. Qual dos seguintes é o diagnóstico mais provável?

A. Úlcera péptica perfurada.
B. Gastrite relacionada ao álcool.
C. Apendicite.
D. Gastrenterite.
E. Cálculos renais.

RESPOSTAS

47.1 **A.** Exames sanguíneos para *H. pylori* buscam anticorpos anti-*H. pylori*. Não podem distinguir infecções ativas de infecções antigas, nem diagnosticar a presença de úlceras. O tratamento de um exame sérico positivo em uma pessoa assintomática não está indicado.

47.2 **C.** A presença de sangue nas fezes ou de anemia em um paciente acima de 50 anos, mesmo quando se encontra uma úlcera, é indicação para colonoscopia, pois isso também pode representar a apresentação de um câncer de colo concomitante. Após o término do tratamento, um teste respiratório de ureia pode ser benéfico para confirmar a erradicação da infecção.

47.3 **D.** Esse paciente chega com o sintoma de alarme de perda ponderal. Deve ser encaminhado para endoscopia precoce.

47.4 **A.** O abdome agudo e o ar livre sob o diafragma indicam perfuração de víscera. Essa paciente perfurou uma úlcera com instabilidade hemodinâmica. Investigações adicionais incluem um painel bioquímico, HC e laparotomia de urgência.

DICAS CLÍNICAS

▶ Pessoas que requerem terapia em longo prazo com AINEs podem se beneficiar de exames para infecção ativa pelo *H. pylori*, seguida de erradicação, se positiva, pois isso pode diminuir seu risco de desenvolver uma úlcera. A terapia com IBP, juntamente com os AINEs, também pode diminuir o risco.
▶ Crenças comuns de que estresse ou comidas apimentadas causam sangramento de úlceras são incorretas. A vasta maioria das úlceras é causada pelo *H. pylori* e por AINEs.

REFERÊNCIAS

Del Valle J. Peptic ulcer diseases and related disorders. In: Fauci AS, Braunwald E, Kasper DL, et al, eds. *Harrison's Principles of Internal Medicine*. 17th ed. New York, NY: McGraw-Hill; 2008: 1855-1872.

Kurata JH, Nogawa AN. Meta-analysis of risk factors for peptic ulcer. Nonsteroidal anti-inflammatory drugs, Helicobacter pylori, and smoking. *J Clin Gastroenterol*. 1997;24:2-17.

McColl KE. Clinical practice. Helicobacter pylori infection. *N Engl J Med*. 2010:362:1597.

Ramakrishnan K, Salinas RC. Peptic ulcer disease. *Am Fam Physician*. 2007;76(7):1005-1012.

Talley NJ. American Gastroenterological Association medical position statement: Evaluation of dyspepsia. *Gastroenterology*. 2005;129(5):1753-1755.

The Medical Letter, Inc. Treatment of peptic ulcer and GERD. Treatment guidelines from *The Medical Letter*. 2008:55-57.

Townsend CM, Beauchamp RD, Evers BM, et al. *Sabiston Textbook of Surgery*. 17th ed. Philadelphia, PA: WB Saunders; 2004:1289.

CASO 48

Uma mãe traz sua filha de 18 meses ao consultório para uma consulta por demanda livre devido a uma erupção cutânea. Teve febre alta, não medida, nos últimos três dias, juntamente com alguns sintomas respiratórios leves. Recebeu paracetamol para a febre, mas nenhuma outra medicação. A febre diminuiu no último dia, mas hoje ela desenvolveu um *rash*. A erupção surgiu subitamente, começando no tronco e se espalhando para as extremidades. A criança não apresenta uma história médica significativa e nenhum contato doente conhecido, embora frequente uma creche três dias por semana. Ao exame, está levemente irritadiça, mas se consola facilmente no colo da mãe. Tem um perceptível *rash* eritematoso de pequenas máculas e pápulas cuja coloração diminui à palpação. O restante de seu exame é normal.

- Qual é o diagnóstico mais provável?
- Qual é a causa mais provável dessa doença?
- Qual é o tratamento apropriado?

RESPOSTAS PARA O CASO 48:
Febre e erupção cutânea

Resumo: Uma menina de 18 meses é trazida para avaliação de um *rash* de disseminação rápida que começou depois de três dias de febre. Apresenta máculas e pápulas eritematosas difusas, que se atenuam à compressão, mas fora isso aparenta estar bem.

- **Diagnóstico mais provável:** Roséola (ou Exantema Súbito).
- **Causa mais provável da doença:** Herpes-vírus humano 6 (HHV-6).
- **Tratamento:** Apenas apoio, pois provavelmente o *rash* terá resolução em 24 a 48 horas.

ANÁLISE
Objetivos

1. Ser capaz de identificar erupções comuns associadas a infecções virais em crianças.
2. Conhecer o manejo apropriado de doenças febris associadas a *rashes* em crianças.

Considerações

Essa criança tem história de febre e erupção cutânea com pápulas eritematosas difusas. Mais provavelmente, o quadro é devido à roséola, causada pelo herpes-vírus humano 6 (HHV-6). O HHV-6 é um vírus ubíquo que infecta a maioria das crianças entre 6 meses e 3 anos, embora a maioria das infecções seja assintomática. O vírus tem um período de incubação de 1 a 2 semanas e causa um quadro prodrômico associado a sintomas respiratórios leves e febre alta (39°C a 40°C) súbita, que em raros casos pode causar convulsões febris. Depois de alguns dias, a febre melhora e surge o *rash* vermelho.

ABORDAGEM A
Febre e *rash*

DEFINIÇÕES
ENANTEMA: Erupção em uma membrana mucosa como sintoma de uma doença.
EXANTEMA: Erupção na pele como sintoma de uma doença.

ABORDAGEM CLÍNICA
Doenças febris e erupções cutâneas são apresentações extremamente comuns em consultórios de medicina de família e pediatria. Na maior parte das vezes, essas apresentações representam quadros leves e autolimitados que não exigem nenhuma terapia específica. Entretanto, algumas dessas apresentações representarão infecções sérias que

necessitam de intervenção urgente. *Rashes* associados à febre podem ser causados por vírus, bactérias, espiroquetas, reação medicamentosa ou doenças autoimunes. A história deve procurar identificar qualquer exposição que possa causar essas síndromes. Informações específicas que podem ser úteis incluem a duração da doença, outros sintomas associados, contato com qualquer outra pessoa doente, história de viagem recente, uso de medicações ou exposição a animais e a insetos (p. ex., carrapatos). Uma revisão da situação de imunização é crucial, pois muitas doenças passíveis de prevenção por vacina podem causar febre e erupção. A **imunização não garante imunidade**, mas pode resultar em uma apresentação menos grave da doença.

Deve-se realizar um exame físico minucioso com um exame completo da pele. Os achados do exame podem tanto levar a um diagnóstico específico quanto identificar complicações do agente causal. Por exemplo, a presença de faringite exsudativa juntamente com febre e *rash* pode sugerir escarlatina, causada por infecção por estreptococos do grupo A, enquanto um exame pulmonar anormal em um paciente com vesículas em diferentes estágios evolutivos pode levar a um diagnóstico de varicela (catapora) complicada por pneumonite.

A capacidade de descrever corretamente as lesões de pele é necessária para fins de documentação. Também é importante quando você não tem certeza do diagnóstico. Conhecer as definições de máculas, pápulas, pústulas e outras lesões do gênero facilitará e dará maior certeza quando você procurar informações em um compêndio ou revista, ou quando for discutir o caso com um colega ou consultor. Quanto melhor a informação que você puder fornecer, maior a probabilidade de receber informações corretas de volta. Ver Caso 13 para definições de muitos dos termos usados para descrever lesões cutâneas comuns.

INFECÇÕES VIRAIS COMUNS

Roséola (ou exantema súbito)

O herpes-vírus humano 6 é um vírus ubíquo que infecta a maioria das crianças antes dos 3 anos de idade, embora a maioria das infecções seja assintomática. O vírus tem um período de incubação de 1 a 2 semanas e causa um quadro prodrômico associado a sintomas respiratórios leves e febre alta, que pode variar de 37,9°C a 41,1°C. Esse quadro prodrômico tende a não durar mais de cinco dias. **Depois da defervescência, um *rash* característico aparece subitamente.** É uma erupção maculopapular eritematosa que começa no tronco e se espalha rapidamente às extremidades, poupando a face. A erupção tende a desaparecer em 1 a 2 dias. O diagnóstico é primariamente clínico, baseado na história e no exame. Devido à natureza curta da doença, em geral nenhum tratamento além de tranquilização é necessário.

Varicela

O vírus varicela-zóster é um vírus altamente contagiante que causa duas síndromes clínicas: catapora e cobreiro. A **catapora** é a infecção infantil mais comum, mas ocorre também em adolescentes e adultos, sendo geralmente mais grave em adultos, e é vista mais comumente no inverno ou no início da primavera. Um caso típico de catapora em crianças começa com o desenvolvimento de uma erupção em surtos seguida de mal-estar, febre (38°C a 42°C) e anorexia. Com frequência o exantema inicial são **pápulas ou vesículas em uma base eritematosa**, descrito como "gotas de orvalho em uma pétala de rosa". A seguir, as vesículas progridem para erosões rasas, com crostas. Os pacientes também podem desenvolver enantemas, com lesões na mucosa oral, nasal ou gastrintestinal. Em raros casos, pode haver o desenvolvimento de complicações sérias, incluindo encefalite, meningite e pneumonite. A superinfecção bacteriana das vesículas, mais comumente com estreptococos do grupo A e *Staphylococcus aureus*, é uma complicação particularmente comum e potencialmente perigosa. O período contagioso continua por 4 a 5 dias depois do surgimento da erupção ou até que todas as lesões tenham cicatrizado. O tempo de desenvolvimento de catapora depois do contato com uma pessoa infectada é de 10 a 21 dias. Em geral, o diagnóstico de varicela é clínico, mas pode ser confirmado pelo esfregaço de Tzanck ou identificação do vírus por reação em cadeia de polimerase (PCR) do DNA. A terapia antiviral usando aciclovir, valaciclovir ou famciclovir pode encurtar o curso da doença em pacientes acima de 2 anos, se começada nas primeiras 24 horas após o início do exantema. Atualmente, a vacinação contra a varicela é universalmente recomendada aos 12 a 18 meses de idade, com um reforço entre 4 e 6 anos.* Embora a vacina tenha reduzido significativamente a incidência de catapora na infância, podem ocorrer infecções em indivíduos vacinados. Entretanto, essas infecções em geral são muito menos graves, com menos vesículas e pouca ou nenhuma febre. A vacina contra varicela é uma vacina de vírus vivos atenuados e não deve ser administrada a pacientes imunocomprometidos ou a mulheres grávidas.

Cobreiro, ou **herpes-zóster**, é uma reativação do vírus da varicela, que pode permanecer dormente em um gânglio da raiz dorsal após a infecção inicial. O vírus reativado causa uma erupção vesicular, geralmente ao longo de um único dermátomo, que não cruza a linha média. A reação pode ocorrer em qualquer idade, mas é mais comum no paciente idoso ou com imunossupressão. A erupção pode ser extremamente dolorosa e resultar em uma neuralgia pós-herpética dolorosa que dura muito tempo após a resolução do *rash*. A terapia antiviral iniciada nas primeiras 72 horas de *rash* pode reduzir a incidência da neuralgia pós-herpética. Atualmente, recomenda-se uma vacina contra o herpes-zóster para pessoas acima de 60 anos.**

Eritema infeccioso

O parvovírus B19 causa uma síndrome característica conhecida como eritema infeccioso ou **quinta doença**. Esse vírus tende a infectar crianças com menos de 10 anos, ocorrendo mais comumente no inverno ou na primavera, disseminando-se principalmente por gotículas respiratórias infectadas. A criança costuma apresentar um pródromo de febre leve e sintomas respiratórios superiores antes do início do *rash*, que dura 4 a 14 dias. O *rash* em geral inicia como máculas eritematosas confluentes na face, comumente poupando o nariz e as regiões periorbitais, o que dá a clássica

---

* N. de R.T. Ainda não é rotina no Brasil.
** N. de R.T. Não é rotina no Brasil.

aparência de "face esbofeteada" comumente diagnóstica da infecção. O *rash* facial dura de 2 a 4 dias, seguido de um exantema rendado pruriginoso no tronco e nas extremidades, que pode durar por 1 a 2 semanas, mas que pode ter um curso recidivante por vários meses. O parvovírus B19 em adultos e adolescentes maiores tende a causar uma doença mais grave, com queixas reumáticas como artrite. Em pacientes com drepanocitose, a infecção pelo parvovírus B19 pode levar a uma crise aplásica com anemia e leucopenia. O vírus também pode ser transmitido da mãe ao feto durante a gravidez, resultando em hidropisia e perda fetais.

INFECÇÕES BACTERIANAS COMUNS

Estreptococo β-hemolítico do grupo A

O estreptococo β-hemolítico do grupo A (SGA) está associado a numerosas doenças, particularmente em crianças. É o agente causal da faringite estreptocócica e suas complicações, incluindo febre reumática e glomerulonefrite pós-infecciosa. Também pode causar impetigo, erisipela e celulite cutânea. A invasão e multiplicação na fáscia pode levar à fasceíte necrosante.

A erupção da **escarlatina** costuma começar cerca de dois dias depois do início de dor de garganta e febre. O *rash* consiste em erupções eritematosas puntiformes elevadas e ásperas ("parecendo lixa") que podem se tornar confluentes (linhas de Pastia). A erupção tende a começar no tronco superior e se espalhar para o restante do tronco e extremidades. O exantema também pode estar associado a um enantema, causando a aparência de "língua em morango". A erupção desaparece e há descamação 4 a 5 dias após o surgimento do *rash*.

Infecções por SGA podem ser confirmadas por teste rápido de antígeno ou cultura de um *swab* de garganta. Exames de sangue mostram acentuada leucocitose com neutrofilia, com eosinofilia normal ou aumentada, VHS elevado e proteína C-reativa elevada. O título de antiestreptolisina O está elevado. O tratamento de primeira linha para infecções por SGA é a penicilina, com cefalosporinas ou macrolídeos como alternativas no paciente alérgico à penicilina. Os pacientes não devem mais estar infectantes 48 horas depois de iniciar antibióticos, e devem ser aconselhados e só voltar às aulas ou ao trabalho se estiverem sem febre e tomando antibióticos por pelo menos 24 horas. Indivíduos expostos devem ser monitorados para febre e outros sintomas por pelo menos uma semana e devem receber tratamento se tiverem uma cultura de garganta positiva.

Meningite por Neisseria

A *Neisseria meningitidis* (**meningococo**) **pode causar uma infecção aguda potencialmente fatal**, frequentemente associada a um *rash*. Dissemina-se por secreções respiratórias. A meningococcemia causa uma doença grave com febre alta, hipotensão e alteração do estado mental. A maioria das pessoas com meningococcemia progride para meningite franca, com os sinais associados de irritação meníngea. **A erupção da meningococcemia frequentemente se inicia com uma erupção maculopapular** eritematosa que não empalidece à compressão e progride formando petéquias. As petéquias podem coalescer em uma púrpura, uma condição conhecida como púrpura fulminante, que pode resultar em gangrena e amputação de membros. Outras complicações incluem coagulação intravenosa disseminada (CIVD), hemorragia suprarrenal, surdez e infarto cerebral e renal.

Um indivíduo com suspeita de meningococcemia deve ser imediatamente hospitalizado na unidade de tratamento intensivo. Os ABCs (vias aéreas, respiração [*breathing*] e circulação) devem ser urgentemente avaliados, culturas de sangue e líquor coletadas e antibioticoterapia empírica instituída até o crescimento de um organismo e obtenção de sua sensibilidade a fármacos. **O tratamento não deve ser retardado para a realização de uma punção lombar, pois o tratamento antibiótico precoce e apropriado melhora acentuadamente o resultado de infecções meningocócicas.** Um esquema empírico comum para suposta meningite pressuposta em recém-nascidos de menos de 30 dias é ampicilina mais gentamicina, enquanto em adultos podem-se usar vancomicina mais ceftriaxona. A cobertura antibiótica pode ser estreitada posteriormente com base nos resultados de cultura. A primeira escolha para meningite meningocócica comprovada é a penicilina G. Atualmente, recomenda-se a vacina contra o meningococo na rotina da imunização infantil; também deve ser oferecida a pacientes em risco da doença (asplenia, moradores de dormitórios universitários ou casernas militares). Deve-se oferecer profilaxia com ciprofloxacino ou rifampicina a contatos próximos de alguém com infecção meningocócica.

DOENÇAS VEICULADAS POR CARRAPATOS

Febre maculosa das Montanhas Rochosas

A febre maculosa das Montanhas Rochosas (FMMR) é uma infecção aguda, potencialmente fatal, causada pelo organismo *Rickettsia rickettsii*, que é transmitido por várias espécies de carrapato. A infecção ocorre mais frequentemente nos meses de verão, quando é mais provável que as pessoas estejam ao ar livre. Apesar de seu nome, a FMMR é mais comum no sudeste dos EUA, mas existe em todos os EUA, Canadá, México, América Central e partes da América do Sul. A fase inicial da doença causa sinais e sintomas inespecíficos, como febre, cefaleia, mialgias, artralgias e fadiga. Alguns pacientes, especialmente crianças, queixam-se de dor abdominal. **O exantema clássico é uma erupção macular, papular ou petequial que começa nos pulsos e tornozelos e se espalha tanto centralmente quanto para as palmas das mãos e solas dos pés. O *rash* se desenvolve entre o terceiro e o quinto dia da doença.** Exames laboratoriais frequentemente mostram leucopenia, trombocitopenia, hiponatremia e elevação das enzimas hepáticas. O diagnóstico é confirmado por sorologia, mas isso não é útil no contexto agudo. Devido à sua gravidade, deve-se manter um alto grau de suspeita para FMMR, e casos prováveis da doença devem ser tratados empiricamente com doxiciclina. O tratamento precoce é importante, pois há um risco associado de resultado fatal depois do quinto dia de doença, e a terapia deve ser continuada até pelo menos três dias depois do desaparecimento da febre.

Doença de Lyme

A doença de Lyme é endêmica em muitas áreas dos EUA, incluindo a Nova Inglaterra e a região do meio Atlântico. O espiroqueta causador, *Borrelia burgdorferi*, é transmitido pela mordida de carrapatos da espécie *Ixodes*. Como o carrapato é muito pequeno, pessoas infectadas com frequência não estão cientes da história de mordida de carrapato. O *rash* característico, **eritema *migrans*,** desenvolve-se de 3 a 30 dias depois da infecção. O exantema é uma mácula eritematosa em expansão com o centro claro, frequentemente descrito como tendo "aparência de alvo". A disseminação precoce da doença pode se apresentar como múltiplos eritemas *migrans* secundários, paralisia de Bell, meningite asséptica, cardite e raramente como bloqueio cardíaco completo. A doença tardia é mais caracteristicamente marcada por artrite. O tratamento de escolha para a doença de Lyme é doxiciclina, e o diagnóstico pode ser confirmado por estudos sorológicos. O Quadro 48.1 resume algumas das causas mais comuns da apresentação de febre e *rash* em crianças.

Quadro 48.1 • CAUSAS INFECCIOSAS DE FEBRE E *RASH*

Doença	Organismo causador	*Rash*	Outros sintomas
Roséola	HHV-6	*Rash* eritematoso maculopapular, começando no tronco e poupando a face	Febre alta prodrômica
Varicela	Vírus varicela-zóster	Pápulas ou vesículas em uma base eritematosa; "gotas de orvalho em uma pétala de rosa"	Febre e mal-estar
Cobreiro	Vírus varicela-zóster	*Rash* vesicular acompanhando um dermátomo	Neuralgia pós-herpética
Eritema infeccioso	Parvovírus B19	*Rash* eritematoso macular nas bochechas ("face esbofeteada"), seguido de *rash* reticulado rendado no tronco e nas extremidades	Pródromo de febre e sintomas de infecção das vias aéreas superiores (IVAS), artrite em adultos
Sarampo	Vírus do sarampo	*Rash* eritematoso maculopapular começando na testa e descendo ao longo do corpo	Manchas de Koplik, febre e mal-estar
Rubéola	Vírus da rubéola	*Rash* eritematoso macular começando no rosto e pescoço e passando ao tronco e extremidades	Febre prodrômica, dor de garganta e mal-estar; síndrome de rubéola congênita
Varíola	Vírus da varíola	Máculas, pápulas ou pústulas no mesmo estágio de desenvolvimento	Febre, mialgias e mal-estar
Doença mão-pé-e-boca	Vírus Coxsackie	Enantema vesicular na língua, lábios e boca; *rash* maculovesicular nas mãos, pés, nádegas e virilha	Febre

(continua)

Quadro 48.1 • CAUSAS INFECCIOSAS DE FEBRE E *RASH* (continuação)			
Doença	Organismo causador	*Rash*	Outros sintomas
Escarlatina	Estreptococos do grupo A	*Rash* eritematoso papular começando no pescoço e passando para o tronco e extremidades, enantema "língua de morango"	Faringite e febre
Febre reumática	Estreptococos do grupo A	Eritema marginado – máculas eritematosas serpiginosas com centros pálidos	Cardite, poliartrite, nódulos subcutâneos e coreia de Sydenham
Meningococemia	*Neisseria meningitidis*	*Rash* eritematoso maculopapular progredindo para formar petéquias	Meningite, febre, mialgias, hipotermia e hipotensão
Síndrome do choque tóxico	*Staphylococcus aureus*	*Rash* eritematoso macular difuso com descamação palmoplantar	Febre, vômitos, diarreia e hipotensão
Febre tifoide	*Salmonella enterica*	*Rash* maculopapular no baixo tórax e abdome; "manchas róseas"	Febre, mialgias, diarreia, dor abdominal e hepatosplenomegalia
Febre maculosa das Montanhas Rochosas	*Rickettsia rickettsii*	*Rash* maculopapular começando nos pulsos e tornozelos e envolvendo superfícies palmares e plantares	Febre, cefaleia, mialgias, e mal-estar
Doença de Lyme	*Borrelia burgdorferi*	Eritema *migrans* – mácula eritematosa com centro claro "centro do alvo"	Mal-estar, paralisia de Bell, meningite, artrite, cardite e bloqueio cardíaco
Erliquiose	*Anaplasma phagocytophilum, Ehrlichia chaffeensis*	*Rash* eritematoso maculopapular	Febre, cefaleia, mialgias, náusea e vômitos

QUESTÕES DE COMPREENSÃO

48.1 Um menino de 4 anos é trazido ao consultório pela mãe, devido a um *rash* no rosto, notado pela primeira vez no dia anterior. A mãe comenta que parece que "ele recebeu um tapa", e diz que ele teve um resfriado nos últimos dois dias. O exame físico do menino só é considerável por um *rash* eritematoso macular nas duas bochechas. A mãe admite que a criança está com suas vacinas atrasadas. Qual das seguintes alternativas apresenta a causa mais provável?

A. Vírus varicela-zóster.
B. Parvovírus B19.
C. Herpes-vírus humano 6.
D. Vírus da rubéola.
E. Abuso infantil, e você deve entrar em contato com o serviço social imediatamente.

48.2 Uma menina de 6 anos é trazida ao consultório pela mãe por causa de um *rash*. A mãe notou o *rash* pela primeira vez ontem, e diz que várias crianças na escola de sua filha tiveram catapora, mas que ela recebeu todas as vacinas, incluindo duas doses da vacina contra varicela. Você observa a criança brincando ativamente com os brinquedos na sala de espera antes que as duas sejam trazidas de volta. A menina tem temperatura de 38°C, pulso de 90 bpm, pressão arterial de 100/70 mmHg e frequência respiratória de 20 mpm. A única particularidade do exame físico são 20 vesículas com bases eritematosas espalhadas espaçadamente no tronco e nas extremidades. Qual dos seguintes é o diagnóstico mais provável?

A. Varicela.
B. Sarampo.
C. Roséola.
D. Febre maculosa das Montanhas Rochosas.
E. Cobreiro.

48.3 Você está de plantão quando um adolescente de 18 anos é trazido de seu dormitório na faculdade à emergência. Está confuso e não consegue fornecer sua história. Sua temperatura é de 40°C, pulso de 110 bpm, pressão de 90/60 mmHg e frequência respiratória de 24 mpm. É impossível mover sua cabeça, devido à rigidez de nuca. Observam-se múltiplas petéquias em suas nádegas e pernas. Os colegas de dormitório que o trouxeram ao DE perguntam o que devem fazer. Qual das seguintes afirmações descreve o conselho mais apropriado que você deve dar aos colegas de dormitório do paciente?

A. Ir para casa e descansar um pouco.
B. Tomar aciclovir como profilaxia.
C. Tomar penicilina como profilaxia.
D. Tomar rifampicina como profilaxia.
E. Internar-se imediatamente no hospital.

48.4 Um menino de 7 anos é levado a um hospital em Charlotte, Carolina do Norte, com febre de 40°C. Observa-se um *rash* maculopapular em seus pulsos e tornozelos, mas as palmas e as plantas estão poupadas. Os resultados dos exames laboratoriais mostram leucopenia, hiponatremia e enzimas hepáticas elevadas. Seus pais disseram que ele esteve em um acampamento há uma semana, mas que usaram inseticidas e filtraram toda a água. O pai teve contato com sumagre-venenoso, mas o menino nega qualquer prurido. Qual dos seguintes antibióticos é o melhor tratamento?

A. Penicilina.
B. Aciclovir.
C. Ceftriaxona.
D. Vancomicina.
E. Doxiciclina.

RESPOSTAS

48.1 **B.** Essa questão descreve o eritema infeccioso, ou quinta doença, que é causado pelo parvovírus B19. Frequentemente apresenta um pródromo de febre e sintomas respiratórios superiores confundidos por essa mãe com um "resfriado". Essa criança também apresenta o clássico *rash* "face esbofeteada" do eritema infeccioso e, embora precise atualizar suas imunizações, apresenta os sintomas clássicos da quinta doença e não de doenças contra as quais as crianças são imunizadas.

48.2 **A.** A criança tem varicela causada pelo vírus varicela-zóster. Embora tenha recebido duas doses da vacina contra a varicela e a vacina seja efetiva, ocorrem casos esporádicos. Entretanto, os casos costumam ser menos graves e ter menos complicações que em pacientes não imunizados.

48.3 **D.** O paciente tem meningite e meningococcemia causada por *N. meningitidis*. O paciente está gravemente afetado e em choque séptico. Todas as pessoas em contato próximo com o paciente devem receber profilaxia com ciprofloxacino ou rifampina.

48.4 **E.** O paciente tem febre maculosa das Montanhas Rochosas. A doença é comumente encontrada na Carolina do Norte e é transportada por carrapatos, que o menino pode ter encontrado durante o acampamento. A FMMR tem um *rash* característico que se inicia nos pulsos e tornozelos e pode eventualmente envolver palmas e plantas. Em geral, o *rash* da FMMR dissemina-se centripetamente a partir dos pulsos e tornozelos para envolver o tronco e as extremidades.

> **DICAS CLÍNICAS**
>
> ▶ O cobreiro próximo ao olho, devido a uma reativação envolvendo o nervo trigêmeo, deve ser avaliado por um oftalmologista. Uma pista que o olho pode ser envolvido é a presença de lesões características se aproximando da ponta do nariz.
> ▶ Muitas doenças passíveis de prevenção por vacinas, incluindo sarampo, rubéola e varicela, apresentam *rashes* característicos associados. Sempre obtenha uma história de vacinação em crianças chegando com febre e *rash*. Também considere a possibilidade que imigrantes de outros países possam não ser vacinados, caso apresentarem sintomas similares.

REFERÊNCIAS

Cartwright K, Reilly S, White D, Stuart J. Early treatment with parental penicillin in meningococcal disease. *BMJ*. 1992;305:143.

Ely J, Stone MS. The generalized rash: Part I. Differential diagnosis & Part II. Diagnostic approach. *Am Fam Physician*. 2010;81(6):726-739.

Gilbert DN, Moellering RC, eds. *The Sanford Guide to Antimicrobial Therapy*. Sperryville, VA: Antimicrobial Therapy; 2008.

Kirkland KB, Wilkerson WE, Sexton DJ. Therapeutic delay and mortality in cases of Rocky Mountain Spotted Fever. *Clin Infect Dis*. 1995;2;1118.

McKinnon HD, Howard T. Evaluating the febrile patient with a rash. *Am Fam Physician*. 2000;62: 804-816.

Part II: Clinical syndromes and cardinal features of infectious diseases: approach to diagnosis and initial management. In: Long SS, Pickering LK, Prober CG, eds. *Principles and Practice of Pediatric Infectious Diseases*. 3rd ed (online). Philadelphia, PA: Elsevier; 2008. Available at www.mdconsult.com. Accessed December 2008.

Part XVI: Infectious diseases. In: Kliegman RM, Behrman BE, et al, eds. *Nelson Textbook of Pediatrics*. 18th ed (online). Philadelphia, PA: Elsevier; 2007. Available at www.mdconsult.com. Accessed December 2008.

Scott LA, Stone MS. Viral exanthems. *Dermatol* (online). 2003;9(3):4.

CASO 49

Uma mulher de 32 anos chega para avaliação de um nódulo que notou na mama direita ao autoexame. Diz que não se examina com muita frequência, mas que acha que o nódulo é novo. Não apresentou nenhuma secreção mamilar e não tem dor na mama, embora o nódulo seja levemente sensível à palpação. Nunca notou qualquer massa antes e nunca fez uma mamografia. Não tem nenhuma história de doenças mamárias e nunca fez uma biópsia. Não há história de câncer de mama em sua família. Toma pílulas anticoncepcionais orais regularmente, mas nenhuma outra medicação. Não fuma nem bebe álcool. Nunca engravidou. Ao exame, é uma mulher magra, de boa aparência, mas um pouco ansiosa. Seus sinais vitais estão dentro dos limites normais. Seu exame físico geral é normal. O exame de suas mamas não revela nenhuma depressão ou retração da pele e nenhuma secreção mamilar. No quadrante inferior externo da mama direita há uma massa de 2 cm, firme, bem circunscrita, móvel, que é levemente sensível. Nenhuma outra massa é encontrada, mas nota-se que todo o tecido mamário é firme e glandular. Não há linfadenopatia axilar, supraclavicular ou cervical.

- Qual é o diagnóstico mais provável dessa lesão mamária?
- Qual é o próximo passo na avaliação?
- Qual é o acompanhamento recomendado para essa paciente?

RESPOSTAS PARA O CASO 49:
Mastopatias

Resumo: Uma mulher de 32 anos chega para avaliação de um nódulo em sua mama direita encontrado ao autoexame das mamas. O nódulo tem 2 cm de tamanho, é firme e móvel. Não se nota nenhuma adenopatia.

- **Diagnóstico mais provável**: Cisto mamário.
- **Próximo passo na avaliação**: Aspiração do cisto por agulha.
- **Acompanhamento**: Se a aspiração do cisto resultar na resolução completa da massa e se o líquido for transparente/amarelado, será feito exame clínico de acompanhamento em 1 a 2 meses para garantir que não há recidiva; se a aspiração não fizer a massa desaparecer, se o líquido for sanguinolento ou se houver recidiva, está indicada maior avaliação por meio de biópsia da lesão.

ANÁLISE
Objetivos

1. Aprender como investigar uma massa de mama.
2. Conhecer os fatores de risco para o câncer de mama.
3. Saber como manejar mastopatias benignas.

Considerações

Uma massa palpável na mama é um achado potencialmente assustador para uma mulher. A mídia disseminou amplamente o dado estatístico que uma em cada oito mulheres terá câncer de mama durante a vida. Por consequência, a avaliação da massa de mama é concebida para responder à pergunta que preocupa a paciente, expressa ou silenciosa: esse nódulo é um câncer de mama? Felizmente, a maioria das massas palpáveis de mama não é maligna. Infelizmente, uma determinação definitiva da benignidade ou não de uma lesão não pode ser feita somente pela anamnese e pelos achados do exame físico.

Identificaram-se alguns fatores que aumentam o risco de câncer de mama em uma mulher:

- História familiar de câncer de mama em parente de primeiro grau (mãe, irmã), especialmente se o câncer ocorreu em uma mulher pré-menopausa e foi bilateral, está associada a maior risco. Esse fator de risco poderia indicar genes deletérios *BRCA-1/BRCA-2*.
- Menarca precoce (< 12 anos), menopausa tardia (> 55 anos) e nuliparidade ou primeiro filho vivo após os 30 anos também estão associadas a riscos mais altos.
- Considera-se que o uso de hormônios, seja estrogênio isolado ou combinado com progesterona, confere riscos maiores, embora estudos recentes questionem se os anticoncepcionais orais causem qualquer risco significativo.

- Considerações referentes ao estilo de vida, incluindo obesidade, inatividade física e uso de álcool (> 3 doses por dia), também são fatores de risco identificados.
- História de mastopatia prévia, especialmente biópsias mostrando hiperplasia atípica, carcinoma *in situ* ou câncer de mama anterior, está associada a riscos aumentados.

Neste caso, são apresentadas várias informações que levam à probabilidade de um processo benigno. O câncer de mama pode ocorrer em qualquer idade, mas aproximadamente 70% deles ocorrem em mulheres acima do 50 anos. Nunca se pode esquecer a possibilidade de neoplasia em uma mulher entre 30 e 40 anos, mas sua possibilidade de câncer é menor que a de uma mulher com mais idade. As características da lesão também são mais consistentes com um processo benigno, provavelmente cístico. É descrita como bem circunscrita, firme, móvel, sensível e sem alterações na pele suprajacente. Lesões duras, fixas, não sensíveis, com bordos indistintos ou com depressão/retração da pele suprajacente são mais sugestivas de câncer. Mesmo assim, nenhuma característica individual ao exame é diagnóstica, sendo necessária uma avaliação apropriada.

ABORDAGEM ÀS Mastopatias

DEFINIÇÕES

ACROMEGALIA: Condição resultante da produção excessiva de hormônio de crescimento por um adenoma de hipófise. Os numerosos efeitos físicos do excesso de hormônio de crescimento podem incluir irregularidades menstruais e secreção mamária.

ECTASIA DUCTAL: Inflamação de um ducto mamário abaixo do mamilo, que pode levar à obstrução ductal, uma massa sensível e secreção ductal.

PAPILOMA INTRADUCTAL: Crescimento tumoral benigno para o interior de um ducto mamário, frequentemente resultando em uma pequena massa palpável e secreção ductal.

ABORDAGEM CLÍNICA

Massa mamária palpável

Depois de uma anamnese completa, com ênfase em fatores que possam conferir um risco maior de câncer, deve-se realizar um exame cuidadoso de ambas as mamas. O exame das mamas deve incluir uma inspeção visual, buscando alterações de pele, depressões, retração e assimetria, e deve notar a presença e qualidade de qualquer secreção mamilar (cor, presença de sangue, etc.).

A palpação da mama deve ser feita de forma sistemática, a fim de incluir todos os quadrantes, bem como o tecido mamário superficial, intermediário e profundo.

Devem-se notar as características específicas de qualquer nódulo palpável, incluindo tamanho, localização, sensibilidade, mobilidade, firmeza e distinção da massa em relação ao tecido circundante, tanto para auxiliar a desenvolver um diagnóstico como para permitir exames seriados, a fim de determinar se a massa está se alterando. O exame de mama também deve incluir a palpação das regiões axilares e supraclaviculares, buscando identificar a presença de linfonodos aumentados. As características da massa e a idade das mulheres fornecem as pistas iniciais para o provável diagnóstico (Quadro 49.1).

A identificação de uma nova massa mamária sólida, particularmente em mulheres acima dos 35 anos, deve levar a uma **avaliação tríplice, que inclui um exame clínico da mama, exame de imagem (mamografia) e avaliação patológica, seja por biópsia por agulha grossa ou excisional**. Com o uso da avaliação tripla, muito poucos cânceres de mama deixam de ser percebidos.

Em mulheres abaixo de 35 anos, pode-se avaliar lesões suspeitas características de fibroadenoma ou de alterações fibrocísticas por ultrassonografia, e raramente mamografia seguida de aspiração por agulha fina com avaliação histológica. A **ultrassonografia** pode ser usada como adjuvante à mamografia, em um esforço para determinar se a lesão é sólida ou cheia de líquido. Também pode ser usada em mulheres com mamas mais densas ou em mulheres com dor mamária persistente, sem evidências de massas à mamografia. Em gestantes com novas queixas mamárias, a ultrassonografia direcionada é a primeira escolha como exame de imagem.

A **punção aspirativa com agulha fina** (PAAF) pode ser tanto diagnóstica quanto terapêutica, sendo realizada quando a massa é cística e sintomática. Uma PAAF que identifica líquido transparente, amarelo ou esverdeado e que resulta na resolução completa da massa é diagnóstica de um cisto benigno. Nesse contexto, o líquido pode ser descartado, não sendo necessárias outras investigações. A paciente deve voltar para acompanhamento em 4 a 6 semanas para reexame, a fim de reavaliar a recidiva da lesão.

Se a massa não tiver resolução completa, se o líquido aspirado for sanguinolento, se não se aspirar nenhum líquido, se a lesão tiver reaparecido ao acompanhamen-

Quadro 49.1 • CARACTERÍSTICAS TÍPICAS DE NÓDULOS MAMÁRIOS AO EXAME FÍSICO

Característica	Mais provavelmente benigno	Suspeita de malignidade
Consistência	Macia	Firme/dura
Superfície	Lisa, regular	Irregular
Mobilidade	Móvel	Fixo ou preso
Sintomas	Sensível	Indolor
Idade	< 30 anos	> 50 anos

Dados de Lippman ME. Breast cancer. In: Fauci AS, Braunwald E, Kasper DL, et al, eds. Harrison's Principles of Internal Medicine. 17th ed. New York, NY: McGraw-Hill; 2008:564.

to ou se tiver uma natureza complexa (contendo componentes císticos e sólidos), então está indicada uma avaliação mais profunda, por biópsia excisional ou por agulha grossa estereotática. Na prática, usam-se várias técnicas de biópsia. A PAAF pode ser realizada em lesões sólidas; entretanto, deve ser usada para lesões mais provavelmente císticas. É o procedimento menos invasivo e mais simples, mas também tem o maior risco de resultados falso-negativos ou não diagnósticos. A biópsia por **agulha grossa** e a biópsia por **mamótomo** usam agulhas cortantes maiores para obter amostras maiores de tecido. Em geral são realizadas usando orientação ecográfica ou mamográfica por um radiologista ou cirurgião. Esses procedimentos têm maior probabilidade de fornecer uma amostra diagnóstica, mas são mais invasivos e mais caros que a PAAF. Embora a **excisão cirúrgica** seja o método diagnóstico mais invasivo e caro, está indicada se biópsias estereotáticas mostrarem **hiperplasia ductal atípica**, além de ser terapêutica, com a remoção da lesão em questão.

Dor mamária

Dor mamária (mastalgia) é a queixa mais frequente ligada às mamas em mulheres que vêm para avaliação. A etiologia da mastalgia crônica frequentemente é desconhecida. Como no caso da apresentação de um nódulo mamário, o medo primário da paciente, expresso ou não, é se a dor é uma manifestação de câncer de mama. Assim, a avaliação deve incluir uma anamnese para avaliar uma situação de alto risco de câncer de mama, um exame de mamas cuidadoso e uma mamografia de rastreamento em mulheres onde está indicada como rotina. Qualquer anormalidade encontrada na avaliação primária deve ser investigada conforme apropriado. **A dor mamária não é uma apresentação comum de câncer de mama**, particularmente quando a dor é bilateral.

A maior parte da dor mamária pode ser categorizada como mastalgia cíclica, mastalgia não cíclica ou dor extramamária. A **mastalgia cíclica** costuma ser difusa, bilateral, frequentemente com radiação para a axila e braço e relacionada ao ciclo menstrual da mulher. A dor ocorre durante a fase lútea tardia e resolve com o início da menstruação. Em alguns casos, pode ser unilateral. A **mastalgia não cíclica** pode ser contínua ou intermitente, mas não está associada ao ciclo menstrual. É mais comumente unilateral e mais prevalente em mulheres pós-menopausa. A **dor extramamária** é a dor mamária secundária a outra etiologia, frequentemente dor da parede torácica; entretanto, às vezes pode ser difícil determinar a causa subjacente.

Causas comuns de mastalgia

A etiologia da maior parte das mastalgias é desconhecida. Causas comuns de mastalgia são:

- Gravidez
- Mastite
- Tromboflebite
- Cisto

- Tumores benignos
- Câncer
- Causa musculoesquelética
- Estiramento dos ligamentos de Cooper
- Pressão do sutiã
- Necrose gordurosa por trauma
- Hidradenite supurativa
- Medicações como anticoncepcionais orais (ACOs), antidepressivos, antipsicóticos, anti-hipertensivos e outros

Exames laboratoriais costumam ser desnecessários na avaliação da mastalgia, embora um exame de gravidez deva ser realizado em mulheres em idade reprodutiva. Contraceptivos hormonais ou terapia de reposição hormonal podem ser causas de dor mamária, e deve-se considerar a suspensão ou redução das doses de estrogênio. Um sutiã de suporte apropriado e mudanças no estilo de vida, como deixar de fumar e técnicas de redução de estresse, frequentemente tem sucesso no alívio dos sintomas. Não se demonstrou que óleo de prímula à noite, redução de cafeína e vitaminas tragam muito alívio. AINEs tópicos se mostraram bastante promissores. Outros tratamentos de baixo risco com possível eficácia incluem proteína de soja, dieta pobre em gorduras e rica em carboidratos e extrato de *Vitex agnus-castus*. Para mulheres com dor incessante apesar das modificações acima, o **danazol**, uma antigonadotrofina, é aprovado pela FDA para tratamento da dor mamária, mas é relativamente caro e apresenta numerosos efeitos colaterais (perda de cabelo, acne, ganho ponderal e irregularidade menstrual). Outras opções incluem **tamoxifeno, toremifeno, e bromocriptina**, que são terapias hormonais com riscos significativos que apresentam algumas evidências de eficácia em casos refratários.

Secreção mamilar e galactorreia

A secreção mamilar em geral é causada por um processo benigno. Até 25% das mulheres apresentarão esse sintoma durante a vida. A secreção mamilar que ocorre somente com a estimulação do mamilo, que é transparente, amarela ou verde, e que surge de múltiplos ductos é geralmente fisiológica. Essa secreção geralmente desaparece com esforços para reduzir a estimulação do mamilo (incluindo parar as tentativas de verificar se ainda há secreção).

A secreção espontânea, persistente, sanguinolenta, de um único ducto, associada a uma massa, e ocorrendo em mulheres acima de 40 anos de idade mais provavelmente representa um processo patológico. Nesse contexto, as causas mais comuns são papilomas intraductais, ectasia ductal, cânceres e infecções. Se a secreção não for obviamente sanguinolenta, pode-se usar um cartão para exame de sangue oculto nas fezes para testar a presença de sangue oculto.

Depois da anamnese inicial e exame físico, deve-se solicitar uma mamografia em todas as mulheres com secreção espontânea ou sanguinolenta e em qualquer mulher com indicação de avaliação mamográfica de rotina. Massas mamárias palpáveis devem ser avaliadas adequadamente. O **tratamento da maioria das secreções mamilares unilaterais, espontâneas ou sanguinolentas é a excisão cirúrgica do ducto terminal** envolvido, o que resolve o problema e permite seu diagnóstico patológico.

A galactorreia é uma secreção de leite ou semelhante ao leite da mama na ausência de parto ou mais de seis meses pós-parto em uma mulher que não está amamentando. A secreção pode ter uma aparência leitosa ou serosa (amarela), ser intermitente ou persistente, escassa ou abundante, fluindo livremente ou sob pressão, e uni ou bilateral. Se o clínico não tem certeza se a secreção é galactorreia, o líquido pode ser enviado ao laboratório para coloração e análise microscópica. A galactorreia contém poucas células e apresenta glóbulos gordurosos. Esse quadro é mais comum em mulheres entre 20 a 35 anos e em mulheres anteriormente grávidas.

A galactorreia está associada a estresse, irritação física, numerosas medicações, hipotireoidismo, insuficiência renal crônica, distúrbios hipotalâmicos-hipofisários, neoplasias secretoras de hormônios (mais comumente adenomas hipofisários) ou pode ser idiopática, mas **não** está associada ao câncer de mama.

Numerosos agentes farmacológicos são causas de galactorreia. Esses agentes podem bloquear receptores de dopamina e histamina, depletar depósitos de dopamina, inibir a liberação de dopamina e estimular lactotrófos. Medicações e classes de medicações comuns associadas à galactorreia incluem: inibidores de recaptação da serotonina (ISRSs), antidepressivos tricíclicos (ADTs), atenolol, verapamil, antipsicóticos, bloqueadores H_2 da histamina (cimetidina) e opiáceos, apenas para mencionar alguns. O estrogênio em anticoncepcionais orais pode causar galactorreia, por supressão da secreção hipotalâmica do fator de inibição da prolactina e por estimulação direta dos lactotrófos hipofisários.

Se possível, essas medicações agressoras devem ser interrompidas. Devem-se solicitar níveis de prolactina e TSH para avaliar anormalidades endócrinas. Exames de eletrólitos e de função renal podem avaliar insuficiência renal, doença de Cushing e acromegalia. Exames de imagem da hipófise para avaliar um adenoma hipofisário, com imagens por ressonância magnética (RM), estão indicados se o nível de prolactina estiver significativamente elevado.

O tratamento é direcionado à abordagem da patologia subjacente, ou seja, o hipotireoidismo deve ser tratado com reposição hormonal. Também é direcionado à gravidade do nível de prolactina e dependendo do estado de fertilidade.

Agonistas da dopamina são o tratamento de escolha na maioria dos pacientes com distúrbios hiperprolactinêmicos. A bromocriptina é o agente preferido para o tratamento da infertilidade anovulatória induzida pela hiperprolactinemia. A ressecção cirúrgica é raramente necessária para prolactinomas.

QUESTÕES DE COMPREENSÃO

49.1 Uma mulher de 34 anos nota que tem secreção do mamilo há dois meses. Um teste de gravidez na urina é negativo. Usava medicação antipsicótica por uma história de esquizofrenia, mas não a toma há seis meses. Estudos laboratoriais revelam níveis normais de TSH, T_3 e T_4, e a tireoide não é palpável. O médico avalia que as circunstâncias e características provavelmente estão associadas a um processo patológico. Qual das seguintes características é a mais preocupante?

A. Amarela.
B. Bilateral.
C. Sanguinolenta.
D. Presente com estimulação do mamilo.

49.2 Uma mulher de 52 anos tem um nódulo mamário palpável. Uma tentativa de PAAF não resulta em aspiração de líquido. Uma mamografia é lida como normal. Sua mãe foi diagnosticada com câncer de mama aos 45 anos. Não fuma, mas bebe álcool socialmente. Atualmente, ela usa anticoncepcionais de baixa dose de estrogênio e toma 1.200 mg de cálcio diariamente. Começou a menstruar aos 10 anos e teve seu primeiro filho aos 24 anos. Qual das seguintes alternativas apresenta o próximo passo apropriado?

A. Repetir o exame clínico em 4 a 6 semanas.
B. Repetir a mamografia de rotina em um ano.
C. Encaminhar para biópsia.
D. Interromper sua terapia de reposição hormonal.

49.3 Uma mulher de 29 anos chega à clínica com queixas de secreção do mamilo esquerdo. Outras perguntas revelam que a secreção é leitosa. Ela é G2P2, e o último filho nasceu há três anos e meio. Amamentou as duas crianças por nove meses. Não usa nenhum medicamento, e seus períodos menstruais são regulares. Você espreme uma pequena quantidade de secreção leitosa não sanguinolenta de vários ductos do mamilo esquerdo, e não consegue espremer secreção do direito. Qual das seguintes alternativas apresenta o melhor passo diagnóstico?

A. Solicitar uma mamografia diagnóstica. Se negativa, tranquilize a paciente que a secreção não é significativa.
B. Encaminhar a um mastologista para avaliação de secreção mamilar unilateral.
C. Obter níveis de TSH, T_4 livre e prolactina.
D. Obter níveis de hormônio folículo-estimulante (FSH), hormônio luteinizante (LH) e hormônio liberador de gonadotrofina (GnRH).

RESPOSTAS

49.1 **C.** Secreções mamilares espontâneas, unilaterais, persistentes, sanguinolentas e associadas a uma massa mais provavelmente representam processos patológicos. A maioria deles é benigna (p. ex., papiloma, ectasia ductal), mas em geral ainda é preciso avaliação e intervenção cirúrgica.

49.2 **C.** Nesse contexto, uma biópsia é o próximo passo apropriado. Uma mamografia negativa não é diagnóstica de um processo benigno e não afasta a possibilidade de ter um câncer de mama. Nesse contexto, é necessário um diagnóstico histológico, especialmente com uma parente em primeiro grau com câncer de mama e menarca precoce.

49.3 **C.** A avaliação e o manejo da maioria dos casos de galactorreia podem ser feitos pelo médico prestador de cuidados primários. Em caso de diagnóstico de adenoma hipofisário, a paciente pode ser encaminhada para cuidados especializados. Secreção leitosa, galactorreia, de múltiplos ductos na mama não lactante pode ocorrer em certas síndromes – em geral deve-se ao aumento da secreção de prolactina hipofisária. Um teste de gravidez deve ser a primeira avaliação. O hipotireoidismo também pode causar hiperprolactinemia. Agentes psiquiátricos, como clorpromazina, e agentes contendo estrogênio, como anticoncepcionais orais, também podem causar secreção leitosa.

> **DICAS CLÍNICAS**
>
> ▶ Aproximadamente, 1% dos cânceres de mama ocorre em homens. Uma nova massa palpável na mama de um homem deve levar a uma avaliação diagnóstica.
> ▶ Lembre que a pergunta na mente de praticamente todas as mulheres que chegam com uma queixa relacionada à mama é "Tenho câncer de mama?". A tarefa do médico é manejar a queixa atual, bem como responder a essa pergunta.

REFERÊNCIAS

Alexander KC, Leung MBBS, and Daniele PMD. *Am Fam Physician*. 2004;70:543-550, 553-554.

Klein S. Evaluation of palpable breast masses. *Am Fam Physician*. 2005;71:1731-1738.

Lippman ME. Breast cancer. In: Fauci AS, Braunwald E, Kasper DL, et al, eds. *Harrison's Principles of Internal Medicine*. 17th ed. New York, NY: McGraw-Hill; 2008:563-570.

Mass HB. Breast cancer and differential diagnosis of benign breast lesions. In: Goldman L, Ausiello DA, eds. Cecil's Medicine. 23rd ed. Philadelphia, PA. Sanders: 2007:Chapter 208.

Morrow M. The evaluation of common breast problems. *Am Fam Physician*. 2000;61:2371-2378, 2385.

Nelson M, Cole T, Valerio AF, et al. Diagnosis of Breast Disease. 13th ed. *Institute for Clinical Systems Improvement*. 2010.

Newman LA, Sabel M. Advances in breast cancer detection and management. *Med Clin North Am*. 2003;87:997-1028.

Pena KS, Rosenfeld JA. Evaluation and treatment of galactorrhea. *Am Fam Physician*. 2001;69: 1763-1770.

Santen RJ, Mansel R. *Benign breast disorders*. NEJM. 2005:353(3):275-285.

UMHS Clinical Care Guidelines Committee. Benign breast disease. University of Michigan Health System, 2006 October. Available at: http://www.med.umich.edu/1libr/guides/fibcyst.htm. Accessed December 2008.

Valea FA, Katz VL. Breast diseases: diagnosis and treatment of benign and malignant disease. In: Katz, VL, Lentz G, Lobo RA, Gershenson D, eds. *Comprehensive Gynecology*. 5th ed. Philadelphia, PA. Mosby: 2007:Chapter 15

CASO 50

Uma mulher nulípara de 28 anos vem para avaliação de ciclos menstruais irregulares no último ano. Sua menstruação ocorre a cada dois ou três meses, e ela já passou até quatro meses sem menstruar. Atualmente, diz que sua última menstruação foi há 11 semanas. Diz que sua menarca ocorreu aos 13 anos e que seus ciclos foram "na maioria" regulares, geralmente ocorrendo a cada 30 dias, mas que falhavam várias vezes por ano. Nunca recebeu contracepção hormonal. Não fuma, não bebe álcool e não faz exercício. É sexualmente ativa com um único parceiro e usa preservativos para fins contraceptivos. Na revisão de sistemas, relata um ganho de peso de 13,6 kg nos últimos 18 meses; fora isso, tem se sentido bem. Ao exame, nota-se que é obesa, com um índice de massa corporal de 30. Seus sinais vitais são normais. Tem um crescimento de penugem fina no rosto e um espessamento aveludado da pele do pescoço. Seu exame físico geral é normal. O exame pélvico revela genitália externa normal, ausência de secreção vaginal ou cervical, ausência de dor ao movimento cervical e nenhuma massa no útero ou anexos.

▶ Qual é o diagnóstico mais provável?
▶ Qual é o primeiro exame laboratorial que deve ser realizado?
▶ Qual terapia pode regular melhor seu ciclo menstrual?

RESPOSTAS PARA O CASO 50:
Irregularidades do ciclo menstrual

Resumo: Uma mulher de 28 anos chega para avaliação de ciclos menstruais irregulares no último ano. É obesa, e nota-se um ganho de 13,6 kg de peso. Tem hirsutismo e *acantose nigricans*. Seu exame pélvico é normal.

- **Diagnóstico mais provável:** Ciclos menstruais anovulatórios, secundários à síndrome de ovários policísticos (SOP).
- **Exame laboratorial inicial:** Teste de gravidez.
- **Tratamento para regular o ciclo:** Anticoncepcionais orais.

ANÁLISE
Objetivos

1. Aprender algumas das causas comuns de ciclos menstruais irregulares.
2. Desenvolver a compreensão de uma investigação racional de anormalidades do ciclo menstrual.
3. Aprender o manejo de distúrbios comuns do ciclo menstrual.

Considerações

Ciclos menstruais são considerados normais se ocorrem a intervalos regulares de 21 a 35 dias de duração. Durante seus anos reprodutivos, a maioria das mulheres terá, em algum momento, atraso ou ausência do ciclo menstrual. Quando isso ocorre em uma rara ocasião e afasta-se uma gravidez, em geral está indicado esperar e observar, e quase sempre haverá a retomada de ciclos menstruais normais.

O diagnóstico diferencial de irregularidades persistentes do ciclo menstrual é amplo. Em qualquer alteração do padrão menstrual, deve-se afastar uma gravidez; depois dessa exclusão, numerosas patologias neuroendócrinas e geniturinárias devem ser consideradas.

Em um ciclo menstrual normal (altamente simplificado), o hipotálamo secreta o hormônio liberador de gonadotrofina (GnRH), que estimula a adeno-hipófise a secretar o hormônio folículo-estimulante (FSH) e o hormônio luteinizante (LH). À medida que o nível de FSH sobe, faz um folículo ovariano amadurecer e liberar estrogênio, que induz a proliferação endometrial. Uma onda de LH no meio do ciclo causa ovulação, e o folículo é transformado no corpo lúteo, secretando progesterona, que compacta e amadurece o endométrio. Se não ocorrer gravidez, a produção de progesterona diminui abruptamente, resultando em descamação do endométrio e sangramento menstrual.

No caso apresentado de uma mulher obesa e hirsuta que continua a ganhar peso e tem irregularidade menstrual, a SOP deve ser a consideração inicial (depois de gravidez). A SOP é uma síndrome de resistência à insulina e ao excesso androgênico, associada à infertilidade, hirsutismo, acne, obesidade e síndrome metabólica. Faz-se o diagnóstico pela presença de dois entre três fatores: hiperandrogenismo, anovulação crônica e ovários policísticos à ultrassonografia. **A anovulação é a irregularidade de ciclo menstrual associada à SOP.** Sem ovulação, não há produção lútea de progesterona, resultando em ausência de menstruação normal. A hiperandrogenemia pode ser testada medindo-se a testosterona sérica total e a proteína fixadora de hormônio sexual e calculando-se a testosterona sérica livre. Mulheres com SOP podem ter sangramentos menstruais induzidos pelo aporte periódico de progesterona suplementar ou por pílulas anticoncepcionais orais. A perda de peso é muito importante para aumentar a fertilidade; mesmo uma perda de 2 a 5% pode aumentar grandemente as taxas de sucesso. Trata-se a resistência à insulina na SOP com metformina e tiazolidinedionas. A infertilidade causada pela SOP é tratada com citrato de clomifeno, inibidores da aromatase e gonadotrofinas.

ABORDAGEM À
Irregularidade do ciclo menstrual

DEFINIÇÕES

AMENORREIA: Ausência de sangramento menstrual por seis meses ou mais quando uma mulher não está grávida (ou por três ciclos consecutivos).

MENOMETRORRAGIA: Fluxo menstrual pesado ou duração prolongada do fluxo ocorrendo a intervalos irregulares.

MENORRAGIA: Fluxo menstrual excessivo ou duração prolongada do fluxo (> 7 dias), ocorrendo a intervalos regulares.

METRORRAGIA: Sangramento ocorrendo a intervalos irregulares.

ABORDAGEM CLÍNICA

Uma anamnese detalhada é o componente inicial da avaliação de irregularidades menstruais. A história da queixa principal deve examinar tanto a anormalidade específica que está ocorrendo e quando foi notada pela primeira vez. Nesse contexto, um calendário menstrual pode ser muito valioso. Devem-se documentar sintomas associados, incluindo ganho ou perda de peso, galactorreia, intolerância ao frio ou ao calor e outras formas de sangramento. É necessária uma história completa da saúde geral. É obrigatório colher uma história completa da saúde reprodutiva, incluindo idade da menarca, história de qualquer anormalidade anterior do ciclo menstrual, medicações (especialmente anticoagulantes, fenitoína, antipsicóticos, ADTs e esteroides), contracepção, infecções, cirurgias e práticas sexuais, juntamente com gestações e seus resultados. Uma história social, enfocando estressores, uso de substâncias, exercício, hábitos alimentares e atividade sexual, pode fornecer informações importantes.

O exame físico geral deve buscar identificar condições clínicas que podem causar anormalidades menstruais. Extremos de índice de massa corporal – tanto sobre quanto subpeso – podem afetar a menstruação. Hirsutismo ou acne sugerem excesso de androgênio. Deve-se examinar o tamanho e a consistência da tireoide, bem como a presença de nódulos. Alterações de pele e cabelos também podem ocorrer com patologias de tireoide. As mamas devem ser examinadas buscando galactorreia. Hematomas inexplicados ou sangramento fácil podem ocorrer com coagulopatias.

O exame pélvico é um componente crucial. Em mulheres com sangramento excessivo ou incomum, os esforços iniciais devem procurar determinar se o sangue se origina do útero ou de outro local anatômico. Sangramentos uretral, retal, da parede vaginal ou cervical podem facilmente ser confundidos com anormalidade menstrual. Deve-se notar qualquer sinal de infecção e colher culturas, pois a cervicite pode predispor ao sangramento cervical. Deve-se fazer um citopatológico (CP) ou exame preventivo. O exame bimanual deve notar o tamanho e a consistência do útero e a presença de qualquer massa ou sensibilidade. Os anexos também devem ser cuidadosamente examinados buscando anormalidades. Em mulheres que nunca tiveram vida sexual ativa, o exame pélvico pode ser traumático. A não ser que o sangramento seja grave, caso em que se justifica um exame sob anestesia, o exame pode ser adiado até depois de um teste terapêutico clínico. Também pode-se considerar uma ultrassonografia pélvica.

Sangramento anormal associado a ciclos menstruais regulares

Menorragia com intervalos regulares entre sangramentos sugere a ocorrência de ovulação regular. Isso implica que as vias endócrinas estão funcionando normalmente, e que o problema pode ser anatômico, no sistema genital ou hematológico. **Leiomiomas** (fibroides), especialmente os de localização submucosa no útero, são uma causa comum desse problema: criam uma maior superfície endometrial, resultando em aumento do sangramento menstrual. **Pólipos endometriais** podem causar menorragia por um mecanismo similar. **Coagulopatias herdadas (mais comumente a doença de von Willebrand) ou devidas a medicações (p. ex., varfarina) são uma causa comum.** Além disso, hepatopatias ou trombocitopenia podem contribuir.

O volume reduzido de sangramento menstrual associado à ovulação regular é uma ocorrência menos comum. A **síndrome de Asherman** é uma cicatriz no interior da cavidade uterina causada por trauma por curetagem. Pode resultar em redução no tamanho do útero, pois a cicatriz une as paredes. Isso pode causar menstruação mínima ou ausente, com função hormonal normal. Um óstio cervical com cicatrizes ou obstruído pode causar um quadro similar.

Sangramento anormal associado a ciclos menstruais irregulares

O sangramento imprevisível em termos de momento e fluxo é conhecido como sangramento uterino disfuncional (SUD) e geralmente implica uma anormalidade no eixo hipotalâmico-hipofisário-ovariano. Esse padrão é comum pouco depois da menarca e com a aproximação da menopausa. Em outros momentos, é um sinal de anovulação. Nesse contexto, o endométrio é continuamente estimulado por estrogênio e descama irregularmente. A anovulação crônica deve ser avaliada por níveis séricos de prolactina e LH.

A estimulação contínua por estrogênio também pode levar à hiperplasia endometrial e ao carcinoma endometrial. **Fatores de risco para carcinoma endometrial incluem uma história de ciclos anovulatórios, obesidade, nuliparidade, idade acima de 35 anos, uso de tamoxifeno ou de estrogênio exógeno sem oposição.**

A avaliação de uma mulher com SUD depende da idade e dos fatores de risco. No período pós-menarca, em geral indica-se esperar e observar, com correção do problema geralmente ocorrendo em 1 a 2 anos. Em mulheres abaixo de 35 anos que não têm um risco aumentado de câncer de endométrio, pode-se oferecer tratamento sem outra investigação além da anamnese e exame físico.

Maior avaliação está indicada para mulheres com fatores de risco para câncer endometrial, mulheres abaixo de 35 anos com sintomas continuados apesar do tratamento, e mulheres pós-menopausa com sangramento uterino. A investigação costuma envolver exames de imagem dos órgãos pélvicos, com ultrassonografia e biópsia de endométrio. **A ultrassonografia pélvica transvaginal** fornece informações sobre tamanho e massas uterinas, e pode avaliar a espessura do endométrio, que está correlacionada ao riso de hiperplasia. Uma **biópsia de endométrio** pode ser realizada fácil e rapidamente no consultório, usando um dispositivo de amostragem fino e descartável. A combinação de medida ecográfica da espessura endometrial e biópsia de endométrio é altamente sensível para o diagnóstico do câncer de endométrio. **Histeroscopia** (avaliação endoscópica da cavidade uterina) pode visualizar diretamente massas endometriais, pólipos ou outras anormalidades, e pode levar à biópsia direcionada. Frequentemente é realizada com **dilatação e curetagem** (D&C), que remove praticamente todo o revestimento endometrial para fins de diagnóstico e terapia.

Quando a investigação não revela neoplasia, **o sangramento anovulatório em geral responde ao tratamento com ou anticoncepcionais orais (ACOs) de estrogênio e progestina combinados, ou somente de progestina.** Pode-se administrar uma progestina por 7 a 10 dias, esperando-se que ocorra sangramento subsequente uma semana após o término do curso. Esses dois esquemas reduzem o risco de desenvolver hiperplasia de endométrio e carcinoma. Quando os tratamentos clínicos fracassam ou os sintomas são graves, opções cirúrgicas podem ser necessárias. A histerectomia fornece tratamento definitivo, sendo necessária em caso de malignidade. Procedimentos ablativos do endométrio também estão disponíveis e são amplamente usados.

QUESTÕES DE COMPREENSÃO

50.1 Uma mulher obesa G2P2 de 42 anos chega para avaliação de sangramento menstrual irregular por um ano. Apresenta sangramento vaginal indolor em diversas quantidades e em diversos momentos do mês. Tem uma história de fumar meio maço de cigarros por dia por 10 anos. Tem dois filhos, não toma nenhum medicamento e não tem nenhuma história clínica significativa. Tomou um anticoncepcional oral por cinco anos durante a adolescência. Seu exame revela um leve aumento do útero, sem massas ou dor. O restante de seu exame é normal. Um teste de gravidez é negativo. Qual dos seguintes é seu fator de risco mais significativo para câncer de endométrio?

A. Tabagismo
B. Paridade
C. Hábito corporal
D. História de uso de anticoncepcionais orais

50.2 Uma mulher de 35 anos tem períodos irregulares desde o ensino médio. Frequentemente um ciclo falha, e nunca esteve grávida. Quando fica menstruada, a menstruação é muito leve e dura poucos dias. Ainda tem alguma acne e nota-se que tem um pouco de crescimento de pelos embaixo do queixo. Nega uso de qualquer medicamento ou história de outro problema ginecológico ou clínico. Qual das seguintes é a avaliação mais apropriada para a investigação inicial de seu problema?

A. Hormônio tireoestimulante (TSH)
B. Cariótipo sérico
C. Estrogênio livre
D. Cortisol urinário

50.3 Uma mulher de 28 anos queixa-se de leve sangramento irregular entre menstruações nos últimos dois meses. Sempre foi saudável e nunca esteve grávida. Está sexualmente ativa nos últimos seis meses. Ao exame, os únicos achados positivos são um útero levemente aumentado e moderadamente sensível. Seu teste de gravidez é negativo. Qual dos seguintes é o diagnóstico mais provável?

A. Leiomioma uterino
B. Carcinoma cervical
C. Endometrite
D. Câncer de endométrio

RESPOSTAS

50.1 **C.** A obesidade dessa paciente é o fator de risco mais significativo para câncer de endométrio. A paridade protege contra o câncer de endométrio. Fatores de risco para o câncer de endométrio incluem ciclos menstruais anovulatórios, obesidade, nuliparidade, idade acima de 35 anos e uso de tamoxifeno ou estrogênio exógeno sem oposição. É interessante notar que o tabagismo é um fator de risco negativo para o câncer de endométrio.

50.2 **A.** O estrogênio não tem um papel na investigação inicial de anovulação; o cariótipo sérico é útil para insuficiência ovariana prematura, mas não para anovulação. Cortisol urinário pode ajudar no diagnóstico da doença de Cushing, mas geralmente não está indicado, a não ser que a paciente apresente outros estigmas de excesso de corticosteroides, como estrias abdominais, facilidade de formação de equimoses e giba de búfalo. O TSH está indicado na investigação de SUD. Os níveis séricos tanto de testosterona total quanto de prolactina são úteis. Assim, em geral, um teste de gravidez, TSH e prolactina são os exames iniciais para a avaliação de irregularidades menstruais.

50.3 **C.** A endometrite é uma causa comum de leves manchas sanguíneas vaginais. Geralmente é uma infecção polimicrobiana causada por uma infecção ascendente da flora vaginal normal. Organismos comumente isolados incluem gonorreia, *Chlamydia, Ureaplasma urealyticum, Peptostreptococcus, Gardnerella vaginalis* e o estreptococos do grupo B. A história da paciente diminui a probabilidade de câncer cervical. Leiomioma ou pólipos são possíveis, mas menos prováveis, com sua história de manchas sanguíneas e atividade sexual recente. O câncer de endométrio também não seria provável em uma paciente com menstruação previamente regular. O diagnóstico de endometrite pode ser confirmado por biópsia endometrial mostrando células inflamatórias, em particular plasmócitos.

DICAS CLÍNICAS

▶ O primeiro exame realizado em uma mulher com irregularidades de ciclo menstrual deve ser um teste de gravidez.
▶ Uma história de ciclos anovulatórios não confere proteção absoluta contra a gravidez. A ovulação pode ocorrer intermitente e irregularmente. Se a mulher não quer engravidar, deve ser aconselhada sobre opções contraceptivas.

REFERÊNCIAS

Albers JR, Hull SK, Wesley RM. Abnormal uterine bleeding. *Am Fam Physician*. 2004;69:1915-1926, 1931-1932.

Ely JW, Kennedy CM, Clark EC, Bowdler NC. Abnormal uterine bleeding: a management algorithm. *J Am Board Fam Med*. 2006:19:590-602.

Hall J. Menstrual disorders and pelvic pain. In: Longo DL, Fauci AS, Kasper DL, et al. *Harrison's Principles of Internal Medicine Online*. 18th edition. New York, NY: McGraw-Hill, 2012. Available at www.accessmedicine.com. Accessed November 4, 2011.

Norman RJ, Dewailly, D, Legro RS, Hickey TE. Polycystic ovary syndrome. *Lancet*. 2007;370:685-697.

Robinson KM, Huether SE. Structure and function of the reproductive systems. In: McCance KL, Huether SE, eds. *Pathophysiology: The Biologic Basis for Disease in Adults and Children*. 4th ed. St. Lewis, MO: Mosby; 2002.

CASO 51

Uma mulher de 30 anos chega ao seu consultório com a queixa principal de "uma infecção por *Candida* que não quer me deixar". Também notou que está urinando mais frequentemente, mas acredita que isso está relacionado à infecção. Nos últimos anos, notou que ganhou mais de 18 kg. Tentou numerosas dietas, mais recentemente uma dieta pobre em carboidratos e rica em gorduras. O único outro dado pertinente na sua história é que lhe disseram para cuidar da dieta durante a gravidez, devido ao ganho excessivo de peso. Seu filho teve um parto cesáreo, porque pesava mais de 4 kg. Sua história familiar é desconhecida, pois foi adotada. Ao exame físico, sua pressão arterial é de 138/88 mmHg, pulso de 72 bpm e frequência respiratória de 16 mpm. Mede 1,65 m e pesa 86,26 kg (IMC = 31,6). O exame físico revela pele escura, que parece espessada, na parte posterior do pescoço, e pele avermelhada e úmida abaixo de seus seios. Seu exame pélvico revela uma secreção vaginal branca e espessa. Uma preparação a fresco da secreção vaginal revela ramificação de hifas consistentes com *Candida*. Um exame de fita de urina é negativo para esterase de leucócitos, nitritos, proteína e glicose.

▶ Qual é o diagnóstico primário mais provável para essa paciente?
▶ Que achados físicos ela apresenta que são sugestivos do diagnóstico e têm implicações para o manejo?
▶ Que estudos diagnósticos devem ser solicitados nesse momento?

RESPOSTAS PARA O CASO 51:
Diabetes melito

Resumo: Uma mulher obesa de 30 anos chega com uma infecção por *Candida*, difícil de tratar, e poliúria. Ganhou mais de 18 kg, apesar de esforços para perder peso. Tem uma história de ganho significativo de peso e disseram-lhe que "cuidasse de sua dieta" durante uma gravidez. Ao exame, verifica-se um IMC de 31,6, *acantose nigricans*, vaginite por *Candida*, mas um teste de fita negativo na urina.

- **Diagnóstico mais provável**: Diabetes melito tipo 2.
- **Achados físicos significativos**: Obesidade, *acantose nigricans*, pressão arterial elevada para uma diabética (meta é < 130/80 mmHg), vaginite por Candida e possivelmente infecção de pele por Candida abaixo das mamas.
- **Estudos diagnósticos**: Medida de glicemia (glicose aleatória pode ser medida no consultório com uma amostra do dedo); exames de acompanhamento devem incluir eletrólitos, nitrogênio ureico plasmático (BUN), creatinina, lipídeos em jejum, microalbumina urinária, razão de creatinina e hemoglobina A_{1c}.

ANÁLISE
Objetivos

1. Conhecer os critérios diagnósticos para diabetes melito, incluindo sinais e sintomas, achados físicos e estudos diagnósticos.
2. Conhecer as diferenças fisiopatológicas e epidemiológicas entre diabetes melito tipo 1 e tipo 2.
3. Aprender as opções de tratamento para pacientes diabéticos.
4. Estar ciente de emergências agudas que podem ocorrer em diabéticos e como manejá-las.

Considerações

O diabetes melito é um dos problemas clínicos mais comuns encontrados na prática médica. Estima-se que existam 26 milhões (~ 8%) de diabéticos nos EUA, e o número está aumentando não só nos EUA como em todo o mundo. O diabetes afeta todos os grupos étnicos, mas há uma carga desproporcional de doença em afro-americanos, indígenas e hispânicos. A epidemia global de obesidade levou a um aumento dramático no número de diabéticos tipo 2 apresentando-se com a doença na adolescência ou na terceira década de vida.

As complicações do diabetes são inúmeras. Diabéticos têm uma probabilidade 6 a 10 vezes maior que não diabéticos de serem hospitalizados por doenças cardiovasculares e 15 vezes maior de serem hospitalizados por vasculopatias periféricas. É a principal causa de cegueira em adultos em idade ativa nos EUA, em sua maioria prevenível. Também é a principal causa de nefropatia em estágio terminal e de amputações não traumáticas. Em 2007, o custo direto e indireto relacionado ao diabetes melito foi estimado em 174 bilhões de dólares.

Outras complicações que podem ser bem menos conhecidas dos pacientes, mas que são atribuíveis ao diabetes, incluem alterações neuropáticas, gastrintestinais e imunológicas. Neuropatia periférica, levando à redução de sensibilidade ou de dor, pode levar ao desenvolvimento de úlceras, infecções ou lesões das extremidades. Gastroparesia pode ser um problema de difícil manejo que dificulta o controle do diabetes, ao comprometer a capacidade do paciente de comer adequadamente. Mudanças imunológicas tornam os diabéticos mais suscetíveis a infecções oportunistas, como micoses cutâneas ou infecções geniturinárias.

A tolerância alterada à glicose ou o diabetes franco podem estar presentes anos antes do diagnóstico do diabetes tipo 2. No caso apresentado, a história de ganho de peso excessivo durante a gestação com um bebê grande e avisos para controlar sua dieta podem ser um sinal de diabetes gestacional. Mulheres com diabetes gestacional têm um risco aumentado de desenvolver diabetes não gestacional.

Como no caso apresentado, infecções fúngicas difíceis de tratar ou recorrentes podem ser a apresentação inicial que leva ao diagnóstico de diabetes. Essa paciente tem infecção tanto vaginal quanto cutânea. Embora, nesse caso, o diagnóstico seja diabetes, devem-se considerar outras situações de imunodeficiência quando se encontram infecções fúngicas recorrentes. No contexto apropriado, devem-se considerar HIV ou outros quadros de imunossupressão.

O sintoma de poliúria também deve levar a um aumento da suspeita de diabetes. Altos níveis séricos de glicose funcionam como um diurético osmótico, resultando em micção frequente, frequentemente associada à polidipsia, um estado de extrema sede. Pacientes com diabetes tipo 1 também podem se apresentar com polifagia. Sua falta de insulina impede que sua ingestão alimentar seja apropriadamente metabolizada, resultando em um estado de fome onde comerão frequentemente, mas não se sentirão saciados.

A ausência de glicose na fita urinária não exclui o diagnóstico e não deve retardar um nível de glicemia. Há glicosúria quando a glicemia está acima de um "limiar" renal, acima do qual a glicose será eliminada na urina. A ausência de glicosúria mostra apenas que a glicemia não está acima desse limiar. Sinais francos de resistência à insulina (*acantose nigricans*, pressão arterial elevada, obesidade) também aumentam a probabilidade do diagnóstico de diabetes tipo 2.

A abordagem geral ao manejo do diabetes está direcionada à prevenção secundária de complicações macrovasculares (DAC acelerada, vasculopatia cerebral e periférica acelerada) e microvasculares (retinopatia, nefropatia e neuropatia). Globalmente, o paciente diabético deve ser "controlado": (1) controle glicêmico com uma meta de hemoglobina A_{1c} de 7% ou menos, (2) lipoproteína de baixa densidade (LDL) 70 a 100, (3) pressão arterial abaixo de 130/80 mmHg, e (4) modificações de estilo de vida, incluindo uma dieta pobre em carboidratos e em gordura saturada e aconselhamento de atividade física (pelo menos 150 min/semana de atividade física aeróbica de intensidade moderada [50 a 70% frequência cardíaca máxima] e treino de resistência [três vezes por semana]).

ABORDAGEM AO
Diabetes melito

DEFINIÇÕES

DCCT: Diabetes Control and Complications Trial, um estudo controlado randomizado prospectivo de grande porte das vantagens e desvantagens do controle diabético "rígido" *versus* "frouxo" no diabetes tipo 1.

UKPDS: United Kingdom Prospective Diabetes Study, um estudo controlado randomizado prospectivo de grande porte de intervenções e resultados no diabetes tipo 2.

ABORDAGEM CLÍNICA

Diabetes melito é um termo geral para várias doenças diferentes que resultam em altos níveis de glicemia e que eventualmente levam a complicações micro e macrovasculares. As principais classificações do diabetes melito são diabetes tipo 1, diabetes tipo 2 e diabetes gestacional.

Diabetes tipo 1

O **diabetes tipo 1** (antes chamado diabetes juvenil, diabetes melito de início juvenil [DMIJ], ou diabetes melito insulinodependente [DMID]) é uma doença crônica do metabolismo de carboidratos, gorduras e proteínas devido à falta de insulina, resultante da destruição autoimune de células β-pancreáticas produtoras de insulina. A patogênese do diabetes melito do tipo 1 é mediada por múltiplos fatores de risco, incluindo infecções virais, suscetibilidade genética e riscos ambientais.

Devido à falta de insulina, que é necessária para o metabolismo da glicose, pessoas com tipo 1 têm propensão a metabolizar gorduras, com a resultante produção de cetonas. Um resultado extremo desse processo é a **cetoacidose diabética**, uma síndrome caracterizada por hiperglicemia, altos níveis séricos de acetonas e uma acidose metabólica com hiato aniônico. Isso frequentemente ocorre em momentos de estresse físico, como infecção ou infarto do miocárdio, ou quando o paciente não usa a insulina. A cetoacidose diabética é uma emergência médica, exigindo hospitalização, manejo cuidadoso da insulina, correção da acidose e de distúrbios eletrolíticos, e avaliação da causa subjacente do problema.

Diabetes tipo 2

Os pacientes com **diabetes tipo 2** (antes chamado diabetes melito de início adulto [DMIA], diabetes melito não insulinodependente [DMNID]), em contraste com diabéticos tipo 1, que têm falta de insulina, costumam ser hiperinsulinêmicos. Sua doença resulta primariamente da **resistência à insulina** no tecido periférico, e essa resistência com frequência está relacionada à obesidade. Diabéticos tipo 2 frequentemente manifestam sinais de resistência à insulina por muitos anos antes do diagnóstico de diabetes franco. Esse tipo é responsável por pelo menos 90% dos casos diagnosticados e praticamente todos os casos não diagnosticados de diabetes nos EUA.

O diabetes tipo 2 tem uma predisposição familiar mais forte que o tipo 1. Diabéticos tipo 2 frequentemente têm uma história familiar da doença. Os fatores genéticos são multifatoriais e não foram identificados. Está fortemente associado à obesidade e suas complicações: síndrome metabólica, hiperinsulinemia, hipertensão, dislipidemia, hiperglicemia e obesidade central.

Diabéticos tipo 2 não controlados podem alcançar níveis de glicemia extremamente altos sem desenvolver cetose e acidose. Esse tipo é mais suscetível a estados hiperosmolares devido aos altos níveis de glicemia. **A síndrome hiperosmolar não cetótica** ocorre quando os níveis glicêmicos tornam-se altamente elevados, frequentemente aproximando-se de 1.000 mg/dL. Esse pode ser o sintoma de apresentação do diabetes tipo 2, ou resultar de uma doença simultânea ou da não tomada de medicações. A osmolaridade sérica está elevada (> 320 mOsm/kg) e o paciente tem um grande déficit de líquido (até 9 L). Em casos graves, pode ocorrer coma ou óbito. O manejo é hospitalização, reidratação, tratamento de doenças subjacentes e, às vezes, uso judicioso de insulina para superar a toxicidade aguda da glicose.

Diabetes gestacional

O **diabetes gestacional** ocorre em 3 a 10% de todas as gestações. Em geral, mulheres têm 50% mais insulina em seu terceiro trimestre. O diabetes gestacional é desencadeado por resistência aumentada à insulina causada por níveis elevados de somatomamotrofina coriônica, progesterona e estrogênio, todos agindo como antagonistas da insulina. As complicações maternas e fetais são numerosas. As complicações maternas são hiperglicemia, cetoacidose diabética (CAD), maior risco de infecção urinária (ITU), maior hipertensão/pré-eclâmpsia induzida pela gestação e retinopatia. Os efeitos fetais são malformações congênitas, macrossomia, síndrome de angústia respiratória, hipoglicemia, hiperbilirrubinemia, hipocalcemia, policitemia e polidramnia. Mulheres com diabetes gestacional têm maior propensão a desenvolver diabetes tipo 2 não relacionado à gestação e devem ser rastreadas com um teste de tolerância à glicose depois do parto.

Os fatores de risco para diabetes gestacional incluem idade acima de 25 anos, pertencer a um grupo racial de alta incidência (indígenas americanos, afro-americanos, hispano-americanos, originários do sul da Ásia, Extremo Oriente ou ilhas do Pacífico), IMC de 25 ou mais, história de intolerância à glicose, história prévia de diabetes gestacional e história de diabetes em familiares de primeiro grau.

O American College of Obstetricians and Gynecologists recomenda rastrear todas as mulheres para diabetes gestacional. Administra-se um teste de O'Sullivan de 50 g de glicose em 1 hora (TDG) a gestantes de alto risco na consulta inicial, e novo rastreamento com 24 a 28 semanas, e entre 24 e 28 semanas para todas as gestantes. Se a glicemia em 1 hora for maior de 130 mg/dL, então é preciso um teste de 3 horas com 100 g de glicose. Administram-se os 100 g de glicose por via oral, obtendo-se amostras de glicemia em jejum, e depois de 1, 2 e 3 horas. Faz-se o diagnóstico com mais de dois resultados anormais (95, 180, 155, 140 mg/dL, respectivamente). O diabetes gestacional é tratado com manejo alimentar cuidadoso por meio de educação da paciente e aconselhamento nutricional e, quando necessário, insulina.

DIAGNÓSTICO

Os critérios diagnósticos do diabetes são:

1. Glicemia aleatória de 200 mg/dL ou mais, juntamente com sintomas clássicos, que incluem polidipsia, poliúria, polifagia, infecções frequentes e perda de peso
2. Glicemia em jejum ≥ 126 mg/dL (nenhuma ingestão calórica por pelo menos 8 horas), por duas vezes.
3. Glicemia plasmática de 200 mg/dL ou mais 2 horas depois de uma carga de 75 g de glicose.
4. Hemoglobina A_{1c} (HbA_{1c}) de 6,5% ou mais.

Uma HbA_{1c} inferior a 6% é considerada normal, e entre 6 e 6,5% é considerada "pré-diabetes." A HbA_{1c} é usada para estimar a glicose média nos últimos três meses em pessoas diagnosticadas com diabetes. A frutosamina é usada em pacientes com hemoglobinopatias, perda sanguínea recente ou mudança recente em dieta ou tratamento e indica níveis médios de glicose em um período de 2 a 3 semanas.

Medidas dos níveis de peptídeo C e insulina podem ser usadas para distinguir diabetes tipo 2 e tipo 1 quando a anamnese, o exame físico e outros exames, como cetonemia e osmolalidade sérica, não são suficientes. Outros exames recomendados pela American Diabetes Association são perfil lipídico em jejum (no momento do diagnóstico e pelo menos uma vez por ano a partir de então), creatinina sérica, exame de urina, microalbuminúria:razão de creatinina (no momento do diagnóstico em diabéticos tipo 2 e anualmente a partir de então; em diabéticos tipo 1 que têm a doença há cinco anos e anualmente a partir de então), exames oculares anuais com dilatação da pupila, exames regulares dos pés, ECG (em adultos) e, em diabéticos tipo 1, rastreamento de patologias da tireoide com TSH.

Manejo

O tratamento do diabetes tipo 1 envolve o uso de insulina. Na maioria dos casos, usa-se terapia combinada com insulina de ação curta antes das refeições e uma insulina basal de ação intermediária ou prolongada. Uma alternativa é a terapia com bomba de insulina, que fornece uma infusão subcutânea contínua de insulina de ação curta. O manejo da insulina requer o automonitoramento cuidadoso e frequente de glicose, muitas vezes com ajuste de doses de insulina com base na glicemia, volume de atividade física e ingestão de calorias/carboidratos (Quadro 51.1).

Diabéticos tipo 2 e pessoas em risco de desenvolver diabetes devem ser educados sobre a importância da dieta e exercício como componentes-chave de seu manejo. Em alguns casos, isso é suficiente para obter um controle apropriado. Uma meta inicial que muitos podem alcançar é a perda de 10% do peso. Quando somente as mudanças no estilo de vida não resultam em controle adequado, numerosos agentes orais estão disponíveis. Para pacientes com obesidade grave, pode-se considerar a

Quadro 51.1 • PREPARAÇÕES DE INSULINA			
Tipo de insulina	Início da ação	Pico da ação	Duração da ação
Ação rápida (insulina lispro ou aspart)	15 min	30-90 min	3-5 h
Ação curta (insulina regular)	30-60 min	60-120 min	5-8 h
Ação intermediária (insulina protamina neutra de Hagedorn [NPH])	13 h	7-15 h	18-24 h
Ação prolongada (insulina glargina; insulina detemir)	1 h	Nenhum	24 h

Dados dos National Institutes of Health, disponíveis em: http://diabetes.niddk.nih.gov/dm/pubs/medicines_ez/insert_C.htm. Acessado em maio de 2009.

cirurgia bariátrica de derivação gástrica, embora os riscos e os benefícios em longo prazo não tenham sido totalmente explorados.

Atualmente, não se recomendam medicações para a prevenção, mas podem ser consideradas se a modificação no estilo de vida não tiver sucesso. Existem várias medicações para o tratamento do diabetes tipo 2 (Quadro 51.2). A metformina é o fármaco de escolha para iniciar o tratamento, exceto na presença de contraindicações.

As **biguanidas** (metformina) agem no fígado para **diminuir o débito de glicose durante a gliconeogênese**. Ações secundárias incluem maior sensibilidade à insulina no fígado e no músculo e uma hipotética diminuição na absorção intestinal de glicose. A metformina pode diminuir a HbA_{1c} de 1,5 a 2%. O UKPDS mostrou uma redução significativa em eventos cardiovasculares, mortes relacionadas ao diabetes e todas as causas de mortalidade em usuários de metformina. Outras vantagens incluem nenhum potencial de hipoglicemia, níveis insulínicos reduzidos, perda de peso em potencial e redução de triglicerídeos e colesterol LDL. A eficácia, a segurança e os melhores resultados fazem com que seja um agente de primeira linha popular para o diabetes de tipo 2.

Os efeitos colaterais mais comuns são gastrintestinais, como náusea e diarreia. Esses efeitos colaterais são reduzidos pelo início em doses menores e a administração da medicação com as refeições. O efeito colateral mais perigoso é o desenvolvimento de acidose lática. O risco desse efeito colateral potencialmente fatal é aumentado pela insuficiência renal. O uso da metformina está contraindicado em pessoas com creatinina acima de 1,5 mg/dL em homens e 1,4 mg/dL em mulheres, insuficiência hepática ou insuficiência cardíaca congestiva. Tem Categoria B na gestação e provavelmente é segura em nutrizes. É o agente oral de escolha no diabetes tipo 2 em crianças acima de 10 anos.

As **sulfonilureias** foram os primeiros agentes orais existentes para diabetes tipo 2. Sua principal ação é funcionar como **secretagogos da insulina**, estimulando células β no pâncreas a secretar insulina. As vantagens incluem uma redução potencial de 2% na HbA_{1c}, uma ou duas doses por dia, e custo relativamente baixo. As desvantagens são má resposta em 20% dos pacientes, tendência dos usuários para ganhar peso, e tendência para que as medicações percam efetividade com o tempo. Como secretagogos da insulina, as sulfonilureias têm risco de causar hipoglicemia.

Quadro 51.2 • HIPOGLICEMIANTES ORAIS

Intervenção	% redução na HbA_{1c}	Vantagens	Desvantagens
1ª linha: base bem validada **Passo 1:** terapia inicial: estilo de vida: perder peso e aumentar atividade	1,0-2,0	Amplos benefícios	Insuficiente para a maioria no primeiro ano
Metformina	1,0-2,0	Peso: neutra	Efeitos colaterais GI, contraindicada na insuficiência renal
Passo 2: terapia adicional: Insulina	1,5-3,5	Nenhum limite de dose, rapidamente efetiva, melhora no perfil lipídico	1 a 4 injeções por dia, monitoramento, ganho de peso, hipoglicemia, análogos caros
Sulfonilureia	1,0-2,0	Rapidamente efetiva	Ganho de peso, hipoglicemia (especialmente com glibenclamida ou clorpropamida)
2ª linha: menos bem validados: TZDs	0,5-1,4	Melhora do perfil lipídico (pioglitazona), diminuição potencial em IM (pioglitazona)	Retenção de líquidos, ICC, ganho de peso, fraturas, caros, aumento potencial em IM (rosiglitazona)
Agonista do GLP-1	0,5-1,0	Perda de peso	Duas injeções por dia, efeitos colaterais GI frequentes, segurança em longo prazo não estabelecida, caro
Outras terapias: Inibidor da glicosidase	0,5-0,8	Peso: neutro	Efeitos colaterais GI frequentes, três doses por dia, caro
Glinida	0,5-1,5	Rapidamente efetiva	Ganho de peso, três doses ao dia, hipoglicemia, cara
Pramlintida	0,5-1,0	Perda de peso	Três injeções por dia, efeitos colaterais GI frequentes, segurança em longo prazo não estabelecida, cara
Inibidor do DPP-4	0,5-0,8	Peso: neutro	Segurança em longo prazo não estabelecida, caro

DPP, dipeptidil peptidase; GLP, peptídeo semelhante ao glucagon; TZD, tiazolidinediona.
Dados de: Nathan DM, Buse JB, Davidon MD, et al. Medical management of hyperglycemia in type 2 diabetes: a consensus algorithm of initiation and adjustment of therapy. Diabetic Care. 2008;31(12):1-11.

Sulfonilureias e insulina são consideradas a terapia combinada de segunda linha mais bem validada. As medicações a seguir são menos bem validadas. São necessários outros estudos para determinar como esses agentes podem ter um papel nos cuidados globais de diabéticos tipo 2.

A principal ação das **tiazolidinedionas** (TZDs) é **melhorar a sensibilidade à insulina no tecido muscular e adiposo**. Ações secundárias são menor gliconeogênese hepática e maior utilização periférica de glicose. Entre suas vantagens, está a diminuição de triglicerídeos e o aumento no colesterol HDL. Como são metabolizadas no fígado, podem ser usadas em pacientes com comprometimento renal. Quando usadas isoladamente, também não causam hipoglicemia. As desvantagens incluem um leve aumento de peso e um início de ação lento. Esses agentes podem levar até 12 semanas para se tornarem totalmente efetivos. Causam retenção hídrica, que é uma preocupação quando há comprometimento renal e insuficiência cardíaca congestiva. Atualmente, há alguma controvérsia se os benefícios dessa classe de medicações são maiores que os riscos.

As **meglitinidas** são **secretagogos de ação curta** que aumentam a secreção de insulina pelo pâncreas. Essas medicações são tomadas não mais de 1 hora antes das refeições, devido ao rápido início e à curta duração de ação. São úteis em pacientes cuja glicemia varia na hora da refeição, mas que têm níveis controlados de glicose em jejum. Reduzem os níveis de HbA_{1c} de 0,5 a 2%. As desvantagens incluem um risco de hipoglicemia (especialmente se o paciente tomar a medicação, mas não fizer a refeição a seguir) e o custo. Não devem ser usados em pacientes com disfunção hepática.

Os inibidores da α-glicosidase retardam a absorção de carboidratos, inibindo a α-glicosidase no intestino delgado, o que diminui a hiperglicemia pós-prandial. Reduzem os níveis de HbA_{1c} de 0,7 a 1,0%. Essa classe de medicação pode oferecer benefícios em pacientes com hábitos alimentares erráticos, pois não haverá hipoglicemia se pularem alguma refeição. Os principais efeitos colaterais são GI, incluindo flatulência. Essas medicações estão contraindicadas na cetoacidose e em distúrbios hepáticos.

A **pramlintida** é um agente amilinomimético com ações fisiológicas equivalentes às da amilina humana (hormônio glicorregulatório sintetizado por células pancreáticas e liberado com a insulina em resposta a uma refeição). Inibe a secreção inapropriadamente alta de glucagon durante episódios de hiperglicemia (p. ex., depois de uma refeição) em pacientes com diabetes melito tipo 1 ou 2 e não compromete a resposta normal do glucagon à hipoglicemia. É uma medicação subcutânea que não requer ajustes em caso de comprometimento renal ou hepático. Reduz os níveis de HbA_{1c} de 0,5 a 1,0%. Os efeitos colaterais conhecidos são hipoglicemia, náusea e diarreia. Frequentemente, o estabelecimento da dose requer titulação para equilibrar a hipoglicemia e o controle glicêmico pré-prandial.

Agonista do GLP-1 (mimético do peptídeo semelhante ao glucagon-1). A exenatida é um mimético da incretina que pertence a essa classe. É um peptídeo sintético que estimula a liberação da insulina. Terapia adjuntiva para diabéticos tipo 2 com controle glicêmico inadequado e tomando metformina, sulfonilureia e/ou tiazolidinediona (glitazona). Reduz os níveis de HbA_{1c} de 0,5 a 1,0%. Os efeitos colaterais incluem hipoglicemia quando adicionados a sulfonilureia (mas não quando adicionados à metformina), náusea, vômitos, diarreia e pancreatite aguda.

Inibidor da DPP-4 (inibidor da dipeptidil peptidase-4). Sitagliptina, saxagliptina e outros aguardando aprovação inibem a dipeptidil peptidase-4 (DPP-4), uma enzima que inativa os hormônios incretina, peptídeo semelhante ao glucagon (GLP-1), e polipeptídeo insulinotrópico glicose-dependente (PIG). O PIG e o GLP-1 estimulam a síntese e a liberação da insulina das células β-pancreáticas de um modo glicose-dependente. O GLP-1 também diminui a secreção de glucagon das células α pancreáticas de um modo glicose-dependente, levando à redução da produção hepática de glicose. É usado como monoterapia e como adjuntivo da dieta e do exercício no manejo do diabetes melito tipo 2 em pacientes cuja hiperglicemia não pode ser controlada apenas com dieta e exercício e, em combinação com metformina, uma sulfonilureia, ou uma tiazolidinediona, como terapia de **segunda linha** para manejo do diabetes melito tipo 2 em pacientes que não atingem o controle glicêmico adequado com dieta, exercício e monoterapia com metformina, sulfonilureia ou tiazolidinediona. Reduz os níveis de HbA_{1c} de 0,5 a 0,8%. Os principais efeitos colaterais são sintomas respiratórios altos e hipersensibilidade grave (i.e, anafilaxia e/ou angioedema).

A meta do manejo diabético é diminuir a glicemia com segurança, a fim de reduzir o risco de complicações macro e microvasculares. Tanto o UKPDS quanto o DCCT mostraram taxas mais baixas de complicações no diabetes controlado. O objetivo do tratamento é atingir uma HbA_{1c} abaixo de 7%, embora algumas autoridades defendam a meta de 6,5%. A meta da glicemia de jejum é de 70 a 130 mg/dL e da glicemia 1 a 2 horas após a refeição é menos de 180 mg/dL.

Outros tratamentos são igualmente importantes para "apertar" o controle glicêmico, em um esforço para reduzir os eventos adversos, como ataques cardíacos e AVEs. O UKPDS mostrou claramente que um controle rígido da pressão arterial é efetivo para reduzir eventos cardiovasculares. A meta de pressão arterial no diabetes é menos de 130/80 mmHg. O diabetes é considerado um equivalente de risco de doença cardíaca coronariana para decisões sobre manejo de lipídeos. A meta de nível de colesterol LDL é abaixo de 100 mg/dL. Todos os diabéticos devem ser aconselhados a receber a vacina contra pneumococo e a fazer a vacinação anual contra influenza.

Manejo da hipoglicemia

Os sintomas hipoglicêmicos estão relacionados ao cérebro e ao sistema nervoso simpático. Baixos níveis de glicose levam a uma deficiência da disponibilidade cerebral de glicose, que pode se manifestar como confusão, dificuldade de concentração, irritabilidade, alucinações, comprometimentos focais (p. ex., hemiplegia) e eventualmente coma e óbito. O estímulo do sistema nervoso simpático-suprarrenal causa suores, palpitações, tremores, ansiedade e fome.

Causas de hipoglicemia incluem jejum, insulina exógena, autoimunidade, abuso de sulfonilureia e deficiência hormonal (hipoadrenalismo, hipopituitarismo, deficiência de glucagon).

Quando se suspeita de hipoglicemia e o paciente está consciente e cooperativo, um suco, refrigerante, bala ou outro produto contendo açúcar pode aliviar rapidamente os sintomas. Se a pessoa não puder ingerir nada por via oral, a administração rápida de glucagon IM pode ser efetiva. Em um ambiente hospitalar, ou quando houver acesso IV, uma injeção de dextrose 50% (D_{50}) corrige rapidamente o problema. Depois de qualquer uma dessas terapias, o paciente deve ser observado de perto, pois a hipoglicemia pode recorrer (especialmente se o paciente usar uma insulina de ação prolongada ou agente hipoglicemiante oral).

QUESTÕES DE COMPREENSÃO

51.1 Uma adolescente de 16 anos está apresentando desejo aumentado por doces. Frequentemente consome dois ou três *sundaes* e quatro refrigerantes grandes por dia, mas ainda consegue manter seu peso. Amigos frequentemente notam que está indo com mais frequência ao banheiro, mas nega qualquer episódio de vômito forçado e declara apenas que precisa urinar depois de tomar tanto refrigerante. Ao exame físico, tem 1,74 m e 49,95 kg, e sua tireoide é não palpável. Qual dos seguintes resultados de exame é diagnóstico de diabetes melito?

A. Glicose sérica de 150 mg/dL.
B. Teste de tolerância à glicose de 2 horas acima de 200 mg/dL, com uma carga de glicose de 100 g.
C. Glicemia aleatória acima de 200 mg/dL, com sintomas como polidipsia ou poliúria.
D. HbA$_{1c}$ de 6,3%.

51.2 Um menino de 7 anos é trazido ao consultório com sintomas de polidipsia, polifagia, poliúria e perda de peso de 3,6 kg. Nas últimas 24 horas, apresentou dor abdominal e vômitos. Um exame de urina no consultório mostra a presença de glicose e cetonas. Uma glicemia por fita é superior a 500 mg/dL. Qual das seguintes alternativas apresenta o manejo mais apropriado?

A. Prescrição de metformina oral e encaminhamento a um nutricionista.
B. Hospitalização com instituição de insulina e líquidos IV.
C. Prescrição de insulina a ser começada em casa, com acompanhamento em 24 horas.
D. Tratamento para gastrenterite aguda e encaminhamento a um endocrinologista.

51.3 Um homem de 83 anos foi diagnosticado com diabetes tipo 2 há três meses. Ele alterou sua dieta e tenta caminhar pelo menos 800 metros à noite. Toma um cálice de vinho no almoço e um no jantar. Na última semana, tem se sentido tonto em pé e caiu por duas vezes, mas nunca perdeu a consciência. Depois do último episódio, foi ao departamento de emergência, onde sua pressão arterial era 155/76 mmHg, frequência cardíaca de 74 bpm e frequência respiratória de 16 mpm. Um exame digital mostrou uma glicemia de 84. Qual das seguintes classes de medicações tem a menor incidência de causar hipoglicemia quando dada como terapia única?

A. Biguanidas.
B. Insulina.
C. Sulfonilureia.
D. Meglitinida.

51.4 Uma nova paciente G1P0 de 38 anos vem a seu consultório com 10 semanas de gestação. Sabe-se que tem diabetes tipo 2. Atualmente, toma metformina e sua última HbA$_{1c}$ foi 10,4%. Seu exame de fita de urina é negativo para cetonas, proteínas e leucócitos. Não tem outros problemas médicos e não bebe nem fuma. Ao exame físico, tem 1,63 m de altura e pesa 99,9 kg. Ela pergunta sobre o risco ao seu feto. Em comparação ao diabetes gestacional, essa paciente tem um risco aumentado de qual dos seguintes?

A. Malformações fetais.
B. Macrossomia fetal.
C. Poli-hidrâmnio.
D. Distocia de ombro.

RESPOSTAS

51.1 **C.** Pode-se definir diabetes melito pela medição de uma glicemia em jejum de 8 horas acima de 125 mg/dL; uma glicemia aleatória de 200 mg/dL ou mais com sintomas clássicos, ou um teste de tolerância à glicose de 2 horas com 200 mg/dL ou mais após uma carga de glicose de 75 g. Recentemente, a American Diabetes Association (ADA) recomendou que uma HbA_{1c} de 6,5% ou mais possa ser usada para diagnosticar diabetes.

51.2 **B.** Essa é uma apresentação típica da cetoacidose diabética, uma emergência médica que é uma apresentação inicial comum do diabetes tipo 1. Essa criança requer hospitalização imediata, líquidos IV e insulina.

51.3 **A.** Biguanidas (metformina) são medicações efetivas para o tratamento do diabetes tipo 2; não causam hipoglicemia quando administradas em monoterapia. Insulina e secretagogos da insulina apresentam o risco de hipoglicemia como complicação da terapia.

51.4 **A.** O diabetes gestacional mais provavelmente leva à macrossomia fetal e poli-hidrâmnio. Tanto o diabetes gestacional quanto o pré-gestacional estão associados à distocia de ombro. O diabetes pré-gestacional está associado a mais malformações fetais, devido aos maiores níveis de glicemia durante a organogênese (5 a 10 semanas de idade gestacional), enquanto o diabetes gestacional tende a estar associado com hiperglicemia depois da 20ª semana de gestação, quando os órgãos fetais já se formaram. A frequência de parto prematuro é igual em diabéticas e não diabéticas.

DICAS CLÍNICAS

▶ O diabetes é uma das doenças mais comuns na prática clínica. Os critérios para o diagnóstico foram baixados para diminuir complicações, incluindo óbitos.
▶ O diabetes tipo 2 é responsável por mais de 90% de todos os casos de diabetes nos EUA. A presença crescente da obesidade está, infelizmente, impulsionando ainda mais a incidência de diabetes tipo 2.
▶ As biguanidas estão ganhando popularidade no tratamento do diabetes tipo 2 devido à sua potência e demonstrada redução em morbidade e mortalidade.

REFERÊNCIAS

American Diabetes Association (ADA) consensus statement on managing preexisting diabetes for pregnancy. *Diabetes Care.* 2008;31(5):1060.

American Diabetes Association. Diagnosis and classification of diabetes mellitus. *Diabetes Care.* 2011;34 (Suppl 1):S62-S69.

American Diabetes Association. Standards of medical care for patients with diabetes mellitus. *Diabetes Care.* 2002;25(Suppl 1):S33-S49.

Crowther CA, Hiller JE, Moss JR, et al. Effect of treatment of gestational diabetes mellitus on pregnancy outcomes. *NEJM.* 2005;352(24):2477-2486.

Knowler WC, Barret-Connor E, Fowler SE, et al. Reduction in the incident of type 2 diabetes with lifestyle intervention or metformin. *N Engl J Med.* 2002;346:393-403.

Nathan DM, Buse JB, Davidson MB, et al. Medical management of hyperglycemia in type 2 diabetes: a consensus algorithm of initiation and adjustment of therapy. *Diabetic Care.* 2008;31(12):1-11.

Powers AC. Diabetes mellitus. In: Fauci AS, Braunwald E, Kasper DL, et al, eds. *Harrison's Principles of Internal Medicine.* 17th ed. New York, NY: McGraw-Hill; 2008:2275-2305.

CASO 52

Uma mulher afro-americana de 74 anos entra em seu consultório queixando-se de estar desenvolvendo hematomas em todas as extremidades nos últimos dias. Também notou que suas fezes parecem estar bem mais escuras, e as descreve como quase semelhante a grãos de café. Mudou-se para a região para viver com sua filha depois que sua casa em Galveston, Texas, foi destruída há vários meses. Essa é sua primeira consulta aqui, pois ainda tinha receitas para todas suas medicações e estava se sentindo bem. Na história médica pregressa, diz que é hipertensa, pós-menopáusica, tem uma arritmia cujo nome exato não lembra, assim como um pouquinho de diabetes e artrite. Suas prescrições são para hidroclorotiazida e varfarina. Seus remédios sem receita médica incluem ácido acetilsalicílico, que começou a tomar depois de se mudar para sua cidade, uma multivitamina, paracetamol para sua artrite e ibuprofeno para quando seus joelhos realmente a incomodam. Também admitiu o uso regular de chás fitoterápicos.

▶ Qual é o diagnóstico diferencial para a apresentação dessa paciente?
▶ Que estudos diagnósticos estão indicados?
▶ Por que os idosos têm um risco aumentado para desenvolver reações adversas a medicamentos?

RESPOSTAS PARA O CASO 52:
Reações adversas e interações medicamentosas

Resumo: Uma mulher de 74 anos chega com hematomas fáceis e fezes escuras há vários dias. É uma nova paciente, mas está tomando um medicamento anti-hipertensivo e um "afinador do sangue". Também toma numerosas medicações de venda livre.

- **Diagnóstico diferencial:** Inclui uma interação medicamentosa adversa envolvendo sua varfarina e o ácido acetilsalicílico, AINEs e o paracetamol que está tomando. Outras possibilidades (muito menos prováveis) incluem sangramento de uma neoplasia gastrintestinal, hepatopatia ou anormalidade hematológica (leucemia aguda ou trombocitopenia grave).
- **Estudos diagnósticos necessários:** Essa paciente deve fazer um exame de sangue oculto nas fezes em seu consultório, hemograma completo (HC) imediato, tempo de protrombina (TP) com relação normalizada internacional (INR), painel metabólico e ECG. Seria apropriado considerar hospitalizá-la para observação enquanto se aguardam os resultados de seus estudos.
- **Razões para o risco aumentado de reações medicamentosas no idoso:** Numerosas questões, incluindo polimedicação, alterações na função renal e hepática, e considerações farmacodinâmicas (mudança na composição e no volume de distribuição corporal) que se desenvolvem com a idade.

ANÁLISE
Objetivos

1. Compreender o alcance e o risco do problema de interações medicamentosas e efeitos adversos.
2. Aprender alguns mecanismos para reduzir esses riscos.
3. Saber por que os idosos são particularmente vulneráveis a potenciais complicações.

Considerações

O uso extensivo de medicações – incluindo produtos prescritos, de venda livre, fitoterápicos e homeopáticos – faz com que as interações medicamentosas e reações adversas sejam uma preocupação significativa de saúde pública. Cerca de um em três idosos tomando pelo menos cinco medicamentos terá um evento medicamentoso adverso por ano, e cerca de dois terços desses pacientes irão requerer atenção médica. Um estudo de Harvard revelou que **6,5% dos pacientes hospitalizados sofreram uma lesão documentada secundária a medicamentos**. Devido a mudanças fisiológicas e ao uso de múltiplas medicações para múltiplas condições clínicas, os idosos apresentam um risco aumentado. **Estima-se que 3 a 11% das hospitalizações de idosos estejam relacionadas a reações medicamentosas adversas.**

Essa paciente apresenta numerosos riscos para o desenvolvimento de problemas sérios relacionados a suas medicações. Sua idade, isoladamente, já é um risco. O uso de varfarina é outro, pois seu uso deve ser monitorado de perto. Usar essa medicação sem estar sob cuidados médicos, depois de sair de Galveston e antes de estabelecer cuidados aqui, já é um risco. A varfarina também apresenta numerosas interações medicamentosas, entre elas um risco aumentado de sangramento com o uso concomitante de ácido acetilsalicílico, AINEs ou paracetamol.

Devido à sua idade, à presença de hematomas (sugerindo um TP aumentado por suas medicações) e à possibilidade de sangramento retal, deve fazer um exame de sangue oculto nas fezes (SOF) e um rastreamento para anemia por meio de HC. Também deve fazer um TP com INR para avaliar seu grau de anticoagulação e risco de hemorragia continuada. Devido à sua idade e comorbidades, também deve fazer um painel metabólico para avaliar glicose, eletrólitos e função renal e hepática, e um ECG para avaliar sinais de isquemia. Com a possibilidade de anormalidades significativas nesses testes que possam requerer manejo urgente, seria razoável colocá-la em observação no hospital para monitoramento e tratamento. Eventualmente, embora provavelmente não necessário em um contexto agudo, ela precisaria de uma colonoscopia para garantir que não há câncer colorretal subjacente contribuindo para seu sangramento.

Se tiver um TP prolongado, existem várias opções terapêuticas disponíveis, dependendo do quadro clínico e da magnitude da anormalidade. Para pacientes levemente superanticoagulados sem nenhuma evidência de sangramento, frequentemente basta a suspensão temporária ou redução da dose de varfarina. Para tempos de protrombina mais prolongados, vitamina K por via oral, juntamente com a suspensão da varfarina, pode corrigir a maioria das anormalidades em alguns dias. Quando o TP é muito alto, ou se houver evidências de sangramento, vitamina K IV e a reposição de fatores de coagulação com uma transfusão de plasma fresco congelado revertem rapidamente a coagulopatia.

ABORDAGEM A
Interações medicamentosas e reações adversas

DEFINIÇÃO

CITOCROMO P450 (CYP): Sistema enzimático encontrado principalmente no fígado (mas também no intestino delgado, pulmões e rins) composto por mais de 50 isoenzimas, responsável pelo metabolismo de numerosas medicações. As **isoenzimas CYP podem ser induzidas**, resultando em um aumento do metabolismo de fármacos e redução do benefício terapêutico de uma medicação, **ou bloqueadas**, resultando em diminuição do metabolismo de fármacos e potencial de toxicidade por fármacos.

ABORDAGEM CLÍNICA

Etiologias de efeitos medicamentosos adversos

Definem-se efeitos colaterais como efeitos de fármacos que vão além de seu escopo terapêutico desejado. Esses efeitos podem ser adversos ou benéficos. Efeitos colaterais adversos podem variar de incômodos menores, como náusea ou diarreia, a graves ou potencialmente fatais, como arritmias cardíacas precipitadas por medicamentos antiarrítmicos ou estimulantes. Outros efeitos colaterais são benéficos. Por exemplo, descobriu-se que bloqueadores α-adrenérgicos periféricos, inicialmente usados como anti-hipertensivos, aliviam sintomas obstrutivos da hiperplasia prostática, sendo hoje amplamente usados para esse propósito. Outro exemplo é o minoxidil, também um agente anti-hipertensivo, que alguns usuários descobriram causar crescimento de cabelos, de modo que agora é comercializado como tratamento para queda capilar.

Interações medicamentosas são responsáveis por 5 a 10% das reações adversas. Interações medicamentosas podem ser causadas por efeitos farmacocinéticos, resultando em uma mudança da concentração ou do efeito do fármaco. Algumas dessas interações podem ser previsíveis, como consequência de efeitos químicos secundários a efeitos enzimáticos, ligação a proteínas, interações renais e hepáticas e interações farmacodinâmicas. A varfarina pode interagir com várias outras medicações e fatores alimentares, aumentando a forma ativa do fármaco até níveis tóxicos, resultando em super anticoagulação, com equimoses e hemorragia consequentes.

Os fármacos também podem ter efeitos aditivos causados por dois ou mais agentes concebidos para produzir um resultado similar trabalhando sinergisticamente. Um exemplo disso é usar um agente bloqueador β-adrenérgico com certos bloqueadores do canal de cálcio (diltiazem, verapamil). As duas medicações podem diminuir a frequência cardíaca, mas por diferentes mecanismos de ação. Combinar as duas pode resultar em bradicardia profunda e em hipotensão.

Outras **interações podem estar mais diretamente relacionadas às características químicas** das medicações ou das soluções em que são aportadas. Por exemplo, misturar insulina glargina com outros tipos de insulina na mesma seringa pode levar à precipitação das insulinas, inefetivando-as. De forma similar, algumas medicações IV devem ser administradas individualmente, enquanto outras podem ser combinadas.

Para evitar o mau uso de medicações no idoso e para identificar medicações de alto risco, um painel de consenso formado por especialistas reúne-se regularmente para desenvolver e atualizar a lista mais amplamente usada de medicamentos que devem ser evitados. Essa lista é chamada **critérios de Beers**. Muitas dessas medicações são sedativas ou têm efeitos anticolinérgicos, que aumentam o risco de quedas. Outras têm índices terapêuticos reduzidos, aumentando o risco de desenvolvimento de níveis séricos tóxicos. **O Screening Tool of Older Person's Prescriptions (STOPP)** (Instrumento de Rastreamento das Prescrições da Pessoa Idosa) é outro instrumento que pode ser usado para identificar prescrições de risco, e pode ser superior aos critérios de Beers no que se refere à prevenção de hospitalizações. Com frequência, existem alternativas igualmente efetivas. Se um paciente já recebe essas medicações, diminuir a dose até o mínimo efetivo é outra forma de minimizar riscos.

Metabolismo de fármacos

Muitos fármacos são metabolizados no fígado. **Medicações com alto *clearance* hepático de primeira passagem podem ser particularmente suscetíveis a eventos adversos causados por alterações no metabolismo hepático.** Doenças que alteram o volume circulatório efetivo, como insuficiência cardíaca congestiva, também podem alterar a taxa de eliminação do fármaco ou metabólito, devido aos efeitos sobre o fluxo sanguíneo hepático e renal.

O sistema CYP tem um papel significativo em muitos eventos reais ou potenciais adversos a fármacos. Embora mais de 50 CYP isoenzimas tenham sido identificadas, seis delas metabolizam 90% dos fármacos.

O álcool tem efeitos sobre a isoenzima 2E1. Essa isoenzima pode produzir um metabólito hepatotóxico do paracetamol. Devido a isso, o uso crônico de álcool e paracetamol pode induzir lesão hepática, e uma superdose de paracetamol, que já é potencialmente tóxica para o fígado, piora se misturada com álcool.

Fármacos que têm um efeito significativo de primeira passagem podem ter um efeito sobre o metabolismo no fígado ou absorção no intestino. Por exemplo, níveis aumentados da isoenzima 3A podem resultar em alterações no nível da ciclosporina e, portanto, no seu efeito terapêutico.

Muitos fármacos são ligadas à albumina. Quando múltiplos agentes estão competindo pelos mesmos locais de ligação da albumina, existe um potencial para se ter maiores quantidades de medicação não ligada, resultando em níveis mais altos de fármaco livre circulante. Isso causa uma preocupação especial no caso de fármacos que têm um volume de distribuição menor, início rápido de ação ou índice terapêutico estreito.

Considerações renais estão relacionadas à interação medicamentosa em sítios renais e diminuição da função renal. Interações renais frequentemente resultam de alterações na eliminação de fármacos hidrossolúveis, devido à competição pelo sistema tubular renal. Esses efeitos podem ser positivos ou negativos. Um exemplo do efeito benéfico é a administração concomitante de probenecida com penicilina. A probenecida diminui a excreção renal de penicilina, resultando em níveis e efeitos terapêuticos aumentados do antibiótico.

Outras considerações renais incluem diminuição da função renal secundária a processos patológicos, como hipertensão ou diabetes, ou ao declínio natural da função renal que ocorre com o envelhecimento. Muitas medicações têm recomendações para alteração do volume ou intervalo de dose baseados no *clearance* de creatinina do paciente. A creatinina é um produto do músculo, e os idosos podem ter taxas de *clearance* de creatinina calculadas falsamente elevadas, porque têm redução da massa muscular. O *clearance* de creatinina pode ser estimado usando-se a seguinte equação:

$$\text{Clearance de creatinina} = \frac{[(140 - \text{idade}) \times (\text{massa corporal em kg})] \times (0{,}85 \text{ para mulheres})}{72 \times \text{creatinina sérica (mg/dL)}}$$

Intervenções para reduzir o risco de eventos adversos a fármacos

Existem muitas possibilidades para reduzir o risco de interações ou eventos adversos a fármacos, especialmente na população idosa, incluindo as seguintes:

- Use os critérios de Beers ou os critérios STOPP ao considerar medicações no idoso. Só prescreva as medicações que estão claramente indicadas. Entretanto, não evite uma medicação necessária.
- Quando alguém chega com uma nova queixa, inclua reação adversa a fármacos (RAD) no diagnóstico diferencial.
- Obtenha uma história de eventos adversos relacionados a medicações em todos os pacientes.
- Mantenha uma lista de todos os medicamentos dos pacientes, incluindo prescritos, de venda livre, fitoterápicos e homeopáticos. Atualize essa lista a cada consulta.
- Instrua seus pacientes a trazer **todas** as suas medicações regularmente para assegurar-se que sua lista está correta.
- Rotineiramente, faça levantamentos de interações medicamentosas em pacientes tomando múltiplas medicações. Considere trabalhar com farmacêuticos (frequentemente disponíveis em instituições geriátricas) e usar instrumentos computadorizados disponíveis para fazer esses levantamentos. Considere reduções racionais e suspensão de medicações em pacientes idosos depois de consultar o paciente, sua família e os farmacêuticos.
- Conheça as questões renais, hepáticas e circulatórias que afetam seus pacientes.
- Considere questões relacionadas a pacientes individuais, como fatores genéticos ou raciais especiais.
- Documente e notifique suspeitas de efeitos adversos a fármacos.

QUESTÕES DE COMPREENSÃO

52.1 Um homem de 62 anos com hipertensão, hipercolesterolemia e hipertrofia prostática benigna (HPB) vem a seu médico com dores musculares crescentes nas coxas e nos ombros e queixando-se de urina escura, cor de chá. Esses sintomas começaram há cerca de 10 dias. Tem bebido muitos líquidos, especialmente suco de *grapefruit*, como parte de uma nova dieta. Em exames laboratoriais de rotina, suas enzimas hepáticas estão profundamente elevadas e sua urina contém quantidades significativas de proteína. Suas únicas medicações são lisinopril, sinvastatina e ácido acetilsalicílico infantil. Qual dos seguintes é o diagnóstico mais provável?

A. Hepatite induzida por fármacos, pela sinvastatina em longo prazo.
B. HPB causando lesão obstrutiva renal e proteinúria.
C. Insuficiência renal secundária à combinação ácido acetilsalicílico-inibidor da enzima conversora de angiotensina (ECA).
D. Inibição de enzimas hepáticas, causando níveis elevados circulantes de fármacos.

52.2 Um homem de 87 anos tem diabetes, doença cardíaca coronariana, insuficiência renal crônica e doença pulmonar obstrutiva crônica (DPOC). Tem fibrilação atrial recém-diagnosticada e precisa ser anticoagulado. Suas medicações atuais incluem metformina, glipizida, losartana, metoprolol e ipratrópio. Estar ciente de qual dos seguintes aspectos no idoso é a consideração mais importante para evitar reações adversas?

A. Taxa de filtração glomerular aumentada.
B. Polimedicação.
C. Incapacidade de abrir embalagens de medicamentos.
D. Aumento do fluxo sanguíneo hepático.

52.3 Uma mulher de 36 anos chega muito angustiada ao seu consultório depois de um teste de gravidez positivo. Diz que tomou sua pílula anticoncepcional (ACO) religiosamente na mesma hora no último ano. É muito saudável e não tem nenhuma história médica pregressa significativa, exceto depressão leve. Diz que sua única medicação é o ACO prescrito, além de suas vitaminas e suplementos fitoterápicos usuais. Qual das seguintes informações adicionais seria mais útil para descobrir por que seu ACO pode ter falhado?

A. Que ACO toma.
B. Que suplementos fitoterápicos específicos usa.
C. O número de seus parceiros sexuais.
D. Se já esteve grávida antes.

RESPOSTAS

52.1 **D.** O suco de *grapefruit* inibe enzimas do citocromo P450 que metabolizam a sinvastatina. Esse paciente provavelmente tem rabdomiólise por aumento da sinvastatina circulante.

52.2 **B.** Múltiplos fatores fazem com que os idosos sejam particularmente vulneráveis a eventos adversos de fármacos, incluindo polimedicação, diminuição da função renal e hepática, e considerações farmacocinéticas e farmacodinâmicas.

52.3 **B.** Perguntar quais são os suplementos fitoterápicos pode ser muito útil. O hipérico, ou erva de São João, um antidepressivo fitoterápico comum, pode induzir o CYP3A4 e o CYP3A5, causando um aumento no metabolismo do estradiol.

> **DICAS CLÍNICAS**
>
> ▶ Entre as alterações bioquímicas que ocorrem com o envelhecimento, várias condições clínicas também podem afetar o uso correto da medicação. Pacientes artríticos podem ter dificuldade em abrir as tampas de remédios (especialmente tampas à prova de crianças). A diminuição da visão pode interferir na capacidade de usar adequadamente uma medicação. Dificuldades de memória podem causar problemas de adesão a esquemas envolvendo múltiplas medicações. Todos esses fatores, e muitos outros mais, precisam ser considerados ao prescrever medicações aos idosos.
> ▶ Em pacientes idosos com novos sintomas, considere eventos adversos a fármacos no alto da lista de seu diagnóstico diferencial.

REFERÊNCIAS

Gallagher P, Ryan C, Byrne S, Kennedy J, O'Mahony D. STOPP (Screening Tool of Older Person's Prescriptions) and START (Screening Tool to Alert doctors to Right Treatment). Consensus validation. *Int J Clin Pharmacol Ther*. 2008;46(2):72.

Lynch T, Price M. The effect of cytochrome P450 metabolism on drug response, interactions, and adverse effects. *Am Fam Physician*. 2007;76:391-396.

Oates JA. The science of drug therapy. In: Brunton LL, ed. *Goodman and Gillman's the Pharmacological Basis of Therapeutics*. 11th ed. New York, NY: McGraw-Hill; 2006:117-136.

Pham CB, Dickman RL. Minimizing adverse drug events in older patients. *Am Fam Physician*. 2007;76(12):1837-1844.

Richardson RB, Knight AL. Common problems of the elderly. In: Taylor RB, ed. *Fundamentals of Family Medicine: The Family Medicine Clerkship Textbook*. 3rd ed. New York, NY: Springer--Verlag; 2003:110-132.

Steinman MA, Hanlon JT. Managing medications in clinically complex elders: "There's got to be a happy medium." *JAMA*. 2010;304(14):1592.

CASO 53

Um contador de 48 anos previamente saudável chega ao seu consultório de atenção primária por dor lombar grave. A dor começou no dia anterior, depois que ajudou sua filha a se mudar para o dormitório da faculdade. Nega qualquer trauma. A dor é geralmente "vaga", mas às vezes caracterizada como "cortante" quando faz um movimento súbito. Localiza-se na região lombar e irradia-se para a região posterior das duas pernas até a metade da panturrilha. Tem continência intestinal e vesical e nega qualquer fraqueza nas pernas. Nega febre, calafrios, perda de peso ou mal-estar. É muito difícil ficar em pé por longos períodos, porque tem dificuldade em encontrar uma posição confortável. Nunca teve uma dor tão forte nas costas, e tentou paracetamol, sem muito efeito. Não tem história de câncer ou abuso de drogas. Só toma um anti-hipertensivo e um ácido acetilsalicílico infantil por dia. Ao exame, seu paciente é bem desenvolvido, com sobrepeso e em desconforto moderado. Tem perceptível sensibilidade bilateralmente em sua musculatura paraespinal lombar, a amplitude de movimento das costas está limitada pela dor, e os testes de erguer a perna reta e erguer reta cruzada são negativos. Seus membros inferiores apresentam força, reflexos e sensação normais.

▶ Qual é o diagnóstico mais provável?
▶ Qual é a investigação mais apropriada?
▶ Qual é o melhor plano de tratamento?

RESPOSTAS PARA O CASO 53:
Dor lombar aguda

Resumo: Um homem de 48 anos previamente saudável chega com início agudo de dor lombar após atividade extenuante. Seu exame neurológico é normal, e nega qualquer queixa sistêmica.

- **Diagnóstico mais provável:** Dor lombar aguda, também conhecida como distensão lombar.
- **Investigação:** Nenhuma necessária até depois de tratamento conservador por pelo menos um mês.
- **Tratamento:** Repouso, AINEs e relaxantes musculares.

ANÁLISE
Objetivos

1. Desenvolver um diagnóstico diferencial para dor lombar e explorá-lo pela anamnese e exame físico.
2. Aprender os sintomas de "alerta" da dor lombar e como acompanhá-los.
3. Aprender os tratamentos efetivos para dor musculoesquelética das costas.

Considerações

A dor lombar aguda é um dos motivos mais comuns para a consulta médica nos EUA. Infelizmente, cerca de 85% dos pacientes que se apresentam com dor lombar isolada nunca receberão uma razão anatômica específica para a dor. Entretanto, até 90% dos pacientes se recuperarão em até duas semanas a partir do diagnóstico.

Como o diagnóstico diferencial inicial de dor lombar é amplo, a tarefa do clínico é decidir se ela é causada por uma doença sistêmica, se está associada a um comprometimento neurológico, e considerar fatores psicossociais que possam levar à dor lombar crônica e complicar a recuperação ou a eficácia do tratamento.

A história desse paciente inclui pontos positivos pertinentes, como sobrepeso e uma história recente de erguer objetos e de torções, que estão associados à distensão lombar. Seus sinais, sintomas e exame são consistentes com um problema musculoesquelético localizado. Sua idade e a ausência de sintomas sistêmicos são pontos negativos pertinentes. Não está deprimido nem tem história de abuso de substâncias. Esse cenário clínico é mais bem manejado por terapias sintomáticas por 4 a 6 semanas, sem exames de imagem, com acompanhamento em um mês. Educação de como levantar objetos da forma correta e terapia com exercícios também podem beneficiá-lo.

ABORDAGEM À Dor lombar

DEFINIÇÕES

HÉRNIA DE DISCO: Ruptura da fibrocartilagem entre as vértebras levando ao vazamento do núcleo pulposo que pode pinçar as raízes nervosas e causar dor.

CIÁTICA: Uma dor cortante ou em queimação ao longo da trajetória do nervo ciático, em geral causada por uma hérnia de disco na região lombar da coluna, que costuma se irradiar para as nádegas e a coxa posterior.

ABORDAGEM CLÍNICA

A dor lombar aguda deve ser avaliada de maneira sistemática, a fim de evitar não perceber importantes sintomas de alerta (Quadro 53.1) e solicitar exames de imagem, tratamentos ou encaminhamentos desnecessários. O primeiro passo é gerar um diagnóstico diferencial (Quadro 53.2) e compreender os sinais e sintomas comuns de seus componentes.

Anamnese, exame físico e avaliação

A anamnese faz o rastreamento dos problemas dorsais mais sérios entre aqueles que necessitam de atenção urgente e aqueles que podem ser diagnosticados mais metodicamente. Os pacientes que se apresentam com **síndrome da cauda equina** têm déficits neurológicos crescentes e fraqueza nas pernas, incontinência intestinal e urinária, anestesia ou parestesia em uma distribuição em sela, e ciática bilateral. Os achados

---

Quadro 53.1 • SINTOMAS DE ALERTA NA DOR LOMBAR

Dor noturna incessante
Dor incessante em repouso
Déficit neuromotor
Febre inexplicada
Mais de seis semanas de duração
Idade > 70
Perda de controle intestinal ou vesical
Déficits neurológicos focais progressivos
Suspeita de espondilite anquilosante
Trauma
História ou suspeita de câncer
Osteoporose
Uso crônico de corticosteroides
Imunossupressão
Abuso de álcool
Uso de drogas intravenosas

Quadro 53.2 • DIAGNÓSTICO DIFERENCIAL DE DOR LOMBAR
Condição (prevalência)
Dor lombar mecânica (aprox. 97%) • Distensão, entorse lombar (70%) • Facetas ou discos degenerativos (10%) • Herniação de disco (4%) • Fratura de compressão (4%) • Estenose espinal (3%) • Espondilolistese (2%) • Espondilólise (< 1%)
Patologias vertebrais não mecânicas (1%) • Câncer (primário ou metastático) (0,7%) • Artrite inflamatória (0,3%) • Infecção (0,01%)
Patologia visceral (2%) • Órgãos pélvicos: prostatite, DIP, endometriose • Nefropatias: nefrolitíase, pielonefrite, abscesso perinéfrico • Aneurisma aórtico • Doenças gastrintestinais: pancreatite, colecistite, úlcera péptica

Dados de Kinkade S. Evaluation and treatment of acute low back pain. Am Fam Physician. 2008;75:1181-1188, 1190-1192; e Deyo RA, Weinstein JN. Low back pain. N Engl J Med. 2001;344(5):363-370.

físicos incluem dor provocada pelo teste de elevação da perna reta, redução do tônus do esfíncter anal e diminuição dos reflexos do tornozelo. Esses pacientes necessitam avaliação imediata com RM lombar e descompressão cirúrgica da cauda equina presa, para impedir maior deterioração neurológica. Febres, sensibilidade vertebral direta, infecções recentes e uma história de uso de drogas intravenosas podem apontar para um processo **infeccioso** como osteomielite, discite séptica, abscesso paraespinal ou abscesso epidural. Essas infecções são avaliadas por HC, velocidade de hemossedimentação (VHS), hemoculturas e cultura do conteúdo de abscessos, líquido cerebrospinal (LCS) e RM e requerem longos cursos de antibióticos intravenosos e, às vezes, drenagem cirúrgica. A probabilidade de um **câncer** subjacente é muito maior se o paciente tiver história de câncer (até 9% de probabilidade), perda de peso não explicada, piora da dor à noite, ausência de melhora depois de um mês de terapia ou mais dos 50 anos de idade. Para avaliar melhor as pessoas com esses fatores de risco, deve-se obter inicialmente um HC, VHS e radiografias simples. Anormalidades nesses testes devem ser melhor avaliadas por RM e/ou cintilografia óssea. Cânceres que envolvem a coluna vertebral incluem mieloma múltiplo e metástases de câncer de próstata, mama, pulmão e outros.

A anamnese também ajuda a diferenciar causas menos urgentes, mas importantes, de dor lombar. A ciática é o sinal clássico da **hérnia de disco**. Em geral, é uma dor lombar cortante ou queimante que se irradia para baixo ao longo dos aspectos posterior e lateral da perna e é distal ao joelho. Melhora ao deitar e aumenta com a manobra de Valsalva, espirro ou tosse. Sintomas adicionais de radiculopatia podem incluir anestesia, disestesia, hiperestesia e parestesia confinadas a um dermátomo lombossacro específico. Pode ser examinada tanto pelo teste de elevação da perna reta (sensibilidade 91%, especificidade 26%) quanto pelo teste de elevação da perna contralateral (sensibilidade 29%, especificidade 88%), juntamente com o exame da sensibilidade, da força e dos reflexos dos membros inferiores (L4-força e reflexo do joelho, L5-dorsiflexão do grande artelho e pé, e S1-flexão plantar e reflexos do tornozelo). Mais de 90% da compressão de raízes nervosas por discos lombares ocorre em L4/L5 e L5/S1. A RM não é recomendada para pacientes com ciática, a não ser que os sintomas durem há mais de um mês ou se o paciente não for candidato a cirurgia ou injeção epidural. O tratamento conservador envolve AINEs ou paracetamol, possivelmente um curso curto de esteroides, e modificações da atividade. Devido à falta de eficácia comprovada e o potencial de reações adversas a fármacos, o uso de opioides é geralmente reservado para pessoas com dor grave que já esgotaram as opções de tratamento não narcótico. A fisioterapia pode ser apropriada para indivíduos com sintomas leves a moderados persistindo por três semanas ou mais, uma vez que a maioria dos pacientes provavelmente terá melhora espontânea nas primeiras duas semanas. Opções cirúrgicas podem ser consideradas em pessoas que sofrem dor radicular incapacitante por seis semanas ou mais.

Estenose espinal é o estreitamento congênito ou adquirido do canal espinal que faz pressão sobre a medula espinal. Artrite degenerativa e espondilolistese são as causas adquiridas mais comuns de estenose espinal lombar. Causas congênitas incluem nanismo, espinha bífida e mielomeningocele. Apresenta-se como dor lombar e de pernas, fraqueza da perna e pseudoclaudicação que ocorre depois de caminhar distâncias diferentes enquanto a vascularidade das pernas permanece intacta. A maioria desses pacientes só é sintomática quando se engaja em atividades. A dor é aliviada ao se inclinar para frente, acocorar-se, deitar ou sentar. É mais comum nas pessoas acima de 60 anos, e suas regras de avaliação são as mesmas de uma hérnia de disco. É tratada inicialmente com AINEs e analgésicos, fisioterapia e corticosteroides epidurais. A terapia cirúrgica está reservada para pacientes sem sucesso ao tratamento conservador ou com déficits neurológicos progressivos.

As fraturas por **compressão vertebral** são mais comuns em pessoas idosas e naquelas com osteoporose e uso crônico de esteroides. Isso pode ocorrer após trauma de baixo impacto ou sem nenhuma história de trauma. Os pacientes costumam se apresentar com início agudo de dor lombar após certos movimentos súbitos, como levantar objetos, inclinar-se ou tossir. A dor com frequência segue a distribuição do nervo contíguo e se irradia bilateralmente ao abdome anterior, sendo também conhecida como "cinta de dor". As fraturas são geralmente bem localizadas ao segmento toracolombar (T12-L2) da coluna, e são mais bem avaliadas inicialmente por radiografias simples da coluna. Podem ser tratadas clinicamente com analgésicos, fisioterapia e com calcitonina e bifosfonados, bem como com o tratamento da osteoporose subjacente. O manejo cirúrgico com cifoplastia em balão pode ser considerado, podendo apresentar melhores resultados que o manejo clínico em pessoas com dor grave.

Também é necessário avaliar **fatores psicossociais** e angústia emocional. Depressão, evitar o medo (medo que a atividade cause dano permanente), insatisfação com o trabalho, envolvimento atual em litígios, confiança em tratamentos passivos ou somatização são preditores de uma recuperação lenta e aumentam o risco de desenvolver dor lombar crônica. Reconhecimento e manejo, que inclui o tratamento de tais fatores conforme aplicável, podem ser uma terapia adjuvante efetiva.

A vasta maioria dos pacientes consultando um médico por dor lombar será diagnosticada com **distensão lombar**. Com frequência, a causa anatômica exata da dor é desconhecida, mas supõe-se que possa haver um rompimento incompleto do anel fibroso. Isso pode causar o vazamento de líquidos que criam inflamação local ou podem abaular-se posteriormente irritando certas raízes lombares. A irritação dos músculos, tendões, ligamentos ou cápsula articular circundantes pode colaborar para esse processo doloroso.

Tratamento de dor lombar mecânica aguda

O tratamento da dor lombar mecânica aguda (menos de quatro semanas) tem por centro o uso de AINEs, paracetamol, relaxantes musculares, calor e mobilidade precoce. Não se observou nenhum benefício significativo com o uso de opioides, corticosteroides sistêmicos ou mais de dois dias de repouso no leito. Para indivíduos com dor moderada a grave, a terapia combinada de um relaxante muscular e um AINE pode ser mais efetiva que a monoterapia. Devido a seus efeitos sedativos, relaxantes musculares costumam ser recomendados para cobertura noturna. Em geral, os pacientes devem ser estimulados a voltar às atividades diárias normais conforme tolerado. Não se comprovou que exercícios específicos sejam úteis. Tratamento com massagens e manipulação vertebral pode ter algum benefício na dor aguda; a fisioterapia traz algum benefício para o alívio da dor em curto prazo, mas estudos não mostram benefício em longo prazo. Embora a acupuntura e a ioga possam ser opções razoáveis para dor lombar crônica, sua efetividade na dor lombar aguda permanece sem comprovação. Não se demonstrou que a tração seja útil para problemas lombares mecânicos, com ou sem ciática. Para prevenção, comprovou-se que o exercício ajuda a prevenir episódios iniciais e recidivas de dor lombar em certos subgrupos de trabalhadores. Suportes lombares não impedem a dor lombar.

QUESTÕES DE COMPREENSÃO

53.1 Um homem de 45 anos sem história médica pregressa significativa chega com dor lombar grave depois de levantar caixas no trabalho há dois dias. Fora a dor lombar, a revisão de sintomas é negativa. A dor se irradia da região lombar para baixo, pela parte posterior da coxa, até o grande artelho quando você faz o teste de elevação da perna reta e a elevação da perna contralateral. Sua força, sensação e reflexos estão preservados. Qual dos seguintes estudos de imagem deve ser feito imediatamente?

A. Radiografias simples.
B. RM.
C. TC.
D. Nenhum exame de imagem está indicado.

53.2 Uma mulher de 50 anos chega ao médico queixando-se de dor lombar por exatamente um mês, depois de uma queda. Não tem história de febre, perda ponderal sem explicação, diabetes ou câncer. Fez uma histerectomia por miomas aos 40 anos. Qual das seguintes características instigaria maior avaliação?

A. História de uso frequente de esteroides para asma.
B. Caucasiana.
C. Curso temporal da dor lombar.
D. História de uso anterior de cocaína.
E. Idade pré-menopausa.

53.3 Um homem de 67 anos com doença arterial coronariana (DAC), dislipidemia e eczema chega queixando-se de dor lombar e dor na perna, que piora quando fica em pé por longos períodos, mas melhora quando se inclina para empurrar seu carrinho de compras na loja. Indica que seus pés "queimam" e "doem" depois de caminhar distâncias diferentes a cada dia. O exame dos sistemas nervoso e muscular é normal. Qual dos seguintes é o melhor tratamento para esse paciente?

A. Descompressão de emergência da medula espinal.
B. Injeção epidural de esteroides.
C. Cifoplastia.
D. Repouso no leito por quatro dias.

RESPOSTAS

53.1 **D.** O paciente tem sinais e sintomas de uma hérnia de disco. Não há evidências que exames de imagem no primeiro mês apresentem benefícios em termos de morbidade. Se os sintomas persistirem depois de um mês, então a RM seria a escolha correta. Radiografias não mostram discos ou raízes nervosas, e a visualização de tecidos moles é pior na TC que na RM.

53.2 **A.** A história da paciente é suspeita para uma fratura vertebral de compressão, que poderia ser secundária à osteoporose. A osteoporose pode ser iniciada pelo uso de esteroides, que nesse caso foram usados para controlar sua asma. O curso temporal da dor é de quatro semanas. Seis semanas ou mais é um sintoma de alerta para maior avaliação. Embora a osteoporose seja mais comum em mulheres brancas, isso não é considerado um "sinal de alerta." Mulheres pós-menopausa têm maior risco de osteoporose que mulheres pré-menopausa.

53.3 **B.** A história do paciente é clássica de estenose espinal. Com frequência, os pacientes sentem alívio ao sentar ou se curvar. AINEs, fisioterapia e injeções epidurais de esteroides são utilizadas para aliviar a dor. A descompressão é usada na síndrome da cauda equina, e a cifoplastia é útil em fraturas vertebrais.

Repouso ao leito por mais de dois dias não é usado no tratamento conservador de dor lombar por qualquer causa.

> **DICAS CLÍNICAS**
>
> ▶ Sintomas de alerta na dor lombar devem instigar uma investigação diagnóstica imediata.
> ▶ A síndrome da cauda equina é uma emergência cirúrgica que deve ser avaliada imediatamente por RM.
> ▶ Uma hérnia de disco pode ser tratada de forma conservadora por quatro semanas antes que estudos de imagem tenham qualquer benefício comprovado.
> ▶ Distensão lombar é comum, geralmente se resolve em algumas semanas, e é tratada com AINEs, relaxantes musculares e não mais de dois dias de repouso no leito.

REFERÊNCIAS

Black DM, Cummings SR, Karpf DB, et al. Randomized trial of effect of alendronate on risk of fracture in women with existing vertebral fractures. Fracture Intervention Trial Research Group. *Lancet*. 1997;349(9050):505-506.

Chou R, Huffman LH. Diagnosis and treatment of low back pain: a joint clinical practice guideline from the American College of Physicians and the American Pain Society. *Ann Intern Med*. 2007;147: 478-491.

Deyo RA, Weinstein JN. Low back pain. *N Engl J Med*. 2001;344:363-370.

Kinkade S. Evaluation and treatment of acute low back pain. *Am Fam Physician*. 2007;75:1181-1188, 1190-1192.

Klineberg E, Mazanec D, Orr D, Demicco R, Bell G, McLain R. Masquerade: medical causes of back pain. *Cleve Clin J Med*. 2007;74(12):905.

Webb CW, O'Connor FG. Low Back Pain (Chapter 23). In: South-Paul JE, Matheny SC, Lewis EL, eds. *Current Diagnosis & Treatment in Family Medicine*. 2nd ed. Available at: http://www.accessmedicine.com/content.aspx?aID=3035488. Accessed April 25, 2011.

CASO 54

Uma mãe traz seu filho de 18 meses ao seu consultório para um exame de puericultura de rotina. Essa é sua primeira consulta com você. Segundo a mãe, ele fez consultas regulares em outra clínica desde o nascimento. O paciente nasceu de parto vaginal espontâneo a termo, sem complicações. Sua história médica não apresenta singularidades e suas imunizações estão em dia. Não há história de problemas médicos na família. Tem uma irmã mais velha, de 6 anos, com crescimento e desenvolvimento normais, cursando a primeira série. Mora em casa com seus pais e irmã. A família não tem animais de estimação e ninguém fuma. Globalmente, come uma dieta bem equilibrada, embora a mãe diga que às vezes ele seja chato para comer.

A mãe do paciente assinala sua preocupação porque ele ainda não usa palavras e só balbucia, e sua filha já usava muitas palavras quando tinha essa idade. Continuando a anamnese, você descobre que frequentemente ele não atende quando alguém o chama pelo nome, mas que se sobressalta com ruídos altos. A mãe do paciente leu sobre autismo na internet e está preocupada que seu filho possa ter esse diagnóstico. Também diz que, devido a essa preocupação, se ele precisar de alguma imunização hoje, ela não quer, por medo que isso possa piorar o quadro de seu filho.

Ao exame físico, o paciente está no percentil 50 de altura e 75 de peso e perímetro cefálico. O restante do exame físico é normal. Ao exame de desenvolvimento, você observa que ele caminha e corre bem, e a mãe diz que ele sobe escadas e chuta uma bola para a frente. Enquanto você o observa, ele só balbucia e não pronuncia nenhuma palavra. Quando recebe um carrinho de brinquedo, o paciente o coloca na boca, mas nunca o faz rolar no chão ou sobre a mesa. Quando chama seu nome, bate no seu ombro, diz "Olhe!" e aponta para um brinquedo no canto, você não consegue chamar sua atenção.

▶ Em que idade uma criança deveria usar palavras?
▶ Qual é o próximo passo na avaliação desse paciente?
▶ Devem-se atrasar as imunizações nesse paciente?

RESPOSTAS PARA O CASO 54:
Transtornos do desenvolvimento

Resumo: Uma criança de 18 meses é trazida para um exame de rotina e verifica-se que apresenta um atraso no desenvolvimento de linguagem e habilidades sociais.

- **Idade em que uma criança deveria usar palavras**: A maioria das crianças dirá "mama/papa" indiscriminadamente aos 9 meses de idade e usará mais duas palavras além de mama/papa aos 12 meses. Nenhuma palavra aos 16 meses é um sinal de alerta para a presença de um transtorno do espectro do autismo (TEA).
- **Próximo passo na avaliação desse paciente:** Seu rastreamento desse paciente nota atrasos no desenvolvimento que causam preocupação em relação a um TEA. Você deve completar seu rastreamento com um instrumento padronizado de nível 1 específico para autismo. Também, devido às preocupações notadas ao exame, você deve encaminhar esse paciente imediata e simultaneamente para uma avaliação abrangente de TEA, serviços de intervenção precoce/educação infantil precoce e avaliação audiológica.
- **Momento das imunizações:** Não existe nenhuma evidência que imunizações estejam implicadas como causa do autismo e, dessa forma, deve-se aconselhar aos pais que as imunizações de rotina estão recomendadas. No passado, surgiram preocupações de que a vacina MMR pudesse precipitar o autismo, com base em relatos de pais que detectaram autismo em seus filhos depois da vacinação MMR e em um estudo de 12 pacientes autistas cujos médicos relataram suspeitas similares; esse estudo foi subsequentemente retirado por falsificação de métodos. Estudos subsequentes não demonstraram nenhuma evidência de vínculos entre a vacina MMR e o desenvolvimento de autismo. Também não há evidências de apoio à hipótese que o uso de timerosal (um conservante contendo mercúrio) em vacinas cause autismo.

ANÁLISE
Objetivos

1. Conhecer os critérios diagnósticos para transtorno do espectro do autismo e o diagnóstico diferencial de retardo invasivo do desenvolvimento.
2. Conhecer os sinais clínicos chave de transtornos do espectro do autismo (TEAs).
3. Ser capaz de formular uma estratégia para a avaliação de TEAs.

Considerações

Essa criança de 18 meses chega com um atraso significativo de linguagem e em habilidades sociais. Esses dois achados são muito suspeitos de transtorno do espectro do autismo (TEA). Não há descrição de movimentos ou achados estereotipados, mas eles não são necessários para o diagnóstico de TEA. Entretanto, a criança também deve fazer um rastreamento auditivo. Como ele se sobressalta com ruídos altos, um déficit significativo de audição não é provável. Essa criança deve fazer uma avaliação abrangente para autismo.

ABORDAGEM AOS Transtornos invasivos do desenvolvimento

DEFINIÇÕES

ATENÇÃO CONJUNTA: Uma criança demonstra prazer em compartilhar com outro indivíduo um objeto/evento, olhando alternativamente para o indivíduo e o objeto/evento.

RELACIONABILIDADE SOCIAL: Impulso interno para conectar-se com outros e compartilhar sentimentos similares.

ABORDAGEM CLÍNICA

Os transtornos do espectro do autismo (TEAs) incluem três dos transtornos invasivos do desenvolvimento identificados no DSM-IV: transtorno autista (TA), transtorno ou síndrome de Asperger (SA) e transtorno invasivo do desenvolvimento sem outra especificação (TID-SOE).

Segundo os estudos mais recentes, a **prevalência de TEAs é de cerca de 1 para 110**. Os meninos são mais afetados que as meninas, com uma prevalência quatro vezes mais alta em homens que em mulheres. Estudos familiares também estimam um risco de recorrência de até 5 a 6% quando há um irmão ou irmã mais velho com um TEA.

Conforme evidenciado pela prevalência de TEAs, a maioria dos médicos cuidará de várias crianças com esse problema durante sua carreira. Além disso, em resultado de maior atenção da mídia, com vistas a aumentar a conscientização sobre esses distúrbios e seus sinais iniciais, cada vez mais pais começarão a mencionar preocupações ao médico de seus filhos. Médicos de atenção primária devem ser capazes de reconhecer as características clínicas chave desses transtornos, ser capazes de formular um plano sistemático para sua avaliação e saber como ajudar famílias no tratamento e cuidados continuados de uma criança com um TEA.

TEAs são transtornos do neurodesenvolvimento fenotipicamente heterogêneos que resultam de uma combinação de fatores. Evidências apoiam o envolvimento de múltiplos genes, com fatores ambientais influenciando ampla variação na expressão fenotípica. Os fatores ambientais implicados incluem exposições a agentes teratogênicos no útero e a doenças maternas durante a gravidez, mas nenhum estudo verificou um papel causal.

Características comuns compartilhadas por todos os TEAs incluem déficits graves em habilidades sociais e em padrões de comportamento estereotipados, re-

petitivos e limitados. Entretanto, somente o TA e o TID-SOE caracterizam-se por retardos significativos de linguagem.

Embora não exista nenhuma característica patognomônica, TEAs são universalmente caracterizados por déficits na relacionabilidade social, e os déficits sociais precoces, como ausência ou atraso da atenção conjunta, parecem ser sintomas de alerta confiáveis. Entretanto, essas características frequentemente passam despercebidas pelos pais, e é um atraso de fala que os leva a expressar uma preocupação junto ao médico de seu filho.

Para o diagnóstico de um transtorno autista, uma criança deve demonstrar comportamento anormal antes dos 3 anos e apresentar retardos nas áreas de interação social, linguagem usada para a comunicação social e brincadeira simbólica ou imaginativa. Déficits incluem os seguintes:

1. **Comprometimento da interação social:**
   a. Deficiência no uso de comportamentos não verbais, como expressões faciais, contato visual e gestos.
   b. Fracasso em desenvolver relacionamentos com pares apropriados à idade de desenvolvimento.
   c. Falta de tentativa espontânea de compartilhamento social com outras pessoas, por meio de emoções, interesses ou realizações.

2. **Comprometimento da comunicação:**
   a. Atraso/ausência de desenvolvimento da linguagem falada.
   b. Em crianças com fala adequada, comprometimento da capacidade de iniciar ou manter uma conversação.
   c. Uso estereotipado, roteirizado ou repetitivo da linguagem.
   d. Falta ou atraso grave de habilidades de jogos de faz de conta.

3. **Padrões de comportamento, interesses e atividades restritos, repetitivos e estereotipados:**
   a. Comportamentos atípicos, não funcionais, repetitivos, como batimentos de mãos, movimentos de dedos, balançar-se e rodopiar.
   b. Padrões restritos de interesse, atípico em intensidade ou em foco.
   c. Aderência inflexível a rituais não funcionais.
   d. Preocupações com partes de objetos.

Crianças com transtorno de Asperger podem passar despercebidas até a idade escolar, quando começam a demonstrar dificuldades na interação com pares e professores. Crianças com esse transtorno têm somente um retardo leve ou limitado na fala, mas, se observadas de perto, sua linguagem frequentemente sofreu um desenvolvimento atípico. Essas crianças apresentam déficits no uso da linguagem social, como escolha de um tópico de conversa, ritmo, expressão facial e linguagem corporal. A fala com frequência também é pedante e limitada somente a alguns poucos tópicos de interesse totalmente absorvente para a criança.

Também se verificou que condições comórbidas neurogenéticas e deficiência mental estão associados a TEAs, embora os dados mais recentes indiquem que as porcentagens sejam muito menores do que se pensava anteriormente, 10 e 50%, respectivamente. As síndromes neurogenéticas que podem ter um papel causal em TEAs ou estar associadas de outra forma, bem como outros TIDs, devem ser consideradas no diagnóstico diferencial e estão incluídas no Quadro 54.1.

Tratamento
A chave para o sucesso no tratamento de TEAs é o diagnóstico precoce, levando à intervenção precoce. **A vigilância de TEAs deve ocorrer em todas as consultas preventivas durante a infância, usando instrumentos-padrão de rastreamento de desenvolvimento.** Isso inclui a coleta de uma história familiar de TEAs, preocupações dos pais ou outros cuidadores, história do desenvolvimento e observações precisas da criança. **Todas as crianças também devem fazer o rastreamento usando Modified Checklist for Autism in Todlers (M-CHAT)** (*Checklist* modificado para

Quadro 54.1 • CONDIÇÕES DE NEURODESENVOLVIMENTO ASSOCIADAS A TEAs

Condição	Etiologia	Características
Transtorno de Rett	Transtorno dominante ligado ao X (fatal para o feto masculino)	Microcefalia, convulsões e estereotipias de torção de mãos
Transtorno desintegrativo da infância	Desconhecida	Desenvolvimento normal até 2 a 4 anos, depois deterioração grave do funcionamento motor e social
Síndrome do X frágil	Causa genética mais comum de TA e retardo em homens	Deficiência mental, macrocefalia, orelhas grandes, testículos grandes, hipotonia e hiperextensão articular
Distúrbios neurocutâneos Esclerose tuberosa	Autossômica dominante, mas a maioria dos casos é mutação nova	Máculas hipopigmentadas, fibroangiomas, lesões renais, hamartomas do SNC, convulsões, RM, TDAH
Neurofibromatose	Autossômica dominante, metade dos casos é mutação nova	Manchas "café com leite", sardas axilares, neurofibromas, nódulos oculares de Lisch
Fenilcetonúria	Erro inato do metabolismo	Exame de rotina no rastreamento neonatal; RM/TA passíveis de prevenção com modificação alimentar
Síndrome alcoólica fetal	Exposição intrauterina ao álcool	Fácies característica; associada ao TA e a outros transtornos do desenvolvimento
Síndrome de Angelman	Perda do gene ubiquitina-proteína ligase de expressão materna	Transtorno invasivo do desenvolvimento, hipotonia na pequena infância, marcha atáxica de base ampla, convulsões e espasticidade progressiva
Esquizofrenia infantil	Desconhecida	Transtorno do pensamento, ilusões e alucinações

autismo em crianças começando a andar) nas consultas de 18 e 24 meses. Se surgir uma preocupação sobre TEA durante uma consulta de puericultura, deve-se usar um instrumento de rastreamento concebido especificamente para TEAs. Antes dos 18 meses de idade, instrumentos de rastreamento direcionados a habilidades sociais e de comunicação podem ser úteis para detectar sinais precoces de TEAs.

Sinais de "alerta vermelho" indicando a necessidade de avaliação imediata incluem:

- Não balbuciar ou apontar aos 12 meses
- Ausência de palavras aos 16 meses
- Nenhuma frase de duas palavras aos 24 meses
- Perda de habilidades sociais ou de linguagem em qualquer idade

Quando uma criança demonstrar dois ou mais fatores de risco ou houver um resultado positivo em um rastreamento, aja imediatamente. Não "espere para ver". Os seguintes passos devem ser feitos simultaneamente:

- Encaminhar a criança para uma avaliação abrangente de TEA.
- Encaminhar a criança a serviços de intervenção precoce/educação infantil precoce.
- Obter uma avaliação audiológica.

As crianças com TEAs que começam o tratamento mais precocemente têm resultados significativamente melhores, o que torna crucial a identificação e intervenção precoces. Os objetivos do tratamento são melhorar as habilidades sociais e de linguagem, diminuir comportamentos mal-adaptados, dar apoio a pais e famílias e fomentar a independência.

QUESTÕES DE COMPREENSÃO

54.1 Uma mãe traz seu filho de 5 anos ao consultório porque sua professora está preocupada com a possibilidade de transtorno de déficit de atenção/hiperatividade (TDAH). A professora notou que a criança com frequência faz longos discursos sobre barcos em aula e frequentemente se balança para frente e para trás na cadeira. Aprofundando a história, a mãe da criança declara que ele é muito independente, com poucos amigos e sempre se interessou por barcos, preferindo-os a qualquer outro brinquedo. Você observa que sua fala é monótona, com volume e velocidade restritos, e que nunca faz contato visual com você ou com a mãe. Qual das seguintes afirmações é a mais correta em relação a essa criança?

A. O próximo passo importante é o uso de um instrumento de rastreamento específico para Asperger apropriado para a idade da criança.

B. A questão mais importante na consulta de hoje é administrar as vacinações atrasadas.

C. Essa criança deve começar a receber compostos orais similares à anfetamina, que provavelmente melhorarão muito seu comportamento.

D. Essa mãe deve ser tranquilizada, pois o comportamento e desenvolvimento dessa criança é mais provavelmente uma variante do normal.

E. É provável que uma das vacinações seja responsável pelos achados clínicos dessa criança.
54.2 Qual das seguintes afirmações é a correta?
   A. Uma menina de 3 anos previamente saudável com desenvolvimento normal começou a perder controle vesical e não fala mais em frases, mas você não deve ficar muito preocupado, pois isso começou depois do nascimento de seu irmãozinho, e ela só quer mais atenção de seus pais.
   B. Ausência de palavras aos 12 meses de idade é razão para encaminhamento imediato à fonoterapia.
   C. Crianças com TEAs raramente serão como adultos independentes.
   D. Em aconselhamento, você diz aos pais de um filho de 6 anos com autismo que seu segundo filho tem maior risco de ter um TEA.
54.3 Qual das seguintes observações em um exame clínico é preocupante para a presença de um TEA?
   A. Você entra na sala de exame e encontra uma menina de 36 meses fazendo de conta que toma chá com seu amigo imaginário.
   B. Uma criança de 12 meses caminha até a pia e aponta para a torneira, mas só diz "Uh" e não água.
   C. Uma criança de 2 anos agarra com força um cobertor velho e esfarrapado, e a mãe diz que o menino não sai de casa sem ele.
   D. Você bate no ombro de uma criança de 18 meses, diz "Olha!" e aponta para um brinquedo no canto da sala, mas a criança o ignora e continua a girar as rodas de seu carrinho de brinquedo.

RESPOSTAS

54.1 **A.** Embora ao primeiro olhar as preocupações da professora e da mãe dessa criança possam soar típicas de TDAH, sua suspeita clínica deve ser a de que a criança tem síndrome de Asperger, com base em uma história de fala monótona, restrita, limitada a um único tema de interesse, falta de contato visual, falta de relações com seus pares apropriadas à idade de desenvolvimento e o comportamento atípico, não funcional e repetitivo de balançar e rodopiar. Nesse momento, os passos apropriados incluem uma boa anamnese e exame físico completo, acompanhados por um instrumento de rastreamento específico para Asperger e encaminhamento imediato a um pediatra especializado em desenvolvimento para avaliação completa. Você deve tranquilizar a mãe da criança, dizendo que imunizações não estão implicadas na causa de distúrbios do desenvolvimento, e administrar as vacinas necessárias, se for o caso. Você não deve retardar sua investigação diagnóstica de um distúrbio de desenvolvimento por nenhum motivo. Embora imunizações sejam importantes, para a situação dessa criança a avaliação dos problemas de desenvolvimento tem maior prioridade.

54.2 **D.** Estudos familiares estimam um risco de recorrência de até 5 a 6% quando há um irmão mais velho com TEA. Sintomas de alarme indicando a necessidade de uma avaliação imediata para TEA incluem perda de habilidades sociais ou de linguagem em qualquer idade e nenhum uso de palavras isoladas aos 16 meses de idade. Embora a maioria das crianças com TEA mantenha esse diagnóstico e exiba sinais residuais de seu transtorno na idade adulta, crianças com TEAs que começam tratamento mais precocemente têm resultados significativamente melhores, e um dos objetivos do tratamento é fomentar a independência.

54.3 **D.** A criança na escolha (D) demonstra um déficit de atenção conjunta, uma das características mais distintivas de crianças muito pequenas com TEAs. É a falta de habilidades de jogos de faz de conta e não sua presença – escolha (A) –, que é preocupante em um TEA. Como demonstrado na escolha (B), por volta de 12 a 14 meses de idade, uma criança com um desenvolvimento típico começará a pedir um objeto desejado que estiver fora de seu alcance apontando e, dependendo das suas habilidades de fala, emitindo sons simples ou palavras. Similar à escolha (C), a maioria das crianças formam vínculos durante seu desenvolvimento precoce com um bichinho de pelúcia, travesseiro preferido ou cobertor. Entretanto, crianças com TEAs podem preferir objetos duros, como canetas esferográficas, chaves ou lanternas.

> **DICAS CLÍNICAS**
>
> ▶ Características comuns compartilhadas por todos os TEAs incluem vários déficits em habilidades sociais e padrões de comportamento limitados, repetitivos e estereotipados. Entretanto, apenas TA e TID-SOE caracterizam-se por retardos significativos de linguagem.
> ▶ Sintomas de alerta indicando a necessidade de avaliação imediata para TEA incluem: não balbuciar ou apontar aos 12 meses, ausência de palavras isoladas aos 16 meses, ausência de frases de duas palavras aos 24 meses e perda de linguagem ou habilidades sociais em qualquer idade.
> ▶ Quando uma criança demonstra dois ou mais fatores de risco ou há um resultado de rastreamento positivo, aja imediatamente.

REFERÊNCIAS

Carbone PS, Farley M, Davis T. Primary care for children with autism. *Am Fam Physician.* 2010;81(4): 453-460.

Centers for Disease Control and Prevention. CDC releases report on rate of autism in the United States. *MMWR.* 2006. Available at: cdc.gov/mmwr. Accessed November 4, 2011.

Johnson CP, Myers SM; American Academy of Pediatrics, Council on Children with Disabilities. Identification and evaluation of children with autism spectrum disorders. *Pediatrics.* 2007;120: 1183-1215.

Johnson CP, Myers SM. American Academy of Pediatrics, Council on Children with Disabilities. Management of children with autism spectrum disorders. *Pediatrics.* 2007;120:1162-1182.

Shah PE, Dalton R, Boris NW. Pervasive developmental disorders and childhood psychosis. In: Kliegman RM, Behrman RE, Jenson HB, Stanton BF, eds. *Nelson Textbook of Pediatrics.* 18th ed. Philadelphia, PA: Saunders Elsevier; 2007:133-138.

Smeeth L, Cook C, Fombonne E, et al. MMR vaccination and pervasive developmental disorders: a case-control study. *Lancet.* 2004;364:963-969.

CASO 55

Uma mulher de 46 anos vem ao seu consultório queixando-se de um tremor de mãos que vem piorando uniformemente nos últimos dois anos. Trabalha como agente literária e afirma que esse tremor compromete cada vez mais sua capacidade de trabalho. Diz, em uma voz levemente trêmula: "Frequentemente tenho que almoçar com meus clientes e fico envergonhada quando não posso comer e beber normalmente. Às vezes, não posso nem usar uma xícara sem tremer". Empiricamente, ela acha que uma taça de vinho com a refeição às vezes ajuda. Ao exame, sua pressão arterial é de 125/85 mmHg, pulso de 84 bpm e frequência respiratória de 16 mpm. O exame neurológico revela um leve tremor cefálico, mas ausência de tremor das mãos em repouso. Entretanto, quando segura uma caneta pela ponta com o braço estendido, um tremor grosseiro torna-se facilmente visível. O restante de seu exame é normal.

- Qual é o diagnóstico mais provável?
- Que outras avaliações precisam ser realizadas?
- Que intervenções farmacológicas podem ser benéficas?

RESPOSTAS PARA O CASO 55:
Distúrbios do movimento

Resumo: Uma mulher de 46 anos chega com um tremor essencial clássico. Ele surge durante a ação e diminui quando o membro está relaxado, ao contrário do tremor da doença de Parkinson. O tremor a perturba muito, pois está causando muitos embaraços sociais, frequentemente interferindo em seu trabalho. Ela descobriu que o álcool ajuda a reduzir os sintomas.

- **Diagnóstico mais provável:** Tremor essencial.
- **Outras avaliações necessárias:** Assegurar que medicamentos, doenças da tireoide, álcool e outras doenças neurológicas não estejam causando o tremor.
- **Farmacoterapia benéfica:** Propanolol, primidona e gabapentina.

ANÁLISE

Objetivos

1. Familiarizar-se com os sinais e sintomas de apresentação dos transtornos de movimento mais comuns.
2. Familiarizar-se com o manejo dos transtornos de movimento comuns.
3. Ser capaz de calibrar a gravidade da doença e compreender os efeitos colaterais das terapias.

Considerações

O tremor essencial é o mais comum de todos os transtornos de movimento, afetando 1,3 a 5% das pessoas acima dos 60 anos. Uma anamnese completa é crucial para fazer o diagnóstico de tremor essencial. Aparece geralmente depois dos 50 anos e interfere nas tarefas e atividades comuns da vida diária. Quase metade dos pacientes tem uma história familiar de tremor, embora esse não seja um critério para o diagnóstico. É frequentemente atenuado pelo uso de álcool. É importante perguntar sobre o consumo de cafeína, tabagismo, uso de estimulantes e outras medicações (p. ex., β-agonistas inalados, levotiroxina, lítio) que sabidamente causam ou potencializam o tremor fisiológico. Quando se suspeita de tremor essencial, o paciente deve ser observado ao realizar tarefas relacionadas a metas, como o teste dedo-nariz ou beber de um copo. Avaliar amostras da escrita pode ajudar a identificar o momento de início do tremor e a progressão da doença. Afeta as mãos em 95%, a cabeça em 34% e os membros inferiores em 20% dos pacientes. Provas de função tireoidiana estão indicadas. Considere solicitar exames de ceruloplasmina, provas de função hepática e cobre sérico em pacientes abaixo dos 40 anos, pensando na doença de Wilson, um distúrbio do metabolismo do cobre.

A farmacoterapia constitui a principal abordagem ao tratamento. Terapias de primeira linha incluem o β-bloqueador propanolol e o anticonvulsivante primidona, que são igualmente eficazes na redução dos sintomas do tremor. Topiramato e gabapentina são outros anticonvulsivantes que podem ser usados como agentes de segunda linha. O relato do paciente sobre os sintomas e a capacidade funcional, e não a gravidade do tremor detectada ao exame físico, devem servir de guias para o ajuste da terapia. Também é importante monitorar os pacientes para os efeitos colaterais dessas medicações. O propanolol está associado a fadiga, cefaleia, bradicardia, impotência e depressão. A primidona pode causar uma reação aguda consistindo de náusea, vômitos, confusão ou ataxia em muitos pacientes. Como na terapia para a doença de Parkinson, tanto a estimulação cerebral profunda quanto a ablação do núcleo ventral intermediário do tálamo (núcleo de Vim) são efetivas em pacientes com tremor refratário ao tratamento clínico.

ABORDAGEM AOS Distúrbios do movimento

DEFINIÇÕES

COREIA: Movimento breve, irregular, involuntário e imprevisível que é espasmódico, contorcido ou fluido.

HIPERCINESIAS: Distúrbios do movimento caracterizados por movimentos exagerados ou em maior número.

HIPOCINESIAS: Distúrbios do movimento caracterizados por uma lentidão global do movimento (bradicinesia), ausência de movimento (acinesia) ou dificuldade em iniciar o movimento.

ABORDAGEM CLÍNICA

Pode-se definir um distúrbio do movimento como qualquer quadro que perturba os movimentos corporais voluntários normais ou que consiste em um ou mais movimentos anormais. Podem ser classificados como hipocinesias ou hipercinesias (Quadro 55.1). Embora encontrados menos frequentemente por médicos de família que outras doenças crônicas, são bastante comuns, especialmente na população idosa. Por exemplo, a doença de Parkinson afeta 1% dos indivíduos acima de 60 anos e 2% daqueles acima de 85 anos.

Por muitos motivos, os distúrbios do movimento são um desafio especial para médicos de família. Com frequência, os sinais e sintomas podem ser sutis. O processo normal de envelhecimento está associado a mudanças em movimentos que podem ser confundidas com um problema mais sério. Pacientes com o mesmo distúrbio de movimento muitas vezes podem se apresentar de diversos modos diferentes. Finalmente, **exames laboratoriais e radiológicos frequentemente têm um valor limitado para o diagnóstico de transtornos do movimento.**

O manejo é igualmente desafiador. Distúrbio do movimento têm um grande impacto sobre outras condições médicas, bem como sobre o bem-estar psicológico dos pacientes e de suas famílias. Educar tanto o paciente quanto a família sobre o

Quadro 55.1 • CLASSIFICAÇÃO DE DISTÚRBIOS DO MOVIMENTO	
Distúrbios hipocinéticos	Distúrbios hipercinéticos
Doença de Parkinson Parkinsonismo secundário ou adquirido (pode ser causado por neurolépticos, hidrocefalia, trauma encefálico) Paralisia supranuclear progressiva (PSP) Atrofia de múltiplos sistemas (síndrome de Shy-Drager, atrofia olivopontocerebelar, degeneração estriatonigral)	Tremor (tremor essencial, tremor distônico, tremor induzido por fármacos, tremor fisiológico) Transtornos de tique (síndrome de Tourette) Coreia (Doença de Huntington) Mioclonia Distonia Ataxia

processo mórbido e as opções de tratamento disponíveis pode dar uma melhor compreensão e manejo do distúrbio. Embora farmacoterapia e cirurgias sejam frequentemente manejadas por especialistas, médicos de família precisam ajudar pacientes a lidar com o amplo impacto de sua doença.

Doença de Parkinson

A doença de Parkinson é a doença neurodegenerativa mais comum e pode causar incapacidade significativa e queda da qualidade de vida. Os sintomas surgem à medida que a substância negra (parte dos gânglios basais) perde neurônios e dopamina e que proliferam inclusões intracitoplasmáticas (corpúsculos de Lewy). Finalmente, a depleção de dopamina na substância negra causa um aumento da inibição do tálamo e diminuição da excitação do córtex motor, o que origina sintomas parkinsonianos, como bradicinesia. **Os sinais físicos cardeais da doença são tremor distal em repouso, rigidez, bradicinesia, instabilidade postural e início assimétrico.**

A farmacoterapia é a base do tratamento da doença de Parkinson, e demonstrou-se que reduz a morbidade e a mortalidade. Os objetivos são dois: retardar a progressão e tratar os sintomas.

Para a doença inicial sintomática, os tratamentos de primeira linha são levodopa para o comprometimento motor; agonistas da dopamina, como pramipexol e ropinirol, para diminuir o risco de complicações motoras; e inibidores da monoaminoxidase tipo B (MAO-B). A amantadina pode ser usada precocemente, mas as evidências são limitadas. Anticolinérgicos (benzatropina, triexifenidil) também podem ser utilizados em pacientes jovens com tremor grave, mas seu uso é frequentemente limitado por efeitos colaterais.

O melhor tratamento do tremor é feito com agonistas da dopamina, levodopa e anticolinérgicos. Para flutuações motoras e discinesia, acrescente agonistas da dopamina e/ou inibidores da MAO-B (selegilina, rasagilina), inibidores da catecol-O--metiltransferase (COMT) (entacapona, tolcapona).

Demonstrou-se que a estimulação cerebral profunda do núcleo subtalâmico melhora os sintomas em pacientes com doença avançada.

A fisioterapia e o exercício podem apresentar benefícios modestos ao retardar a incapacidade funcional de um paciente com doença de Parkinson.

Problemas comórbidos comumente associados com a doença de Parkinson incluem depressão, demência, fadiga, sonolência diurna excessiva e psicose. Alucinações afetam até 40% dos pacientes com DP. A psicose costuma ser induzida por fármacos e pode ser manejada inicialmente pela redução da dose de medicamentos antiparkinsonianos. Em pacientes com sintomas psicóticos incapacitantes e alucinações, os fármacos antiparkinsonianos podem ser suspensas na ordem inversa de sua efetividade. Anticolinérgicos podem ser suspensos em primeiro lugar, seguidos pela amantadina, depois os inibidores da COMT e agonistas da dopamina (ADs). Em geral, a suspensão do levodopa não é uma opção para a maioria dos pacientes; entretanto, pode-se considerar a redução da dose como um último recurso. Frequentemente, é necessária uma consulta com um subespecialista.

Como o comprometimento funcional da doença de Parkinson é progressivo, é apropriado ter uma discussão de diretivas antecipadas de vontade com todos os pacientes. Educação e apoio são maneiras importantes com as quais os pacientes podem lidar com sua doença.

Síndrome de Tourette

A síndrome de Tourette (ST) é o transtorno de tique mais comum, em geral se desenvolvendo durante a infância ou o início da adolescência. Acredita-se que uma herança de padrão autossômico dominante exerça um papel importante em sua etiologia. O diagnóstico requer a presença de tiques vocais, como grunhidos e múltiplos tiques motores, tiques ocorrendo várias vezes por dia por pelo menos um ano, início geralmente entre 2 e 15 anos de idade, mas não além de 21 anos, e apresentar tiques que não podem ser explicados por outras condições médicas. Adicionalmente, uma história familiar de tiques ou sintomas similares também apoia o diagnóstico de ST. Existem vários tipos diferentes de tiques, indo de simples ruídos até ecolalia (repetição de palavras), coprolalia (uso excessivo de palavras obscenas) e palilalia (repetição de frases ou palavras com rapidez crescente). Tiques podem ser suprimidos temporariamente durante a concentração mental, mas em geral pioram durante períodos de estresse, excitação, tédio ou fadiga. A maioria das crianças afetadas sofre concomitantemente de transtorno de déficit de atenção-hiperatividade (TDAH), sintomas obsessivo-compulsivos (TOC), transtorno de aprendizado, transtorno de conduta/transtorno opositivo-desafiador ou enxaquecas.

A educação e o aconselhamento do paciente e da família são extremamente importantes, e podem ser o único tratamento necessário. A explicação de tiques, obsessões e compulsões para pacientes, familiares, professores e colegas de trabalho, e a apreciação que esses não são voluntários, frequentemente são muito úteis. Os pacientes com frequência suprimirão tiques na maioria do dia e precisam "liberar" os tiques ao voltarem da escola ou do trabalho.

Deve-se considerar farmacoterapia se houver comprometimento funcional continuado, apesar da educação e terapia comportamental. O tratamento do TDAH e TOC concomitantes podem reduzir os sintomas de Tourette. A clonidina é considerada o tratamento de primeira linha, devido a sua segurança em longo prazo e sua capacidade de auxiliar com o TDAH e TOC concomitantes. Outro bloqueador de alfa-receptores, guanfacina, parece ser seguro e efetivo para tiques em pacientes com TDAH, mas pode causar hipotensão significativa.

Os neurolépticos, como pimozida e haloperidol, são mais efetivos para tiques que a clonidina, mas apresentam maior risco de efeitos colaterais em longo prazo. Além disso, a injeção de toxina botulínica nos músculos afetados pode ser efetiva para o tratamento de tiques fônicos refratários. A cirurgia de estimulação cerebral profunda é uma opção final disponível para sintomas refratários.

Doença de Huntington

A causa mais comum de coreia em adultos é a doença de Huntington. **A doença de Huntington é herdada com um padrão autossômico dominante**, e afeta igualmente homens e mulheres. É causada pela expansão de um trinucleotídeo (CAG) no gene de Huntington, localizado no cromossomo 4. O início pode ocorrer em qualquer idade, embora os sintomas apareçam inicialmente entre 35 e 50 anos de idade, com perda neuronal progressiva e disfunção ao longo de 10 a 20 anos. Existem dois tipos de anormalidades de movimento: coreia e movimentos voluntários anormais. Exige-se a presença de coreia no momento do diagnóstico de doença de Huntington. Inicialmente, a coreia envolve principalmente a face, o tronco e os membros. Com o tempo, a coreia se dissemina e afeta o diafragma, a laringe e a faringe. Movimentos voluntários anormais incluem movimentos finos não coordenados, distúrbios de marcha, movimentos oculares anormais, disartria, disfagia e rigidez. As dificuldades com movimentos voluntários pioram com o tempo. Perda de peso e caquexia são comuns entre pacientes com doença de Huntington, causadas pelos movimentos hipercinéticos e alteração do metabolismo celular, levando ao aumento do gasto energético. Problemas cognitivos incluem dificuldades com a memória, capacidades visuoespaciais e julgamento. Os pacientes com doença avançada podem apresentar uma demência global. O problema psiquiátrico mais comum é a depressão, que afeta até metade dos pacientes. Pacientes com doença de Huntington têm um risco significativamente mais alto de suicídio.

Atualmente, não existe nenhum tratamento disponível para retardar a progressão da doença. O tratamento deve ser focalizado nos sinais e sintomas e ser ajustado de acordo com a gravidade da doença. Fisioterapia para problemas de marcha e equilíbrio, uma dieta rica em calorias para o aumento das necessidades metabólicas e fonoterapia para manejar a disfagia e a aspiração são poucas das medidas de apoio disponíveis para pacientes com doença de Huntington. A tetrabenazina, um agente depletor da dopamina, pode ser útil para a coreia. Os efeitos colaterais da tetrabenazina são depressão, sedação, acatisia e sintomas parkinsonianos. A coreia que não responde à tetrabenazina pode ser tratada com neurolépticos. Benzodiazepínicos e antidepressivos estão indicados para insônia, ansiedade e depressão. A responsabilidade primária de aconselhamento do médico de família é compreender o papel dos exames genéticos e oferecê-los de forma responsável aos indivíduos afetados e assintomáticos. O cuidado ótimo requer contribuições de uma equipe multidisciplinar.

QUESTÕES DE COMPREENSÃO

55.1 Nota-se que um paciente adolescente de 18 anos tem tiques motores e vocalizações obscenas involuntárias. Qual das seguintes medicações está indicada no tratamento desse transtorno?
   A. Triexifenidil.
   B. Fenitoína.
   C. Carbamazepina.
   D. Haloperidol.
   E. Levodopa.

55.2 Uma mulher de 21 anos desenvolve alucinações auditivas e ilusões persecutórias ao longo de três dias. É hospitalizada e começa haloperidol 2 mg três vezes ao dia. Com uma semana de tratamento, desenvolve uma postura curvada e uma marcha arrastando os pés. Sua cabeça está levemente trêmula e seus movimentos tornam-se lentos. Sua medicação é trocada para tioridazina, e acrescenta-se triexifenidil. Nos próximos 15 dias, torna-se muito mais animada e relata ausência de recorrência de suas alucinações. Qual das seguintes alternativas apresenta o diagnóstico mais provável?
   A. Hiperparatireoidismo.
   B. Efeito neuroléptico.
   C. Encefalite.
   D. Hipermagnesemia.

55.3 Qual dos seguintes representa o decréscimo na fala comumente exibido pelo paciente com parkinsonismo?
   A. Fala progressivamente inaudível.
   B. Neologismos.
   C. Afasia cxpressiva.
   D. Afasia receptiva.
   E. Salada de palavras.

55.4 Uma mulher de 67 anos sabidamente com doença de Parkinson é trazida à clínica por seu provedor de saúde. Está confinada a uma cadeira de rodas e é completamente dependente de terceiros. Você nota movimentos grandes grosseiramente anormais tanto dos braços quanto das pernas. A paciente tem que ser amarrada para não cair e não pode ficar calçada. Foi preciso instalar grades de leito em sua cama para impedi-la de cair à noite. Não sabe qual é o mês ou o ano. Não teve nenhuma mudança em sua medicação em seis meses. Qual dos seguintes ajustes de medicação mais beneficiaria a paciente?
   A. Acrescentar haloperidol
   B. Diminuir levodopa/carbidopa
   C. Aumentar levodopa/carbidopa
   D. Acrescentar donepezil
   E. Acrescentar entacapona

RESPOSTAS

55.1 **D.** O cenário clínico descrito está associado à síndrome de Tourette. Diversos fármacos podem ajudar a suprimir os tiques característicos dessa síndrome, incluindo haloperidol, pimozida, trifluoperazina e flufenazina. Antiepilépticos como carbamazepina e fenitoína não são úteis. A levodopa é o fármaco de escolha no tratamento de DP avançado. Triexifenidil e benzatropina são úteis para suprimir o parkinsonismo que pode se desenvolver com a administração de haloperidol, mas não são úteis no manejo da síndrome de Tourette.

55.2 **B.** Butirofenonas, a mais comumente prescrita sendo haloperidol, rotineiramente produzem alguns sinais de parkinsonismo, se usadas em altas doses por mais de alguns dias. Essa jovem psicótica comprovou ser menos sensível aos efeitos colaterais parkinsonianos da tioridazina do que era ao haloperidol. Acrescentar o fármaco anticolinérgico triexifenidil também pode ter ajudado a reduzir os sintomas da paciente.

55.3 **A.** A linguagem não está alterada na doença de Parkinson, como acontece com afasias, mas a clareza e o volume da fala sofrem. A escrita é similarmente perturbada, pois a caligrafia do paciente se torna cada vez menor e menos legível quando continuam a escrever. Isso é chamado de micrografia.

55.4 **B.** A paciente sofre de discinesias por excesso de levodopa/carbidopa. Suspender a levodopa/carbidopa em geral não é uma opção para a maioria do pacientes; entretanto, uma redução da medicação seria extremamente benéfica para ela. Haloperidol seria uma boa escolha caso a paciente sofresse de alucinações. Donepezil é uma medicação usada primariamente para demência de Alzheimer e não tem nenhum uso da demência com corpúsculos de Lewy. Entacapona é uma medicação para potencializar o levodopa/carbidopa.

> **DICAS CLÍNICAS**
>
> ▶ Distúrbios do movimento têm um profundo impacto sobre a qualidade de vida de pacientes e suas famílias. Médicos de família devem tornar-se hábeis no aconselhamento de pacientes sobre prognóstico e a disponibilidade de grupos de apoio e recursos comunitários.
> ▶ O manejo de certos distúrbios de movimento, incluindo a doença de Parkinson, está mudando rapidamente. É importante descobrir as informações mais recentes sobre terapias emergentes e alternativas, e buscar a ajuda de um especialista quando necessário.

REFERÊNCIAS

Kenney C, Kuo SH, Jimenez-Shahed J. Tourette's syndrome. *Am Fam Physician.* 2008;77(5):651-658.

Novak MJ, Tabrizi SJ. Huntington's disease. *BMJ.* 2010;340:c3109.

Olanow CW. Hyperkinetic movement disorders. In: Fauci AS, Braunwald E, Kasper DL, et al, eds. *Harrison's Principles of Internal Medicine.* 17th ed. New York, NY: McGraw-Hill; 2008:2560-2564.

Rao SS, Hofmann LA, Shakil A. Parkinson's disease: diagnosis and treatment. *Am Fam Physician.* 2006;74:2046-2054, 2055-2056.

Smaga S. Tremor. *Am Fam Physician.* 2003;68:1545-1553.

CASO 56

Um homem de 25 anos chega ao seu consultório queixando-se de nariz correndo, prurido ocular e tosse e sibilância ao esforço há três meses. Esses sintomas têm piorado de forma progressiva. Sua história médica pregressa é significativa por alergias sazonais. Sua história familiar é significativa apenas por hipertensão em seus pais. Seus irmãos e filhos são saudáveis. Sua história social é negativa para tabagismo. Nos últimos seis meses, está trabalhando como técnico de um laboratório animal. Questionado, diz que inicialmente seus sintomas pioravam no final da semana de trabalho, mas que agora são contínuos. Está tomando anti-histamínicos vendidos sem receita médica, que ajudaram no início, mas que atualmente não funcionam. Na revisão de sistemas, notou urticária, que diminuiu agora que está tomando anti-histamínicos regularmente. Ao exame, seu IMC é 23, pressão arterial de 120/75 mmHg, pulso de 72 bpm e frequência respiratória de 18 mpm. Suas conjuntivas estão hiperêmicas e os cornetos nasais muito edemaciados. O exame pulmonar revela uma razão prolongada inspiração-expiração e sibilância no final da expiração. O exame cardíaco é normal, e não há presença de edema.

▶ Qual é o diagnóstico mais provável?
▶ Que outras avaliações devem ser consideradas?
▶ Quais são os passos iniciais na terapia?

RESPOSTAS PARA O CASO 56:
Sibilância e asma

Resumo: Um homem de 25 anos chega com os sinais e sintomas de asma. A constelação de sintomas oculares, nasais e pulmonares temporalmente relacionados às condições de trabalho e a um alérgeno conhecido comum é suspeita para asma ocupacional. O exame físico também é consistente com esse diagnóstico.

- **Diagnóstico mais provável:** Asma alérgica ocupacional.
- **Avaliação posterior:** Medidas de pico de fluxo antes e depois do tratamento com β-agonistas. A investigação mais aprofundada deveria incluir radiografia de tórax, provas de função pulmonar e consideração de testes de alérgenos.
- **Terapia inicial:** Tratamento inicial com um β-agonista inalado de ação curta, como salbutamol. Se o paciente continuar a apresentar sibilância e diminuição das medidas de pico de fluxo previstas após essa terapia com β-agonistas, deve-se considerar um curso de esteroides orais. Este paciente deve ser removido de suas tarefas atuais com animais de laboratório.

ANÁLISE

Objetivos

1. Familiarizar-se com os sinais e sintomas de apresentação das causas comuns de sibilância.
2. Compreender as etiologias e patogênese da asma.
3. Compreender a avaliação clínica, diagnóstico e estadiamento da asma.
4. Familiarizar-se com o tratamento e o manejo da asma em crianças e adultos.

ABORDAGEM À
Sibilância

DEFINIÇÕES

ASMA: Pneumopatia crônica caracterizada por inflamação e hiper-reatividade das vias aéreas.

SÍNDROME DE DISFUNÇÃO REATIVA DAS VIAS AÉREAS: Asma induzida por irritantes, em geral associada a exposições ambientais significativas a irritantes químicos.

ASMA INTERMITENTE: Sintomas de asma ocorrendo menos de duas vezes por semana, despertar noturno menos de duas vezes por mês, necessidade de tratamento com corticosteroides orais menos de duas vezes em um ano e *nenhuma* limitação nas atividades normais. Espirometria normal entre exacerbações.

ASMA PERSISTENTE: Sinais e sintomas maiores que os descritos anteriormente. Existem três classificações de asma persistente: leve, moderada e grave.
PICO DO FLUXO EXPIRATÓRIO (PFE): Medida da função pulmonar controlada para idade e gênero e facilmente reproduzida, usada como uma medida dos níveis atuais de obstrução pulmonar, que pode ser usada para o monitoramento e manejo da asma (*Peak flow*).

ABORDAGEM CLÍNICA

Antecedentes

A asma é uma das doenças crônicas mais comuns nas sociedades emergentes. É diagnosticada em aproximadamente 10% das crianças e em 5% dos adultos jovens, com prevalência crescente em países economicamente desenvolvidos. Fatores genéticos e ambientais têm um papel significativo no desenvolvimento da asma. A asma relacionada ao trabalho está implicada em pelo menos 10% dos casos em adultos. As alterações patológicas nas vias aéreas refletem mudanças inflamatórias e de remodelagem, incluindo infiltração de células inflamatórias, espessamento da membrana basal, descamação de células epiteliais, proliferação e ingurgitamento de vasos sanguíneos, tampões mucosos, hipertrofia da musculatura lisa e fibrose.

DIAGNÓSTICO

Anamnese

A história característica inclui sibilância, tosse produtiva ou não produtiva, falta de ar e sensação de aperto ou desconforto no peito. Dependendo da etiologia e das características do paciente, os sintomas podem ser perenes ou sazonais, episódicos ou contínuos, e podem apresentar um padrão diurno. Sintomas sugestivos incluem sibilância e tosse episódicas com características noturnas, sazonais ou por esforço. Episódios frequentes de "bronquite" são encontrados em crianças pequenas que provavelmente têm asma. História familiar positiva de asma e história de atopia do paciente, quando associadas aos sintomas, estão correlacionadas com o diagnóstico de asma. É importante perceber que a asma pode ocorrer em todas as faixas etárias e se apresentar com um espectro variado de sinais e sintomas.

Exame físico e classificação

O exame pode ser normal entre sintomas. A apresentação variável e o exame frequentemente normal podem explicar atrasos no diagnóstico. Os olhos e nariz devem ser examinados em busca de sinais de alergias e pólipos nasais. O pescoço deve ser avaliado quanto ao uso da musculatura acessória. O tórax deve ser examinado para hiperexpansão e curvatura de ombros, e a pele deve ser examinada buscando sinais de atopia ou outros sinais dermatológicos de alergia. O exame cardíaco pode mostrar taquicardia e pulso paradoxal durante as exacerbações. O exame pulmonar pode apresentar sibilos ouvidos apenas no final da expiração ou no final da expiração forçada. Pode haver prolongação da fase expiratória da respiração. O Quadro 56.1 apresenta diagnóstico diferencial de sibilância.

Se o paciente está sintomático no momento do exame, pode ser necessária uma classificação da gravidade (Quadros 56.2 e 56.3).

Uma exacerbação aguda apresenta-se com piora dos sintomas básicos e diminuição documentada do fluxo de pico esperado. Deve-se considerar tratamento de emergência em caso de:

- Pico de fluxo (*peak flow*) abaixo de 40% do normal previsto
- Ausência de resposta a um β_2 agonista
- Sibilância ou tosse grave
- Extrema ansiedade devida à falta de ar
- Arquejando para respirar, suando ou cianótico
- Rápida deterioração em algumas horas
- Retrações graves e batimentos nasais
- Curvado para a frente

Sinais e sintomas para pacientes particularmente em risco de mau controle da doença e maus resultados, incluindo óbito, são:

Em consultas ambulatoriais regulares:
- Hospitalização anterior para cuidados intensivos ou intubações
- Três ou mais visitas à emergência por asma no ano passado
- Duas ou mais cápsulas de β-agonistas de ação curta em um mês
- Fracasso no uso de controladores (corticosteroides inalatórios), apesar dos sintomas
- Parada atual ou recente de corticosteroides orais
- Grandes flutuações no pico de fluxo
- Baixa situação socioeconômica em ambiente urbano

Quadro 56.1 • DIAGNÓSTICO DIFERENCIAL DE SIBILÂNCIA

Rinite e sinusite alérgicas
Corpo estranho na traqueia ou brônquio
Disfunção de pregas vocais
Anéis vasculares ou membranas laríngeas
Laringotraqueomalácia, estenose traqueal ou bronquioestenose
Aumento de linfonodos ou tumor (benigno ou maligno)
Bronquiectasia por diversas causas, incluindo fibrose cística
Bronquiolite viral ou bronquiolite obliterativa
Fibrose cística
Displasia broncopulmonar
Infiltrados pulmonares com eosinofilia
Doença pulmonar obstrutiva crônica (bronquite crônica ou enfisema)
Embolia pulmonar
Insuficiência cardíaca congestiva
Tosse secundária a fármacos (inibidores da enzima conversora da angiotensina [ECA])
Aspiração por disfunção do mecanismo de deglutição ou refluxo gastresofágico
Tosse recorrente não devida à asma

Adaptado de Sveum R, Keating M, Lowe D, et al. Health Care Guideline: Diagnosis and Management of Asthma. 9th ed. Institute for Clinical Systems Improvement. June 2010.

- Transtornos mentais ou abuso de substâncias

Na apresentação com sintomas:
- Um exame torácico com mínimo movimento vesicular à ausculta
- Angústia e dificuldade de falar ao exame
- Taquicardia
- Pico de fluxo extremamente baixo
- Na gasometria arterial, dióxido de carbono elevado e hipoxia. Em geral, o dióxido de carbono arterial está baixo durante um ataque asmático, devido ao aumento da

Quadro 56.2 • CLASSIFICAÇÃO DA GRAVIDADE DA ASMA EM CRIANÇAS DE 5-11 ANOS

		Classificação da gravidade da asma (crianças de 5 a 11 anos)			
			Persistente		
Componentes da gravidade		Intermitente	Leve	Moderada	Grave
Comprometimento	Sintomas	≤ 2 dias/sem	> 2 dias/sem, mas não diários	Diários	Ao longo do dia
	Despertar noturno	≤ 2x/mês	3-4x/mês	> 1x/sem, mas não todas as noites	Com frequência 7x/semana
	Uso de β_2-agonistas de curta duração para controle dos sintomas (não para prevenção de broncoconstrição induzida pelo exercício – BIE)	≤ 2 dias/sem	> 2 dias/sem, mas não diário	Diário	Várias vezes ao dia
	Interferência com a atividade normal	Nenhuma	Limitação leve	Algum grau de limitação	Extremamente limitada
	Função pulmonar	• VEF_1 normal entre exacerbações • VEF_1 > 80% previsto • VEF_1/CVF > 85%	• VEF_1 = > 80% previsto • VEF_1/CVF > 80%	• VEF_1 = 60-80% previsto • VEF_1/CVF = 75-80%	• VEF_1 < 60% previsto • VEF_1/CVF < 75%
Risco	Exacerbações exigindo corticosteroides sistêmicos orais	0-1/ano (ver texto)	≥ 2 em 1 ano (ver texto) ⟶		
		Considerar gravidade e intervalo desde a última exacerbação, ⟵ Frequência e gravidade podem flutuar ao longo do tempo ⟶ para pacientes em qualquer categoria de gravidade.			
		Risco relativo anual de exacerbações pode estar relacionado ao VEF_1			

VEF_1, volume expiratório forçado em 1 segundo; CVF, capacidade vital forçada.
Fonte: *National Asthma Education and Prevention Program Expert Panel.* Guidelines for the Diagnosis and Management of Asthma. Expert Report 3. *National Heart Lung and Blood Institute.* NIH Publication number 08-5846. October 2007.

frequência respiratória. A normalização do dióxido de carbono pode ser um sinal de exacerbação grave.

Estudos diagnósticos

Recomenda-se a espirometria precisa em todos os pacientes com 5 anos ou mais no momento do diagnóstico. Estudos adicionais, individualizados para o paciente específico, incluem:

- Testes de alergia (p. ex., testes cutâneos, testes sanguíneos, anticorpos IgE-específicos *in vitro*);
- Raio X de tórax, para excluir outros diagnósticos;

Quadro 56.3 • CLASSIFICAÇÃO DA GRAVIDADE DA ASMA EM JOVENS E ADULTOS

		Classificação da gravidade da asma (jovens > 12 anos e adultos)			
		Intermitente	Persistente		
Componentes da gravidade			Leve	Moderada	Grave
Comprometimento Normal VEF_1/CVF: 8-19 anos 85% 20-39 anos 80% 40-59 anos 75% 60-80 anos 70%	Sintomas	≤ 2 dias/sem	> 2 dias/sem, mas não diários	Diários	Ao longo do dia
	Despertar noturno	≤ 2x/mês	3-4x/mês	> 1x/sem, mas não todas as noites	Com frequência 7x/sem
	Uso de β_2--agonistas de curta duração para controle de sintomas (não para prevenção de BIE)	≤ 2 dias/sem	> 2 dias/sem, mas não > 1x/dia	Diário	Várias vezes ao dia
	Interferência com atividades normais	Nenhuma	Limitação leve	Algum grau de limitação	Extremamente limitada
	Função pulmonar	• VEF_1 normal entre exacerbações • VEF_1 > 80% previsto • VEF_1/CVF normal	• VEF_1 = ≥ 80% previsto • VEF_1/CVF normal	• VEF_1 = >60% mas < 80% previsto • VEF_1/CVF = reduzido 5%	• VEF_1 < 60% previsto • VEF_1/CVF reduzido > 5%
Risco	Exacerbações exigindo corticosteroides sistêmicos orais	0-1/ano (ver texto)	≥ 2/ano (ver texto)		
		Considerar gravidade e intervalo desde a última exacerbação. Frequência e gravidade podem flutuar ao longo do tempo para pacientes em qualquer categoria de gravidade.			
		Risco relativo anual de exacerbações pode estar relacionado ao VEF_1			

Fonte: *National Asthma Education and Prevention Program Expert Panel*. Guidelines for the Diagnosis and Management of Asthma. Expert Report 3. *National Heart Lung and Blood Institute*. NIH Publication number 08-5846. October 2007.

- Gasometria arterial;
- Teste de provocação brônquica (teste de metacolina), caso a espirometria seja normal ou quase normal;
- Raio X ou TC dos seios da face;
- Avaliação de doença do refluxo gastresofágico (DRGE);
- HC com eosinófilos, IgE total, exame de escarro.

TRATAMENTO

O tratamento da asma sempre começa por educação e aconselhamento, controle ambiental e manejo de comorbidades. O uso adequado de inaladores é primordial. A redução de exposições ambientais causais ou agravantes, como alérgenos, exposições ocupacionais, tabaco e outros irritantes e alérgenos é fundamental para limitar a remodelação e danos em longo prazo associados a essa doença crônica. A principal causa de mau controle na asma deve-se à falta de aderência a controles ambientais e farmacológicos. O consenso é que a educação em automanejo de asma, envolvendo automonitoramento por meio de pico do fluxo expiratório ou de sintomas, juntamente com monitoramento regular e um plano por escrito, melhora os resultados dos pacientes.

Medidas farmacológicas para tratar e manejar a asma são instituídas de forma escalonada, com base no estadiamento da doença (Quadro 56.4). Lembre que a imunoterapia subcutânea é uma opção para qualquer paciente com asma alérgica persistente nos estágios 2 a 4.

Medicações – agentes de curta duração

Agonistas β_2-adrenérgicos de curta duração são a terapia mais efetiva para o alívio rápido dos sintomas asmáticos. Salbutamol, levalbuterol e pirbuterol são os agonistas β_2-adrenérgicos de curta duração usados nos EUA, geralmente considerados igualmente efetivos. Têm um início de ação de 5 minutos ou menos, pico em 30 a 60 minutos e duração de 4 a 6 horas. Devem ser usados somente conforme necessário para o alívio de sintomas ou antes da exposição antecipada a desencadeantes asmáticos conhecidos (p. ex., animais, exercício). Pode-se usar o inalador com *puffs* em intervalos de 10 a 15 segundos. O uso crescente ou a utilização por mais de dois dias por semana para alívio dos sintomas (não para prevenção) geralmente indica controle inadequado da asma.

Os efeitos colaterais dependentes da dose incluem: tremor, ansiedade, coração martelando e taquicardia (mas não hipertensão). Betabloqueadores podem diminuir a efetividade de agonistas β_2-adrenérgicos de curta duração, mas não estão contraindicados.

Inaladores dosimetrados (MDI) são o mecanismo de escolha para o aporte de todos os agonistas β_2-adrenérgicos de curta duração. Estimula-se o uso de espaçadores. O tratamento com **nebulizadores** e agonistas β_2-adrenérgicos de curta duração é uma alternativa para aqueles que não podem usar MDIs. Se usados corretamente, MDIs com espaçadores funcionam tão bem quanto nebulizadores. Se os pacientes não são controlados com MDIs, o clínico deve assegurar-se que as medicações estão sendo usadas adequadamente. Em contextos de cuidados agudos, até 10 *puffs* sequenciais com um MDI equivalem a um tratamento com nebulizador.

Quadro 56.4 • TRATAMENTO DA ASMA BASEADO NA GRAVIDADE

Classificação	Dias com sintomas	Noites com sintomas	PFE ou VEF$_1$ (PFE é % da melhor marca pessoal; VEF$_1$ é % do previsto)	Tratamento[a] (para pessoas ≥ 12 anos de idade)
Persistente grave	Contínuos	Frequentes	≤ 60%	Preferido: esteroides inalatórios em altas doses e β-agonistas de longa duração; considerar omalizumabe em pacientes com alergias Se necessário, esteroides inalatórios em altas doses, β-agonistas de longa duração, e esteroides orais; considerar omalizumabe em pacientes com alergias
Persistente moderada	Diária	> 1x/sem, mas não todas as noites	> 60 a < 80%	Preferido: esteroides inalatórios em baixas doses e β-agonistas de longa duração ou esteroides inalatórios em doses médias Alternativo: esteroides inalatórios em baixas doses e modificadores de leucotrienos, teofilina ou zileutona Se necessário (particularmente em pacientes com exacerbações graves recorrentes): Preferido: aumentar esteroides inalatórios dentro da faixa de doses médias e β-agonistas de longa duração Alternativo: aumentar esteroides inalatórios dentro da faixa de doses médias e acrescentar modificadores de leucotrienos, teofilina ou zileutona
Persistente leve	> 2 dias/sem, mas não diária	3 a 4/mês	≥ 80%	Preferido: esteroides inalatórios em baixas doses Alternativo: cromoglicato de sódio, nedocromila, modificadores de leucotrienos ou teofilina
Intermitente	≤ 2/sem	≤ 2/mês	≥ 80%	Nenhuma medicação diária necessária; β-agonistas de curta duração conforme necessário para alívio dos sintomas Podem ocorrer exacerbações graves, separadas por longos períodos de função normal e ausência de sintomas; recomenda-se um curso de corticosteroides sistêmicos

[a]Todos os pacientes: broncodilatadores de ação curta conforme necessário para alívio dos sintomas.
Dados do National Asthma Education and Prevention Program (NAEPP) Expert Panel Report 3. Guidelines for the Diagnosis and Management of Asthma – Summary Report, 2007. Washington, DC: National Institutes of Health, National Heart, Lung and Blood Institute; October 2007.

Desencoraja-se o uso de agonistas β-adrenérgicos orais de curta duração. São menos potentes, levam mais tempo para agir e têm mais efeitos colaterais, comparados a agonistas $β_2$-adrenérgicos de curta duração inalatórios. **Broncodilatadores anticolinérgicos**, como ipratrópio, combinados com agonistas $β_2$-adrenérgicos de curta duração podem ser benéficos no tratamento de ataques asmáticos graves ou naqueles induzidos por betabloqueadores em cuidados de urgência.

Medicações – agentes de longa duração

O uso diário em longo prazo de medicações de controle está indicado para controlar sintomas na asma persistente. As principais medicações são **corticosteroides inalatórios** (CEI), **antagonistas de receptores de leucotrienos** (ARL), e **agonistas $β_2$-adrenérgicos de longa duração**. Outros agentes de duração prolongada que podem ser considerados são cromoglicato de sódio, metilxantinas e imunomoduladores.

Quando os CEIs são usados de forma consistente, melhoram os sintomas da asma mais efetivamente que qualquer outra medicação, tanto em crianças quanto em adultos. Não existem diferenças clinicamente significativas entre os diversos tipos de corticosteroides inalatórios. O uso de espaçadores melhora o aporte de medicações de controle inaladas. Exceto em caso de uso de altas doses em longo prazo, os efeitos colaterais sistêmicos de corticosteroides inalatórios que podem ocorrer não são clinicamente importantes. Podem ocorrer disfonia, irritação da garganta e moniliíase, geralmente bem manejadas com o uso de um espaçador e gargarejos após o uso.

Devido ao início retardado de sua duração, esteroides inalatórios são insuficientes em exacerbações moderadas a graves. Em vez disso, recomenda-se o tratamento com **esteroides orais**: 1 a 2 mg/kg por dia por 3 a 10 dias em crianças, ou 40 a 60 mg por dia em uma ou duas doses divididas por 5 a 10 dias em adultos. Não é necessário diminuir a dose antes da retirada.

Existem dois ARL amplamente disponíveis: montelucaste e zafirlucaste. Em pacientes que não podem ou não querem usar corticosteroides inalatórios, montelucaste e zafirlucaste são terapias alternativas apropriadas para asma leve persistente e apresentam as vantagens de facilidade de uso. Combinar ARL e CEI é uma alternativa para a asma moderada persistente. Os ARLs estão indicados na asma induzida pelo exercício. São o tratamento de escolha para a **asma sensível ao ácido acetilsalicílico**.

Os agonistas $β_2$-adrenérgicos de longa duração **salmeterol** e **formoterol** são agonistas β-adrenérgicos com duração de mais de 12 horas. Têm baixas taxas de tremor e palpitações ou taquicardia. Entretanto, a inibição da asma induzida pelo exercício decai rapidamente com o uso regular. A efetividade dos agonistas $β_2$-adrenérgicos de curta duração não é comprometida em usuários regulares de agonistas $β_2$-adrenérgicos de longa duração. Parece haver um aumento em exacerbações graves e óbitos quando se acrescentam agonistas $β_2$-adrenérgicos de longa duração à terapia usual para a asma. Recomenda-se que **nunca** se usem agonistas $β_2$-adrenérgicos de longa duração como monoterapia para o controle em longo prazo da asma persistente, e que só sejam usados em terapia combinada. Caso a dose inicial de corticosteroides inalatórios não seja efetiva, deve-se considerar aumentar a dose de CEI antes de acrescentar um agonistas β_2-adrenérgicos de longa duração.

O **cromoglicato de sódio e a nedocromila** estabilizam mastócitos e interferem na função do canal de cloro. São uma medicação alternativa, mas não preferida, para o tratamento da asma leve persistente. Têm poucos efeitos colaterais sérios, mas com a necessidade de múltiplas doses ao dia, seu uso diminuiu acentuadamente.

O **omalizumabe** é um anticorpo monoclonal que provavelmente só deve ser instituído como terapia aditiva, em colaboração ou consulta com um subespecialista em asma, para pacientes de maior risco com 12 anos de idade ou mais com asma grave persistente que demonstraram hipersensibilidade imediata a alérgenos inalados. Pode ocorrer anafilaxia em pacientes que recebe essa medicação. É administrada subcutaneamente a cada 2 a 4 semanas.

A **teofilina** de liberação sustentada é um broncodilatador leve a moderado usado como uma terapia adjunta alternativa com CEI. É essencial monitorar a concentração sérica de teofilina. A teofilina tem um papel como terapia adjuvante em algumas situações clínicas.

O **cuidado escalonado** pode ser aumentado ou diminuído sazonalmente e apresenta bom manejo em longo prazo, com a meta de minimizar medicações, na medida em que tratamentos ambientais e comportamentais diminuem sintomas e melhoram as medidas de PEF. Todas as mudanças de medicação devem ter uma reconsulta de acompanhamento em 2 a 6 semanas para determinar a efetividade.

Manejo agudo da asma

No contexto de cuidados agudos, indica-se o tratamento imediato com agonistas β_2-adrenérgicos de curta duração com monitoramento de sinais vitais e PEF. Caso a **resposta seja incompleta** em 20 minutos (PEF 40 a 69% previsto), devem-se administrar mais três tratamentos com agonistas β_2-adrenérgicos de curta duração em 1 hora (MDI ou nebulizador). Se houver uma **má resposta** (PEF < 40% ou saturação de oxigênio < 90%), indica-se a adição de corticosteroides orais ou intravenosos. Se a resposta do paciente continuar má ou inadequada, deve-se considerar o manejo hospitalar.

Medidas adicionais

Todos os asmáticos devem fazer vacina contra a influenza anualmente e manter atualizadas as imunizações adequadas para a idade contra *pertussis* e pneumococos.

QUESTÕES DE COMPREENSÃO

56.1 Uma mulher branca de 25 anos treinando para uma maratona competitiva queixa-se de "bater contra uma parede" e de "ficar sem fôlego mais rápido que deveria." Queixa-se de tosse. Diz que pode estar esperando demais de si mesma. Não há história familiar significativa, e nenhuma história de exposições ocupacionais ou ambientais, incluindo tabagismo. Seus achados físicos são normais.

A espirometria mostra função normal antes e depois do tratamento com salbutamol. Qual seria o primeiro passo mais razoável?

A. Teste com MDI de salbutamol antes do exercício.
B. Insuficiência venosa e extrato de semente de castanha portuguesa.
C. Radiografia de tórax.
D. Aconselhamento sobre *burnout* (exaustão) ou estresse de atletas.
E. Uma ecocardiografia (ECG) para afastar hipertensão pulmonar ou distúrbio cardíaco.

56.2 Um homem de 34 anos com história pregressa de asma chega ao ambulatório de cuidados agudos com uma exacerbação de asma. A nebulização com salbutamol e ipratrópio não leva a melhora significativa e ele é hospitalizado. Está afebril, com frequência respiratória de 24 mpm, pulso de 96 bpm e saturação de oxigênio de 93% em ar ambiental. Apresenta sibilos bilaterais difusos inspiratórios e expiratórios, retrações intercostais leves, e uma tosse produtiva transparente. Qual das seguintes alternativas apresenta o próximo passo no manejo desse paciente?

A. Fisioterapia torácica.
B. Corticosteroides inalatórios.
C. Azitromicina oral.
D. Teofilina oral.
E. Corticosteroides inalatórios.

56.3 Um menino de 13 anos apresenta tosse e leve falta de ar todos os dias. É acordado pela tosse pelo menos cinco noites por mês. Qual dos seguintes seria o tratamento mais apropriado para esse paciente?

A. Um β-agonista de longa ação diariamente.
B. Um β-agonista de curta ação diariamente.
C. Prednisona oral diariamente.
D. Um inibidor de leucotrienos oral, conforme necessário.
E. Corticosteroides inalatórios diariamente.

RESPOSTAS

56.1 **A.** A asma ou a broncoconstrição induzida pelo exercício é uma condição comum e subdiagnosticada em atletas. Muitos dos atletas não estão cientes do problema. É definida como uma queda de 10% do VEF_1 quando desafiado com exercício. É muito mais comum em esportes de alta ventilação e em ar frio e seco. A incidência entre esquiadores de fundo chega a até 50%. Um exame físico e espirometria em repouso serão normais, a não ser que haja asma subjacente. Pode-se solicitar um teste de metacolina; se não estiver disponível, um teste com inalador de salbutamol é uma opção razoável. Disfunções pulmonares ou cardíacas não encontradas durante o exame físico são muito menos prováveis e, portanto, não se indicariam ECG e radiografia de tórax até que se afastem etiologias comuns. Causas psicológicas também são uma etiologia menos provável.

56.2 **E.** O manejo hospitalar de exacerbações agudas de asma deve incluir broncodilatadores inalatórios de ação curta e corticosteroides sistêmicos. Foi demonstrado que a eficácia de corticosteroides orais e intravenosos é equivalente. Não são necessários antibióticos no tratamento de exacerbações de asma, a não ser que haja sinais de infecção. Recomenda-se o ipratrópio inalado para o tratamento no departamento de emergência, mas não no paciente hospitalizado. Fisioterapia de tórax e teofilina não são recomendadas para exacerbações agudas de asma.

56.3 **E.** Este paciente tem asma moderada persistente. O tratamento mais efetivo são corticosteroides inalatórios diários. Um inibidor de leucotrienos seria menos efetivo e, como controlador, deveria ser usado diariamente. A prednisona oral diária constitui um problema, devido ao risco de insuficiência suprarrenal. Os β-agonistas de curta e longa ação não são recomendados como terapia diária, pois são considerados medicações de resgate e não controladoras da asma.

DICAS CLÍNICAS

▶ Use a regra dos dois para diferenciar asma intermitente e persistente. Dois ou menos sintomas ou uso de agonistas $β_2$-adrenérgicos de curta duração por semana, dois ou menos episódios de despertar noturno por mês, ou duas ou menos ocasiões necessitando de esteroides orais em um ano.
▶ As principais causas de controle inadequado são má adesão ao plano de medicação, ao uso apropriado de MDI e ao controle ambiental.
▶ Como em qualquer doença crônica, educação contínua e acompanhamento são essenciais para o manejo ótimo.
▶ A asma persistente deve ter terapia com controladores. Corticosteroides inalatórios são o controlador de primeira linha.
▶ Em adultos com asma de início recente, é importante obter uma boa história de exposição ocupacional.

REFERÊNCIAS

Elward KS, Pollart SM. Medical Therapy for Asthma: updates from the NAEPP guidelines. *Am Fam Physician*. 2010;82(10):1242-1251.

Barnes PJ. Asthma. In: Fauci AS, Braunwald E, et. al. eds. *Harrison's Textbook of Medicine*. 17th ed. New York, NY: McGraw-Hill; 2008: Chapter 248. Available at www.accessmedicine.com. Accessed April 15, 2011.

National Asthma Education and Prevention Program Expert Panel. *Guidelines for the diagnosis and management of asthma*. Expert report 3. National Heart Lung and Blood Institute. NIH Publication number 08-5846. October 2007.

Sveum R, Keating M, Lowe D, et.al. *Health Care Guideline: Diagnosis and Management of Asthma*. 9th ed. Institute for Clinical Systems Improvement. June 2010.

Tattersfield AE, Knox AJ, Britton JR, Hall IP. Asthma. *Lancet*. 2002;360:1313-1322.

Youakim S. Work-Related Asthma. *Am Fam Physician*. 2001;64(11):1839-1849.

CASO 57

Um homem branco de 55 anos vem ao seu consultório após um acidente. Relata ter batido na traseira de outro veículo com seu caminhão. Queixa-se de estar com o pescoço um pouco dolorido, mas sem nenhuma outra lesão. Mais tarde, admite ter caído no sono na direção imediatamente antes do acidente. Já ficou sonolento enquanto dirigia no passado, e até cochilou rapidamente por um segundo, mas nunca teve um acidente antes. Dorme de 7 a 8 horas por noite, mas não se sente descansado pela manhã. Sua mulher relata que ele ronca alto. Ao exame, é um homem de aparência obesa com um pescoço curto e largo. Seu índice de massa corporal (IMC) é de 36 kg/m^2, pressão arterial é de 147/96, pulso de 88 bpm e frequência respiratória de 16 mpm. Ao exame de cabeça, olhos, orelhas, nariz e garganta, só é possível ver seu palato duro quando ele abre sua boca e diz "ahhh". O exame cardíaco e pulmonar não apresenta singularidades. Ao exame do pescoço, apresenta leve dor dos músculos paravertebrais, mas ausência de dor cervical na linha média; tem total amplitude de movimento.

▶ Que condição é mais provavelmente responsável por sua sonolência?
▶ Qual deve ser o próximo passo da avaliação?
▶ Qual seria o manejo inicial mais efetivo?

RESPOSTAS PARA O CASO 57:
Apneia obstrutiva do sono

Resumo: Um homem de 55 anos com sonolência diurna excessiva, causando um acidente de trânsito, vem a seu consultório. Ao exame, é um homem obeso com um pescoço curto e largo, e sua pressão arterial está na faixa de hipertensão.

- **Condição responsável por sua sonolência:** Apneia obstrutiva do sono.
- **Próximo passo em sua avaliação:** Avaliação abrangente do sono, incluindo Escala de Sonolência de Epworth e polissonograma.
- **Terapia inicial mais efetiva:** Pressão positiva contínua nas vias aéreas (CPAP) à noite e modificações no estilo de vida, incluindo redução ponderal.

ANÁLISE

Objetivos

1. Identificar indivíduos em risco de apneia obstrutiva do sono, os sinais e sintomas da apneia obstrutiva do sono e as indicações para a realização de uma avaliação abrangente do sono.
2. Compreender a fisiopatologia e o diagnóstico diferencial da apneia obstrutiva do sono.
3. Compreender o diagnóstico e o manejo da apneia obstrutiva do sono e a importância de apoio e educação do paciente.
4. Identificar comorbidades associadas à apneia obstrutiva do sono.

Considerações

Este paciente chega com uma história e exame que sugerem o diagnóstico de apneia obstrutiva do sono. O primeiro passo em seu manejo é aconselhá-lo a não dirigir, para sua segurança e a de terceiros, até maior avaliação e tratamento. Deve-se realizar uma avaliação abrangente do sono, incluindo anamnese de sono, história médica e exame físico. Confirma-se o diagnóstico de apneia obstrutiva do sono por polissonografia noturna. A abordagem inicial ao tratamento deve incluir a educação do paciente e pressão positiva contínua nas vias aéreas, com acompanhamento próximo.

ABORDAGEM À
Apneia obstrutiva do sono

DEFINIÇÕES

APNEIA: Definida em adultos como pausas respiratórias com duração de pelo menos 10 segundos, acompanhadas por uma queda de 90% ou mais no fluxo aéreo.

HIPOPNEIA: Uma redução de 50% no fluxo aéreo com duração de pelo menos 10 segundos com uma queda de 3% na saturação de oxigênio, ou uma redução de 30% no fluxo aéreo com duração de pelo menos 10 segundos com uma queda de 4% na saturação de oxigênio.

ÍNDICE DE APNEIA-HIPOPNEIA (IAH): Número de apneias e hipopneias por hora de sono.

ÍNDICE DE DISTÚRBIOS RESPIRATÓRIOS (IDR): Número de apneias, hipopneias e despertares relacionados a esforços respiratórios (RERAs) por hora de sono.

RERA: Episódios de despertar relacionados a esforços respiratórios.

ABORDAGEM CLÍNICA

A apneia obstrutiva do sono (AOS) é uma doença crônica que afeta 2 a 9% dos adultos e 2 a 5% das crianças. Causa morbidade significativa, incluindo sonolência diurna excessiva (SDE), comprometimento cognitivo, maior risco de acidentes automotivos e problemas de relacionamento. Foi associada a várias condições metabólicas e cardiovasculares (Quadro 57.1).

Indivíduos com AOS sofrem o colapso repetitivo das vias aéreas superiores durante o sono, levando a hipopneias, apneias e RERAs. As vias aéreas superiores são compostas de músculos flexíveis que permitem os processos de fala, respiração e alimentação. Não têm suporte rígido e, durante o sono normal, esse tônus muscular diminui. Na AOS, o colapso da musculatura flexível das vias aéreas superiores durante o sono leva a um fluxo aéreo reduzido ou ausente, apesar de esforços respiratórios continuados. Isso é demonstrado no polissonograma (PSG) pelo movimento das paredes abdominal e torácica durante um evento obstrutivo. Em contraste, durante uma apneia central não há esforço respiratório, evidenciado pela ausência de movimento das paredes torácica ou abdominal ao PSG. O colapso da musculatura das vias aéreas superiores resulta em oclusão e apneia (frequentemente precedida por ronco), que leva a hipoxia e hipercapnia. Isso resulta em despertar, vigília e aumento da atividade simpática, em uma tentativa de restaurar vias aéreas pérvias, levando a um sono fragmentado. O Quadro 57.2 lista fatores fisiopatológicos associados à AOS.

Quadro 57.1 • CONDIÇÕES ASSOCIADAS À AOS

Obesidade
Fibrilação atrial
Hipertensão resistente
Síndrome coronariana aguda, incluindo infarto agudo do miocárdio
Insuficiência cardíaca congestiva
Diabetes tipo 2
Acidente vascular encefálico
Arritmias noturnas
Hipertensão pulmonar

Quadro 57.2 • FATORES FISIOPATOLÓGICOS ASSOCIADOS À AOS

1. Anatomia que predispõe a vias aéreas estreitas e à obstrução do fluxo aéreo
   - Micrognatia – mandíbula anormalmente pequena
   - Retrognatia – mandíbula deslocada posteriormente
   - Aumento de tonsilas ou adenoides
   - Obesidade, causando aumento do tecido adiposo
   - Pólipos nasais
   - Aumento da tireoide e acromegalia, que estreitam as vias aéreas superiores por meio do aumento de tecidos
2. Diminuição do tônus das vias aéreas superiores, dilatando músculos
3. Limiar do despertar: o despertar é um mecanismo protetor para restaurar vias aéreas pérvias; pacientes com AOS são menos capazes de restaurar o fluxo aéreo sem despertar

Avaliação

O diagnóstico de apneia obstrutiva do sono baseia-se em uma avaliação abrangente do sono, que inclui uma anamnese e exame físico relacionados ao sono. Se a história e o exame físico sugerirem AOS, deve-se realizar um polissonograma para confirmar o diagnóstico e determinar a gravidade da AOS, que ajudará a orientar o tratamento. O Quadro 57.3 apresenta o diagnóstico diferencial de AOS.

Uma anamnese abrangente do sono inclui perguntas sobre ronco, sonolência diurna não explicada por outras causas, apneias testemunhadas, engasgos ou arquejos durante o sono, quantidade de sono, noctúria, diminuição da libido, cefaleia matinal, insônia, despertar frequente, concentração e memória, vivacidade e história de dormir ao volante. Frequentemente, o parceiro de um paciente poderá fornecer informações importantes. É importante perguntar sobre outras condições clínicas que poderiam estar relacionadas à AOS.

Existem várias escalas padronizadas para avaliar fadiga e sonolência. A mais amplamente usada, a Escala de Sonolência de Epworth, é uma ferramenta útil para ajudar a determinar a extensão da sonolência, embora um escore baixo não afaste a apneia do sono. Outras ferramentas disponíveis incluem a Escala de Sonolência de Stanford e a Escala de Gravidade da Fadiga.

Quadro 57.3 • DIAGNÓSTICO DIFERENCIAL DE AOS

Ronco
Narcolepsia
Pneumopatia
Movimentos periódicos de membros durante o sono
Síndrome de trabalhadores em turnos
Síndrome de obesidade e hipoventilação (obesidade e hipoventilação na ausência de outras condições que possam explicar a hipoventilação; evidenciada por uma $PCO_2 > 45$ mmHg quando acordado; a maioria dos indivíduos com esse quadro apresenta AOS concomitante)

O exame físico deve incluir a avaliação de características sugestivas da presença de AOS, que incluem IMC acima de 30 kg/m^2, hipertensão, retrognatia, obesidade, pescoço largo, macroglossia (língua grande), acromegalia, aumento da tireoide, tonsilas grandes, aumento da úvula, aumento de cornetos ou pólipos nasais e palato estreito ou ogival. A aparência da orofaringe pode ser avaliada usando o Escore de Mallampati (Quadro 57.4).

Diagnóstico

Segundo a American Academy of Sleep Medicine (AASM), exames no laboratório (PSG) e domiciliares com monitores portáteis são testes objetivos aceitáveis para AOS. A PSG inclui as seguintes avaliações fisiológicas: EEG, ECG ou frequência cardíaca, eletro-oculograma (EOG), eletromiograma mentoniano (EMG), fluxo aéreo e saturação de oxigênio. Adicionalmente, o EMG tibial anterior pode ajudar a determinar movimentos periódicos de membros, que podem coexistir com distúrbios respiratórios relacionados ao sono.

De acordo com a AASM, o diagnóstico de AOS em adultos é confirmado por:

IAH ou IDR ≥ 15, definido por pelo menos 15 eventos obstrutivos (apneias, hipopneias, RERAs) por hora ao polissonograma, com ou sem sintomas.

Ou

IAH ou IDR ≥ 5, definido como cinco ou mais eventos respiratórios obstrutivos por hora ao polissonograma em um paciente com sintomas de: sonolência diurna, sono não restaurador, fadiga, insônia, episódios de despertar noturno associados a engasgos, arquejos ou interrupção respiratória, ou ronco alto e/ou interrupções respiratórias testemunhados.

Define-se AOS grave como mais de 30 IDR por hora; AOS moderada como 15 a 30 IDR por hora e AOS leve como 5 a 15 IDRs por hora.

Tratamento

Existem terapias clínicas, comportamentais e cirúrgicas para a AOS, e o tratamento deve envolver uma abordagem multidisciplinar. Ao decidir opções de tratamento, é importante incluir o paciente no processo de tomada de decisão. A pressão positiva nas vias aéreas (PAP) é o tratamento de escolha para AOS de todas as gravidades, embora terapias alternativas possam estar indicadas com base na anatomia do paciente e gravidade da AOS.

Quadro 57.4 • ESCORE DE MALLAMPATI

1. Visualização de toda a tonsila
2. Visualização da metade superior da fossa tonsilar
3. Visualização do palato mole e palato duro
4. Visualização somente do palato duro

Um escore de 3 ou 4 pode ser sugestivo de AOS.

Todos os pacientes devem ser educados quanto a mudanças comportamentais, que incluem perda de peso, evitar álcool e medicações sedativas, modificação de fatores de risco e precauções ao dirigir. Alguns indivíduos tem IAH ou IDR elevados em decúbito dorsal, mas não em outras posições, e podem beneficiar-se de medidas de posicionamento de sono para impedi-los de dormir na posição supina. Uma técnica seria costurar uma bola de tênis nas costas do pijama, para impedir o sono em decúbito dorsal. Depois de uma perda ponderal significativa, deve-se avaliar a necessidade de terapia continuada ou ajuste de PAP.

A pressão positiva nas vias aéreas age como apoio para manter as vias aéreas superiores pérvias e reduzir o IAH. O nível da PAP é determinado por um PSG noturno assistido no laboratório e às vezes por um estudo diagnóstico e de titulação *split-night*. Pode ocorrer um estudo *split-night* se um paciente apresentar IAH de 40 ou mais durante 2 horas de um estudo diagnóstico; nesse caso, pode-se aplicar e titular a PAP na mesma noite.

Diferentes modos de aporte de PAP incluem contínua (CPAP), bilevel (BiPAP) e de titulação automática (APAP). Pode-se aplicar a PAP usando máscara facial total, máscara oral, máscara nasal ou almofadas nasais. A umidificação aquecida pode auxiliar no conforto do paciente. Efeitos adversos incluem congestão e secura nasal, sangramentos nasais, claustrofobia, inconveniência, aerofagia, erupção cutânea ou trauma leve pela máscara. É imperativo um acompanhamento próximo com a equipe de saúde, especialmente nas primeiras semanas após o início da terapia.

Dispositivos orais funcionam aumentando as vias aéreas superiores e impedindo seu colapso. Exemplos incluem dispositivos de reposicionamento mandibular (DRM) e dispositivos de retenção da língua (DRL). Não são tão efetivos quanto a PAP, mas estão indicados para indivíduos com AOS leve a moderada que têm contraindicações ao uso da PAP, não podem tolerar a PAP ou nos quais PAP e terapia comportamental são inefetivas. Antes de considerar seu uso, os pacientes devem fazer um exame dental cuidadoso. Deve-se realizar um novo estudo de sono usando o dispositivo oral, a fim de avaliar o resultado do tratamento. É necessário acompanhamento regular com um odontólogo especializado em medicina do sono.

A terapia cirúrgica pode ser considerada como terapia primária, caso a AOS seja leve e haja uma causa anatômica de importante obstrução das vias aéreas que possa ser revertida. A cirurgia pode ser considerada como terapia secundária após um teste de PAP ou um dispositivo oral, se a resposta ao tratamento for inadequada ou se o paciente não tolerá-las. A cirurgia também pode ser usada como um adjuvante de outras terapias. A cirurgia bariátrica pode ser um adjuvante útil a outros tratamentos para AOS em pacientes que não perderam peso por meio de modificações comportamentais. A traqueostomia é curativa e pode ser considerada em casos extremamente avançados, refratários ao tratamento. Não há terapia farmacológica específica para a AOS além do tratamento de doenças subjacentes, como acromegalia ou hipotireoidismo.

Todos os pacientes com AOS necessitam de cuidados individualizados e acompanhamento regular para avaliar sintomas, resposta ao tratamento, efeitos colaterais e condições clínicas associadas à AOS.

QUESTÕES DE COMPREENSÃO

57.1 Uma mulher obesa de 47 anos vem a seu consultório queixando-se de sonolência diurna excessiva, ronco e despertar frequente durante o sono. Está apresentando dificuldade de concentração, e sua sonolência está afetando relações pessoais e profissionais. Realizando sua anamnese abrangente de sono e exame físico, você determina que ela apresenta risco de AOS. Qual dos seguintes achados de exame físico é mais sugestivo de AOS?
   A. Escore de Mallampati de 2.
   B. Obesidade.
   C. *Acantose nigricans*.
   D. Edema periférico 2+ com cacifo.
   E. Pressão arterial elevada.

57.2 Você decide realizar um PSG noturno para confirmar o diagnóstico da paciente na Questão 57.1. O estudo é convertido em um estudo *split-night* porque se verificou um IAH acima de 40 nas primeiras 2 horas. Qual é o diagnóstico?
   A. Apneia obstrutiva do sono leve.
   B. Apneia obstrutiva do sono moderada.
   C. Apneia obstrutiva do sono grave.
   D. Apneia obstrutiva do sono posicional.
   E. Apneia central.

57.3 Qual é o próximo passo no manejo da paciente na Questão 57.2?
   A. Polissonografia noturna assistida no laboratório para titulação da PAP.
   B. Tratamento com PAP.
   C. Encaminhamento cirúrgico.
   D. Provas de função pulmonar.
   E. Avaliação dentária para dispositivo oral.

57.4 Um homem de 54 anos vem à sua clínica para acompanhamento de AOS. Faz uso de PAP com máscara nasal há três anos, desde que foi diagnosticado. Comprou recentemente uma máquina de CPAP, mas diz que não pode usá-la devido ao desconforto. Você verifica a máquina, e todas as peças estão em boas condições. Qual é o melhor próximo passo?
   A. Diminuir a pressão.
   B. Encaminhar para cirurgia.
   C. Encaminhar para um dispositivo oral.
   D. Mudar a máscara.
   E. Acrescentar umidificação aquecida.

RESPOSTAS

57.1 **B**. Obesidade é o achado de exame físico mais sugestivo da presença de AOS. Pessoas obesas são consideradas de alto risco para AOS. Um escore de Mallampati de 3 ou mais sugere um risco aumentado de AOS. *Acantose nigricans* é sugestiva de resistência à insulina. O edema periférico tem amplo diagnóstico diferencial, merecendo maior avaliação. Aumento da pressão arterial, em contraste com hipertensão resistente, não é um fator de risco para AOS.

57.2 **C.** Esta paciente tem AOS grave, com base em um índice de distúrbios respiratórios (IDR) acima de 30 por hora.

57.3 **B.** Pressão positiva nas vias aéreas é o tratamento de escolha para AOS e, como essa paciente tinha um IAH acima de 40 em 2 horas de estudo, esse foi convertido em um estudo *split-night*, com aplicação e titulação de PAP na mesma noite. Cirurgia e dispositivos orais são opções alternativas de tratamento, mas para essa paciente o tratamento inicial deve ser PAP. Provas de função pulmonar não estão indicadas.

57.4 **E.** A umidificação aquecida está indicada para melhorar o conforto do paciente ao usar a PAP. Se o paciente continuar desconfortável apesar desse acréscimo, outras medidas podem ser tomadas, como experimentar um tipo diferente de máscara (p. ex., almofadas nasais), ou alívio da pressão. Se todas as modificações e intervenções para o conforto do paciente fracassarem, então um tratamento alternativo pode ser necessário.

DICAS CLÍNICAS

▶ AOS é uma doença crônica tratável que, se não tratada, está associada a um maior risco de vários distúrbios cardiovasculares.
▶ Deve-se considerar um diagnóstico de AOS em indivíduos com patologias clínicas de alto risco, ou características na história ou exame físico que possam sugerir a presença dessa doença.
▶ A polissonografia é necessária para confirmar o diagnóstico e determinar a gravidade da AOS, o que ajudará a orientar o tratamento.

REFERÊNCIAS

Castriotta R. Best Practices in OSA a webcast part of AAFP Live! Series. Available at: http://www.aafp.org. Accessed November 21, 2010.

Chokroverty S. Sleep disorders. In: Federman DD, Nabel EG, eds. *ACP Medicine.* Hamilton, PA: Decker Publishing Inc; 2010. Available at: http://online.statref.com/document.aspx?fxid=48&docid=1982. Accessed November 17, 2010.

Douglas NJ. Sleep apnea. In: Fauci AS, Longo DL, Kasper DL, et al, eds. *Harrison's Principles of Internal Medicine.* 17th ed. New York, NY: McGraw-Hill; 2008. Available at: http://online.statref.com/document.aspx?fxid=55&docid=2326. Accessed November 17, 2010.

Eckert DJ, Malhotra A. Pathophysiology of adult obstructive sleep apnea. *Proc Am Thorac Soc.* 2008; 5(2):144-153. Available at: http://www.ncbi.nlm.nih.gov/pmc/articles/PMC2628457/. Accessed November 21, 2010.

Epstein L J, Kristo D, Strollo PJ, et al. Clinical guideline for evaluation, management and long-term care of obstructive sleep apnea in adults. *J Clin Sleep Med.* 2009;5(3):263-276. Available at: http://www.ncbi.nlm.nih.gov/pmc/articles/PMC2699173/. Accessed November 17, 2010.

Tamisier D, Weiss JW. Cardiovascular effects of obstructive sleep apnea. In: Basow DS, ed. *UpToDate.* Waltham, MA: UpToDate; 2010. Available at: http://www.uptodate.com. Accessed December 14, 2010.

CASO 58

Uma nova paciente, de 62 anos, ascendência asiática, chega com queixas de dor torácica direita súbita e dificuldade em respirar profundamente, depois de ter tropeçado e caído contra uma grade ao caminhar para casa com seu marido no dia anterior. Afirma que não tem preocupações médicas e hospitalizações significativas e que não toma nenhuma medicação ou suplemento. Seus pais morreram "de velhice" há 10 anos, e seus irmãos e filhos têm boa saúde. Não bebe nem fuma, tem intolerância à lactose e faz exercícios ocasionalmente, caminhando. Tem se sentido bem, e sua revisão de sistemas é normal. Ao exame, seu índice de massa corporal (IMC) é de 19 kg/m², pressão arterial de 120/75 mmHg, pulso de 72 bpm e frequência respiratória de 18 mpm. O exame geral, de pescoço, coração, extremidades e abdome é normal. O exame do tórax revela murmúrio vesicular normal, mas limitação da inalação secundária à dor. Existe uma sensibilidade pontual significativa e um pequeno hematoma no ponto em que se machucou. A oximetria de pulso é de 97%. O eletrocardiograma (ECG) é normal. O raio X de tórax e costelas mostra uma fratura não deslocada no nono arco costal direito, no local da lesão.

▸ Que outros diagnósticos devem ser considerados?
▸ Qual é a causa subjacente mais provável?
▸ Quais seriam seus próximos passos?

RESPOSTAS PARA O CASO 58:
Osteoporose

Resumo: Uma mulher de 62 anos chega com uma fratura de costela após um trauma de velocidade relativamente baixa. Seu IMC está na faixa normal baixa, e ela tem origem asiática. Não apresenta sinais de comprometimento cardiopulmonar e, fora a dor, parece clinicamente estável.

- **Diagnósticos adicionais que devem ser considerados**: Qualquer uma das várias causas de fraturas patológicas.
- **Causa subjacente mais provável**: Osteoporose.
- **Próximos passos**: Espirometria de incentivo, manejo da dor e avaliação para fraturas patológicas, que inclui osteoporose primária e causas secundárias, como doenças sistêmicas crônicas, distúrbios endócrinos, distúrbios metabólicos, neoplasias, medicações e causas nutricionais.

ANÁLISE

Objetivos

1. Familiarizar-se com os fatores de riscos e causas secundárias de osteoporose.
2. Compreender as indicações e recomendações do rastreamento de osteoporose em mulheres e em homens.
3. Descrever uma avaliação racional de osteoporose.
4. Listar as opções não farmacológicas e farmacológicas para a prevenção e manejo da osteoporose.

Considerações

Essa paciente de 62 anos chega com uma fratura de costela por um impacto de baixa força. Sua idade, origem étnica, peso e dieta colocam-na em risco de desenvolver osteoporose. Depois da prevenção de complicações e tratamento da dor secundária à fratura de costela, a avaliação e o manejo das diversas causas de osteoporose reduziriam significativamente o risco dessa paciente para outras fraturas e para a incapacidade a elas associada.

A avaliação dessa paciente deve incluir densitometria óssea. Considerações de exames laboratoriais para afastar causas secundárias de osteoporose incluem mais frequentemente fosfatase alcalina, cálcio e 25-hidroxivitamina D. Se existissem outros sintomas clínicos ou achados de exame, deveriam considerar-se outras provas de função tireoidiana, hepática e renal, a fim de afastar hipertireoidismo, hepatopatia crônica e insuficiência renal, respectivamente. Deve-se considerar um hemograma completo caso se pense em neoplasia da medula óssea ou síndromes de má absorção.

ABORDAGEM À
Osteoporose

DEFINIÇÕES

OSTEOPOROSE: Baixa massa e deterioração estrutural óssea que leva a um risco aumentado de fraturas. A Organização Mundial da Saúde (OMS) define osteoporose como uma densidade mineral óssea (DMO) do quadril ou espinal de 2,5 desvios-padrão ou mais abaixo do escore T (média) do adulto "jovem normal". O *escore Z* é a DMO comparada à de um indivíduo saudável médio do mesmo gênero e idade. Um escore Z de −2,0 ou menos pode ser usado com sinais clínicos em mulheres pré--menopausa e homens abaixo dos 50 anos.

OSTEOPENIA: A OMS define osteopenia como uma densidade mineral espinal ou do quadril (escore T) de 1,0 a 2,5 desvios-padrão abaixo da média para o adulto "jovem normal".

OSTEOMALÁCIA: Um defeito na mineralização óssea que pode levar à osteoporose, geralmente devido a deficiências ou a distúrbios de vitamina D ou cálcio.

ABORDAGEM CLÍNICA

Prevenção

A National Osteoporosis Foundation (NOF) recomenda que todos os homens e mulheres de 50 anos ou mais sejam aconselhados sobre o risco de fraturas por osteoporose, sejam examinados para possíveis causas secundárias de osteoporose, tenham uma ingestão diária adequada de cálcio (1.200 mg) e vitamina D (800 a 1.000 UI), e façam exercícios regulares com sustentação de peso. Deixar de fumar e reduzir a ingestão de álcool pode reduzir ainda mais os riscos. Outras opções farmacológicas para tratamentos preventivos, aprovadas pela FDA, incluem terapia hormonal, bloqueadores seletivos de receptores de estrogênio e bifosfonados. Devido aos custos e feitos colaterais, essas medicações frequentemente estão reservadas a indivíduos com riscos mais altos ou com evidências de redução da densidade óssea à densitometria óssea.

Rastreamento

Estima-se que existam 10 milhões de pessoas com osteoporose nos EUA (8 milhões de mulheres e 2 milhões de homens) e 34 milhões com osteopenia.

Existem múltiplas recomendações de grupos e organizações médicas da América do Norte e Europa. A United States Preventive Services Task Force (USPSTF) recomendou em 2011 que todas as mulheres de 65 anos ou mais e aquelas com menos de 65 anos com fatores de risco iguais ou maiores que o risco de uma mulher branca saudável de 65 anos façam o rastreamento de osteoporose. Esse risco de 10 anos é 9,3%, com base na ferramenta de cálculo FRAX da OMS (http://www.shef.

ac.uk/FRAX/). A USPSTF afirma que não há evidências suficientes para recomendar o rastreamento em homens. A NOF recomenda que todos os homens com 70 anos e mais e os homens entre 50 e 69 anos com fatores de risco façam um exame de rastreamento. A avaliação preferida é a densitometria óssea do quadril e da coluna lombar. A densitometria quantitativa por ultrassonografia e a densitometria óssea periférica podem prever o risco, mas não têm um grau de correlação suficiente para serem usados para diagnóstico.

Diagnóstico

A osteoporose pode ser diagnosticada radiográfica ou clinicamente. Um escore T de −2,5 ou mais do quadril, do colo femoral e da coluna lombar à densitometria óssea central é o exame radiográfico diagnóstico padrão. O uso da densitometria quantitativa por TC está limitado pelo custo e exposição à radiação. O diagnóstico clínico de osteoporose pode se apresentar com fraturas de baixo impacto (uma queda de uma altura menor que a estatura) ou por fraturas espontâneas devidas à fragilidade óssea.

Avaliando causas secundárias de osteoporose

Em mulheres pós-menopausa, presume-se que causas secundárias de osteoporose sejam incomuns e, na ausência de outros sintomas, exames adicionais podem não estar indicados. Entretanto, aproximadamente 50% das mulheres pré e pós-menopausa e dos homens de qualquer idade com osteoporose podem ter uma causa secundária. Causas secundárias comuns incluem hipertireoidismo, hiperparatireoidismo primário, deficiência de vitamina D, quadros amenorreicos (p. ex., tríade da mulher atleta, anorexia) e uso de corticosteroides. Tabagismo e uso de álcool acima de duas doses por dia também constituem riscos. Os exames laboratoriais a serem considerados incluem hemograma completo, provas da função renal e hepática, calcemia, TSH e vitamina D. Quando apropriado, pode-se fazer o rastreamento de hipogonadismo, por meio de níveis de estradiol em mulheres e de testosterona em homens.

Tratamento

As recomendações de tratamento variam segundo a organização. A NOF recomenda tratamento para mulheres pós-menopausa e homens de 50 anos ou mais com:

- Fratura vertebral ou de quadril;
- Escore T ≤ −2,5 no colo femoral ou coluna vertebral, após avaliação apropriada, a fim de excluir causas secundárias;
- Escore T de DMO −1,0 a −2,5 no colo femoral ou coluna vertebral e de 3% ou mais de risco de fratura de quadril em 10 anos e de 20% ou mais de risco de fratura osteoporótica maior em 10 anos, com base no algoritmo FRAX da OMS.

Com base em preferências do paciente, considerar tratamento com os riscos ou DMO acima e abaixo dessas recomendações.

Os tratamentos não farmacológicos incluem a prevenção de quedas, juntamente com tratamentos para mitigar riscos secundários a problemas de visão, equilíbrio, marcha, comprometimento cognitivo e tontura. Deve-se estimular a cessação do tabagismo e evitar o consumo excessivo de álcool. Devem-se fazer avaliações de segurança doméstica referentes a riscos e necessidade de equipamento médico durável (barras de apoio, andadores, etc.). Protetores de quadril não são efetivos.

Uma recomendação universal em mulheres pós-menopausa e naquelas com diagnóstico de osteoporose é a suplementação da ingestão de cálcio e de vitamina D. Recomenda-se que pacientes com osteoporose consumam no mínimo 1.200 mg de cálcio por dia em doses divididas (não mais de 500 mg por dose). Em conjunto com o cálcio, deve-se usar uma dose de no mínimo 800 a 1.000 UI de vitamina D. Na deficiência comprovada de vitamina D, recomendam-se doses de ataque de ergocalciferol (vitamina D_2) 50.000 UI/semana por 1 a 2 meses, seguidas por doses de manutenção de 50.000 UI/mês, ou colecalciferol (vitamina D_3) 1.000 UI/dia. A meta do tratamento é um nível sérico de 25-hidroxivitamina D superior a 30 ng/mL.

Tratamento farmacológico aprovado pela FDA

Bifosfonados

Os bifosfonados orais são os agentes de escolha para osteoporose. Alendronato, risedronato e ibandronato inibem a atividade osteoclástica e, portanto, têm atividades antirreabsortivas. As medicações nessa classe apresentam evidências de redução de fraturas de quadril e coluna vertebral. Dependendo do agente, as doses podem ser diárias, semanais e mensais. Pode-se administrar bifosfonados IV uma (ácido zoledrônico) ou quatro vezes por ano (ibandronato). Os agentes orais devem ser ingeridos de estômago vazio com um copo cheio d'água e numa posição ereta ou sentada por pelo menos 30 minutos, devido ao risco de esofagite. Atualmente, debate-se qual a duração ótima de tratamento. Existem preocupações sobre fraturas ósseas atípicas em pacientes que usam essas medicações por cinco anos ou mais. Também existem raros relatos de casos de osteonecrose da mandíbula (principalmente com bifosfonados IV em pacientes com câncer) após procedimentos dentários.

Terapia de reposição hormonal e MSREs

A reposição hormonal é aprovada pela FDA para a prevenção, em mulheres com sintomas vasomotores menopáusicos significativos, devido aos maiores riscos de trombose e câncer de mama. Deve ser usada na menor dose efetiva e pelo menor tempo necessário. Mulheres sem histerectomia também devem tomar progesterona, a fim de limitar o risco de câncer endometrial. O raloxifeno, um modulador seletivo do receptor de estrogênio (MSRE), é aprovado pela FDA para a prevenção e tratamento da osteoporose, especialmente da coluna vertebral. Outros agentes MSRE estão disponíveis em outros países. O raloxifeno também reduz o risco de câncer de mama. Aumenta os sintomas vasomotores e o risco de trombose. Essa medicação pode ser melhor reservada para mulheres pós-menopausa que não toleram bifosfonados, não apresentam sintomas vasomotores e têm alto risco de câncer de mama.

Calcitonina

A calcitonina é uma medicação antirreabsortiva usada como *spray* nasal. Possui evidências em relação à redução de fraturas de compressão vertebral e demonstrou-se que apresenta um modesto efeito analgésico. É considerada um agente de segunda linha, pois existem medicações mais efetivas.

Teriparatida

A teriparatida é um hormônio paratireóideo humano recombinante que causa crescimento da densidade óssea, por meio de seu efeito sobre osteoblastos. É administrada como injeção subcutânea diária por até dois anos. Devido à atividade osteoblástica, está contraindicada em pacientes em risco de osteossarcoma, como aqueles com doença de Paget, história de radiação óssea ou níveis elevados de fosfatase alcalina inexplicados. É aprovado para pessoas com osteoporose grave e naquelas que não se beneficiam ou não toleram bifosfonados.

Denosumabe

O denosumabe foi aprovado pela FDA em junho de 2010 para mulheres com risco grave de fratura osteoporótica e intolerância aos bifosfonados. É um anticorpo monoclonal que impede a diferenciação de osteoclastos e limita o *turnover* ósseo. Parece prevenir todas as formas de fraturas osteoporóticas e ter eficácia similar à dos bifosfonados. O denosumabe é administrado como injeção subcutânea semestral. Possui um alerta de aumento de risco de infecção grave.

Terapia combinada

A combinação de bifosfonados com outros agentes não foi bem estudada, e o custo pode ser proibitivo.

Monitorando o sucesso do tratamento

Há poucas evidências disponíveis para indicar com que frequência e com que tipo de exames de acompanhamento deve-se monitorar a efetividade do tratamento. A NOF recomenda repetir exames de DMO a cada dois anos. Marcadores bioquímicos de *turnover* ósseo podem ser usados precocemente para avaliar a efetividade do tratamento, mas sua utilidade é limitada devido à variabilidade biológica e laboratorial. Uma diminuição da DMO após o tratamento geralmente indica problemas de adesão do paciente ao tratamento, mas poderia indicar ingestão inadequada de cálcio e vitamina D, causas secundárias de osteoporose não diagnosticadas ou fracasso do tratamento.

QUESTÕES DE COMPREENSÃO

58.1 De acordo com as diretrizes da USPSTF, qual dos seguintes pacientes deve fazer rastreamento de osteoporose de rotina com densitometria óssea?

A. Afro-americano de 65 anos que usa hidroclorotiazida para hipertensão.
B. Mulher branca pós-menopausa de 53 anos que faz terapia de reposição hormonal devido a fogachos.
C. Mulher branca de 67 anos que toma 1.500 mg de cálcio e 800 UI de vitamina D por dia.
D. Mulher asiática de 45 anos que fraturou o quadril caindo de uma escada enquanto limpava a calha.
E. Afro-americana de 55 anos que usou esteroides inalatórios por 10 anos para o manejo de asma, mas que nunca tomou esteroides inalatórios.

58.2 Uma mulher de 60 anos vem à reconsulta de acompanhamento de uma fratura de pulso sofrida quando tropeçou ao levar o cachorro para caminhar. A densitometria óssea de acompanhamento revelou um escore T de −2,9. Sua menopausa foi há 10 anos e nunca teve uma histerectomia. Qual das seguintes intervenções é mais apropriada para reduzir seu risco de fraturas subsequentes relacionadas à osteoporose?

A. Hidroginástica aeróbica quatro vezes por semana.
B. Iniciar terapia estrogênica diária.
C. Suplementação de vitamina D e cálcio, com densitometria óssea de acompanhamento em dois anos.
D. Alendronato diariamente.
E. *Spray* nasal de calcitonina diariamente.

58.3 Uma mulher de 50 anos, 1,63 m e 55 kg, que recém passou pela menopausa, fisicamente ativa, de ascendência mista asiática e europeia, com uma história de intolerância à lactose e uso de esteroides inalatórios em baixas doses por 10 anos para asma relacionada à alergia, está em seu consultório perguntando sobre exames de densidade mineral óssea. Não tem história de fratura, uso de esteroides orais, uso pesado de álcool ou tabagismo. Não apresenta nenhuma outra história médica significativa e nenhuma outra queixa. Com base nas recomendações USPSTF e NOF e no cálculo FRAX (http://www.shef.ac.uk/FRAX/), qual dessas afirmações seria verdadeira para essa paciente?

A. Seu risco como asiática é maior que seu risco como europeia.
B. Recomenda-se o exame de densitometria óssea.
C. Esteroides inalatórios aumentam significativamente seu risco de osteoporose.
D. Recomenda-se suplementação de cálcio e de vitamina D.
E. Recomenda-se terapia com bifosfonados em baixas doses.

RESPOSTAS

58.1 **C.** A USPSTF recomenda rastreamento de rotina para osteoporose em mulheres de 65 anos ou mais sem fraturas anteriores ou causas secundárias de osteoporose conhecidas. Também recomenda rastreamento de rotina para mulheres com menos de 65 anos cujo risco de fraturas em 10 anos é maior ou igual ao de uma mulher branca de 65 anos sem fatores de risco adicionais. Uma fratura de quadril que ocorreu com uma lesão traumática significativa não seria uma indicação para rastreamento de densidade óssea, ao contrário de uma fratura de quadril associada a uma lesão menor, como cair da posição ereta. Esteroides inalatórios não são considerados um fator de risco para osteoporose.

58.2 **D.** Essa paciente satisfaz os critérios para o diagnóstico de osteoporose. A suplementação com cálcio e vitamina D, juntamente com exercícios com peso, são apropriados, mas por si só apresentam pouca probabilidade de aumentar sua densidade óssea suficientemente para reduzir seu risco de fratura. Bifosfonados, como alendronato, são o tratamento de primeira linha nessa situação, com base em sua efetividade em reduzir o risco de fraturas. A terapia estrogênica isolada não é recomendada em mulheres com o útero intacto, pois há maior risco de câncer de endométrio. A calcitonina estaria reservada para consideração em uma paciente que não tolera ou tem contraindicações ao uso de bifosfonados.

58.3 **D.** A ingestão de cálcio, pelo menos 1.200 mg por dia, e vitamina D, pelo menos 800 UI por dia, é uma recomendação universal para mulheres na menopausa. O calculador FRAX mostra que o risco de mulheres brancas e asiáticas nos EUA em 10 anos é de 4,5 e 3,3%, respectivamente. A USPSTF recomenda rastreamento por densitometria óssea quando mulheres entre 50 e 64 anos têm um risco em 10 anos de 9,7% ou mais. Esteroides inalatórios em baixas doses não estão associados a um risco significativamente aumentado de osteoporose.

DICAS CLÍNICAS

▶ Vitamina D e cálcio são considerados recomendações universais para a prevenção e o tratamento em mulheres pós-menopausa.
▶ Densitometria óssea é considerado o exame diagnóstico de escolha tanto para rastreamento quanto para diagnóstico de osteoporose e osteopenia.
▶ Não existe acordo universal sobre o rastreamento de osteoporose em homens, mas se um paciente tiver fatores de risco significativos, é razoável realizá-lo.
▶ A deficiência de vitamina D e o consumo excessivo de álcool são causas secundárias comuns de redução da DMO e da osteoporose.

REFERÊNCIAS

Cooper C, Melton LJ. Epidemiology of osteoporosis. *Trends Endocrinol Metab*. 1992;3(6):224-229.

Lindsay R, Cosman F. In: Fauci AS, Braunwald E, et al, eds. *Harrison's Textbook of Medicine*. 17th ed. New York, NY: McGraw-Hill; 2008. Available at: www.accessmedicine.com. Accessed March 20, 2011.

National Osteoporosis Foundation. *Clinician's Guide to Prevention and Treatment of Osteoporosis*. Washington, DC: National Osteoporosis Foundation; 2010.

Sweet M, Sweet J, Jeremiah M, Galazka S. Diagnosis and treatment of osteoporosis. *Am Fam Physician*. 2009;79(3):193.

CASO 59

Uma mulher de 58 anos com câncer de mama metastático vem para uma consulta de acompanhamento. Foi diagnosticada com câncer de mama há dois anos, quando passou por uma lumpectomia e radioterapia local na mama. Subsequentemente, foram encontradas metástases ósseas, e iniciou quimioterapia administrada por um oncologista. Você está tentando fazer o manejo da dor com hidrocodona/paracetamol, o que ajuda temporariamente, mas a dor volta após algumas horas. Propositalmente, a paciente vem tomando uma dose menor que a recomendada, a fim de evitar adicção, e espera até que a dor seja grave antes de tomar o remédio. Em média, usa 6 a 8 comprimidos de hidrocodona/paracetamol por dia. A paciente também se queixa de constipação. Seu apetite já está reduzido pela quimioterapia, e a distensão abdominal e a constipação associada fazem com que não tenha nenhuma vontade de comer. Sua última evacuação foi há quatro dias, e só evacua se usar enemas. Ao exame, não parece caquética. Usa um lenço que cobre seu cabelo. Seu abdome apresenta sons intestinais hipoativos, e está levemente distendido e sensível à palpação firme.

▶ Qual é a causa provável de sua constipação?
▶ O que você pode fazer para melhorar o controle de sua dor?
▶ Como você aborda as preocupações da paciente sobre adicção a narcóticos?

RESPOSTAS PARA O CASO 59:
Manejo da dor crônica

Resumo: Uma mulher de 58 anos com dor por metástases ósseas de câncer de mama vem para o acompanhamento do manejo da dor. Está usando uma combinação de narcótico de ação curta/paracetamol que alivia a dor quando usado, mas limita esse uso devido à preocupação com adicção. Também desenvolveu um grau significativo de constipação.

- **Causa mais provável da sua constipação:** Efeito colateral do uso de narcóticos.
- **Passos para melhorar o controle da dor:** Iniciar uma preparação de narcótico de liberação prolongada, como adesivos de morfina ou fentanil de liberação prolongada, com a disponibilidade de um analgésico de ação imediata para dor incidental.
- **Passos para abordar suas preocupações sobre adicção:** Explique-lhe que raramente ocorre adicção quando os analgésicos são usados para o manejo de dor crônica de acordo com a prescrição.

ANÁLISE
Objetivos

1. Ser capaz de descrever uma avaliação apropriada de uma paciente que apresenta dor crônica.
2. Ser capaz de listar modalidades de tratamento para síndromes dolorosas crônicas malignas e não malignas.
3. Conhecer efeitos colaterais comuns dos agentes farmacológicos usados para tratar dor crônica e listar métodos para superá-los.

Considerações

Este caso representa um cenário, comum em atenção primária, de manejo de uma paciente com dor crônica maligna. À medida que as modalidades de tratamento de câncer melhoram, muitas pessoas estão vivendo por mais tempo com tumores que teriam sido fatais em um passado não muito distante. Cânceres podem causar dor por invasão direta ou inflamação no local do tumor primário ou das metástases, e a dor óssea secundária à doença metastática é uma complicação comum e especialmente dolorosa. Alguns tratamentos de câncer, como cirurgia ou radiação, também podem ser dolorosos. Há pouca discussão ou controvérsia envolvida no uso de analgésicos narcóticos nessa situação.

O manejo de síndromes de dor crônica não maligna pode ser mais difícil e controverso. Tanto médicos quanto pacientes podem ter preocupações sobre o uso de terapia narcótica nessas situações. O tratamento da dor crônica não maligna deve ser multidisciplinar e utilizar o modelo biopsicossocial de cuidados. O uso de analgésicos é uma opção; outras possibilidades são exercício, reabilitação física, aconselhamento, medicações não narcóticas e terapias complementares/alternativas. Os objetivos gerais devem ser maximizar a função do paciente e, ao mesmo tempo, minimizar a dor e os efeitos colaterais do tratamento.

ABORDAGEM AO Manejo da dor crônica

DEFINIÇÕES

DOR NEUROPÁTICA: Dor causada por lesão ou disfunção de um nervo ou do sistema nervoso.

DOR MUSCULAR: Dor local ou regional envolvendo tecidos moles do sistema musculoesquelético.

DOR INFLAMATÓRIA: Dor devida à liberação de agentes inflamatórios, como prostaglandinas, em resposta à doença, lesão ou patologia causando inflamação (p. ex., artrite reumatoide).

DOR MECÂNICA/COMPRESSIVA: Mais comumente dor musculoesquelética agravada por atividade e melhorada pelo repouso.

ABORDAGEM CLÍNICA

Avaliação

Dor aguda é a dor associada a uma doença ou lesão que possui um curso e progressão geralmente aceitos – a dor começa com o início da doença/lesão, pode ser constante ou intermitente, e melhora à medida que a doença/lesão melhora. Em contraste, **dor crônica é a dor persistente e que afeta a qualidade de vida ou funcionamento da pessoa.** A dor pode ser constante, intermitente ou recorrente. Pode estar associada a uma doença ou lesão, mas dura mais do que seria esperado com a melhora do quadro.

Lidar com a dor crônica pode ser frustrante, tanto para o paciente quanto para o médico. Pacientes com dor crônica podem ter dificuldades com relações pessoais e profissionais devido à sua dor, podem não ser capazes de desempenhar funções exigidas ou desejadas e frequentemente não obtêm alívio analgésico adequado. Podem ser acusados de fingimento, hipocondrias e/ou adicção a drogas. Os médicos podem ficar frustrados pela incapacidade em diagnosticar a causa da dor e podem solicitar numerosos e repetidos exames ou procedimentos caros, devido à preocupação com o paciente ou ao medo de processos por má prática. Os médicos também podem ter grandes preocupações referentes à necessidade de prescrever narcóticos e às ramificações legais da prescrição inapropriada.

Existem numerosas diretrizes e recomendações para o manejo da dor crônica não maligna. Em geral, existem recomendações comuns a todas elas. O objetivo geral é criar um plano abrangente de manejo, utilizando o modelo biopsicossocial, com ênfase específica no manejo da dor e na melhora da função e, ao mesmo tempo, limitar a incapacidade e os efeitos colaterais.

Inicialmente, deve-se fazer uma avaliação para identificar o tipo e a causa da dor, por meio da anamnese e do exame físico. A anamnese deve enfocar a localização, duração, intensidade e tipo de dor (i.e., neuropática, muscular, etc.). Deve-se dedicar tempo para coletar histórias psicológicas e sociais, a fim de avaliar uma depressão comórbida, outras condições psiquiátricas ou evidências de abuso de substâncias. É importante compreender como o quadro de dor crônica interferiu na vida pessoal, relações, ocupação e outras funções do paciente. Um exame físico apropriado deve ser realizado e documentado. Deve-se realizar uma avaliação funcional, usando um instrumento padronizado. Isso permite estabelecer uma linha basal e avaliar objetivamente a melhora ou a deterioração ao longo do tempo. Quando disponíveis, devem-se obter e revisar prontuários antigos, para evitar duplicação de exames. Se a história e o exame sugerem a presença de uma patologia tratável, e se o exame ainda não foi realizado, devem-se obter exames diagnósticos focalizados. O prontuário deve ser ampla e cuidadosamente documentado.

Manejo e tratamento não farmacológico

O manejo abrangente da dor crônica envolverá tratamentos tanto farmacológicos quanto não farmacológicos. O paciente, a família e o médico devem começar estabelecendo metas realistas e atingíveis. O manejo inicial deve incluir terapias não farmacológicas. As opções incluem terapias de exercício, como fisioterapia ou programas de reabilitação específicos por ocupação; intervenções psicológicas, como aconselhamento ou terapia comportamental cognitiva; e modalidades complementares ou alternativas, como manipulações, acupuntura e meditação. A aceitação, "compra" e participação do paciente são essenciais para o sucesso. Infelizmente, planos de saúde podem não cobrir algumas dessas opções, e a impossibilidade de pagá-las pode limitar seu acesso.

Manejo e tratamento farmacológico

As opções iniciais de tratamento farmacológico devem basear-se no tipo e na gravidade da dor, presença de comorbidades e necessidade de minimizar interações com outras medicações necessárias para o paciente. Analgésicos não narcóticos, como paracetamol ou AINEs são frequentemente utilizados em primeiro lugar, mas podem não ser opções na presença de patologias significativas hepáticas (paracetamol) ou renais (AINEs). A dor neuropática pode ser aliviada ou reduzida pelo uso de medicações anticonvulsivantes, e dores musculares podem beneficiar-se do uso judicioso de relaxantes musculares. Com frequência, a terapia antidepressiva é um adjuvante benéfico a outras terapias, para ajudar a melhorar o sono, o humor e a função.

Narcóticos opioides podem ser usados para dor crônica não maligna, quando necessário, em pacientes cuja dor não pode ser controlada, apesar do uso razoável de outras modalidades. Em geral, preferem-se opioides de ação prolongada, pois fornecem maior duração de controle da dor e reduzem o "efeito" associado a narcóticos, que pode permitir uma melhor função do paciente e menos risco de abuso ou adicção. O uso de medicamentos de curta duração, narcóticos ou não narcóticos, pode ser necessário para a dor incidental. Os efeitos colaterais de narcóticos incluem sedação e constipação, um ponto que incomoda particularmente muitos pacientes. O acompanhamento de pessoas em terapia crônica com narcóticos deve incluir perguntas específicas sobre constipação. Quando necessário, deve-se fornecer agentes como emolientes fecais ou laxantes estimulantes.

Muitos médicos e pacientes estabelecerão "contratos" para o uso crônico de narcóticos. O contrato oferece diretrizes para as duas partes sobre políticas para o uso, consultas de acompanhamento e fornecimento de receitas. Esses contratos podem especificar, por exemplo, o número de comprimidos a ser indicado, a frequência de novas receitas e o acordo em só obter medicações de um prescritor e usar apenas uma farmácia. Frequentemente, os contratos incluem o consentimento para testes de drogas na urina, como um mecanismo para avaliar a possibilidade de desvio de drogas (i.e., o exame não mostra a presença do narcótico na urina) ou uso de outras drogas (i.e., o teste acusa a presença de uma droga não prescrita). Acordos desse tipo, juntamente com documentação completa e cuidadosa no prontuário, podem reduzir as preocupações do médico sobre questões legais referentes à prescrição de narcóticos.

QUESTÕES DE COMPREENSÃO

59.1 Um paciente de 45 anos com diabetes vem para consulta de acompanhamento. Seu diabetes tem estado fora de controle, embora faça bons esforços para seguir seus esquemas de dieta, exercício e medicação. Apresenta uma longa história de dor em queimação nos pés, que não é controlada por medicações de venda livre e que está piorando. O exame dos pés revela ausência de úlceras cutâneas, bons pulsos, mas redução da sensibilidade ao teste de monofilamento. Juntamente com o manejo do diabetes, qual das seguintes intervenções seria mais apropriada nesse momento?

A. Acrescentar uma receita de um AINE.
B. Prescrever um narcótico de ação prolongada, como um adesivo transdérmico de fentanil.
C. Encaminhar o paciente à fisioterapia.
D. Prescrever um anticonvulsivante, como gabapentina.
E. Não é necessário nenhum tratamento separado para a dor; a melhora do controle diabético aliviará o problema.

59.2 Um paciente regular da sua clínica, com 25 anos, chega para uma consulta urgente. Está recebendo analgésicos narcóticos de sua clínica há vários meses para dor nas costas não controlada, apesar de tratamentos multidisciplinares, incluindo fisioterapia, avaliação quiroprática e medicações não narcóticas. Ele concordou com um contrato de narcóticos que inclui a especificação do número de comprimidos receitados, frequência das receitas e teste de drogas. Sua última prescrição foi feita por seu sócio na semana passada.

Ele diz que a receita foi roubada de seu carro esta manhã e está muito preocupado com a volta da dor se não obtiver uma nova receita imediatamente. Quando você lhe pede que forneça uma amostra de urina para um teste de drogas, diz que acabou de ir ao banheiro e que não pode esperar no consultório até que tenha vontade de urinar de novo, pois precisa ir a outro lugar. A revisão de seu prontuário mostra que recentemente ele obteve uma receita antes do combinado, porque acidentalmente deixou cair os comprimidos na privada. Qual dos seguintes é seu melhor curso de ação nesse momento?

A. Fornecer uma receita de analgésicos, alertando-o para ser mais cuidadoso.
B. Recusar-se a fornecer uma receita de analgésico agora, mas dizer-lhe que receberá uma receita na data acordada na última consulta.
C. Fornecer uma receita de analgésicos e encaminhá-lo a um ortopedista especializado em coluna para cuidados continuados.
D. Recusar-se a fornecer uma receita e fornecer-lhe o telefone dos Narcóticos Anônimos para ajudá-lo a lidar com sua adicção a drogas.
E. Recusar-se a fornecer a receita, devido ao não cumprimento de seu contrato de narcóticos.

59.3 Um homem de 68 anos com câncer de próstata e metástases ósseas vai começar a receber morfina de ação prolongada para a dor. Qual das seguintes terapias adjuntas deve ser considerada, juntamente com a medicação analgésica?

A. Um emoliente fecal.
B. Um sedativo para dormir.
C. Um estimulante do apetite.
D. Um diurético.
E. Um suplemento de hormônio tireoidiano, como levotiroxina, para superar a fadiga induzida pelo narcótico.

RESPOSTAS

59.1 **D.** A neuropatia periférica diabética é um tipo comum de dor neuropática. Em alguns pacientes, pode ser extremamente dolorosa e incapacitante. Controlar o diabetes do paciente é extremamente importante, mas a melhora nos sintomas neuropáticos secundária ao controle do diabetes pode levar meses e, em alguns pacientes, a neuropatia não melhora, apesar de um controle ideal do diabetes. Um anticonvulsivante, como gabapentina, com frequência é efetivo no alívio da dor neuropática. Antidepressivos, especialmente tricíclicos, também podem ser efetivos.

59.2 **E.** Este paciente exibe vários "sinais de alerta vermelho" quanto ao mau uso de medicamentos narcóticos. Está pedindo receitas mais frequentemente que o acordado e recusando-se a fornecer urina para testagem de drogas. Devido a essas preocupações, continuar a prescrever narcóticos ao paciente, mesmo esperando até a data acordada, seria impróprio. Embora possa se beneficiar de aconselhamento sobre adicção, ele pode não estar usando a medicação, e sim dando-a ou vendendo-a a terceiros. A resposta mais apropriada entre as opções seria recusar essa receita ou qualquer receita posterior.

59.3 **A.** Constipação é um efeito colateral comum do uso de medicamentos narcóticos. Estabelecer um regime intestinal para um paciente que será inscrito em um programa crônico de narcóticos é um importante tratamento adjuvante. Todas as outras opções listadas não são terapias adjuvantes padrão.

> **DICAS CLÍNICAS**
>
> ▶ O manejo da dor crônica é mais bem realizado usando uma abordagem multidisciplinar que utiliza o modelo biopsicossocial de cuidados. Os medicamentos são apenas um aspecto desse modelo.
> ▶ Antecipe efeitos colaterais comuns de seus tratamentos, como constipação associada aos narcóticos, e forneça ao seu paciente, profilaticamente, os instrumentos necessários para abordar o problema.

REFERÊNCIAS

Institute for Clinical Systems Improvement. *Health Care Guideline: Assessment and Management of Chronic Pain.* 4th ed. Bloomington, MN: ICSI; 2009. Available online at: www.icsi.org. Accessed November 5, 2011.

Jackman RP, Purvis JM, Mallett BS. Chronic nonmalignant pain in primary care. *Am Fam Physician.* 2008;78(10):1155-1162.

Federation of State Medical Boards of the United States, Inc. Model Policy for the Use of Controlled Substances for the Treatment of Pain. May 2004. Available at: www.fsmb.org/pdf/2004_grpol_controlled_substances.pdf. Accessed November 5, 2011.

CASO 60

Um homem saudável de 52 anos chega ao seu consultório queixando-se de uma história de dois anos de peso intermitente nas pernas e edema nas duas pernas, que se tornou mais incômodo nos últimos três meses. Trabalha como carteiro e declara que esse peso está comprometendo de forma crescente sua capacidade de entregar as correspondências. Diz "o inchaço nas minhas pernas frequentemente é pior à noite, especialmente quando eu faço meu percurso a pé". Ele diz que, ao fim do dia, o edema chega à metade da panturrilha e o alto das meias deixa uma marca profunda na pele. Queixa-se de manchas castanhas, secura e prurido nos pés e tornozelos. Nega falta de ar, fadiga ou distúrbio de sono fora do comum, mas diz que está tomando ibuprofeno sem receita médica há vários meses, devido à dor no joelho. Ao exame, seu índice de massa corporal (IMC) é de 23 kg/m^2, pressão arterial de 130/85 mmHg, pulso de 72 bpm e frequência respiratória de 16 mpm. O exame cardíaco, pulmonar e abdominal é normal. Suas pernas mostram edema bilateral até o meio das panturrilhas, simétrico, com cacifo, veias salientes e varicosas nas panturrilhas, máculas castanhas de um milímetro nos pés e nos tornozelos. Os pulsos tibial posterior e dorsal do pé são fortes e regulares.

▶ Qual é o diagnóstico mais provável?
▶ Que outras avaliações devem ser consideradas?
▶ Qual é o próximo passo na terapia?

RESPOSTAS PARA O CASO 60:
Edema de membros inferiores

Resumo: Um homem de 52 anos chega com os sinais e sintomas clássicos de insuficiência venosa. O edema é bilateral, crônico e de declive, sem sintomas constitucionais, cardíacos ou pulmonares significativos. Os achados físicos mostram varizes e dermatite de estase. O edema frequentemente interfere e é agravado por seu trabalho, e possivelmente tenha piorado com o uso recente de ibuprofeno.

- **Diagnóstico mais provável:** Insuficiência venosa agravada pelo uso de AINEs.
- **Outras avaliações necessárias:** Assegurar-se que não há outras condições presentes: estudos de sono e ecocardiografia em caso de suspeita de apneia do sono e hipertensão pulmonar; ecocardiograma, raio X de tórax (RXT), eletrocardiograma (ECG), peptídeo natriurético cerebral (BNP), em caso de suspeita de insuficiência cardíaca congestiva (ICC) ou outra causa cardíaca; eletrólitos, creatinina sérica e exame de urina, em caso de suspeita de causas renais; e albumina, caso se considerem quadros de hipoproteinemia. Deve-se considerar o teste do índice tornozelo-braquial (ITB), se possíveis tratamentos puderem agravar uma arteriopatia periférica.
- **Tratamento benéfico:** Elevação da perna, meias de suporte adequadas, dieta hipossódica e evitar medicamentos agravantes. Considerar o extrato da semente de castanhas portuguesas VO para o edema. Devem-se considerar opções cirúrgicas se houver arteriopatia periférica concomitante ou úlceras por estase venosa.

ANÁLISE
Objetivos

1. Familiarizar-se com os sinais e sintomas de apresentação de causas comuns de edema de membros inferiores.
2. Compreender a avaliação clínica usada para diagnosticar e identificar o edema de membros inferiores de baixo risco e o edema indicativo de comorbidades graves ou aquelas causas associadas a risco significativo.
3. Familiarizar-se com o manejo de causas comuns de edema de membros inferiores.
4. Definir diferentes tipos de edema de membros inferiores e níveis de edema de membros inferiores.

Considerações

Em pessoas mais velhas, a insuficiência venosa crônica é a causa mais comum de edema bilateral de membros inferiores, que afeta até 2% da população em geral, com aumento da prevalência com a idade. Embora a insuficiência venosa com frequência possa ser diagnosticada clinicamente sem exames extensivos, no caso de pessoas acima de 45 anos, há uma possibilidade maior de **hipertensão pulmonar** (mais comumente secundária à apneia obstrutiva do sono) e **insuficiência cardíaca**

congestiva como etiologia do edema de membros inferiores. Muitas **medicações** também estão associadas à retenção hídrica e devem ser sempre consideradas no diagnóstico diferencial como causa potencial ou fator contribuinte do edema de membros inferiores.

ABORDAGEM AO Edema de membros inferiores

DEFINIÇÕES

EDEMA VENOSO: Excesso de líquido intersticial de baixa viscosidade e pobre em proteínas, resultando em cacifo na área corporal afetada.

LINFEDEMA: Excesso de líquido intersticial rico em proteínas na pele e tecido subcutâneo. Formas primárias são raras e frequentemente relacionadas a questões genéticas. O linfedema secundário é mais comum e frequentemente relacionado a neoplasias, cirurgias, radiação e infecções prévias.

LIPIDEMA: Uma forma de má distribuição de gordura que pode parecer edema da perna, poupando o pé. Não é uma forma verdadeira de edema.

MIXEDEMA: Um edema dérmico secundário ao depósito aumentado de componentes de tecido conectivo (mucopolissacarídeos) vista em diversas formas de doenças da tireoide.

ABORDAGEM CLÍNICA

Define-se edema como um aumento de volume palpável. A causa mais comum de edema de membros inferiores em pacientes norte-americanos acima de 50 anos é a insuficiência venosa, que afeta até 30% da população. A insuficiência cardíaca congestiva (ICC) afeta cerca de 1%. A causa mais provável de edema de membros inferiores em mulheres abaixo dos 50 anos é o edema idiopático. Deve-se pressupor que a maioria dos pacientes tenha uma dessas causas, a não ser que a anamnese e o exame físico possam indicar uma causa secundária. As duas exceções à regra são hipertensão pulmonar e ICC inicial, que podem se apresentar como edema de membros inferiores antes que se tornem clinicamente óbvias de outras formas.

DIAGNÓSTICO

Anamnese

Os elementos-chave da anamnese incluem duração do edema (agudo [≤ 72 horas] ou crônico), presença de dor, medicações atuais, melhora durante a noite, sinais/sintomas de apneia do sono (ronco, adormecer facilmente durante o dia) e história de condições clínicas crônicas, incluindo cardíacas, hepáticas ou renais, ou história prévia de neoplasia ou radioterapia pélvica/abdominal. Também é importante documentar a história familiar de coagulopatias, varizes e linfedema.

Exame físico

Os elementos-chave do exame físico incluem sinais de apneia do sono, como IMC superior a 30 kg/m² e circunferência de pescoço maior que 42 cm. O edema unilateral de um membro é comumente encontrado na insuficiência venosa, linfedema e trombose venosa profunda (TVP). O edema bilateral de membros é comumente visto no edema idiopático, relacionado a fármacos, ou com doenças sistêmicas. O edema generalizado é encontrado em doenças sistêmicas avançadas, como ICC, insuficiência renal e insuficiência hepática. Pode-se ver sensibilidade no edema da TVP e no lipidema. O cacifo é encontrado com edema venoso, TVP, ICC e linfedema inicial. Mixedema e linfedema crônico não fazem cacifo. Varizes são vistas na insuficiência venosa. No linfedema, encontra-se o *sinal de Kaposi-Stemmer* (incapacidade de pinçar a pele do dorso do pé na base do segundo artelho). Alterações cutâneas que podem ser vistas incluem manchas castanhas de hemossiderina, dermatite seca e ulceração de pele (insuficiência venosa), pele quente, úmida e sensível (síndrome dolorosa complexa regional/distrofia simpática reflexa), induração sem cacifo escura e textura verrucosa com papilomatose (linfedema). Os sinais de doença sistêmica incluem icterícia, ascite e hemangioma tipo aranha vascular (hepatopatia, cirrose), turgência da veia jugular e crepitações pulmonares (ICC).

Estudos diagnósticos

A maioria dos pacientes acima dos 50 anos que chega com edema de membros inferiores tem insuficiência venosa. Sempre considere hipertensão pulmonar (por apneia do sono ou outras causas) em seu diagnóstico diferencial de provável insuficiência venosa. Se a etiologia não estiver clara, um hemograma completo, perfil metabólico básico, exame de urina, hormônio estimulante da tireoide e albumina podem afastar doenças sistêmicas comuns associadas a edema dos membros inferiores. Proteinúria e albumina inferior a 2 g/dL podem ser encontradas na síndrome nefrótica. Se verificarmos que o paciente tem síndrome nefrótica, é preciso obter também um perfil lipídico.

Se a história clínica e o exame indicarem uma etiologia cardíaca, é apropriado obter um eletrocardiograma, ecocardiograma, peptídeo natriurético cerebral (BNP) e radiografia de tórax. Um BNP normal pode afastar ICC com uma sensibilidade de 90%.

Em mulheres jovens com edema idiopático que desejam exames de confirmação, ou se a etiologia for obscura, um ganho de peso superior a 0,7 kg entre a manhã e a noite é consistente com esse diagnóstico. Faz-se um teste de carga hídrica: beber 20 mL/kg (máx. 1.500 mL) pela manhã e coletar toda a urina entre 1 hora antes do consumo até 4 horas, repetindo essa sequência. Na primeira vez, a paciente fica ereta durante o período de 4 horas; na segunda, permanece deitada. No edema idiopático inferior a 55% da água consumida é urinada na posição ereta e superior a 65% na posição deitada. O edema idiopático está frequentemente associado à obesidade e à depressão. Pacientes podem se queixar de edema da mão e face, além dos membros inferiores. Na anamnese, vê-se que muitas usam diuréticos como autotratamento.

Em caso de suspeita de TVP (edema agudo), deve-se solicitar um nível de dímeros-D. Devido à sua alta sensibilidade e baixa especificidade, um nível normal de dímeros-D essencialmente afasta uma TVP, mas um dímero-D positivo não é diagnóstico de TVP. Se o exame de dímeros-D for positivo, deve-se solicitar um Doppler venoso dos membros inferiores.

Deve-se considerar um ecocardiograma em pacientes com mais de 45 anos, a fim de afastar hipertensão pulmonar, ou em qualquer paciente com suspeita de apneia do sono. Se esse diagnóstico for considerado, um estudo de sono será útil.

Em caso de suspeita de hepatopatia, devem-se avaliar provas de função hepática, albumina e estudos de coagulação. Em caso de suspeita de neoplasia, deve-se considerar um exame abdominal e pélvico e uma TC. Tumores comumente associados a edema incluem câncer de próstata, câncer de ovário e linfoma.

TRATAMENTO

Edema idiopático

Modificações de estilo de vida necessárias para o manejo do edema idiopático incluem deitar-se intermitentemente, evitar calor, dieta hipossódica, diminuir a ingestão de líquidos e a perda de peso. Pacientes com esse distúrbio frequentemente apresentam hiperaldosteronismo secundário devido a essa condição. Portanto, se necessário, a medicação de escolha é espironolactona no início da noite. Se não houver sucesso, pode-se acrescentar um diurético tiazídico. Evite diuréticos de alça, devido ao maior risco de efeitos colaterais eletrolíticos e renais. Meias de compressão têm menos resultado nesse quadro. O abuso de diuréticos é comum nessa condição e pode levar a uma leve hipovolemia, que pode estimular a secreção de renina-angiotensina-aldosterona, o que pode causar um edema de rebote com a suspensão do diurético. O edema de rebote induzido por diuréticos pode ser minimizado diminuindo-se a dose ao longo de 3 a 4 semanas. Os pacientes precisam ser tranquilizados com a informação que a piora inicial do edema é comum com a suspensão.

Insuficiência venosa

Em caso de insuficiência venosa, os esteios não farmacológicos são meias de compressão e elevação da perna. Com frequência, o controle do edema exige compressões acima de 30 a 40 mmHg no tornozelo. Se a insuficiência arterial for uma consideração, deve-se fazer um estudo de Doppler venoso e arterial antes da aplicação das meias. Meias de compressão mais altas podem ser difíceis de colocar em alguns pacientes, de modo que esse deve ser instruído a colocá-las pela manhã, antes que o edema avance. Também é útil aconselhar o paciente a enrolar as meias para baixo à noite, de modo que possam ser desenroladas pela manhã. Também é possível receitar aplicadores de meias.

O extrato de semente da castanha portuguesa pode inibir a elastina e a hialuronidase; demonstrou-se que, em uma dose de 300 mg duas vezes ao dia, diminui modestamente os sintomas associados à insuficiência venosa. Diuréticos de alça em baixas doses podem ser usados em curto prazo em pacientes gravemente afetados. Existem intervenções cirúrgicas para pacientes com doença grave que não respondem a medidas menos invasivas.

Linfedema

Os pacientes com linfedema devem ser educados sobre a natureza crônica de seu quadro. Devem-se estabelecer e compreender expectativas razoáveis de tratamento, pois o manejo do quadro pode ser difícil. Os tratamentos incluem exercício, elevação, dispositivos de compressão pneumática intermitente, massagem de drenagem linfática manual e procedimentos cirúrgicos. Diuréticos não são úteis. Os pacientes frequentemente têm tínea (*tinea pedis*) e devem ser tratados agressivamente a fim de prevenir celulite. Em pacientes com celulite recorrente, podem-se considerar antibióticos profiláticos.

Trombose venosa profunda

A TVP é tratada com heparina de baixo peso molecular (HBPM). A terapia com varfarina pode ser iniciada simultaneamente, tendo como meta uma relação normalizada internacional (INR) de 2,0 a 3,0. A heparina deve ser continuada por pelo menos cinco dias, podendo ser suspensa quando a INR for terapêutica. A duração da terapia com varfarina varia com base na causa e na taxa de recorrência da TVP. Se houver contraindicação à terapia de anticoagulação, então um filtro de veia cava inferior pode estar indicado, a fim de prevenir um embolismo pulmonar potencialmente fatal.

QUESTÕES DE COMPREENSÃO

60.1 Uma mulher de 60 anos chega para acompanhamento de linfedema que se desenvolveu após uma mastectomia com dissecção de linfonodos. Ela considera o edema bastante desconfortável, e ele limita o uso de seu braço. Qual das seguintes opções de tratamento você recomendaria?
  A. Compressão pneumática intermitente.
  B. Varfarina oral.
  C. Furosemida oral.
  D. Hidroclorotiazida oral.
  E. Extrato da semente da castanha portuguesa.

60.2 Qual paciente seria mais beneficiado por avaliação com exames diagnósticos ou laboratoriais para doença sistêmica como causa de edema de membros inferiores?
  A. Mulher de 35 anos com edema bilateral cíclico de tornozelo sem dor significativa. Está tomando ibuprofeno de venda livre para cólicas menstruais. Ao exame, apresenta edema +1 com cacifo nos tornozelos.

B. Homem de 44 anos com história de edema moderado nas panturrilhas, indolor, maior à esquerda que à direita, há três anos. IMC normal, sem sonolência diurna e sem sintomas constitucionais. Não toma nenhum medicamento, com ou sem receita. Ao exame, apresenta varizes leves e depósitos cutâneos de hemossiderina nas duas pernas, com edema +1 com cacifo indolor. As circunferências de panturrilha são 17 cm à esquerda e 15,5 cm à direita.
C. Homem de 50 anos com edema bilateral leve +2 de membros inferiores que vem piorando lentamente durante o último ano. Tem uma história de hipertensão e toma hidroclorotiazida, benazepril e anlodipino. Na revisão de sintomas, queixa-se de fadiga diária e de algum grau de constipação crescente.
D. Uma mulher de 25 anos tomando anticoncepcionais orais com edema bilateral +1 com cacifo dos membros inferiores ao longo de um período de dois anos. Ao exame, tem um índice de massa corporal de 26 kg/m², ausência de varizes, nenhuma alteração cutânea e revisão negativa dos sintomas. Além disso, admite usar regularmente produtos de venda livre para auxiliar a perder peso.

60.3 Um homem de 65 anos com história de câncer de próstata e radioterapia há três anos chega com edema bilateral crônico das pernas. Nega dispneia, dor torácica, ortopneia, sibilância. Nega sonolência diurna ou roncos. Ao exame, há edema sem cacifo subindo até a panturrilha com uma aparência "quadrada" do pé. Você não consegue pinçar a pele do dorso do pé na altura do segundo dedo. Qual é o diagnóstico mais provável?
   A. Trombose venosa profunda
   B. Linfedema secundário
   C. Mixedema
   D. Estase venosa
   E. Hipoalbuminemia secundária a câncer de próstata

RESPOSTAS

60.1 **A.** No linfedema, infelizmente os diuréticos têm pouco impacto. Opções de manejo incluem apoio, compressão pneumática, drenagem linfática manual e cirurgia. Na insuficiência venosa, pode-se usar o extrato da semente de castanha portuguesa para diminuir sinais e sintomas. Diuréticos de alça podem ser usados em curto prazo para diminuir a carga do edema.

60.2 **C.** Pacientes acima de 45 anos com edema de extremidades inferiores e sinais sistêmicos, como fadiga, sonolência e constipação, poderiam beneficiar-se de uma avaliação para doenças sistêmicas como causa do edema de membros inferiores. HC, BMP, exame simples de urina, TSH e albumina seriam razoáveis nesse paciente. Estudos de sono e um ecocardiograma também seriam úteis, devido ao risco aumentado de hipertensão pulmonar como causa de edema em pacientes acima de 45 anos. Provas de função hepática seriam úteis em pacientes com ascites. AINEs (5% de edema), bloqueadores do canal de cálcio

(50% edema) e anticoncepcionais orais são medicações associadas ao edema. A causa mais comum de edema unilateral indolor com início superior a 72 horas é insuficiência venosa. Pacientes que cruzam a perna predominantemente de um lado têm maior disparidade de edema e varizes de pernas.

60.3 **B.** A causa mais comum de linfedema é secundária a neoplasia (próstata, ovário, linfoma), cirurgia e radioterapia. No linfedema, encontra-se um sinal de Kaposi-Stemmer positivo. É pouco provável que o edema bilateral crônico dos membros inferiores represente uma TVP. O mixedema está associado a distúrbios de tireoide. A hipoalbuminemia é encontrada em neoplasias avançadas, síndrome nefrótica, enteropatias perdedoras de proteínas e hepatopatias.

> **DICAS CLÍNICAS**
>
> ▶ Edema idiopático e insuficiência venosa são as causas mais comuns de edema de extremidades inferiores em pacientes sem doença sistêmica e frequentemente podem ser diagnosticados somente pela anamnese.
> ▶ Deve-se considerar hipertensão pulmonar secundária à apneia do sono em pacientes com mais de 45 anos que apresentam edema das pernas, uma circunferência de pescoço superior a 42 cm, sonolência diurna e história de ronco.
> ▶ Se a etiologia do edema de extremidades inferiores não estiver clara, afaste lipidema e linfedema.
> ▶ É razoável afastar a maioria das causas sistêmicas em pacientes acima dos 45 anos com alguns exames laboratoriais simples.

REFERÊNCIAS

Braunwald E, Loscalzo J. Edema. In: Fauci AS, Brauwald E, Kasper DL, et al, eds. *Harrison's Principles of Internal Medicine*. 17th ed. New York, NY: McGraw-Hill; 2008:231-235.

Ely J, Osheroff J, Chambliss M, Ebell M. Approach to leg edema of unclear etiology. *J Am Board Fam Med*. 2006;19(2):148-160.

O'Brien JG, Chennubhotla SA, Chennubhotla RV. Treatment of edema. *Am Fam Physician*. 2005;71(11):2111-2117.

Rose B. Pathophysiology and etiology of edema in adults. UpToDate version 19.2. Available at: http://www.uptodate.com/contents/pathophysiology-and-etiology-of-edema-in-adults. Accessed November 6, 2011.

SEÇÃO III

Lista de casos

Lista por número do caso
Lista por tópico (em ordem alfabética)

LISTA POR NÚMERO DO CASO

CASO Nº	TÓPICO	PÁGINA
1	Manutenção da saúde no homem adulto	16
2	Dispneia (Doença pulmonar obstrutiva crônica)	24
3	Dor articular	32
4	Cuidados pré-natais	40
5	Cuidados de puericultura (Criança sadia)	52
6	Distúrbios alérgicos	64
7	Tabagismo	74
8	Ética médica	82
9	Anemia no idoso	90
10	Diarreia aguda	98
11	Manutenção da saúde na mulher adulta	106
12	Lesões musculoesqueléticas	116
13	Lesões cutâneas	124
14	Hematúria	134
15	Distúrbios da tireoide	142
16	Trabalho de parto	153
17	Distúrbios do cálcio	162
18	Manutenção da saúde no idoso	170
19	Bronquite aguda	180
20	Dor torácica	188
21	Nefropatia crônica	200
22	Vaginite	208
23	Sangramento intestinal inferior	216
24	Pneumonia	224
25	Transtorno depressivo maior	232
26	Cuidados pós-parto	242
27	Insuficiência cardíaca congestiva	252
28	Planejamento familiar – contracepção	264
29	Manutenção da saúde no adolescente	278
30	Hipertensão	288
31	Dor abdominal e vômitos na criança	296
32	Demência	304
33	Obesidade	314
34	Enxaqueca	324
35	Hiperlipidemia	332
36	Violência familiar	342
37	Claudicação na criança	352
38	Febre pós-operatória	362
39	Causas agudas de sibilância na criança, além da asma	374

40	Síndrome do intestino irritável	386
41	Abuso de substâncias	394
42	Palpitações	410
43	Lesões por picadas e mordeduras	420
44	Acidente vascular encefálico/acidente isquêmico transitório	428
45	HIV e Aids	440
46	Icterícia	450
47	Dispepsia e doença ulcerosa péptica	462
48	Febre e erupção cutânea	472
49	Mastopatias	482
50	Irregularidades do ciclo menstrual	492
51	Diabetes melito	500
52	Reações adversas e interações medicamentosas	512
53	Dor lombar aguda	520
54	Transtornos do desenvolvimento	528
55	Distúrbios do movimento	536
56	Sibilância e asma	544
57	Apneia obstrutiva do sono	556
58	Osteoporose	564
59	Manejo da dor crônica	572
60	Edema de membros inferiores	580

LISTAGEM POR TÓPICO (EM ORDEM ALFABÉTICA)

Nº CASO	TÓPICO	PÁGINA DO CASO
41	Abuso de substâncias	394
44	Acidente vascular encefálico/Acidente isquêmico transitório	428
9	Anemia no idoso	90
57	Apneia obstrutiva do sono	556
19	Bronquite aguda	180
39	Causas agudas de sibilância na criança, além da asma	374
37	Claudicação na criança	352
5	Cuidados de puericultura (Criança sadia)	52
26	Cuidados pós-parto	242
4	Cuidados pré-natais	40
32	Demência	304
51	Diabetes melito	500
10	Diarreia aguda	98
47	Dispepsia e doença ulcerosa péptica	462
2	Dispneia (Doença pulmonar obstrutiva crônica)	24
6	Distúrbios alérgicos	64
15	Distúrbios da tireoide	142

55	Distúrbios do movimento	536
17	Distúrbios do cálcio	162
31	Dor abdominal e vômitos na criança	296
3	Dor articular	32
53	Dor lombar aguda	520
20	Dor torácica	188
60	Edema de membros inferiores	580
34	Enxaqueca	324
8	Ética médica	82
48	Febre e erupção cutânea	472
38	Febre pós-operatória	362
14	Hematúria	134
35	Hiperlipidemia	332
30	Hipertensão	288
45	HIV e Aids	440
46	Icterícia	450
27	Insuficiência cardíaca congestiva	252
50	Irregularidades do ciclo menstrual	492
13	Lesões cutâneas	124
12	Lesões musculoesqueléticas	116
43	Lesões por picadas e mordeduras	420
59	Manejo da dor crônica	572
11	Manutenção da saúde na mulher adulta	106
29	Manutenção da saúde no adolescente	278
1	Manutenção da saúde no homem adulto	16
18	Manutenção da saúde no idoso	170
49	Mastopatias	482
21	Nefropatia crônica	200
33	Obesidade	314
58	Osteoporose	564
42	Palpitações	410
28	Planejamento familiar – contracepção	264
24	Pneumonia	224
52	Reações adversas e interações medicamentosas	512
23	Sangramento intestinal inferior	216
56	Sibilância e asma	544
40	Síndrome do intestino irritável	386
7	Tabagismo	74
16	Trabalho de parto	153
25	Transtorno depressivo maior	232
54	Transtornos do desenvolvimento	528
22	Vaginite	208
36	Violência familiar	342

ÍNDICE

Números de página seguidos de *f* ou *q* indicam figuras ou quadros, respectivamente.

A

À prova de crianças, 59
AAFP. *Ver* American Academy of Family Physicians
AAP (American Academy of Pediatrics), 377
AASM (American Academy of Sleep Medicine), 559
Abscessos, 380
    abordagem clínica, 375-380
    aguda, 375
    apresentação clínica, 373-374
    bronquiolite, 376-377
    crupe, 378-379
    definição, 375
    diagnóstico diferencial, 546*q*
    dicas clínicas, 382
    e asma, 543-554
    epiglotite, 379-380
    febre, 368
    sibilos e, 380
Abscessos peritonsilares, 380, 382
Abscessos profundos, pescoço, 380
Abscessos retrofaríngeos, 380
Abstinência periódica, 273
Abuso
    álcool, 94, 95, 309, 457
    da criança, 87-88, 344-346, 346*q*
    do idoso, 346
    físico, 343
Abuso da criança
    lesões sugestivas de, 346*q*
    responsabilidade do médico, 87-88
    visão geral, 344-346
Abuso de álcool
    deficiência de folato, 94, 95
    demência, 309
    hepatite, 457
Abuso de substâncias
    abordagem clínica, 395
    avaliação, 395-401
        epidemiologia, 396
        etiologia e fatores de risco, 396
        exame físico, 401
        exame laboratorial, 401
        expectativas, 395-396
        história, 396, 401
        via recompensa-reforço, 396
    apresentação clínica, 393-395
    definição, 395
    dicas clínicas, 407
    intervenção, 401-402
        abordagem de tratamento, 401-402
        farmacoterapia, 402
        terapias comportamentais, 402
        sintomas de abstinência, 404*q*-405*q*
Abuso do idoso, 346
Abuso físico, 343
Acantose nigricans, 316
Ácaros da poeira doméstica, 67
Acelerações, frequência cardíaca fetal, 156
Acidente isquêmico transitório (AIT), 429, 436
Acidente vascular encefálico /acidente isquêmico transitório
    abordagem clínica, 429-430
    apresentação clínica, 427-429
    diagnóstico e avaliação, 429, 431-433
    dicas clínicas, 437
    prevenção de AVE em pacientes com acidente isquêmico ou AIT prévio, 434
    tratamento, 429, 433-434, 436
Ácido acetilsalicílico, 188
Ácido zoledrônico, 112*q*
Acidose metabólica, 203
ACOG. *Ver* American College of Obstetricians and Gynecologists
Aconselhamento genético, 41, 50

ACOs (anticoncepcionais orais), 246-247, 266, 269
ACR (American College of Rheumatology), 35-36
Acromegalia, 483
Adesivo de nicotina, 78
ADM (amplitude de movimento), 34, 118
Adolescente, manutenção da saúde do
  abordagem clínica, 279-281
  apresentação clínica, 277-279
  claudicação, 357
  dicas clínicas, 284
  ética médica, 81-88
  exame pré-participação em esportes, 281-282
Adrenalina racêmica nebulizada, 379
ADTs (antidepressivos tricíclicos), 236-237, 389
Adulta, manutenção de saúde da mulher,
  abordagem clínica, 107-114
  apresentação clínica, 105-106
  dicas clínicas, 114
  doenças cardiovasculares, 107-108
  rastreamento de câncer cervical, 108-109
  rastreamento de câncer de mama, 108
  rastreamento de osteoporose, 109-111
  rastreamento de violência doméstica, 110-111, 113-114
Adulto, manutenção de saúde do homem,
  abordagem clínica, 17-18
  apresentação clínica, 15-16
  dicas clínicas, 22
  estilo de vida saudável, 20-21
  imunizações, 16, 20
  testes de rastreamento, 18-19
Advisory Committee on Immunization Practices, 20
Afasia, 306q
Agency for Healthcare Research and Quality (AHRQ), 377
Agentes atípicos, 237
Agentes betabloqueadores, 196
Agentes hiperglicêmicos orais, 506q
Agnosia, 306q
Agonistas da dopamina
  doença de Parkinson, 538
  mastopatia, 487

Agonistas β_2-adrenérgicos de curta duração, 549
Agonistas β_2-adrenérgicos de longa duração, 551
AHA (American Heart Association), 257q
AHRQ (Agency for Healthcare Research and Quality), 377
Aids (síndrome de imunodeficiência adquirida), 441. Ver também HIV/Aids
AINEs. Ver Anti-inflamatórios não esteroides
AIT (acidente isquêmico transitório), 429, 436
AIVD (atividades instrumentais de vida diária), 171f, 172q, 306
Ajuda mnemônica CAGE, 95
Ajuda mnemônica MORPHINE-ABC, 406
Alendronato, 112q
Alergia a baratas, 68
Alosetrona, 389
Alterações periódicas da frequência cardíaca fetal, 156-157
Alucinógenos, 399q-400q
Amamentação materna
  benefícios maternos, 242
  cuidados pós-parto, 246
Ambliopia, 53
Amenorreia, 493
Amenorreia induzida pela lactação, 247
American Academy of Family Physicians (AAFP)
  bronquiolite por VSR, 377
  rastreamento de violência familiar, 343
American Academy of Pediatrics (AAP), 377
American Academy of Sleep Medicine (AASM), 559
American College of Obstetricians and Gynecologists (ACOG)
American College of Rheumatology (ACR), 35-36
American Diabetes Association, 47
American Heart Association (AHA), 257q
American Medical Association
  rastreamento de violência familiar, 343
  recomendações GAPS, 280
American Urological Association (AUA), 137-138

Amniocentese, 47
Amostra de jato médio da urina, 139
Amoxicilina, 182, 184-185
Amoxicilina-ácido clavulânico, 422, 425
Ampicilina, 102
Amplitude ativa de movimento, 118
Amplitude de movimentos (ADM), 34, 118
Amplitude passiva de movimentos, 118
Anafilaxia
    definição, 65
    distúrbios alérgicos, 69
    picadas de insetos, 421-422
Analgesia, 35-36
Anamnese
    abuso de substâncias, 396, 401
    distúrbios alérgicos, 66
    entorses e esforços repetidos, 117
    HMF, 125
    paciente, 2-4
    pediátrica, 53
    social
        definida, 3
        gestação, 43
        icterícia, 451-452
Anel intravaginal contraceptivo, 270
Anemia
    definição, 91
    diretrizes KDOQI, 203
    na criança, 54-57
    no idoso, 89-96
Anemia da inflamação crônica, 93q
Anemia ferropriva *versus* anemia da inflamação crônica, 93q
    em pediatria, 54, 57
Anemia macrocítica, 94
Anemia perniciosa, 94
Anemia por deficiência de vitamina B_{12}, 91-92
Anestésicos dissociativos, 398q-399q
Aneuploidia, risco, 47
Aneurisma da aorta abdominal, 18-19, 22
Angina, 195q
Angina instável, 190
Angina pectoris, 190, 197
Angioedema, 69
Angiografia, 192
Animal
    alergias, 68

    mordeduras, 422
Anovulação, 493
Ansiedade, 195q
Antagonista do NMDA
    (N-metil-D-aspartato), 308q
Antagonistas do receptor de leucotrienos
    (ARL), 551
Antagonistas β-adrenérgicos, 188
Antibióticos
    diarreia e, 101
    quinolônico, 101-102
    segunda linha, 182
Antibióticos de segunda linha, 182
Anticolinérgicos (ipratrópio), 27
Anticoncepcionais orais (ACOs), 246-247, 266, 269
Antidepressivos, tarja preta de cautela, 235
Antidepressivos tricíclicos (ADTs), 236-237, 389
Antígeno de superfície da hepatite B, 45q
Antígeno prostático específico (PSA), 176, 177
Anti-histamínicos, 68
    de primeira geração, 68
    de segunda geração, 68, 71
Anti-inflamatórios não esteroides (AINEs)
    dor crônica, 574
    lesões musculoesqueléticas, 120
    lesões por picadas e mordeduras, 420
    sangramento gastrintestinal inferior, 216
    sinusite aguda, 182
Antipsicóticos, 308
Antitussígenos, 182
AOS. *Ver* Apneia obstrutiva do sono
Aparelho urinário superior, 135, 137
Aparência de "face esbofeteada", 474
Apneia, 556
Apneia obstrutiva do sono (AOS)
    abordagem clínica, 557-559
    apresentação clínica, 555-556
    condições associadas, 557q
    diagnóstico diferencial, 558q
    dicas clínicas, 562
    fatores fisiopatológicos associados, 558q
    tratamento, 559-560
Apraxia, 306q
Apresentação fetal, 154
AR (artrite reumatoide), 34-37

Aranhas vasculares, 451
ARL (antagonistas do receptor de leucotrienos), 551
Arritmias ventriculares, 415
Arteriopatia periférica, 19
Arteriopatia periférica assintomática, 338
Articulações sépticas, 33, 36, 354, 359
Artite poliarticular, aguda, 34
Artrite
    gotosa, 33, 37
    induzida por cristais, 33
    infecciosa, 37
    monoarticular aguda, 34
    monoarticular crônica, 34
    OA, 34, 37
    poliarticular aguda, 34
    séptica, 355
Artrite gotosa
    apresentação inicial, 37
    definição, 33
Artrite induzida por cristais, 33
Artrite infecciosa, 37
Artrite monoarticular, aguda, 34
Artrite monoarticular crônica, 34
Artrite reumatoide (AR), 34-37
Artrite séptica, 355
Asma
    abordagem clínica, 545
    apresentação clínica, 543-544
    classificação da gravidade, 547q, 548q
    definição, 544
    diagnóstico, 545-549
    dicas clínicas, 554
    e sibilância, 543-554
    tratamento, 549-552
Asma intermitente, 544-545
Asma persistente, 545
Atelectasia, 366-376
Atenção conjunta, 529
Ativador de plasminogênio tecidual recombinante (RTPA), 433
Atividades da vida diária (AVD), 171f, 172q
Atividades instrumentais da vida diária (AIVD), 171f, 172q, 306
Atonia uterina, 244
AUA (American Urological Association), 137-138

Aumento da absorção de cálcio, 164q
Aumento da reabsorção óssea, 164q
Aumento de volume. *Ver* Dor articular
Autismo (TA: transtorno autista), 529
Autoexame das mamas, 108, 482
Autonomia, 83
Auxiliares diagnósticos, 6
Avaliação da carga sobre o cuidador, 306
Avaliação de quedas, 173
Avaliação de vias aéreas, respiração, circulação (ABCs), 24, 30, 217, 220, 429, 475
Avaliação dos ABCs (vias aéreas, respiração, circulação), 24, 30, 217, 220, 429, 475
Avaliação funcional, 170, 171-172
Avaliações laboratoriais, 5-6
AVD (atividades da vida diária), 171f, 172q
AVE
    fatores de risco, 431
    prevenção, 175
AVE embólico, 430
AVE isquêmico, 429
AVE trombótico, 430
AVE/AIT. *Ver* Acidente vascular endefálico / acidente isquêmico transitório
Azitromicina, 101, 103, 210

B

Baby blues, 245
Bacteremia
    febre pós-operatória, 366
    pneumonia, 227
Bacteriúria assintomática (BAS), 41
Bandagem gástrica ajustável por via laparoscópica, 319
Bandagem laparoscópica, 319
BAS (bacteriúria assintomática), 41
Beneficência, 84
β-bloqueadores
    doença de Graves, 145
    ICC, 253, 258, 260
β-lactâmicos, 227
Bifosfonados, 112q, 567, 570
Biguanidas, 506, 510
Bilirrubina, 450
    conjugada, 450, 452
    não conjugada, 450, 452, 458

Biópsia de vilosidade coriônica (BVC), 47
Biópsia endometrial, 495
Biópsia por agulha grossa, 484
Biópsia por mamótomo, 484
Biópsias excisionais, 130
BiPAP (pressão positiva de dois níveis nas vias aéreas), 257
Bloqueador de canal de cálcio di-hidropiridínico anlodipino, 258
Bloqueador H_2, 463
Bloqueadores do canal de cálcio, 258
Bloqueadores do canal de cálcio não di-hidropiridínicos, 258
Bloqueadores dos receptores da angiotensina (BRAs), 201, 203, 258
Bloqueio de ramo esquerdo (BRE), 190, 196
BNP (peptídeo natriurético cerebral), 256
Bolhas, 125
Bordetella pertussis, 182
Borrelia burgdorferi, 476
Bradicardia fetal, 156
BRAs (bloqueadores do receptor da angiotensina), 201, 203, 258
BRCA, 107
BRE (bloqueio de ramo esquerdo), 190, 196
Bromocriptina, 487
Broncodiladores de longa duração, 27, 30
Broncodilatadores, 27, 30
Broncodilatadores de curta duração, 27, 30
Bronquiolite, 376-377, 382
Bronquite
  aguda, 180
  características, 180
    abordagem clínica, 181-182
    apresentação clínica, 179-180
    definição, 181
    dicas clínicas, 186
  crônica, 25
Bupropiona, 76, 79
Butirofenonas, 541
BVC (biópsia de vilosidade coriônica), 47

C

Cabeça de medusa, 451
Cálcio ionizado, 163
Cálcio sérico, 163
Calcitonina, 112*q*, 567
Campanha *Back to sleep*, 58, 62
Canabinoides, 398*q*-399*q*
Câncer cervical
  fatores para suspender o rastreamento, 106
  rastreamento, 108-109
  recomendações de rastreamento da ACOG, 280
Câncer colorretal, 19
Câncer de próstata, 19
Câncer do endométrio, 494, 496
Câncer pulmonar, 19
Câncer. *Ver também* Lesões de pele
  carcinoma basocelular, 128, 130
  carcinoma epidermoide, 128
  colorretal, 19
  de pulmão, 19
  rastreamento do câncer cervical, 108-109
  rastreamento do câncer de colo, 22
  rastreamento do câncer de mama, 108
  rastreamento do câncer de próstata, 176
  testes de rastreamento no idoso, 175
  testes de rastreamento para homens adultos, 16, 19
Cânceres de pele não melanoma, 128
Candidíase vulvovaginal, 209
Capacidade total de fixação do ferro (TIBC), 92
Capacidade vital forçada (CVF), 26
Capuz cervical, 272
Características de alarme, SII, 388*q*-389*q*
Carbimazol, 144
Carcinomas basocelulares, 128, 130
Carcinomas epidermoides, 128
Cardioversor-desfibrilador, 415
Cartão Jaeger, 172
Cataratas, 172, 177, 178
Categoria B na gestação, 75
Categoria C na gestação, 75
Categoria D na gestação, 75
Categorias de substâncias de abuso, 398*q*-402*q*
Cateter de Foley, 205
Cateter interno de pressão intrauterina (CIPIU), 157
Causas infecciosas de febre pós-operatória, 366*q*

Causas não infecciosas de febre
  pós-operatória, 366q
CDC. *Ver* Centers for Disease Control and
  Prevention
Cefaleias
  em salva, 326, 328
  enxaqueca
    abordagem clínica, 326-327
    apresentação clínica, 323-324
    características, 324
    critérios diagnósticos, 324
    definição, 325
    dicas clínicas, 330
    história, 326
    patologias médicas crônicas, 328
    tratamento, 327
  patologias médicas crônicas, 328
  relacionadas a fármacos, 328, 330
  sintomas de alarme, 325q
  tensional, 325, 327
Ceftriaxona, 213
CEI (corticosteroides inalados), 551, 554
Células indicadoras ou células-chave,
  vaginose bacteriana, 211f
Celulite, 424
Centers for Disease Control and Prevention
  (CDC)
  rastreamento do HIV, 443q
  vacinação contra meningococo, 281
Ceratoconjuntivite epidêmica, 70
Cervicite mucopurulenta, 210
Cetoacidose diabética, 502, 510
Chlamydia pneumoniae, 225
Ciática, 521, 522-523
Cintilografias com gálio, 358
CIPIU (cateter interno de pressão
  intrauterina), 157
Ciprofloxacino, 101, 103
Cirurgia bariátrica, 319, 321
Cistos
  definição, 125
  visão geral, 482-483
Cistoscopia, 134, 137
Citocinas pirogênicas, 364
Citocromo P450 (CYP), 513
Classificação da gravidade da ICC da
  New York Heart Association (NYHA),
  257q

classificação funcional da angina,
  definição, 190
Claudicação
  causas comuns em crianças, 354q, 355q
  em pediatria
    abordagem clínica, 353-357
    apresentação clínica, 351-353
    dicas clínicas, 359
Clearance da creatinina, 515
Clopidogrel, 191
Clostridium perfringens, 100
Coagulopatia, 494
Cobreiro, 474, 477q
Colchicina, 37
Colesterol, 337q. *Ver também*
  Hiperlipidemia
Colesterol alto. *Ver* Hiperlipidemia
Colesterol HDL (lipoproteína de alta
  densidade), 333
Colesterol lipoproteína de alta densidade
  (HDL), 333
Colite por *C. difficile,* 103
Colite pseudomembranosa, 221
Colite ulcerativa, 218, 219, 221
Colonoscopia, 6
Comportamento sexual de alto risco, 82
Compressão da cabeça fetal, 159
Comprometimento da comunicação, 530
Comprometimento da interação social, 530
Comprometimento da tolerância à glicose,
  501
Condições não mecânicas da coluna
  vertebral, 522q
Conjuntivite, 70
Conjuntivite alérgica, 70
Conjuntivite bacteriana, 70
Considerações legais, ética, 84-85
Consulta pré-concepcional, 41-42
Contracepção
  abordagem clínica, 266
  apresentação clínica, 263-265
  comparação, 267q-269q
  de emergência, 274, 275
    etinil estradiol e levonorgestrel, 274
  dicas clínicas, 276
  dispositivos intrauterinos (DIUs),
    272-273
  esterilização cirúrgica, 273

hormonal, 266, 269-271
  anel contraceptivo intravaginal, 270
  anticoncepcionais orais, 266, 269
  contraceptivo transdérmico, 270
  contraindicações, 270q
  esteroides, 266
  implante de etonorgestrel, 271
  medroxiprogesterona, 270
  métodos de barreira, 271-272
  nutrizes, 242
  planejamento familiar natural, 273
Contraceptivo transdérmico, 270
Contrações ventriculares prematuras (CVPS), 413
Controle glicêmico, 205
Cor pulmonale, 30
Coreia
  definição, 537
  doença de Huntington, 539
Corticosteroides
  crupe, 378
  doença pulmonar obstrutiva crônica, 25
Corticosteroides inalados (CEI), 551, 554
Corticosteroides orais, 69
Costocondrite, 195q
CPAP (pressão positiva contínua nas vias aéreas), 257
Crianças, claudicação, 355-356
Crianças. *Ver* Pediatria
Cristais de hidroxiapatita de cálcio, 33
Cristais de oxalato de cálcio, 33
Cristais de pirofosfato de cálcio di-hidratado, 33
Cristais de UMS (urato monossódico), 33
Cristais de urato monossódico (CUMS), 33
Critérios ABCD, lesões de pele, 127q
Critérios de Beers, 514
Critérios de diagnóstico Roma III, SII, 388
Critérios do instrumento de rastreamento para prescrições de idosos (STOPP), 514
Critérios STOPP (rastreamento Tool of Older Person's Prescriptions), 514
Cromoglicato de sódio, 552
Crupe, 378-379
Crupe grave, 378
Crupe leve, 378
Crupe moderado, 378

Cuidados de puericultura. *Ver também* Pediatria
  abordagem clínica, 53-60
  anamnese pediátrica, 53
  crescimento, 53-54
  desenvolvimento, 54
  imunizações, 59, 60
  orientação antecipatória, 57-59
  testes de rastreamento, 54, 57
  apresentação clínica, 51-52
  dicas clínicas, 62
  marcos de desenvolvimento, 55q-57q
  questionário sobre riscos de chumbo, 56q-57q
Cuidados longitudinais, 2
Cuidados pós-parto
  abordagem clínica, 243-244
  aleitamento materno, 246
  apresentação clínica, 241-243
  complicações clínicas, 244-246
    distúrbios do humor, 245-246
    febre, 245
    hemorragia, 244
  dicas clínicas, 249
  planejamento familiar, 246-247
  visão geral, 242-243
Cuidados pré-natais
  abordagem clínica, 41-48
    consulta pré-natal inicial, 43, 46, 50
    consultas subsequentes, 46
    exames e estudos laboratoriais, 44q-45q, 46-48
    pré-concepção, 41-42, 50
    vacinações durante a gravidez, 48
  apresentação clínica, 39-41
  dicas clínicas, 50
Culturas de garganta, 184
CVF (capacidade vital forçada), 26
CVP (contração ventricular prematura), 413
CYP (citocromo P450), 513

D

D&C (dilatação e curetagem), 495
Danazol, 486
Data da última menstruação (DUM), 43
Data provável de parto (DPP), 154
DCC (doença cardíaca coronariana), 333

DCCT (Diabetes Control and Complications Trial), 502
DECF (deslizamento da epífise da cabeça do fêmur), 352-353, 357
Deficiência de B_{12}, 94
Deficiência de folato, 92, 94, 95
Deficiência de α_1-antitripsina, 29
Definição, 190
Degeneração macular ligada à idade (DMI), 172, 177, 178
Delirium, 309
Delirium tremens, 405*q*
Demência
  abordagem clínica, 305-306
  apresentação clínica, 303-304
  com corpúsculos de Lewy, 308
  da doença de Parkinson, 311
  delirium, 309
  dicas clínicas, 311
  doença de Alzheimer, 306-308
  do lobo frontotemporal, 308-309
  outras doenças associadas, 309
  vascular, 308
Denosumabe, 568
Densitometria óssea, 6, 110-111, 175, 564
Dependência de álcool, 406
Dependência de substâncias, 395
Depressão (transtorno depressivo)
  abordagem clínica, 233-235
  apresentação clínica, 231-233
  características, 232-233
  demência e, 306
  dicas clínicas, 240
  maior, 233
  manejo hospitalar, 237
  medicações para, 236-237
    ADTs, 236-237
    agentes atípicos, 237
    inibidores da MAO, 237
    ISRSN, 236
    ISRS, 236
  pós-parto, 245
  rastreamento no idoso, 174
  recomendações da USPSTF para rastreamento, 19
  transtornos do humor, 237-238
    luto, 238

transtorno bipolar (depressão maníaca), 238
transtorno distímico, 238
transtornos de ansiedade, 237
tratamento, 235, 236*q*
Depressão maníaca, 238
Depressão psicótica, 239
Depressores, 398*q*-399*q*
Derivação gástrica em Y-de-Roux (DGYR), 319
Derivado da morfina, 399*q*-400*q*
Derivados de opioides, 399*q*-400*q*
Desaceleração precoce, 156-157, 159
Desaceleração tardia, 157
Desacelerações, frequência cardíaca fetal, 156-157
Desacelerações variáveis, 157
Descompressão, 525
Descongestionantes, 68
Descongestionantes tópicos, 182
Desencadeantes irritantes, rinite, 66
Desidratação, 100
Deslizamento da epífise da cabeça femoral (DECF), 352-353, 357
Desnutrição, 174
Detoxificação, 395
Dextroanfetamina, 319*q*
DGYR (derivação gástrica em Y-de-Roux), 319
Diabetes Control and Complications Trial (DCCT), 502
Diabetes franco, 501
Diabetes gestacional, 503, 510
Diabetes melito (DM)
  abordagem clínica, 502-503
    diabetes gestacional, 503
    diabetes tipo 1, 502
    diabetes tipo 2, 502-503
  apresentação clínica, 499-501
  diagnóstico, 503-504
  dicas clínicas, 510
  manejo, 504-508
  manejo da hipoglicemia, 508
Diabetes melito de início adulto (DMIA), 502
Diabetes melito de início juvenil (DMIJ), 502
Diabetes melito insulinodependente (DMID), 502

Diabetes melito não insulinodependente (DMNID), 502
Diabetes pré-gestacional, 510
Diabetes tipo 1, 502
Diabetes tipo 2, 19, 502-503
Diafragma, 242, 272
Diarreia, 99
  aguda
    abordagem clínica, 99-102
      apresentação clínica, 100
      diarreia do viajante (DV), 101-102
      etiologias, 99-100
      prevenção, 101
      tratamento, 100-101
    apresentação clínica, 97-98, 100
    critérios diagnósticos, 98-99
    definição, 99
    dicas clínicas, 104
  crônica, 99
  do viajante (DV), 99q, 101-102
  subaguda, 99
  viral, 101
Diciclomina, 391
Dietilpropiona, 319q
Digoxina, 415
DII (doença inflamatória intestinal), 218-219
Dilatação e curetagem (D&C), 495
DIP (doença inflamatória pélvica), 211-212, 212q
Diretivas antecipadas de vontade dos pacientes, 175-176
Diretrizes do Adult Treatment Panel (ATP) III, 319-320, 333
Discinesias, 542
Disfunção diastólica, 253
Disfunção hipofisária, 145
Disfunção hipotalâmica, 145
Disfunção sistólica, 253
Dispepsia
  abordagem clínica, 463-467
  apresentação clínica, 461-463
  dicas clínicas, 468
Displasia, 353
Displasia congênita, 356
Dispneia, 23-30. *Ver também* doença pulmonar obstrutiva crônica (DPOC)

Dispositivo intrauterino (DIU), 247, 249, 266, 272-273, 275
Dispositivos de reposicionamento mandibular (DRM), 560
Dispositivos de retenção da língua (TRD), 560
Dissecção aórtica, 195q
Distocia de ombro, 158
Distúrbio de processamento auditivo central (DPAC), 173
Distúrbio primário de ritmo, 411
Distúrbios alérgicos
  abordagem clínica, 65-67
  anafilaxia, urticária e angioedema, 69
  apresentação clínica, 63-64
  conjuntivite, 70
  dicas clínicas, 71
  rinite alérgica, 67-68
  tratamento, 68-69
Distúrbios benignos de ritmo, 413
Distúrbios da tireoide
  apresentação clínica, 141-143
  dicas clínicas, 148
  doença nodular da tireoide, 146-147
  hipertireoidismo, 143-145
  hipotireoidismo, 145-146
  tempestade tireoidiana, 143-144
Distúrbios de lipídeos, 18
Distúrbios do cálcio
  abordagem clínica, 163
  apresentação clínica, 161-162
  dicas clínicas, 168
  hipercalcemia, 164-167
  homeostase do cálcio, 163
Distúrbios do movimento
  abordagem clínica, 537-540
    doença de Huntington, 539-540
    doença de Parkinson, 538-539
    transtorno de Tourette, 539
  apresentação clínica, 535-537
  classificação, 538q
  dicas clínicas, 542
Distúrbios do ritmo cardíaco, 254q
Distúrbios neurocutâneos, 531t
DIU (dispositivo intrauterino), 247, 249, 266, 272-273, 275
DIU de cobre, 272

DIU de levonorgestrel, 272
Diuréticos, 258, 293
Diuréticos de alça, 258, 260
Diuréticos tiazídicos, 258, 294
Divertículos assintomáticos, 220
DM. *Ver* Diabetes melito
DMI (degeneração macular ligada à idade), 172, 177
DMIA (diabetes melito de início adulto), 502
DMID (diabetes melito insulinodependente), 502
DMIJ (diabetes melito de início juvenil), 502
DMNID (diabetes melito não insulinodependente), 502
Doença, determinar a gravidade, 7
Doença arterial coronariana (DAC), 19
Doença cardíaca coronariana (DCC), 333
Doença cardiovascular
  mulheres adultas, 107-108
  testes de rastreamento para homens adultos, 16, 18-19
Doença de Alzheimer, 306-308, 311
Doença de Crohn, 218-219, 221
Doença de Cushing, 496
Doença de Gilbert, 458
Doença de Graves, 142-143, 142f, 144, 145
Doença de Huntington, 309, 539-540
Doença de LCP (Legg-Calvé-Perthes), 356-357, 359
Doença de Legg-Calvé-Perthes (LCP), 356-357, 359
Doença de Lyme, 354, 476, 478q
Doença de Parkinson, 309, 538-539
Doença de Wilson, 536
Doença diverticular, 218
Doença do refluxo gastresofágico (DRGE), 195q, 462
Doença inflamatória intestinal (DII), 218-219
Doença inflamatória pélvica (DIP), 211-212, 212q
Doença mão-pé-boca, 477q
Doença nodular de tireoide, 146-147
Doença pulmonar obstrutiva crônica (DPOC)
  abordagem clínica, 25-28
  apresentação clínica, 23-25
  classificação, 27q
  diagnóstico diferencial, 24
  dicas clínicas, 30
  etiologia, 25
  tratamento, 24-25, 26-28
Doença ulcerosa péptica (DUP)
  abordagem clínica, 463-467
  complicações, 465
  Helicobacter pylori, 465
  história e exame, 464-465
  manejo, 465-467
  apresentação clínica, 461-463
  dicas clínicas, 468
  sintomas e achados e estudos, 195q
Doença visceral, 522q
Doenças granulomatosas, 164q
Doenças notificáveis, 85
Doenças sexualmente transmissíveis (DSTs)
  DIP, 212
  dor em extremidades e, 357
  em adolescentes, 280
  história ginecológica, 43
  preservativos, 271
Doenças transmissíveis, notificação, 82
Doenças transmitidas por carrapatos, 476
  doença de Lyme, 476
  febre maculosa das montanhas rochosas (FMMR), 476, 478q, 480
Donepezil, 308q
Donepezila, 308q
Dor, aguda, 573
Dor abdominal, 295-299
Dor articular não traumática. *Ver* Dor articular
Dor articular. *Ver também* Lesões musculoesqueléticas
  abordagem clínica, 33-36
  apresentação clínica, 31-33, 34-36
  diagnóstico diferencial, 32-33
  dicas clínicas, 38
  tratamento, 35-36
Dor compressiva, 573
Dor crônica, 573
Dor extramamária, 485
Dor inflamatória, 573
Dor lombar inferior, aguda
  anamnese, exame físico e avaliação, 521-524

apresentação clínica, 519-520
diagnóstico diferencial, 522q
dicas clínicas, 525
sintomas de alerta, 521q
tratamento, 524
Dor lombar mecânica, 522q
Dor lombar mecânica, aguda, tratamento, 524
Dor mecânica, 573
Dor muscular, 573
Dor neuropática, 573
Dor torácica
  abordagem clínica, 190-191
  apresentação clínica, 187-188, 193-195
  diagnóstico diferencial, 189-190, 195q
  dicas clínicas, 197
  fatores de risco para causas de, 193q
  tratamento, 191-193
Dores de crescimento, 357
Doxiciclina
  infecções por *Chlamydia*, 210
  pneumonia, 227
Doxiciclina oral, 213
DPAC (distúrbio do processamento auditivo central), 173
DPOC. *Ver* Doença pulmonar obstrutiva crônica
DPP (data prevista de parto), 154
DPP-4 (inibidor da dipeptidil peptidase-4), 507
DRGE (doença do refluxo gastresofágico), 195q, 462
DRM (dispositivos de reposicionamento mandibular), 560
DSTs. *Ver* Doenças sexualmente transmissíveis
DUM (data da última menstruação), 43
DUP. *Ver* Doença ulcerativa péptica
DV (diarreia do viajante), 99q, 101-102

E

E. coli enterotoxigênica, 99
EAC (endarterectomia de carótidas), 434
Ecocardiografia, 256, 260, 432
Ecocardiografia transesofágica (ETE), 414, 415
Ectasia ductal, 483
Edema cerebral pós-AVE, 433

Edema de membros inferiores
  abordagem clínica, 581
  apresentação clínica, 579-581
  diagnóstico, 581-583
  dicas clínicas, 586
  tratamento, 583-584
    edema idiopático, 583
    insuficiência venosa, 583
    linfedema, 583
    trombose venosa profunda, 584
Edema idiopático, 582, 583
Edema pulmonar, 255q
Edema venoso, 581
Efetividade de uso perfeito, 266
Efetividade do uso típico, 266
Egofonia, 226
Ehrlichiose, 478q
Eikenella sp., 424
Eletrocardiograma, 6
Eletrocardiograma de 12 derivações, 414, 429, 432
Eletrodo do escalpo fetal, 156
Elisa (enzimaimunoensaio), 443, 445
Emancipação, 83, 88
Embolia pulmonar, 195q, 368, 370
Emese persistente, 201
Enantema, 472, 476
Endarterectomia de carótidas (EAC), 434
Endometrite, 243, 245, 496-497
Endoscopia diagnóstica precoce, 463, 463q
Enema baritado com duplo contraste, 6
Enfisema, 25
Entacapona, 542
Entorses, 117-120
Enxaqueca clássica, 323
Enxaqueca comum, 324
Enzimaimunoensaio (Elisa), 443, 445
Epiglotite, 183, 379-380, 382
Epilepsia, 49
Epitélio, normal, 211f
Equação de Cockcroft-Gault, 202
Equação de MDN (modificação da dieta na nefropatia), 202
Equação de modificação da dieta na nefropatia (MDN), 202
Equilíbrio energético, 316
Eritema infeccioso, 474, 477q, 479

Eritema migratório, 476
Eritromicina, 229
Erupção cutânea/*rash*
    abordagem clínica, 472-473
    apresentação clínica, 471-472
    causas infecciosas, 477*q*-478*q*
    dicas clínicas, 480
    doenças veiculadas por carrapatos, 476
    infecções bacterianas, 475-476
    infecções virais, 473-474
Escala de depressão geriátrica, 174
Escala de sonolência de Epworth, 558
Escarlatina, 475, 477*q*
Escherichia coli, 99, 100, 103
Esclerose tuberosa, 531*q*
Escore ABCD^2 (idade, pressão arterial, características clínicas, duração dos sintomas e diabetes), 430
Escore de crupe de Westley, 378
Escore de Mallampti, 559*q*
Escore idade, pressão arterial, características clínicas, duração dos sintomas e diabetes (ABCD^2), 430
Esforço lombar, 523-524
Espancamento, 343
Espermicidas, 272
Espirometria, 26
Espironolactona, antagonista da aldosterona, 258
Esponja, 271
Esquizofrenia infantil, 531*q*
Estabelecer uma base de dados, 2
Estatinas, 333, 339
Estenose de piloro, 297, 300
Estenose espinal, 523
Estenose hipertrófica de piloro, 297, 298
Esterilização, 276
Esterilização cirúrgica, 273, 276
Esteroides, inalados, 27-28, 30
Esteroides, orais, 551
Esteroides sistêmicos, 28
Estimulantes, 400*q*-401*q*
Estrabismo, 53, 57
Estratégia dos cinco As, 75-76, 80
Estratégia dos cinco Rs, 76
Estreptococo do grupo B (SGB)
    cultura pré-natal, 45*q*
    durante a gestação, 151
    rastreamento, 48
    redução do risco de infecção fetal, 154
Estreptococo β-hemolítico do grupo A (SGA), 183-184, 475
Estridor, 363, 375
Estrogênio, 112*q*
Estudo "*Breathing not properly*", 256
Estudo Doppler de carótidas, 429, 432
Estudos de imagem cerebral, AVE/AIT, 432
ETE (ecocardiografia transesofágica), 414, 415
Ética médica
    abordagem clínica, 83-86
    apresentação clínica, 81-82
    cefaleia relacionada a fármacos, 328
    conclusão, 86
    considerações legais, 84-85
    dicas clínicas, 88
    doenças notificáveis, 85
    ética, 83-84
    gestação na adolescência e sigilo, 85-86
Etnia
    considerar ao fazer a anamnese, 2
    rastreamentos gestacionais, 42
Etonorgestrel, 268, 271
European League Against Rheumatism (EULAR), 35-36
Exacerbação da sinusite crônica, aguda, 182
Exame abdominal, 4-5
Exame cardíaco, 4
Exame citopatológico (CP, preventivo) pré-natal, 45*q*
Exame clínico das mamas, 108
Exame COONG (cabeça, olhos, orelhas, nariz e garganta), 179
Exame das costas e coluna, 5
Exame das extremidades, 5
Exame das mamas, 4
Exame de antígenos nas fezes, 463, 465
Exame de cabeça, olhos, orelhas, nariz e garganta (COONG), 179
Exame de cabeça e pescoço, 4
Exame de densidade mineral óssea, 175
Exame de hipotireoidismo congênito, 54
Exame de pele, 5
Exame de rastreamento de anticorpos, 50
Exame de rastreamento de desenvolvimento de Denver II, 54

Exame de sangue oculto nas fezes (SOF), 19, 513
Exame de tipo sanguíneo pré-natal, 44q
Exame de TRH (hormônio liberador de tireotrofina), 145
Exame de urina, 5
Exame de urocultura pré-natal, 45q
Exame de VDRL pré-natal, 44q
Exame do hormônio liberador de tireotrofina (TRH), 145
Exame ecográfico, 6
Exame físico
   abuso de substâncias, 401
   anual, 17
   distúrbios alérgicos, 66-67
   lesões cutâneas, 127
   paciente, 4-6
Exame genital, 5
Exame neurológico, 5
Exame ocular, 66-67
Exame pré-natal de *Chlamydia*, 44q
Exame pré-natal de gonorreia, 44q, 47
Exame pré-natal de hemoglobina, 44q
Exame pré-natal de HIV por Elisa, 44q
Exame pré-natal de rubéola, 44q
Exame pré-natal do fator Rh, 44q
Exame pré-natal RPR, 44q
Exame pré-participação em esportes, 281-282
Exame pulmonar, 4
Exame respiratório de ureia, 463, 465, 468
Exame retal, 5
Exames de joelho, 119q
Exames de ombro/manguito rotador, 119q
Exantema, 472
Exenatida, 507
Exercício
   aconselhamento, 21, 22
   DPOC, 27
   estilo de vida saudável, 21, 22
   testes de estresse, 414
Exoftalmia, 142f, 144
Exposição à radiação, 40, 42
Exposição ao sol, 130
Exsudato tonsilofaríngeo, 186

F

FA (fibrilação atrial), 412, 415
Faringite, 183-184

Fármacos, reações adversas e interações
   abordagem clínica, 513-516
   apresentação clínica, 511-513
   dicas clínicas, 517
Fármacos anorexígenos, 319
Fármacos anticitocinas, 36
Fármacos antirreumáticos modificadores da doença (FARMDs), 36
Fármacos antitireoidianos, 144-145
Fármacos. *Ver também* Drogas, reações adversas e interações
   depressão, 236-237
   história, 3
Farmacoterapia
   abuso de substância, 402
   alergias, 68
   cessação do tabagismo, 76-78
   depressão, 235
   hipertensão, 291q-292q
   obesidade, 318-319
FARMDs (fármacos antirreumáticos modificadores da doença), 36
Fase ativa, trabalho de parto, 155
Fase de apoio, marcha, 352
Fase de balanceio, marcha, 352
Fase latente, trabalho de parto, 155
Fator de proteção solar (FPS), 128
Fatores psicossociais, 523
Febre maculada das Montanhas Rochosas (FMMR), 476, 478q, 480
Febre medicamentosa
   definição, 363
   medicações associadas, 367-368
Febre pós-operatória
   abordagem clínica, 363-369
   apresentação clínica, 361-362
   causas, 365q, 366q
   dicas clínicas, 370
Febre reumática, 184, 477q
Febre tifoide, 477q
Febre. *Ver também* Erupção medicamentosa, 363, 367-368
   causas infecciosas, 477q-478q
   cuidados pós-parto, 243, 245
   escarlatina, 475, 477q
   FMMR, 476, 478q, 480
   morbidade cirúrgica, 368
   pós-operatória, 361-371

reumática, 184, 477q
Federal Older Americans Act, 348
Fendimetrazina, 319q
Fenilcetonúria (PKU), 54, 531q
Fentermina, 319q
Ferimentos por mordedura, 422, 425
Fetoscópio com Doppler manual, 43
Fibrilação atrial (FA), 412, 415
Fibrilação atrial crônica, 415
Fibroides, 494
Fluconazol, oral, 213
Fluoroquinolonas, 101, 227
Fobias, 237
Fogachos, 107
Folstein Mini-Mental Status Examination (MMSE), 174, 305
FPS (fator de proteção solar), 128
Framingham Heart Study, 253
Fratura espiral da criança, 348, 355-356, 359
Fratura posterior de costela, 348
Fraturas, 355
Fraturas de canto metafisário, 342
Fraturas osteoporóticas, 178
Fraturas vertebrais de compressão, 178, 523, 525
Frequência cardíaca basal, 156
Funções executivas, 305
Furosemida, 252-253, 257, 260

G

Galactorreia, 486-487
Galantamina, 308q
GAPS (*Guidelines for Adolescent Preventive Services*), 279, 280
Gasometria arterial, 6
Gastrintestinal. *Ver* Sangramento gastrintestinal
Gastroparesia, 501
GCT (teste de desafio de glicose), 503
Gênero, 2
Gestação
  câncer de tireoide, 148
  fatores de risco, 42
  na adolescência, 85-86
  SGB, 151
  tabagismo, 75, 78
  vacinações, 48

GIP (polipeptídeo insulinotrópico glicose-dependente), 507
Glaucoma, 172, 178
Glicemia de jejum, 316
Glicocorticoides, 36
Glicosúria, 501
Glomerulonefrite, 184
Goma de mascar de nicotina, 77, 79
Gota, 33, 34
Gravidez na adolescente, 85-86
Guidelines for Adolescent Preventive Services (GAPS), 279, 280

H

Haemophilus influenzae, 28, 182, 225
HC (hemograma completo), 5
HCTZ (hidroclorotiazida), 31-32
HDA (história da doença atual), 125
Hearing Handicap Inventory for The Elderly (HHIE-S), 173
Helicobacter pylori, 465, 467q
Hematoma subdural crônico, 309
Hematoquezia, 217
Hematúria
  abordagem clínica, 135-138
  apresentação clínica, 133-134
  diagnóstico, 134
  dicas clínicas, 139
Hematúria glomerular, 135
Hematúria induzida pelo exercício, 136
Hematúria macroscópica, 135
Hematúria microscópica, 135, 136, 139
Hematúria microscópica transitória, 136
Hematúria não glomerular, 135
Hematúria renal, 135
Hematúria urológica, 135
Hemograma completo (HC), 5
Hemólise, 453
Hemorragia pós-parto precoce, 244
Hemorragia pós-parto tardia, 244
Hemorragia subaracnóidea, 9, 330
Hemorroidas, 218
Heparina, 191
Hepatite A, 453-454
Hepatite B, 454-456, 458
  aguda, 455, 455f-456f
Hepatite D, 456

Hepatite E, 456-457
Hepatosplenomegalia, 186
Hérnia de disco, 521, 525
Herpes-vírus humano 6 (HHV-6), 473
Herpes-zóster, 195q, 474, 477q
HHF (hipercalcemia hipocalciúrica familiar), 166
HHIE-S (Hearing Handicap Inventory for The Elderly), 173
HHV-6 (herpes-vírus humano 6), 473
Hidrocefalia com pressão normal, 309, 311
Hidroclorotiazida (HCTZ), 31-32, 168
Hidrocortisona, 145
Himenópteros, 421
Hiperbilirrubinemia
    conjugada, 453-457
    não conjugada, 452-453
Hiperbilirrubinemia conjugada, 453-457
Hiperbilirrubinemia não conjugada, 452-453
Hipercalcemia
    abordagem diagnóstica, 165-166
    etiologia, 164
    manifestações clínicas, 165
    manifestações físicas, 165q
    tratamento, 166-167
Hipercalcemia hipocalciúrica familiar (HHF), 166
Hipercalemia, 203
Hipercinesias, 537
Hipérico (erva de S. João), 517
Hiperlipidemia
    abordagem clínica, 333
    apresentação clínica, 331-332
    determinação da meta lipídica, 333-337
    dicas clínicas, 339
    manejo, 335q, 336, 337q
Hiperparatireoidismo, 163
Hiperparatireoidismo primário, 164q
Hiperparatireoidismo secundário, 163, 166
Hiperparatireoidismo terciário, 163, 166
Hipertensão
    abordagem clínica, 289-291
        diagnóstico e investigação, 289-290
        manejo farmacológico, 291
        manejo não farmacológico, 290-291
    apresentação clínica, 287-288

AVE, 430
DAC, 193
dicas clínicas, 294
no adolescente, 284
rastreamento no idoso, 174
recomendações da USPSTF para rastreamento, 18
Hipertensão essencial, 293
Hipertermia maligna, 363, 364-366
Hipertireoidismo
    avaliação laboratorial e de imagem, 144
    patogênese, 144
    sinais e sintomas, 143-144
    tratamento, 144-145
Hipertireoidismo iatrogênico, 144
Hipervitaminose A, 164q
Hipervitaminose D, 164q
Hipocinesias, 537
Hipoglicemia, 437
Hipoglicemia, manejo, 508
Hipopneia, 557
Hipotireoidismo, 338
    avaliação laboratorial e de imagem, 145
    patogênese, 145
    sinais e sintomas, 145
    tratamento, 146
Hipovolêmico, 248
Histerectomia, 113
Histeroscopia, 495
História da doença atual (HDA), 125
História genética, 43
História ginecológica, 43
História médica familiar (HMF), 4, 125
História social
    definida, 3
    gravidez e, 43
    icterícia, 451-452
HIV/Aids
    abordagem clínica, 441-446
        avaliação diagnóstica, 443, 445
        categorização clínica, 443
        doença tardia, 445
        epidemiologia, 441-442
        infecção primária, 443
        transmissão, 442-443
        tratamento, 445-446
    apresentação clínica, 439-441

condições definidoras de Aids,
    444q-445q
condições não definidoras de Aids,
    444q-445q
definição, 441
dicas clínicas, 448
recomendações do CDC para
    rastreamento, 443q
HMF (história médica familiar), 4, 125
Hormônio da paratireoide (PTH),
    112q, 163
Hormônio tireoestimulante (TSH), 141,
    148

I

IAH (Índice de apneia-hipopneia), 557
Ibandronato, 112q
IBP (inibidor da bomba de prótons), 463
IC (*ictus cordis*), 4
ICC. *Ver* Insuficiência cardíaca congestiva
Icterícia
    abordagem clínica, 451-452
    apresentação clínica, 449-451
    dicas clínicas, 459
    hiperbilirrubinemia conjugada,
        453-457
    hiperbilirrubinemia não conjugada,
        452-453
Icterícia pós-hepática, 451
Icterícia pré-hepática, 450
Ictus cordis (IC), 4
Idade
    considerar ao colher anamnese, 2
    gestação, 42
    materna avançada, 41
IDR (índice de distúrbio respiratório), 557
ILC (infecção do local cirúrgico), 363, 367
IM. *Ver* infarto do miocárdio
Imagens
    distúrbios da tireoide, 144, 145
    entorses e esforços, 118, 120
Imagens com Doppler de fluxo em cores, 6
Imagens por radionucleotídeos, 144
IMC. *Ver* Índice de massa corporal
Imobilização, 164q
Impactação de cerume, 173
Implante de etonorgestrel, 271

Imunizações
    calendário recomendado, 60q
    consulta de puericultura de seis meses,
        52
    cuidados de puericultura, 59-60
    e DEAS, 528
    febre e erupção cutânea, 473
    história, 3
    manutenção da saúde do homem adulto,
        16, 20
    manutenção da saúde no idoso, 175
Inalador de nicotina em cápsulas, 77
Inalador nasal de nicotina, 77
Inaladores dosimetrados (MDI), 551
Índice de apneia-hipopneia (IAH), 557
Índice de distúrbio respiratório (IDR), 557
Índice de gravidade da pneumonia, 227
índice de massa corporal (IMC)
    definição de obesidade baseada em, 316q
    definição, 315
    menstruação, 493
    rastreamento, 19
Infantes, claudicação, 355-356
Infarto do miocárdio (IM)
Infecção crônica por hepatite B, 454-455,
    455f-456f
Infecção crônica por hepatite C, 456, 459
Infecção do local cirúrgico (ILC), 363, 367
Infecção do trato urinário (ITU), 137, 245
Infecção por cateter intravascular, 368
Infecções associadas ao acesso venoso, 368
Infecções bacterianas
    estreptococo β-hemolítico do grupo a
        (SGA), 475
    Neisseria meningitidis, 475-476
Infecções das vias aéreas superiores
    bronquite aguda, 180
    faringite, 183-184
    infecções de orelha, 184-185
    rinossinusite, 182
Infecções de orelha, 184-185
Infecções respiratórias. *Ver* Infecções das
    vias aéreas superiores
Infecções virais, 473-474
    eritema infeccioso, 474
    roséola, 473
    varicela, 473-474

Ingurgitamento mamário, 244
Inibidor da bomba de prótons (IBP), 463
Inibidor da dipeptidil peptidase-4 (DPP-4), 507
Inibidores da colinesterase, 308q
Inibidores da ECA (enzima conversora da angiotensina), 191, 201, 203, 205, 253, 258
Inibidores da enzima conversora da angiotensina (ECA), 191, 201, 203, 205, 253, 258
Inibidores da glicoproteína (GP) IIB/IIIA, 188
Inibidores da GP (glicoproteína) IIB/IIIA, 188
Inibidores da monoaminoxidase (MAO), 237
Inibidores seletivos da recaptação de serotonina/noradrenalina (ISRSN), 236
Inibidores da redutase da beta-hidroxi-beta-metilglutaril--coenzima A (HMG-CoA), 193
Inibidores da redutase HMG-CoA (beta-hidroxi-beta-metilglutaril-coenzima A), 193
Inibidores da α-glicosidase, 507
Inibidores de leucotrienos
  alergias, 69
Inibidores seletivos de recaptação da serotonina (ISRSs), 236, 239, 389
Insuficiência cardíaca, 195q
Insuficiência cardíaca congestiva (ICC)
  abordagem clínica, 253-258
  avaliação, 255-256
  classificação, 256, 257q
  epidemiologia, 255
  etiologias, 254q, 254-255
  manejo, 256-257
  manejo ambulatorial, 257-258
  apresentação clínica, 251-253
  características, 252-253
  definição, 253
  dicas clínicas, 261
Insuficiência cardíaca direita, 255
Insuficiência cardíaca esquerda, 254
Insuficiência do crescimento, 53-54

Insuficiência suprarrenal, 164q
Insuficiência venosa, 580-581, 583
Intervenções, drogas, 515-516
Intervenções perioperatórias, 364q
Intervenções pré-operatórias, 364q
Intoxicação por opioides, aguda, 406
Invaginação, 297, 300
Iodo radioativo, 144
Ipratrópio (anticolinérgico), 27
IRC (insuficiência renal crônica). *Ver* Nefropatia crônica (NC)
Irregularidade do ciclo menstrual
  abordagem clínica, 493-495
  sangramento, associado a ciclos irregulares, 494-495
  sangramento, associado a ciclos regulares, 494
  apresentação clínica, 491-493
  dicas clínicas, 497
Isoimunização, 41
Isoimunização Rh, 41
Isquemia intermitente, 197
ISRSNs (inibidores seletivos de recaptação da serotonina/noradrenalina), 236
ISRSs (inibidores seletivos de recaptação da serotonina), 236, 239, 389
ITU (infecção do trato urinário), 137, 245

J

JNC-7 (Joint National Committee on Prevention, Detection, Evaluation and Treatment of High Blood Pressure, 7th report), 289, 434
Joint National Committee on Prevention, Detection, Evaluation and Treatment of High Blood Pressure, 7th report (JNC-7), 289, 434
Justiça, ética, 84

K

Kidney Disease Outcomes Quality Initiative (KDOQI), 202, 203

L

Lâmina a fresco, 208-209, 210
Laparotomia, 370
Laqueadura, 276

LCF (ligamento calcaneofibular), 116
LDL. *Ver* Lipoproteína de baixa densidade
Legionella pneumophila, 225
Leiomiomas, 494
Leis sobre aborto, 88
Lesões cutâneas
　abordagem clínica, 130
　apresentação clínica, 123-125
　cânceres de pele não melanoma , 128
　critérios ABCD, 127*q*
　dicas clínicas, 130
　exame físico, 127
　melanoma
　　acral lentiginoso, 126
　　de disseminação superficial, 126
　　lentigo maligna, 126
　　nodular, 126
　prevenção, 128
　prognóstico, 128
　tratamento, 127
Lesões musculoesqueléticas
　apresentação clínica, 115-116
　dicas clínicas, 122
　entorses e esforços repetidos, 117-120
　　abordagem clínica, 117-120
　　estudos de imagem, 118, 120
　　exame articular, 118, 119*q*
　　história, 117
　　princípios do manejo, 120
Lesões por esforço, 117-120
Lesões por picadas e mordeduras. *Ver também* Picadas de insetos
　apresentação clínica, 419-420
　características, 420
　dicas clínicas, 425
　mordidas de animais, 422
　picadas de insetos, 421-422
Levodopa, 538
Levonorgestrel (Plano B), 274
Lidocaína, 415
Ligação tubária, 273, 276
Ligamento calcaneofibular (LCF), 116
Ligamento talofibular anterior (LTFA), 116
Ligamento talofibular posterior (LTFP), 116
Linfedema, 581, 583, 585
"Língua em morango," 475
Linhas de Dennie-Morgan, 67

Linhas de Pastia, 475
Lipidema, 581
Lipídeos em jejum, 316
Lipoproteína de baixa densidade (LDL)
　definição, 333
　diretrizes de manejo, 335*q*
　meta de nível, 193
　teste de rastreamento, 6
Loperamida, 103
Lóquios, 243
LTFP (ligamento talofibular posterior), 116
Lubiprostona, 387, 389, 391
Luto, 238

M

Macrolídeos, 227
Máculas, 125
Malignidade, 164*q*
Mamografia, 6, 108
Manejo da dor crônica
　abordagem clínica, 573-575
　apresentação clínica, 571-573
　dicas clínicas, 577
Manejo não farmacológico, hipertensão, 290-291
Manobra de Barlow, 354
Manobra de Heimlich, 375
Manobra de McRoberts, 158
Manutenção da saúde, definição, 17
Manutenção da saúde no idoso
　abordagem clínica, 171-175
　　avaliação de quedas, 173
　　avaliação funcional, 171-172
　　imunizações, 175
　　prevenção do AVE, 175
　　rastreamento auditivo, 172-173
　　rastreamento cognitivo, 173-174
　　rastreamento de câncer, 175
　　rastreamento de depressão, 174
　　rastreamento de hipertensão, 174
　　rastreamento de incontinência, 174
　　rastreamento de nutrição, 174
　　rastreamento de osteoporose, 175
　　rastreamento visual, 172
　anemia
　　abordagem clínica, 91-93
　　apresentação clínica, 89-90, 91-93

ÍNDICE 611

critérios diagnósticos, 90-91
dicas clínicas, 95
epidemiologia, 91
tratamento, 93
apresentação clínica, 169-170
diagnóstico, 170
dicas clínicas, 178
questões de fim de vida, 175-176
Marcadores cardíacos, 6
Marcha, 352
Marcha antálgica, 352
Marcha de Trendelenburg, 353
Marcos do desenvolvimento, infante, 55q-57q, 61-62
Má-rotação, 298- 299, 300
Massa mamária palpável, 483-485
Mastalgia, 485-486
Mastalgia cíclica, 485
Mastalgia não cíclica, 485
Mastite, 246, 248-249
Mastopatias
    apresentação clínica, 481-483
    abordagem clínica, 483-487
        dor mamária (mastalgia), 485-486
        massa mamária palpável, 483-485
        secreção pelo mamilo e galactorreia, 486-487
    características, 483
    dicas clínicas, 489
    fatores de risco, 482-483
    rastreamento de câncer, 108
M-CHAT (Modified Checklist for Autism in Toddlers), 531
MDI (inaladores dosimetrados), 551
Medroxiprogesterona, 270
Meglitinidas, 506
Melancolia da maternidade, 245, 248
Melanoma, 126
Melanoma acral lentiginoso, 126, 130
Melanoma de disseminação superficial, 126, 130
Melanoma lentigo maligna, 126
Melanoma nodular, 126, 127f, 130
Memantina, 308q
Meningite, 368, 480
Meningococemia, 475, 477q, 480
Menometrorragia, 493

Menorragia, 493
Menstruação
    aleitamento materno e, 243-244
    visão geral, 492
Metformina, 506, 510
Metilergonovina, 244
Metilxantinas, oral, 27
Metimazole, 144, 145
Método de Billings, 273
Método de fita, 136
Método de Yuzpe, 274
Método do ritmo (tabelinha), 273
Métodos contraceptivos de barreira
    capuz cervical, 272
    definição, 266
    diafragma, 272
    espermicidas, 272
    esponja, 271
    preservativo feminino, 271
    preservativo masculino, 271
Metronidazol, 103
    oral, 213
Metrorragia, 493
Mifepristona (RU-486), 274
Mini-Cog, 305
Minipílula, 266, 276
Miocardiopatia hipertrófica, 413, 418
Misoprostol, 244
Mixedema, 581
MMSE (Folstein Mini-Mental Status Examination), 174, 305
Modified Checklist for Autism in Toddlers (M-CHAT), 531
Modulador seletivo do receptor de estrogênio (MSRE), 112q, 567
Monitor Holter, 414, 418
Monitoramento ambulatorial do ritmo eletrocardiográfico, 414
Monitoramento da frequência cardíaca fetal, 152f
Mononucleose infecciosa, 183, 186
Montelucaste, 71
Moraxella catarrhalis, 28, 182, 225
Morbidade, 234-235
Morfina, 188
Mortalidade, 234-235
Movimento de extensão, 157

Movimento de flexão, 157
Movimento de rotação externa, 157
Movimento de rotação interna, 157
Movimentos cardinais, trabalho de parto, 157-158
MRSA (*Staphylococcus aureus* resistente à meticilina), 36, 367
MSRE (modulador seletivo do receptor de estrogênio), 112q, 567
MTEVs (mudanças terapêuticas no estilo de vida), 336
Mudanças terapêuticas de estilo de vida (MTEVs), 336
Mycoplasma pneumoniae, 225

N

Não maleficência, 84
National Cholesterol Education Program, 319-320
National Health and Nutritional Examination Surveys (NHANES), 91
   hipertensão, 289
   obesidade, 314
National Kidney Foundation (NKF), 202
National Osteoporosis Foundation (NOF), 110-111, 565
NC. *Ver* Nefropatia crônica
Nebulizador, 551
Necrose avascular, 353
Nedocromila, 552
Nefrite intersticial, 136
Nefrolitíase, 162
Nefropatia crônica (NC)
   abordagem clínica, 201-203
   apresentação clínica, 199-201
   características, 200-201
   com sobrecarga de volume, 205
   definição, 201
   dicas clínicas, 205
Nefropatia em estágio terminal (NET), 201
Nefropatia. *Ver* nefropatia crônica (NC)
Negligência, 343, 345
Neisseria meningitidis (meningococo), 475-476
Neoplasia de células foliculares, 147
Neoplasias de colo, 219
NET (nefropatia em estágio terminal), 201

Neurofibromatose, 531t
Neuropatia periférica, 501
Neurossífilis, 307
Neurotransmissores, 234
NHANES. *Ver* National Health and Nutritional Examination Surveys
Nitratos, 257
Nitroglicerina, 188, 191
Níveis de lipídeos, classificação, 334q
Nível de ácido metilmalônico (MMA), 92
Nível de MMA (ácido metilmalônico), 92
NKF (National Kidney Foundation), 202
Nódulo, 125
Nódulo tireóideo autônomo, 144
Nódulos frios, 148
Nódulos hiperfuncionantes de tireoide, 148
Nódulos hipofuncionantes, 148
Nódulos mamários, 484q
Nódulos quentes de tireoide, 148
NOF (National Osteoporosis Foundation), 110-111, 565
Notificação de parceiros, 85
NYHA. *Ver* New York Heart Association

O

OA. *Ver* Osteoartrite
Obesidade
   abordagem clínica, 315-320
      cirurgia bariátrica, 319
      farmacoterapia, 318-319
      instrumentos diagnósticos, 315-316
      patogênese, 316-317
      riscos à saúde associados, 317
      síndrome metabólica, 319-320
      tratamento, 317-318
   apresentação clínica, 313-314
   características, 314-315
   complicações médicas, 318q
   definição, 315
   dicas clínicas, 321
   recomendações de rastreamento da USPSTF, 19
Obesidade abdominal, 319
Obstrução das vias aéreas por corpo estranho (OVACE), 374-375
Ocitocina, 157, 241, 243, 247
OE (otite externa), 184

Olheiras alérgicas, 66
Olho vermelho, 70
OM (otite média), 184-185
Omalizumabe, 552
Opioides, 574-575
Ordens para não tentar a reanimação (ONTR), 176
Orelha de nadador, 184, 186
Organização Mundial da Saúde, 247
Orlistat, 319q, 321
Osteoartrite (OA)
 no idoso, 34
 obesidade, 37
Osteomalácia, 565
Osteopenia, 110-111, 565
Osteoporose
 apresentação clínica, 563-564
 bifosfonados, 567
 calcitonina, 567
 definição, 565
 denosumabe, 568
 diagnóstico, 566
 dicas clínicas, 570
 fatores, 525
 medicação para prevenção e tratamento, 112q
 modulador seletivo do receptor de estrogênio (MSRE), 567
 prevenção, 565
 rastreamento, 109-110-111, 175, 565-566
 redução de risco, 106
 terapia combinada, 568
 terapia de reposição hormonal, 567
 tratamento, 566-568
Otite externa (OE), 184
Otite média (OM), 184-185
Otoesclerose, 173
Otoscopia, 66
OVACE (obstrução das vias aéreas por corpo estranho), 374-375
Oxigenioterapia
 DPOC, 24-25, 28
 IM, 188

P

PAAF (punção aspirativa por agulha fina), 146-147, 148, 484
Paciente, abordagem ao, 2-6

Padrões estereotipados, 530
Padrões repetitivos, 530
Padrões restritos, 530
Painel metabólico básico, 5
Palidez conjuntival, 91, 95
Palpitações
 apresentação clínica, 409-411, 414
 definição, 411
 dicas clínicas, 418
 etiologias, 411-414
 tratamento, 415
Pancreatite, 195q
PAP (pressão positiva nas vias aéreas), 559-560, 561
Papiloma intraductal, 483
Pápulas, 125
Paracetamol, 182, 574
Parada da fase ativa, 159
Parents' Evaluations of Developmental Status (PEDS), 54
Parto. Ver Trabalho de parto
Parvovírus B19, 474, 479
Pastilha de nicotina, 77
Patologias de neurodesenvolvimento, 531t
"Pavimentação", 67
PD-CS (procuração durável para cuidados de saúde), 176
Pediatria. Ver também Cuidados de puericultura
 anamnese, 53
 claudicação
  abordagem clínica, 353-357
  apresentação clínica, 351-353
 dor abdominal e vômitos
  abordagem clínica, 297-299
  apresentação clínica, 295-296
  características, 296
  diagnóstico, 297
  dicas clínicas, 301
  etiologias, 298-299
  tratamento, 299
PEDS (Parents' Evaluations of Developmental Status), 54
PEF (pico do fluxo expiratório), 545
Pelvimetria, 43
Peptídeo natriurético cerebral (BNP), 256
Peptídeo relacionado ao hormônio da paratireoide (PTH-rP), 166

Peptídeo semelhante ao glucagon (GLP-1), 507
Perda auditiva induzida pelo ruído, 173
Perfuração esofágica, 300
Pericardite, 195*q*, 196
Petéquias tonsilofaríngeas/palatais, 186
PH do líquido vaginal, 155
Picadas de inseto
   anafilaxia, 421-422
   reações locais, 421
   reações retardadas, 421
Pico do fluxo expiratório (PEF), 545
Pinçamento de Hawkins, 119*q*
PKU (fenilcetonúria), 54, 531*q*
PL (punção lombar), 9
Placa, 125
Planejamento familiar natural, 273
Planejamento familiar. *Ver também* contracepção
   algoritmo, 265*f*
   cuidados pós-parto, 246-247
Plano alimentar DASH (Dietary Approaches to Stop Hypertension), 291
Plano B (levonorgestrel), 274
Plano de dieta Dietary Approaches to Stop Hypertension (DASH), 291
Pneumococcus, 28
Pneumocystis jiroveci, 226, 440-441, 447
Pneumonia
   adquirida na comunidade, 225
   apresentação clínica, 223-224
   associada a cuidados de saúde, 225-226, 227
   atípica, 225, 229
   bacteriana, 229
   características, 224
   complicações, 227
   de aspiração, 229, 367, 370
   definição, 181, 225
   diagnóstico, 226
   dicas clínicas, 230
   pós-operatória, 367
   prevenção, 228
   sintomas e achados e estudos, 195*q*
   tratamento, 226-227
Pneumonite, 225
Pneumotórax, 195*q*

Podagra, 34
Pólen de árvores, 67
Pólen de ervas daninhas (inço), 67
Pólen de gramíneas, 67
Pólens, 67
Polipeptídeo insulinotrópico glicose-dependente (GIP), 507
Pólipos, 66, 219
Pólipos adenomatosos, 219
Pólipos endometriais, 494
Pólipos hiperplásicos, 219
Posição fetal, 154
Pramlintida, 507
Pré-diabetes, 504
Prega nasal, 66
Pré-hipertensão, 289, 293
Preparação KOH, 208-209
Preparações de insulina, 505*q*
Presbiacusia, 170, 173, 177
Presbiopia, 178
Preservativo feminino, 271
Preservativo masculino, 271, 276
Preservativos
   femininos, 271
   HIV e, 442
   látex, 276
   masculinos, 271
Preservativos de pele de cordeiro, 442
Pressão arterial, 290*q*
Pressão positiva com binível pressórico nas vias aéreas (BiPAP), 257
Pressão positiva contínua nas vias aéreas (CPAP), 257
Pressão positiva nas vias aéreas (PAP), 559-560, 561
Preven, 274
Prevenção, 17
Prevenção primária, 17
Prevenção secundária, 17
Primidona, 537
Princípios morais da ética, 83-84
Probenecida, 515
Probióticos, 101
Procuração durável para cuidados de saúde (PD-CS), 176
Profilaxia antibiótica, 425
Profilaxia do tétano, 425

Programa de ouvidoria, 348
Propanolol, 292, 404, 537
Propiltiouracil (PTU), 144, 145
Prostaglandina F_{2a}, 244
Prostatite, 139
Proteína C-reativa (PCR), 354
Protocolo "testar-e-tratar", 466
Prova com PPD (derivado proteico purificado), 445
Prova de função pancreática, 6
Prova de Mantoux, 57
Prova tuberculínica com derivado proteico purificado (PPD), 445
Provas de função hepática, 6
PSA (antígeno prostático específico), 176, 177
Pseudodemência, 306
Pseudoefedrina, 68
Pseudogota, 33
Pseudomonas aeruginosa, 184
Psicose, 246
Psicoterapia, 235
PTH (hormônio da paratireoide), 112q, 163
PTH-rP (peptídeo relacionado ao hormônio paratireoide), 166
PTU (propiltiouracil), 144, 145
Punção aspirativa por agulha fina (PAAF), 146-147, 148, 484
Punção lombar (PL), 9

Q

QAF (questionário de atividades funcionais), 306
Queixa principal, 2
Questionário de atividades funcionais (QAF), 306
Questionário sobre riscos de chumbo, 56q-57q
Questões de final de vida, 175-176
Quinta doença, 474, 477q, 479

R

Rabdomiólise, 164q
Raios X
 densitometria óssea, 6, 110-111, 175
 dentários, 40
 exame da articulação, 121
 lesão de joelho, 118
 lesão de tornozelo, 117
Raios X dentários, 40
Raloxifeno, 112q, 567
Rastreamento auditivo
 manutenção da saúde no idoso, 172-173
 no bebê, 57
Rastreamento cognitivo, 173-174
Rastreamento da trissomia, 40, 45q, 49
Rastreamento de incontinência, 174
Rastreamento de tuberculose (TB), 57
Rastreamento diabético de 1 hora, 45q
Rastreamento efetivo, 17
Rastreamento nutricional, no idoso, 174
Rastreamento para câncer de colo, 22
Rastreamento pré-natal de anticorpos, 44q
Rastreamento quádruplo, 46
Rastreamento tríplice, 46
Rastreamento visual
 lactente, 57
 manutenção da saúde no idoso, 172
Reação mediada por IgE, 424
Reações alérgicas locais grandes, 421
Reações locais, picadas, 421
Reações retardadas, ferroadas, 421
Recaída, 395
Recomendações de rastreamento de lipídeos, 57, 58q
Recomendações para assentos de segurança para crianças, 58, 62
Recomendações para rastreamento de câncer cervical, 280
 indicações para ultrassonografia, 40
 monitoramento da frequência cardíaca fetal, 156
 rastreamento de violência familiar, 343
 rastreamento do diabetes gestacional, 47, 503
 recomendações de AOS, 246-247
Reforço da MMR (sarampo-caxumba-rubéola), 281
Reforço sarampo-caxumba-rubéola (MMR), 281
Regra de Naegele, 43, 50
Regra do menor maduro, 83, 84-85
Regras de joelho de Ottawa, 118
Regras do tornozelo de Ottawa, 117, 118, 121

Relacionabilidade social, 529
Relembrar três itens, 174
Ressonância magnética (RM), 6, 120
Retinopatia diabética, 172, 177, 178
Reversibilidade, DPOC, 26
Revisão de sistemas, 4
RhoGAM, 47-48, 50
Rifaximina, 101
Rinite, 65
Rinite alérgica
    abordagem clínica, 65-67
    características, 65
    causas, 67-68
    definição, 65
Rinite alérgica perene, 67
Rinite ocupacional, 66
Rinite sazonal, 66
Rinossinusite, 182
Rinossinusite aguda recorrente, 182
Risedronato, 112q
Rivastigmina, 308q
RM (ressonância magnética), 6, 120
RNA do vírus da hepatite C (RNA HCV), 456
RNA HCV (RNA do vírus da hepatite C), 456
Roséola, 473, 477q
Rotavírus, 103
Rotura de membranas, 153-154, 155
Rotura prematura de membranas, 154
Rotura prematura de membranas, 159
RSV (vírus sincicial respiratório), 376
Rt-PA (ativador de plasminogênio tecidual recombinante), 433
RU-486 (mifepristona), 274
Rubéola, 477q

S

SA (síndrome de Asperger), 529, 530, 533
Saciação, 315
Saciedade, 315
Salbutamol, 27
Salmeterol (serevent), 27, 551
Salmonella, 99
Sangramento
    associado a ciclos menstruais irregulares, 494-495
    associado a ciclos menstruais regulares, 494
    diverticular, 219
    SUD, 494-495
    vaginal pós-parto, 243
Sangramento gastrintestinal inferior
    abordagem clínica, 217-218
    apresentação clínica, 215-216
    definição, 217
    dicas clínicas, 221
    etiologias, 218-219
        doença diverticular, 218
        doença inflamatória intestinal (DII), 218-219
        hemorroidas, 218
        neoplasias de colo, 219
Sangramento uterino disfuncional (SUD), 494-495
Sangramento vaginal, 243
Sarampo, 477q
Saudação alérgica, 66
SCA (síndrome coronariana aguda), 191
Secreção mamilar, 486-487
Secretagogos de insulina, 506
Sexo seguro, 21
Shigella, 99
Sibilância
Sibilância recorrente, 375
Sigilo
    ética médica, 84
    gravidez na adolescência, 85-86
SII. *Ver* Síndrome do intestino irritável
Sinais vitais, 4
Sinal de Grey-Turner, 4
Sinal de Homan, 368
Sinal de Kaposi-Stemmer, 582
Sinal de Levine, 193
Sinal do campanário, 378
Sinal do polegar, 379
Sinal universal do engasgo, 374
Síndrome alcoólica fetal, 531q
Síndrome colinérgica, 300
Síndrome coronariana aguda (SCA), 191
Síndrome da cauda equina, 521-522
Síndrome de Angelman, 531q
Síndrome de Asherman, 494
Síndrome de Asperger (SA), 529, 530, 533
Síndrome de Brugada, 412
Síndrome de disfunção reativa das vias aéreas, 544

Síndrome de Gilbert, 452-453, 458
Síndrome de imunodeficiência adquirida (Aids), 441. *Ver também* HIV/Aids
Síndrome de Marfan, 278, 282, 413, 418
Síndrome de morte súbita infantil (SMSI), 58, 62
Síndrome de ovários policísticos (SOP), 315, 492-493
Síndrome de prolapso da valva mitral (PVM), 411
Síndrome de seio doente, 412
Síndrome de Wolf-Parkinson-White (WPW), 412
Síndrome de Zollinger-Ellison, 462
Síndrome do choque tóxico, 366, 477q
Síndrome do intervalo QT longo, 412-413
Síndrome do intestino irritável (SII)
    abordagem clínica, 387-389
        diagnóstico, 387-389
        tratamento, 389
    apresentação clínica, 385-386
    definição, 387
    dicas clínicas, 392
Síndrome do leite-alcaloide, 164q
Síndrome do PVM (prolapso da válvula mitral), 411
Síndrome do X frágil, 531q
Síndrome hiperosmolar não cetótica, 503
Síndrome metabólica, 314-322, 315, 319-320
Síndrome WPW (Wolf-Parkinson-White), 412
Sinovite transitória, 356
Sintomas, achados e estudos, 195q
Sintomas de alarme
    cefaleias, 325q
    DEA, 528, 531, 533
    dor lombar, 521t
Sintomas transitórios com infarto (STI), 429
Sintomas vasomotores, 107
Sinusite, 182
    aguda, 182
Sinusite crônica, 182
Sinusite subaguda, 182
Sistema de Dukes, câncer de colo, 219
SMSI (síndrome da morte súbita infantil), 58, 62
Sobrecarga de pressão, 254q

Sobrecarga de volume, 254q
Sobrepeso, 315
Society For Adolescent Medicine, 83
SOF (exame de sangue oculto nas fezes), 19, 513
Solução clássica de problemas clínicos, 6-8
Solução de problemas clínicos
    abordagem ao diagnóstico, 6-11
    abordagem ao paciente, 2-6
    clássica, 6-8
    determinar a gravidade da doença, 7
    diagnóstico, 7
    exame físico, 4
    resposta ao tratamento, 8
    tratamento baseado no estágio, 7
Solução de reidratação oral, 100
SOP (síndrome de ovários policísticos), 315, 492-493
Staphylococcus aureus, 34, 100, 103, 226
Staphylococcus aureus resistente à meticilina (MRSA), 36, 367
STI (sintomas transitórios com infarto), 429
Streptococcus pneumoniae, 182, 225
Subnutrição proteica, 174, 178
Subsalicilato de bismuto, 102
Suco de *grapefruit*, 517
SUD (sangramento uterino disfuncional), 494-495
Suicídio, 235q
Sulfonilureias, 506
Suplementos de ácido fólico, 42, 49, 50
Suplementos de fibra, 391
Swab uretral, 284

T

Tabagismo
    abandono, 75-78
    abordagem clínica, 75-78
    apresentação clínica, 73-74
    dicas clínicas, 80
Tabagismo, 25. *Ver também* Cigarros; uso de tabaco
Tabagismo. *Ver também* Uso de tabaco
    abandono do tabagismo, 26, 29
    DPOC, 25
Tabela de Snellen, 172
Tacrina, 308q

Taquicardia supraventricular, 412
Taquicardia supraventricular paroxística (TSVP), 412, 415
Taquicardia supraventricular sintomática (TSVS), 415
Taquicardia ventricular (TV), 418
TC (tomografia computadorizada), 6, 134, 137, 368, 378
TEA. *Ver* Transtorno do espectro do autismo
Teofilina, 552
TEPT (transtorno de estresse pós-traumático), 237
Terapia adjuntiva, 182
Terapia de dessensibilização, alergia, 69
Terapia de reposição hormonal, 107-108
Terapia de ressincronização cardíaca (TRC), 258, 260-261
Terapia de segunda linha, 507
Terapia de substituição da nicotina, 77
Terapia eletroconvulsivante, 239
Terapia MONA, 188
Terapia PRICE (proteção, repouso, gelo, compressão e elevação), 116, 117, 120
Terapia proteção, repouso, gelo, compressão e elevação (PRICE), 116, 117, 120
Terapia quádrupla, 467q
Terapia tríplice, 467q
Terapia trombolítica, 436
Teriparatida, 112q, 567-568
Teste da gaveta anterior, 119q
Teste da lata vazia, 119q
Teste da nitrazina, 155
Teste da queda do braço para o manguito rotador, 119q
Teste de aminas (odor da secreção vaginal), 210
Teste de carga hídrica, 582
Teste de compressão (*Squeeze*), 119q
Teste de Coombs indireto, 50
Teste de desafio da glicose (GCT), 503
Teste de estresse do protocolo de Bruce, 192
Teste de estresse em inversão, 119q
Teste de estresse em Valgo, 119q
Teste de estresse em Varo, 119q
Teste de Galeazzi, 354

Teste de Lachman, 119q
Teste de Ortolani, 354
Teste de retirada de Gerber, 119q
Teste de rotação externa, 119q
Teste de rotação interna, 119q
Teste do relógio, 174, 305
Teste FABER, 353
Teste oral de tolerância à glicose (TOTG), 45q, 47
Teste pré-natal do diabetes gestacional, 47
Testes antenatais, 41
Testes de rastreamento
   auditivo, 57, 172-173
   câncer, 19, 175
   câncer cervical, 108-109
   câncer colorretal, 19
   câncer de colo, 22
   câncer de mama, 108
   câncer de próstata, 19, 177
   câncer pulmonar, 19
   cognitivo, 173-174
   cuidados de puericultura, 54, 57
   definição, 17
   depressão, 19, 174
   diabetes gestacional, 503
   distúrbios lipídicos, 18
   doenças cardiovasculares em homens adultos, 18-19
   hipertensão, 18, 174
   história, 3
   HIV/Aids, 443q
   incontinência, 174
   LDL, 6
   manutenção da saúde do homem adulto, 18-19
   nutrição, 174
   obesidade, 19
   osteoporose, 109-111, 175
   TB, 57
   trissomias, 40, 45q, 49
   violência doméstica, 110-111, 113-114
   violência familiar, 343
   visão geral, 6
   visual, 57, 172
Testes rápidos de antígenos, 183-184
Tetrabenazina, 540
Tiazolidinedionas (TZDS), 506

TIBC (capacidade total de fixação do ferro), 92
TID-SOE (transtorno invasivo do desenvolvimento sem outra especificação), 529
Tiotrópio, 27
Tireoidite de Hashimoto, 145
Tireotoxicose, 164q
Tiroxina, 146, 148
TOC (transtorno obsessivo-compulsivo), 237
Tomografia computadorizada (TC), 6, 134, 137, 368, 378
Toque retal (TR), 177
Tórax em barril, 26
Tornozelo
　entorses, 116
　exames, 119q
Tosse do fumante, 23
TOTG (teste oral de tolerância à glicose), 45q, 47
TR (toque retal), 177
Trabalho de parto
　abordagem clínica, 154-158
　apresentação clínica, 151-153
　complicações, 153-154
　definição, 154
　diagnóstico, 155
　dicas clínicas, 159
　estágios, 155
　progresso, 155-158
Translucência nucal (TN), 45q
Transmissão, HIV/Aids, 442-443
Transmissão vertical, 41
Transtorno autista (TA), 529
Transtorno bipolar, 238, 239
Transtorno de estresse pós-traumático (TEPT), 237
Transtorno de pânico, 237, 413
Transtorno de Rett, 531t
Transtorno de Tourette (TT), 539, 541
Transtorno depressivo maior, 233. *Ver também* Depressão
Transtorno desintegrativo da infância, 531q
Transtorno distímico, 233, 238
Transtorno do desenvolvimento
　abordagem clínica, 529-532
　apresentação clínica, 527-528
　dicas clínicas, 534
　tratamento, 530-532
Transtorno do espectro do autismo (TEA)
　abordagem clínica, 529-532
　apresentação clínica, 527-528
　dicas clínicas, 534
　patologias do neurodesenvolvimento, 531q
　sintomas de alarme, 528, 531, 533
Transtorno invasivo do desenvolvimento sem outra especificação (TID-SOE), 529
Transtorno obsessivo-compulsivo (TOC), 237
Transtornos de ansiedade, 237
Transtornos do humor. *Ver também* Depressão
　cuidados pós-parto, 245-246
　luto, 238
　transtorno bipolar (depressão maníaca), 238
　transtorno distímico, 238
　transtornos de ansiedade, 237
Transtornos psiquiátricos, 391
Tratamento PEP (profilático pós-exposição), 443
Tratamento profilático pós-exposição (PEP), 443
Trato urinário inferior, 135, 137
Trauma tecidual, 364
TRC (terapia de ressincronização cardíaca), 258, 260-261
TRD (dispositivos de retenção da língua), 560
Tremor essencial, 536
"Três Ps," trabalho de parto, 155
Trichomonas vaginalis, 208
Tricomoníase, 209-210
Triglicerídeos, 335
Trimetoprima-sulfimetoxazole, 102, 182
Trissomia, risco de, 47
Trombose venosa profunda (TVP), 363, 368, 370, 584
TSH (hormônio tireoestimulante), 141, 148
TSVP (taquicardia supraventricular paroxística), 412, 415

TSVS (taquicardia supraventricular sintomática), 415
TT (transtorno de Tourette), 539, 541
Turgência da veia jugular (TVJ), 30
TV (taquicardia ventricular), 418
TVJ (turgência da veia jugular), 30
TVP (trombose venosa profunda), 363, 368, 370, 584
TZDS (tiazolidinedionas), 506

U

UE (urografia excretória), 134, 137
UKPDS (*United Kingdom Prospective Diabetes Study*), 502
Úlceras
  definição, 125
  duodenais, 463
  gástricas, 463
  pépticas, 464*q*
Ultrassonografia
  determinação da idade gestacional, 49
  mastopatias, 484
  recomendações da ACOG, 40, 43, 46
Ultrassonografia pélvica transvaginal, 495
United Kingdom Prospective Diabetes Study (UKPDS), 502
United States Preventive Services Task Force (USPSTF), 17-18
  rastreamento da violência familiar, 343
  recomendações para cessação do tabagismo, 78
  recomendações para rastreamento de osteoporose, 565, 569
Urocultura, 5
Urografia excretória (UE), 134, 137
Urografia por TC, 137
Urografia retrógrada, 137
Urticária, 69
US Headache Consortium, 327
USPSTF. *Ver* United States Preventive Services Task Force

V

Vacina contra a difteria, tétano e *pertussis* acelular (DTPa), 62
Vacina contra dT (tétano-difteria), 20, 22, 281
Vacina contra o HPV, 279, 281
Vacina contra o meningococo, 20
Vacina contra o tétano e a difteria (dT), 20, 22, 281
Vacina DTPa (difteria, tétano, *pertussis* acelular), 62
Vacina polissacarídica contra o pneumococo, 20, 22
Vacina tríplice bacteriana dTpa (toxoide tetânico, toxoide diftérico reduzido e *pertussis* acelular), 20, 22, 48
Vacinação contra a encefalite japonesa, 459
Vacinação contra a febre tifoide, 459
Vacinação contra a hepatite B, 20, 456
Vacinação contra a influenza, 20, 22, 27, 48, 228
Vacinação contra a varicela, 20, 48, 62, 447, 474
Vacinação contra hepatite A, 20, 454
Vacinação contra o pneumococo, 26, 228
Vacinação contra o tétano, 424
Vacinação contra rubéola, 48
Vacinações. *Ver também* Imunizações
  contraindicações, 62
  durante a gravidez, 48
Vaginite
  apresentação clínica, 207-209
  características, 208
  diagnóstico, 208-209
  dicas clínicas, 213
  etiologias, 209-212
    candidíase vulvovaginal, 209
    cervicite mucopurulenta, 210
    DIP, 211-212, 212*q*
    tricomoníase, 209-210
    VB, 209, 210, 211*f*, 213
Vaginite por *Candida*, 208
Vaginite por *Trichomonas*, 209, 213
Vaginose bacteriana (VB), 209, 210, 211*f*, 213
Vancomicina oral, 103
Vaporizadores nasais de corticosteroides, 68-69
Vareniciclina, 76-77, 79
Varfarina, 259, 434, 436, 513
Variabilidade, frequência cardíaca fetal, 156
Variabilidade em curto prazo, frequência cardíaca fetal, 156
Variabilidade em longo prazo, frequência cardíaca fetal, 156

Varicela, 473-474, 477*q*, 480
Varíola, 477*q*
Vasectomia, 273, 276
Vazamento intraperitoneal, 370
VB (vaginose bacteriana), 209, 210, 211*f*, 213
VCM (volume corpuscular médio), 92
VEF_1 (volume expiratório forçado no primeiro segundo de expiração), 26
Velocidade de hemossedimentação (VHS), 353
Ventilação mecânica, 257
Vesículas, 125
Via de recompensa-reforço, 396
Via judicial, 83
Vibrio, 103
Violência doméstica, 110-111, 113-114. *Ver também* Violência familiar
Violência familiar
   abordagem clínica, 343-346
      abuso da criança, 344-346
      abuso do idoso, 346
      violência por parceiro íntimo, 343-344
   apresentação clínica, 341-342
   dicas clínicas, 348
   visão geral, 342-343
Violência por parceiro íntimo (VPI), 113, 343-344
Vírus da imunodeficiência humana. *Ver* HIV/Aids
Vírus da varicela, 473-474
Vírus de Epstein-Barr, 183, 186
Vírus sincicial respiratório (RSV), 376
Vírus varicela-Zóster, 480
Visita pré-natal inicial, 43, 46, 50
Volume corpuscular médio (VCM), 92
Volume expiratório forçado no primeiro segundo da expiração (VEF_1), 26
Vólvulo, 300
Vômitos, em pediatria, 295-301
VPI (violência por parceiro íntimo), 113, 343-344
Vulvovaginite por *Candida*, 209, 213

W

5 Ws, 363